妇科恶性肿瘤
临床治疗策略

赵凤菊 主编

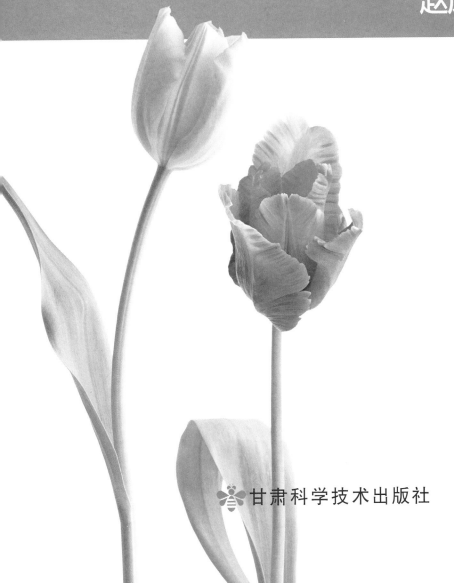

甘肃科学技术出版社

图书在版编目（CIP）数据

妇科恶性肿瘤临床治疗策略 / 赵凤菊主编. -- 兰州：
甘肃科学技术出版社，2015.4（2021.9重印）
　ISBN 978-7-5424-2187-6

　Ⅰ. ①妇… Ⅱ. ① 赵… Ⅲ. ①针灸疗 — 肿瘤 — 治疗
Ⅳ.①R737.3

中国版本图书馆CIP数据核字（2015）第082165号

妇科恶性肿瘤临床治疗策略
赵凤菊　主编

责任编辑　刘　钊
封面设计　贡巴才布丹

出　版　甘肃科学技术出版社
社　址　兰州市读者大道568号　730030
网　址　www.gskejipress.com
电　话　0931-8125103(编辑部)　0931-8773237(发行部)
京东官方旗舰店　https://mall.jd.com/index-655807.html

发　行　甘肃科学技术出版社　　印　刷　三河市华东印刷有限公司
开　本　787毫米×1092毫米 1/16　　印　张　24.5　插　页　2　字　数　634千
版　次　2015年6月第1版
印　次　2021年9月第2次印刷
印　数　1001~1750
书　号　ISBN 978-7-5424-2187-6　定　价　78.00元

《妇科恶性肿瘤临床治疗策略》

编 委 会

前　言

　　妇科肿瘤的诊断与治疗复杂艰难,既要规范化,又要个体化;既要深厚的基础理论和多学科知识,又要有丰富的临床经验和娴熟的技能;更要具备良好的人文修养、伦理原则及与患者和家属沟通的艺术。因此,一个成熟的妇科肿瘤医生的成长与造就将是理论与实践结合、理智与情感熔铸的过程。可谓"十年磨一剑"!也许至少十年。

　　在这一临床实践过程中,年轻医生的初级阶段主要是印证书本所学的知识,并将其变成自己的本领。继而有了一定的经验,不断积累,形成了逐渐成熟的技能。但无论是年轻医生还是资深医生,最重要的是临床处理的决策,是为辨方向、定路线、选办法、求结果。贯穿这一行程的指导思想就是决策。

　　于是,可以说决策是关键,是成败的决定性因素。但决策的行程并非一人一事所为,也非一时一刻所定。决策需要循证、需要总结、需要推行、需要检验、需要修正。正是在这一基础上,我和其他编者们不揣冒昧、参阅文献、总结经验、终成此书。在妇科肿瘤发病率不断增长的今天,各种高端治疗技术不断涌现,包括手术、放化疗、内分泌治疗、中医药治疗、生物治疗、靶向治疗不断进步,我们努力使它成为浓缩临床的参考书,适合年轻医生及基层医生,能更全面的掌握妇科肿瘤的诊断治疗。初衷如此,其中难免有不足之处,还望同仁赐教。

　　其中要说明的是副主编李文萍撰写约 12 万字,张强撰写约 12 万字,严红艳撰写约 6 万字,何婧撰写约 6 万字。

　　在此特别感谢童文洁的辛勤付出!

目　录

绪　论

第一节　临床决策原则

　　21 世纪是信息化时代。医学信息的迅猛增长,使得临床医生必须阅读大量文献,才能及时了解医学发展的最新动态,跟上时代的步伐,并利用循证医学的资料,采用最新、最好的方法对患者进行诊断和治疗。鉴于信息数目之大,而人脑的储存和处理信息的能力又有一定的局限性,这显然会对临床问题的思考、信息真假的判断、寻找解决问题的办法和制定临床决策等造成严重的影响。一个显而易见的问题是:有没有可能确定一些大家公认的,同时又有科学性的临床思维框架和/或临床推理策略来帮助我们处理大量的信息负荷, 去伪存真,提炼出最具有临床价值的相关信息,以此来改善临床实践中处理问题的能力,作出正确的临床决策呢?答案显然是肯定的。本章主要介绍一些在妇科肿瘤临床决策中很有帮助的临床思维框架、临床推理策略和制定临床决策的原则。

[临床决策的概念]

　　临床决策(Clinical decision making,CDM)是一个发现健康问题、确定诊治目标、制定分析、评估、选优临床方案的过程。追溯历史,不难看出,自从有医患关系存在以来,医学的发展就从未离开过临床决策。无论远古的医学行为;还是现今的循证医学指导下的临床实践;无论是偏远山乡的基本医疗单位;还是现代化、信息化、数字化的国际性医学中心,只要是有病人和医生的地方,只要有医患关系存在的地方,就随时有 CDM 的发生,就需要 CDM。CDM 是临床医学实践中的主导程序、关键环节和核心内容,是每个临床医生在工作中时刻都必须去面对、思考和解决的问题。

　　一般意义上,CDM 是指一个过程,据此来决定何人在何时需何种医学处置。每一个医生通过收集临床资料,根据自己对所谓"事实或证据"的理解或解释,建立对某个特定疾病状态的认识和诊治论点。因此,在执行过程中会有相当大的主观性和片面性。在循证医学层面上,CDM 是指临床专业知识与病人具体情况和最佳研究证据的有机结合,以求最大限度提高临床决策的质量,使患者获得更好的临床疗效和生存转归。临床决策的主要目的:①安全诊疗,即更好地把握诊疗指征,减少不良反应和损害;②优化诊疗,即提高临床诊治效果,促进最大化的愈合和健康效果;③节约诊疗,即尽可能节约医疗资源和成本,减少不必要的诊疗干预。

[临床诊断的基本要素]

临床诊断与科学研究的过程十分相似,它也是一个逻辑推理的过程。首先,通过询问病史和常规体检,临床医生会很快产生一个疾病的假设(又称触发诊断),随着资料的不断收集,假设会被排除或予以证实。有研究表明在医生听到患者的主诉后28s即可产生第一假设,平均每个病例会产生5.5个假设。假设会形成一个模型,接下来发生的是进一步收集信息,证实假设的诊断,排除竞争性假设,这样就形成了一个可以作为患者治疗基础的诊断。临床医学推理过程认知方面的研究表明,整个诊断的作出需要运用三种推理方法:①可能性推理;②因果关系推理;③决定性推理。前两个过程构成了以知识为基础的推理,而决定性的推理也称为以规则为基础的运作。

●可能性推理

可能性推理策略是以对患者患某种特异性疾病可能性的评估为基础的。一开始这种策略很少用在肿瘤学中,因为通常肿瘤的诊断标准是以手术切除肿瘤或肿瘤活检的病理作为肿瘤诊断的最重要依据。反过来,这也暗示了肿瘤学的诊断中几乎不允许存在不确定性。肿瘤学家通常认为组织学诊断可以提供100%的诊断确定性,进一步治疗在很大程度上要依靠这一信息。但一些理论性的工作表明,诊断的准确性不可能达到100%,组织病理学诊断也和其他诊断方法一样,同样也存在假阳性和假阴性结果。尽管这些理论性推断是正确的,但大部分肿瘤学家仍认为组织病理学是肿瘤诊断的金标准。

一旦癌症的组织学诊断确定,下一步就是通过分期来确定疾病的程度。分期信息可通过非创伤性方法获得,如体格检查,实验室检查和影像学检查等,这就是肿瘤的临床分期,也可通过手术切除组织标本的组织病理学分析获得,这就是手术病理分期。在分期过程中广泛应用了可能性推理策略。这些评估并不一定精确,但收集的新信息可能增加诊断确定性的级别。诊断方法的有效性对肿瘤分期的准确性会有很大的影响。因为我们的临床诊断方法并不完美,所以一个很重要的工作是,在尽可能精确分析这些方法提供信息的同时,还要很好的了解其局限性。这要通过确定诊断方法的实验操作特征来完成,这些特征就是敏感性,特异性,假阳性率和假阴性率。当我们为了排除疾病,就要采用高敏感性诊断方法,当为了证实一种诊断的可能性,则应采用高特异性的实验。

●因果推理

当知道了疾病的病理生理过程,因果推理则是一种有力的诊断推理方法。因果模型证实假设特别有力,如果能够使用,因果推理是临床推理中无可替代的一种类型。在肿瘤学中,因果推理依赖于对疾病的病理生理和肿瘤本身生物学特性的理解。例如,肿瘤可以产生多种因子使得钙水平升高的知识有助于临床医生认识已被诊断为癌症患者的精神状态的改变。同样,让有乳腺癌史并伴严重腰骶部痛的患者去做影像学检查(如MRl)是基于考虑到转移性癌可以是脊髓压迫的原因。可能性和因果推理过程统称之为以知识为基础的推理,是合成思维的一部分,主要用于新颖的意识分析过程和储备知识的整合。

●决定性推理

从临床信息中发现的线索或寻找因果联系,就可以获得应用于不同场合的临床规则。这些规则是以特定医学领域的知识汇编和整合为基础而形成的,常用于临床医学的决定性推理或范畴的推理。以规则为基础的推理广泛应用于肿瘤学的诊断和治疗。经典的例子是"如果女性患者因为腺癌而有腋窝淋巴结转移,那么首先会想到乳腺癌",因为女性乳腺癌是腋窝淋巴结腺癌细胞最有可能的来源。当这些规则有序地组织成系列的因果关系,并可用来逐步分析问题的时候,整个策略就以规范的形式出现。以规范的形式展示临床策略的主要优势就是让临床问题的处理更为清晰。当然过分严格的规范也存在许多问题,因为临床上不同患者情况差异很大,往往有许多问题错综复杂的交织在一起,很难找到一个完全一致可普遍应用的治疗模式,因此在临床处理中一定要注意每个病人的特点,强调个体化。

●技能为基础的推理

除了以知识为基础和以规则为基础的推理之外,医生还会经常使用以技能为基础的推理,此种推理和思维与行动方式有关,并受到知识储备和以往经验的指导和控制,大多数都是无意识的。以技能为基础的推理常使用启发式,他们在激发假设方面特别重要。下面两种启发方式常被使用:1. 可用性启发–采用一种诊断方式因为它容易记得。2. 代表性启发–采用一种诊断方式因为一系列结果就代表定义明确的临床病种。大家普遍愿意选择的方式是认知而非计算。所以在求助于以知识为基础的认知前,人们倾向于寻找预先包装好的结果,这就是我们常说的规则,初学者和有经验的临床医生的差别在于后者有能力从知识为基础的推理向技能为基础的推理转变。专家较初学者具有更多技能为基础的专业知识和解决问题的规则。所以,临床上出现任何新问题都需要以规则为基础的或者要以知识为基础的认知方法来解决。总的来会说,已知的所有推理过程都可用来解决以下三个问题:①患者是否患有恶性肿瘤? ②患何种恶性肿瘤? ③疾病的程度如何?

[妇科肿瘤治疗的基本要素]

恶性肿瘤患者的治疗决策推理原则如下:①治疗的目标是什么?②在实现这个目标时患者收益是否大于风险?③潜在的收益和风险差异是否值得?妇科恶性肿瘤治疗决策的过程就是以目标为导向的治疗推理过程:

第一个必须回答的问题就是我可以治好这个病人的病吗? 如果答案是肯定的,紧接着的问题是:这项治疗的价格如何?治疗的收益是否超过了风险?例如,我们可以通过常规化疗或者超大剂量化疗+骨髓移植(BMT)治疗卵巢恶性生殖细胞肿瘤(OGCT),但是超大剂量化疗+骨髓移植(BMT)具有很高的短期死亡的风险,这种情况我们倾向于选用常规化疗,因为常规化疗风险较小,价格便宜,同样有效。

如果我们无法治愈疾病,接下来的问题是否可以延长患者的生存时间?如果答案是可以的话,接下来的问题是治疗的收益是否能抵得上他的风险? 例如,对化疗敏感的单个病灶复发性卵巢癌患者通过再次肿瘤细胞减灭术和化疗可以延长患者的生存时间,但不适于耐药的多个病灶复发性卵巢癌,因为治疗的并发症很高,风险大,生存时间不会因治疗而得以改善。

如果我们不能延长生存时间,接下来的问题通常是能否改善患者的生活质量?是否采用姑息治疗的决定要取决于治疗的风险收益比。例如,我们不会对复发性卵巢癌合并肝衰竭患者采用化疗,因为这时化疗不但不会改善患者的生活质量,反而会增加患者的灾难。我们治疗选择应集中在支持性治疗方面。

治疗决策是通过治疗方案的制定和选优来实施的。治疗目标是制定和遴选治疗方案的标准。明确治疗目标的意义在于,根据治疗方案与治疗目标的贴近度,从治疗方案是否能够满足目标的要求出发,去决定治疗方案的取舍。只有能够较好地实现既定目标的治疗方案才是可行的,同时,随着医学研究的深入,治疗方案应处于不断优化过程中。

安全性是评估治疗决策的决定性指标,脱离安全性的治疗决策有时是无效决策,甚至是灾难决策。由于肿瘤的治疗是双刃剑,在治疗肿瘤的同时,也会对正常的组织细胞造成损伤。因此,在制定治疗决策时,对治疗方法的毒副作用应充分估计,并采取有效措施,加以防止或避免。由于肿瘤治疗造成的危害触目惊心,是治疗决策中不可忽视的问题。

在治疗决策中运用循证治疗决策是提高决策依据可信度的有效方法。循证治疗决策是经治医生针对病人的具体情况,将临床经验、理论知识与当前最佳的干预证据结合起来,作为制定治疗方案和治疗决策依据,通过循证决策治疗的四个步骤——提出问题、寻找证据、评价证据和运用证据,可以提高获得最佳治疗决策的几率,妇科肿瘤临床决策的行径见图。

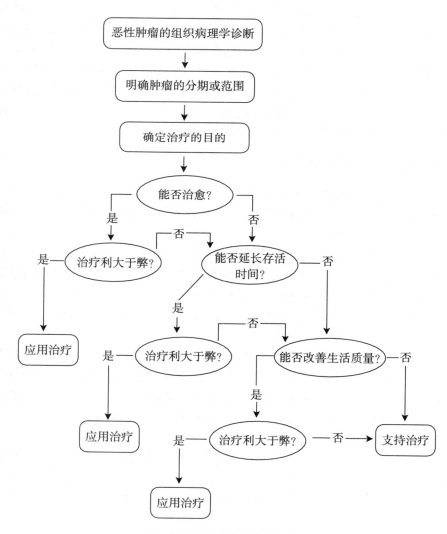

图　妇科肿瘤临床决策的行径图

［制定临床决策应注意的几个问题］

（一）决策依据要科学

制定临床决策的第一要素是科学的决策依据。寻求临床决策依据是一个不断发展的过程，其主要形式和发展过程：个人经验——书本理论——学术团体意见（院内外会诊、远程会诊、学术会议、学术文件等）——循证医学证据。现阶段我国的临床决策在很大程度上还是经验决策，经验决策的弊端之一就是其必然性和主观性。临床决策如果始终停留在经验决策的水平上，是无法改变其低水平状态的。在制定临床决策过程中尽量运用循证医学的证据提高决策的准确性和可信度。通过提出问题、寻找证据、评价证据和运用证据循证决策的四个步骤，针对病人的具体情况，将临床经验、理论知识与当前最佳的循证医学有机结合起来，作为制定临床决策和治疗方案的依据，这样便可以获得最佳的临床决策。决策的失误是根本的失误。临床决策攸关生命，必须慎重！

（二）治疗目标要明确

明确治疗目标是制定临床决策的首要任务，因为治疗目标是整个诊治过程的纲领，贯穿在诊治过程的各个方面，是评估诊治水平和治疗效果的标尺。临床决策是通过治疗方案的制定和选优来实现其治疗目标的，治疗目标是制定和优选治疗方案的标准。临床实践中可以从不同的角度对治疗目标进行分类。从治疗对象的角度，治疗目标又可以分为患者治疗目标和病种治疗目标两种；而从治疗效果的角度，治疗目标又可分为减轻症状、改善生活质量、提高存活率、到完全治愈等不同级别，不同层次，但又相互关联的多种目的。治疗目标不同，采取的治疗方案和评价的标准也会存在差异。两种治疗目标在临床实践中常常可以相互存在，互为因果，明确治疗目标的意义在于，根据治疗方案与治疗目标的贴近度，从治疗方案是否能够满足目标的要求出发，来决定治疗方案的取舍。只有能够较好地实现既定目标的治疗方案才是可行的。同时，应该看到治疗目标随着医学研究的深入会不断变化，因此治疗方案也应该不断地修正和优化。

（三）安全第一是关键

在制定治疗决策时，安全性也是要重点考虑的决定性指标，脱离安全性的治疗决策有时是无效决策，甚至是灾难决策。由于任何治疗方法都有副作用，在考虑治疗手段的疗效同时，还要注意其副作用对患者造成的损害。同时也要考虑到疾病演变的复杂性，医学发展的不均衡性和医生个人知识的局限性。治疗造成的医源性危害之触目惊心，是治疗决策中不可忽视的问题。临床决策要对这些不安全因素充分估计，并采取必要措施，加以防止或避免。治疗方法的创新孕育着医学的发展，但也要承担一定的风险，因此创新的治疗决策尤其应该注重安全性。治疗决策的安全性，是指在争取治疗高效前提下的安全保证，不是消极地为安全而安全，瞻前顾后的等待，贻误宝贵的时机，也会给病人带来不良后果。对安全性要素要辩证地看待，例如，对年轻的早期宫颈癌患者在考虑手术方式的时候，一方面要扩大手术范围争取根治病变，另一方面又要掌握手术的限度以保留患者的生育和生理功能，特别要注意患者的生命安全。安全第一是制定临床决策的基本原则。

（四）抓住重点是原则

妇科肿瘤患者大多病情重、进展快、变化多，这就要求医生必须在很短的时间里，能对患者的诊断和治疗做出决策，及时治疗，否则病情会进一步恶化，危及患者生命。对这些病情复杂、急重和抢救的患者进行诊治决策，是临床决策中最困难、最有特点的决策，它集中表现了一个医生的知识水平和思维能力。由于晚期妇科肿瘤常波及多个脏器和系统，甚至出现多系统功能衰竭，临床表现复杂，相互交织，易于混淆本质，发生顾此失彼的矛盾，使决策失误。鉴于这种情况，临床决策中要强调抓住病情的主要特点和主要问题，把握决定全局的关键因素，分清先后缓急，处理好主要矛盾和次要矛盾的关系。抓住重点，及时处理是临床决策的一个基本原则。另外，还要注意病程发展过程中不同阶段的疾病演变情况，及时作出适当的对策。疾病的发展是一个不断转化的动态过程，在诊疗中能否适时地把握时机，常常是成败的关键。所以早期诊断，早期治疗，迅速处理是对好的临床决策的主要要求。强调临床决策注重时效原则，并不等于一味求快。在制定临床决策时，既要防止求稳、等待、以致坐失良机，贻误病人的现象出现，但也要注意避免欲速则不达的情况发生。

（五）疗效优化要全面

疗效优化是针对治疗效果而言的。任何治疗决策都必须追求最佳治疗效果，体现和落实疗效优化的基本精神。临床决策的效果评估应该是一个多向量、跨时空的评估体系，既包括抑制或治愈疾病的各种近期效果，例如肿瘤的控制、避免复发和近期治疗的毒副反应等；另外还要包括远期后果，如患者生命的延长、保留器官的功能和增进社会效益等多个方面。因此，最佳治疗方案的高效性，不只是仅对一项指标考虑的，而是对全医疗过程最终结果的全面、综合、长期的评价。疗效优化不仅是药物的疗效或手术的效果，心理治疗的优化也是临床决策应该注重的重要方面；疗效优化并不等同于价格高昂治疗手段或新颖的医疗器械，能够使患者获得最大的利益才能真正符合临床决策的基本精神。

（六）避免和减少错误

在临床决策中，尤其在处理复杂的妇科肿瘤患者时，有时可能也会出错。据估计，临床医学的失败率通常为1%，这大大高于其他任何行业。妇科肿瘤诊疗规范的标准化是减少和避免错误最好的方法之一。然而，为了使诊疗规范标准化，推荐策略的基础规则必须是高质量的。对证据的质量理解，是医生诊断或决定治疗的基础，非常重要。列举了证据类型，通常用来总结治疗建议的力度。另外，对比较复杂的临床问题，在决策时还应准备不同的方案以备不时之需。不同方案的要件之间不能雷同，否则将无法应对不同的情况。应根据病人和疾病当时的特征和制约条件分析、选择实施方案。在分析临床决策的不良后果时，除了应考虑它可能造成的问题或差错外，还可以分析它的失悔度和机会损失。所谓失悔度，就是实施某一治疗方案可能出现的最坏结果带来的失悔程度。机会损失是指实施某一治疗方案使病人可能丧失的其他治疗机会，例如某患者有保守治疗和手术治疗两种方案，医生在选择手术治疗方案时，应考虑当手术治疗出现最坏结果时医生的失悔程度和放弃保守治疗的机会损失。

第二节　手术发展趋势

手术是治疗妇科肿瘤的主要手段。随着对妇科肿瘤生物学行为的进一步了解，对妇科肿瘤治疗观念的变化和一些新的有效治疗方法的临床应用，妇科肿瘤的手术也有相应的发展

和改进,主要表现在下列几方面:

一、妇科肿瘤手术的规范化

（一）卵巢恶性肿瘤手术

手术是治疗卵巢恶性肿瘤手术的主要手段。手术目的和范围应根据肿瘤的组织学类型、临床分期以及患者的具体情况而定。手术的主要目的:①明确诊断;②手术分期:③切除肿瘤;④解除症状(姑息性手术)。

1. 卵巢上皮性癌初次手术的彻底性与预后密切相关

卵巢上皮性癌的主要手术方式如下:

（1）分期手术:早期(FIGOI—Ⅱ期)卵巢上皮性癌应行全面分期手术(stagingsurgery),包括留取腹水或腹腔冲洗液进行细胞学检查;全面探查盆、腹腔,对可疑病灶及易发生转移部位多点活检:全子宫和双附件切除(卵巢动静脉高位结扎),大网膜切除,盆腔及腹主动脉旁淋巴结切除,阑尾切除。手术的主要目的是进行准确的 FIGO 分期。手术可开腹进行,也可经腹腔镜实施。

（2）肿瘤细胞减灭术(cytoreductivesurgery):适用于晚期卵巢癌。理想的肿瘤细胞减灭术可明显改善患者预后。术式与全面分期手术相同,手术的主要目的是尽最大努力切除卵巢癌之原发灶和转移灶,使残余肿瘤直径小于 2cm(理想肿瘤细胞减灭术的最低要求),必要时切除部分肠管。对于手术困难的患者可在组织病理学确诊后,先行 1~2 个疗程化疗后再进行手术,称为中间性肿瘤细胞减灭术(intervalcytoreductivesurgery)。

（3）二次探查术(secondlooklaparotomy,SLL):是指卵巢癌在满意的细胞减灭术后,经过至少 6 个疗程的化疗,临床及各项辅助检查均未发现复发迹象时再次进行的剖腹探查术。目的是了解盆腔、腹腔有无复发灶:评价化疗效果,以决定是否巩固化疗或改用其他化疗方案。但研究显示,即使 SLL 阴性仍会复发,通过 SLL 不能提高患者生存率。近年来已不主张将 SLL 作为临床诊疗常规,仅用于临床试验研究。

再次手术用于复发性卵巢癌的治疗价值尚有争议,主要适用于:①解除肠梗阻;②对二线化疗敏感的复发灶的减灭,③切除孤立的复发灶。对于复发癌患者的治疗原则是姑息治疗,优先考虑生存质量。

2. 卵巢恶性生殖细胞及性索间质肿瘤手术

（1）恶性卵巢生殖细胞肿瘤:由于恶性生殖细胞肿瘤多发生于年轻妇女,患者渴望保留生育功能,且肿瘤常单侧发病,对化疗十分敏感,因此,对渴望保留生育功能的年轻患者,只要子宫及对侧附件未受累,无论期别早晚,均应行保留生育功能的手术,即仅切除患侧附件,同时行全面分期手术。

（2）恶性卵巢性索间质肿瘤Ⅰ期,有生育要求的年轻患者,可考虑行患侧附件切除术;无生育要求者应行全子宫及双附件切除术。晚期肿瘤采用肿瘤细胞减灭术。

（二）宫颈癌

手术治疗主要用于Ⅰa 至Ⅱa 的早期患者,其优点是年轻患者可保留卵巢及阴道功能。①期Ⅰa1:选用全子宫切除术;对要求保留生育功能者可行宫颈锥形切除术。②Ⅰa2 至Ⅱa 期:选用广泛子宫切除术及盆腔淋巴结清扫术,年轻患者卵巢正常者可予保留。术中冰冻切片检查髂总淋巴结有癌转移者,应做腹主动脉旁淋巴清扫或取样,进一步明确病变累及范围,选用术后治疗。近年来,对Ⅰa1至Ⅰb期,肿瘤直径<2cm的未生育年轻患者可选用广泛子宫颈切除术及盆腔淋巴结清扫,保留患者的生育功能。

(三)子宫内膜癌

手术治疗为首选的治疗方法。手术目的一是进行手术–病理分期,确定病变的范围及与预后相关的重要因素,二是切除癌变的子宫及其他可能存在的转移病灶。术中首先进行全面探查。对可疑病变部位取样做冰冻切片检查:并留腹水或盆腔冲洗液进行细胞学检查。剖视切除的子宫标本,判断有无肌层浸润。手术切除的标本应常规进行病理学检查。癌组织还应行雌、孕激素受体检测,作为术后选用辅助治疗的依据。

Ⅰ期患者应行筋膜外全子宫切除及双侧附件切除术,具有以下情况之一者,应行盆腔及腹主动脉旁淋巴结清扫术或取样;①特殊病例类型如乳头状浆液性腺癌、透明细胞癌、鳞型细胞癌、未分化癌等;②子宫内膜样腺癌G3;③肌层浸润深度;④癌灶累及宫颈面积超过50%或有峡部受累。鉴于子宫内膜乳头状浆液性癌恶性程度高,早期淋巴转移及盆腹腔转移的特点,其临床Ⅰ期手术范围应与卵巢癌相同,除分期探查、切除子宫及双附件、清扫腹膜后淋巴结外,并应切除大网膜及阑尾。

Ⅱ期应行全子宫或者广泛子宫切除及双附件切除术,同时行盆腔及腹主动脉旁淋巴结清扫,Ⅲ和Ⅳ的晚期患者手术范围也与卵巢癌相同,应进行肿瘤细胞减灭手术。

(四)外阴癌

手术治疗是外阴癌主要的治疗手段。对于早期的外阴癌患者治疗上应该个体化,根据病情的具体情况采用最适合其病情需要的治疗方法,在不影响预后的情况下,尽量缩小手术范围,减少手术创伤和并发症;尽量保留外阴的生理结构,改善生活质量,对于晚期的外阴癌患者应该采用综合治疗的方法,将放疗、化疗和手术的优势结合起来,最大限度地减少患者的痛苦;最大限度地缩小手术范围,减少术后并发症;最大限度的改善预后,提高生活质量。

手术治疗的原则为:

0期:术式为单纯外阴切除(多病灶区者),外阴局部切除(距病变区0.5~1.0cm,单侧病变者)。

Ⅰa期:外阴局部或单侧广泛切除。

Ⅰb期:外阴广泛切除术及病灶同侧或双侧腹股沟淋巴结清扫术。

Ⅱ期:外阴广泛切除术及双侧腹股沟淋巴结清扫和(或)盆腔淋巴结清扫术。

Ⅲ期:同Ⅱ期或并作部分下尿道、阴道与肛门皮肤切除。

Ⅳ期:除外阴广泛切除术和双侧腹股沟及盆腔淋巴结清扫术外,分别根据膀胱、上尿道或直肠受累情况选作相应切除术。

(五)阴道癌

因为临近膀胱和直肠而不能获得足够的余地,阴道癌手术治疗有一定局限性。侵犯阴道后壁上段的小病灶可以采用根治性子宫切除术,部分阴道切除术和盆腔淋巴结清扫术。如果患者曾经做过全子宫切除术,根治性阴道上段切除术和盆腔淋巴结清扫术比较合适。对于那些局部病变严重的患者(Ⅳa期),盆腔脏器去除术是治疗选择,特别是有膀胱阴道瘘和直肠阴道瘘的患者。先前做过盆腔放疗的患者发生阴道癌,手术治疗是唯一的治疗选择。

二、妇科肿瘤手术的人性化

（一）保留生育功能手术

随着医学技术日新月异的发展，使妇科恶性肿瘤患者保留生育功能的治疗成为可能，而且治疗的指征亦随之拓宽，治疗的方法也不断更新。在治疗年轻的妇科恶性肿瘤患者的同时，要考虑到患者的生育情况，若有可能应采取保留生育功能的治疗。在治疗前要向患者和家属交代保留生育功能治疗的利弊，争得他们的理解，支持和配合。要正确掌握妇科恶性肿瘤保留生育功能治疗的适应证、治疗方法、注意事项，及时处理治疗过程中出现的各种问题。

1. 宫颈癌保留生育功能治疗的手术

10%~15%的宫颈癌患者在生育期被诊断，其中包括许多未生育的患者，对这组患者来讲，切除子宫有时是种灾难性的打击。目前，保留患者生育功能的治疗主要有宫颈锥切术、根治性宫颈切除术及根治性全子宫切除术后辅以助孕技术。

（1）宫颈锥切术

是国内外常用的传统方法，主要适用于年轻未育的原位癌患者保留生育功能的治疗。但对治疗原位腺癌和微小浸润的鳞癌，临床还存有较大分歧。

（2）根治性宫颈切除术

根治性宫颈切除术是近十年来兴起的一种治疗宫颈癌的新的手术方式，它的最大优点是治宫颈癌的同时可以保留患者的生育功能，随着宫颈癌的发病渐趋年轻化，这种手术越来越受到临床的关注，被视为21世纪宫颈癌手术的发展标志。根治性宫颈切除术1994年由法国的Dargent首次提出，该手术范围包括腹腔镜下淋巴结清扫术及宫颈切除术（Laparoscopic Vaginal RadIcalTrachelectomy，LVRT）。

先在腹腔镜下行淋巴结清扫术，切除的淋巴结送冰冻病理，如病理阴性则进行根治性宫颈切除术。手术要切除部分阴道和穹隆、近端部分主韧带及80%宫颈，留下的宫颈术中也要进行病理检查，确定已无癌细胞残留。最后对保留的宫颈进行环扎，并将剩下的宫颈和阴道进行缝合衔接。这种手术对技术要求很高，必须由很好掌握了腹腔镜手术技术和妇科肿瘤知识的妇科肿瘤专家来实施。迄今，根治性宫颈切除术国外文献报道不足300例，大部分在法国、英国等欧美国家中进行，国内的工作刚起步（北京、上海、重庆）。北京协和医院妇产科在广泛开展腹腔镜手术的基础上，今年开始进行了这种高技术含量的手术。已有30例年轻的宫颈癌患者通过这种手术，切除了肿瘤，保留了生育功能。随着手术技术的不断成熟，将会有更多的年轻宫颈癌患者得到这种手术的人性化治疗。手术的指征为：①渴望生育的年轻患者；②患者不存在不育的因素；③病灶<2cm；④FIGO分期为Ia2至Ib1；⑤鳞癌或腺癌，⑥阴道镜检查未发现宫颈内口上方有浸润；⑦未发现区域淋巴结有转移。

2. 卵巢恶性肿瘤保留生育功能的手术

（1）卵巢恶性生殖细胞肿瘤

卵巢恶性生殖细胞肿瘤多发生于青少年和年轻妇女。传统的治疗方法为全子宫+双附件切除术，术后患者即丧失了生育功能。近年来，由于化学治疗的重大进展，化在卵巢生殖细胞肿瘤的治疗中起着决定性的作用，并取得了令人鼓舞的满意效果。5年生存率由10%提高到90%以上，卵巢生殖细胞肿瘤的治疗观念发生了根本的改变。保留生育功能作为卵巢恶性生殖细胞肿瘤治疗的一个基本原则,而且不受期别的限制。原因为:多数卵巢恶性生殖细胞肿瘤为单侧,复发野很少在对侧卵巢和子宫,对 PEB/PVB 化疗很敏感,切除对侧卵巢和子宫并不改善患者预后,单侧附件切除术,保留另一侧正常的卵巢和未受侵犯的子宫,同时行大网膜切除和淋巴结清扫的分期手术,尽可能将转移灶切除干净,术后辅以化学治疗。据北京协和医院报道:Ⅰ、Ⅱ期恶性生殖细胞肿瘤的患者保守手术后的生存率分别为88%、80%;Ⅲ、Ⅳ期恶性生殖细胞肿瘤的患者保守术后的生存率为73%,治疗后的妊娠率为75%~78.9%。卵巢恶性生殖细胞肿瘤保留生育功能的治疗对预后无不利的影响。

（2）卵巢上皮性癌

一般认为,对于卵巢上皮性癌施行保留生育功能（保留子宫和对侧附件）的手术应谨慎并严格掌握指征,必须具备以下条件方可施行:①患者年轻,有生育要求;②Ia 期,③细胞分化好（G1）、非透明细胞癌,④对侧卵巢外观正常、剖探阴性,⑤有随诊条件。亦有主张完成生育后视情况再行手术切除子宫及对侧附件。行保守性手术应获得患者知情同意。

（3）交界性卵巢肿瘤

交界性卵巢肿瘤是一类性质较为特别的卵巢肿瘤,占卵巢恶性肿瘤的 10%~15%。它具有下列特点:①易发生于生育年龄的妇女;②常为早期,Ⅰ至Ⅱ期患者占80%,③在临床上,有一定的恶性上皮卵巢癌的组织学特征,但缺少可确认的间质浸润,恶性程度较低,④对化疗不敏感,⑤多为晚期复发,⑥复发后仍为卵巢交界瘤。根据上述特点,通常可切除一侧附件而保留生育功能,对于Ⅰ期患者多不主张进行分期手术,术后几乎不需用化疗。交界性卵巢肿瘤双侧的发生率为38%。对于双侧交界性卵巢肿瘤,只要有正常卵巢组织存在,也可进行肿瘤切除而保留生育功能。期别较晚的交界性卵巢肿瘤如无外生乳头结构及浸润种植也可考虑保留生育功能手术治疗。

（二）保留器官功能手术

1. 子宫颈癌保留器官功能的手术

子宫颈癌保留器官功能的手术近年来引起关注,主要集中在以下两方面:①对子宫颈癌生育年龄妇女保留卵巢,以保证女性内分泌的正常功能;②在进行广泛性子宫切除术的同时行阴道延长术,以使患者术后阴道有足够的长度,具有正常的性生活功能。

（1）子宫颈癌患者保留卵巢和卵巢移位的手术

临床资料显示卵巢分泌的性腺激素与宫颈癌的发生无明确关系,早期宫颈癌的卵巢转移率很低,宫颈鳞癌转移率<1%,宫颈腺癌约为10%。因此,对早期子宫颈鳞癌患者术中可常规保留双侧卵巢。对于手术后可能需要辅助放疗的年轻患者,可将卵巢移位至盆腔放射野之外,以避免损害卵巢功能,这有利于提高患者治疗后的生存质量。卵巢移位的适应证为:①年龄≤40 岁;②浸润性鳞癌需要术后放疗者,FIGO 分期为 Ib1 期;③肿瘤直径<3cm;④无子宫体侵犯;⑤无宫旁侵犯;⑥无血管或淋巴管浸润;⑦无淋巴结转移。卵巢移位的方法有多种。目前应用最多的是开腹行广泛性子宫切除同时进行卵巢移位术,近年还有行腹腔镜卵巢移位术。移位卵巢的固定位置有结肠旁沟外侧、横结肠下方、侧上腹和乳房下等部位。卵巢移位前最好行双卵巢活检,送快速冰冻病理检查,证实无肿瘤转移。而对子宫颈腺癌患者行卵巢移位术应持慎重的态度。

（2）子宫颈癌广泛切除术中阴道延长手术

广泛性子宫切除术要求切除阴道壁至少达 3cm 以上,术后易出现阴道的变短,影响患者的性功能和性生活质量。随着宫颈癌发病的年轻化和人们生活水平的提高,患者迫切需要在手术切除宫颈癌的同时,能尽量减少对手术后性生活的影响。目前常用的延长阴道手术的方法有:①结肠代阴道;②腹膜代阴道两种。结肠代阴道手术操作较为复杂,术后阴道有异味,现较少采用。腹膜代阴道手术简单易行,无排异反应,术后不易发生感染及坏死,有利于上皮迅速生长,术后恢复快,性生活满意,现应用较多。手术方法简单,术中将子宫膀胱反折腹膜及子宫直肠反折腹膜切缘分别与阴道前后壁切缘缝合,再于阴道断端上方3cm处将直肠前壁和膀胱后壁腹膜用可吸收线连续缝合使之形成人工阴道的顶端。腹膜代阴道的适应证为:① FIGO 分期为 Ib1 期;②肿瘤直径<3cm;③无宫旁侵犯;④无阴道侵犯;⑤无血管或淋巴管浸润。

2. 子宫内膜癌保留生育器官和功能的手术

子宫和双附件切除是子宫内膜癌标准的手术方式。对年轻患者能否保留卵巢一直存有争议。现代的观点认为符合以下条件者,在行子宫切除时可考虑保留卵巢:①年龄小于 40 岁②IaGl,③腹腔细胞学阴性,④术前检查或术中探查未发现可疑腹膜后淋巴结,⑤雌孕激素受体均阳性,⑥患者迫切要求,⑦有较好的随访条件。术后给予大剂量孕激素治疗并密切随访。

（三）妇科恶性肿瘤广泛性手术对盆底组织的损伤及重建

妇科恶性肿瘤的根治性/广泛性手术,尤其是全盆腔脏器切除术和全外阴根治术等,常对盆底组织造成严重损伤,加之手术本身并发症较多,术时或术后常需进行器官重建和盆底重建手术。

1. 外阴癌术后外阴重建手术

尽管近年来外阴癌手术方案强调个体化,且手术范围有缩小趋势,但针对高危型外阴恶性肿瘤的全外阴根治术对外阴组织破坏大,加之术后伤口部位皮肤坏死,难以愈合或瘢痕愈合,因此要考虑外阴修复重建。外阴修复重建多数需要作皮瓣修复,要求切口边缘整齐、无张力、无感染、血循环良好。常用方法有"Z"形减张切口、皮瓣转移和肌皮瓣移植等。常用皮瓣转移法包括:中轴皮瓣转移、侧皮瓣转移、旋转皮瓣移植。常用肌皮瓣包括腹直肌肌皮瓣、股薄肌肌皮瓣、臀下肌肌皮瓣等,分别适合盆底、外阴和阴道、腹股沟、会阴后部及肛门部位的修复术。

2. 盆腔脏器廓清术后的器官重建手术

盆腔脏器切除术提出至今 50 余年,尽管手术死亡率明显下降,但手术对盆底组织的广泛损伤和术后发病率较突出。如何进行器官重建和盆底重建,是目前仍然关注的焦点。全盆腔脏器切除术后并发症包括感染、出血、盆腔粘连导致肠梗阻、大面积盆底裸露导致瘘的形成、DIC、器官重建后吻合口漏等。其中瘘的形成是该手术严重的并发症。1957~1990 年 Texas 大学 Ander-son 癌症中心 533 人接受盆腔脏器切除术,术后非肿瘤相关的瘘发生率为 7.9%,瘘的类型包括小肠盆腔瘘、重建后的阴道瘘、大肠阴道瘘、复合性瘘等。对盆底是否进行重建,瘘的发生率有很大差别,盆腔重建前瘘的发生率为 16%,重建后下降至 4.5%。术后瘘的形成与术前肠管接受的盆腔放疗剂量、术后感染、吻合口漏、术后盆底血供减少、营养状况差等因素相关。通过慎重选择病例,术中使用抗生素及治疗术后感染,静脉高营养维持病人良好的营养状态,提高手术操作技巧等可以降低各种瘘的发生,其中盆底重建技术对减少各种术后并发症尤其重要。

三、妇科肿瘤手术的科技化

传统的妇科肿瘤手术主要依靠手术者的手术技巧和经验。随着科学技术的迅速发展,许多高新技术的产品不断用于妇科肿瘤手术中。将来妇科肿瘤手术的质量不但要强调手术者的手术技巧和经验,而且还要看手术者应用高新技术的能力。吻合器、闭合器的应用和缝合技术的改进,将使复杂的妇科肿瘤手术简单化、程序化,同时还能缩短手术时间,提高术后手术器官的愈合能力,减少并发症。定向引导手术:超声、放射性核素、CT、PET 等定向技术的引导将会使得妇科肿瘤手术更精确,更有效。物理外科手术:Y刀、x刀、微波刀、射频消融刀、高能聚焦超声刀(mFU)超声雾化吸引技术(CUSA)的应用将会使妇科肿瘤手术更彻底,脏器损伤和术中并发症发生减少。手术中放射治疗和手术中光动力学治疗(PDT)可用来治疗手术无法切除的肿瘤病灶,弥补单纯手术的不足。介入手术:介入、栓塞、支架等新技术的应用将会为妇科肿瘤的手术治疗开辟更为广阔的空间。

第三节　化疗原则和策略

化疗在妇科恶性肿瘤的治疗中占有重要地位。长期以来,手术、放疗和化疗一直被视为妇科恶性肿瘤三大主要治疗手段。随着新的有效化疗药物的不断问世和医学模式的转变,化疗在妇科恶性肿瘤治疗中的价值也发生了很大的变化。化疗作为全身性的治疗措施能有效控制肿瘤的生长、扩散和转移,对一些化疗高度敏感的妇科恶性肿瘤化疗可以达到治愈疗效。另外,化疗所导致的不可逆严重毒副反应与手术和放疗相比,相对较小,这对保护患者的器官和功能,提高患者的生存质量有非常重要的意义。化疗已开始从妇科肿瘤辅助性治疗向主导性治疗过渡,化疗与手术、放疗和免疫治疗相结合的综合治疗是妇科恶性肿瘤治疗的发展趋势。在妇科恶性肿瘤的治疗中,如何合理使用化疗,充分发挥其治疗作用,减少其严重毒副反应,是临床极为关注的问题。掌握化疗原则,制定有效策略,是合理使用妇科恶性肿瘤化疗的关键。

一、掌握化疗的指征　明确化疗的目的

化疗主要用于妇科恶性肿瘤的治疗,对妇科的良性和交界性病变一般不应该使用化疗。因此,化疗的患者诊断必须明确,原则上应获得恶性肿瘤的组织病理学诊断,肿瘤标记物和影像资料对诊断也有很大的帮助。只有根据肿瘤的组织病理学诊断,才能有针对性选择正确的化疗方案。不主张在诊断并不清楚的情况下就给患者进行所谓"实验性化疗",这样不但会延误病情,而且还会导致肿瘤对化疗耐药,影响治疗结果。明确肿瘤的临床分期,对制定化疗方案也有决定性的意义。肿瘤的组织学类型和临床分期决定着化疗的目的。对妊娠滋养细胞肿瘤和卵巢癌的目的是治愈,而对复发卵巢癌化疗的目的是姑息。化疗的目的不同,制定的

策略和方案也就不同。有的放矢的治疗才能达到最佳疗效。

二、理解化疗的作用　选择合适的途径

化疗在妇科恶性肿瘤治疗中的作用近年来也有很大变化,可以用于治疗过程中的不同阶段。例如:①新辅助化疗(又称先期化疗,neoadjuvant chemotherapy),大多用于手术之前,主要作用是缩小肿瘤体积,为完成高质量的手术提供必要的条件。②辅助化疗(adjuvant chemotherapy)大多用于手术后,主要作用是消灭手术残余的微小肿瘤,达到肿瘤缓解。③巩固性化疗(consolidation chemotherapy),主要用于肿瘤达到临床和(或)病理完全缓解后的补充治疗,其作用是强化疗效,防止复发。④补救性化疗(salvage chemotherapy),主要用于肿瘤复发的治疗,其作用是控制肿瘤生长,改善患者生存质量,延长生存期。⑤根治性化疗,主要用于对化疗高度敏感的妇科恶性肿瘤,如妊娠滋养细胞肿瘤和卵巢恶性生殖细胞肿瘤,这些肿瘤通过化疗可以达到根治的疗效。理解化疗在妇科恶性肿瘤治疗过程中不同阶段的作用,可有利我们制定相应的策略,来保证治疗的最佳效果,避免对患者的治疗不足或过度。化疗的给药途径很多,不同的患者,不同的病变应选择不同的化疗途径。静脉化疗是最经典、最常用的化疗途径,适用于所有妇科恶性肿瘤的化疗。动脉化疗主要用于局部有大块病灶的患者,如局部晚期的巨块型宫颈癌,病灶主要在盆腔的卵巢癌和肿瘤的肝转移等。腹腔化疗主要用于治疗卵巢癌的腹水和腹腔弥漫转移病灶。淋巴化疗主要用于妇科恶性肿瘤淋巴结转移。口服化疗主要用于早期患者的辅助治疗或晚期患者的姑息治疗。选择合适的化疗途径是影响化疗效果的重要因素。

三、科学制定方案及时评价疗效

一个成功的化疗方案的制定不仅需要对妇科恶性肿瘤临床特点的了解和细胞动力学知识,还需要具有对相关药物的生化作用机制、药物在体内代谢的特点及机体对药物的反应情况等方面的了解,更需要掌握当前最新的循证医学证据。化疗时还必须考虑药物、肿瘤和病人三方面之间的相互关系。肿瘤的恶性程度如何? 肿瘤是否对化疗药物敏感? 患者的身体情况是否能进行化疗?这些都是在制定化疗方案必须回答的问题。将各方面的情况进行整合分析,根据患者的具体情况,结合当前认为最有效的规范化化疗,才能制定出行之有效的化疗方案。化疗实施后还要对患者进行及时的评估。一般来说,在化疗 3~4 个疗程后进行评估比较合理。评估内容应包括治疗肿瘤的疗效和化疗毒副反应两个方面。化疗对妇科恶性肿瘤的疗效判定应根据 WHO 实体肿瘤疗效评判标准,但特异性肿瘤标记物的变化也具有决定性的意义。要重视化疗毒副反应的评估,及时的发现,治疗和预防严重的毒副反应是完成整个化疗计划的基本保证。通过评估要及时调整化疗的剂量和方案,使化疗能以最大效果来治疗肿瘤,降低其毒副反应对患者的影响。

四、妇科恶性肿瘤化疗的发展方向

不断寻找治疗效果好、毒副反应小的化疗药物和方案始终是妇科恶性肿瘤化疗的研究目标。近年来细胞生物学和分子生物学研究的发现为化疗药物的高效低毒研究提供了很多新靶点,如微管蛋白、DNA 拓扑异构酶、癌基因、抑癌基因、肿瘤细胞诱导分化、细胞凋亡、信号传

导、线粒体能量代谢酶、肿瘤耐药基因和肿瘤新生血管等。根据这些靶点研制新的靶向治疗药物有:癌细胞分化诱导剂、生物反应调节剂、化疗增敏剂、光敏剂、血管生成抑制剂等。很多靶向治疗药物已开始进入了临床前或临床研究阶段,但还需要循证医学的证据来证明这些药物的有效性和安全性。另外,探寻新的有效药物的联合和多途径给药也是妇科恶性肿瘤化疗的研究方向。对化疗毒副反应的防治开始引起临床的重视,近年来不断有新的药物和方法用于临床。骨髓抑制是最常见最重要的剂量限制性毒性,特异性的细胞因子如促进粒细胞增殖因子(GM-CSF、G-CSF)、血小板生长因子(TPO/IL-11),红细胞生长因子(EPO)等的临床应用,基本解决了化疗导致的严重骨髓抑制问题。肝肾功能的损害也是化疗引起的严重毒副反应,通过改变药物剂型和结构及化疗保护剂的应用,使化疗导致肝肾功能损害的情况大为改观。化疗保护剂是一种通过为正常组织细胞提供位点特异性保护,而又不影响抗肿瘤效应来减轻细胞毒性药物相关毒性的药物,与化疗药物联合应用可以达到"高效、低毒"的效果。化疗保护剂的临床试验必须包括剂量限制性实验,对细胞毒性药物相关毒性的保护作用评价及对化疗药物抗肿瘤作用的影响等三方面内容。在治疗肿瘤的同时要减少治疗的毒副反应,保持组织器官的功能,提高患者的生存质量是妇科恶性肿瘤的治疗趋势。规范化、个体化、人性化、高效低毒是妇科恶性肿瘤化疗的发展方向。

第四节　放射治疗进展

一、宫颈癌外照射技术

见总论。

二、宫颈癌的内照射技术

宫颈癌的根治性放疗必须加用腔内照射。内照射由于放射源能紧贴肿瘤,给予很高剂量,见效很快。在Ⅲb期的多因素分析中,腔内放疗的应用是最重要的治疗因素。但腔内照射受技术影响很大,腔内治疗的结果一部分取决于操作者的技术。技术好质量高的腔内插植能明显地改进局部控制,改进存活,而质量较差的内照射插植不但不能取得较好的局部控制,而且影响并发症的发生。

选择合适的施源器是内照射治疗的关键之一。应当根据肿瘤的体积和病人的解剖来选择施源器的形状和长度,使得等剂量曲线能包绕肿瘤整个体积。注意在治疗的整个疗程中,肿瘤的大小和形状是变化的,需要不断调整施源器的类型以适合肿瘤的形状。要根据病人阴道的大小和穹隆的情况选择阴道卵圆体的大小和形状。施源器需要放置在最接近宫颈的位置,如果因为阴道狭窄或技术原因,阴道施源器卵圆体放置在宫颈偏下方,会造成剂量冷点。有人建议在宫颈上放置金属标记可使施源器能在透视下接近宫颈,标记粒子通常放在宫颈表面深度下 0.4~0.7cm 处,国内很少有人这样做。阴道施源器的前后位置不当也可以造成宫颈前唇或后唇剂量冷点,肿瘤偏于前唇或后唇,或穹隆浅或没有穹隆,或由于插植的原因均可造成卵圆体前后位置的不合适。文献报道,大部分放疗后怀疑为辐射抗拒的肿瘤,施源器位置的失误是其可能的实际原因。

施源器和剂最驻留点设计的位置与并发症有关系。施源器位置太向下，会造成阴道黏膜剂最过高。阴道狭窄，会增加对膀胱的剂量。子宫前位会增加膀胱的剂量，子宫后位会增加直肠和乙状结肠的剂量。另外，腔内放疗时的阴道过度填塞会增加乙状结肠的剂量。

目前腔内放疗仍以A点、B点为剂量计算参考点。A点、B点方法是1938年由tod和Meridith提出的，后来重新定义。A点位于宫腔放射源末端（相当于宫颈口部位）上方2cm旁开2cm处，是宫颈癌腔内放疗的最常用的剂量计算点，代表宫旁剂量。A点同一水平外侧3cm处为B点，B点代表盆壁剂量。为了完善剂量学系统，ICRU（国际辐射单位和监测委员会）38号报告推荐剂量参考面的概念，即等计量参考面应包括整个靶区，同时建议完整的剂量资料应包含直肠、膀胱、肛门、宫底、宫颈口及髂总淋巴结、腹主动脉旁的剂量。治疗定位时，可通过拍摄正侧位定位片确定以上参考点。

许多文献包括前瞻性研究显示高剂量率后装治疗与低剂量率后装治疗在宫颈癌的盆腔控制，实际存活率和并发症上无明显差别。HDR目前在国内应用较多，但在国外特别是美国并不很普遍，HDR应用少的原因之一是对其是否引起更高并发症的争议。最近的几篇报道均肯定了HDR的临床应用价值，来自美国的S.H.Wahab等回顾性分析了217例病人的资料，按照ICRU38号报告的参考剂量点要求，比较了HDR和LDR，通过等效剂量计算，发现2次LDR和6次HDR应用的A点、膀胱和直肠剂量点均很相近，HDR并发症并不高，且有应用方便、时间短等优势，可以在临床广泛开展。德国的A.Mueller的文章分析了68例宫颈癌病人在放化疗中应用HDR内照射的结果，进一步支持HDR的应用，认为是安全有效的，没有见到严重的晚期并发症。HDR应用的分次多数在5~9次，分次剂量一般是A点500~600cGy。韩国的S.Shin报道对于局部晚期的宫颈癌每周3次HDR近距离治疗比2次更有效且安全，总治疗时间可以缩短。

如何将先进的影像学和治疗计划手段引入近距离后装治疗是近年来研究的热点之一。L.L.Lin等对15例宫颈癌应用PET影像进行近距离治疗计划的设计，在植入施源器后进行PET扫描，用CMSFous治疗计划设计，随访24个月，发现PET显示病灶体积较大者（大于187cc）和100%覆盖肿瘤的等计量曲线剂量小者复发率较高。虽然病例数少且随访时间较短，但应用PET进行近距离治疗计划的设计仍是一种很好的方法，可以较准确地根据PET确定的肿瘤体积大小进行放射源分布的修改和计划的优化。UCSF的K.Huang等对34例病人经直肠超声引导对局部晚期或腔内照射无法达到的病灶进行组织间插植治疗，应用逆向治疗计划进行设计，分析DVH，90%的靶体积接受95%的处方剂量，接受100%处方剂量的靶体积为88%，接受150%处方剂量的靶体积是43%，结果显示靶体积接受内外照射85Gy剂量者有较好的预后。作者认为应用逆向计划设计HDR治疗有很好的价值，推荐对局部晚期的宫颈癌放疗剂量最好在85Gy以上。

三、宫颈癌的调强放疗

调强放射治疗（IMRT）是目前先进的放疗技术，国内多家医院已经开展，主要集中在头颈部肿瘤、脑瘤和前列腺癌等，对提高肿瘤局部控制率和降低正常组织并发症起到了明显的作用，在妇科肿瘤特别是在宫颈癌中应用IMRT国内尚未见报道，而在国外的调强治疗中约15%是用于妇科肿瘤，已有一些相关的文章和会议报道宫颈癌进行调强放疗的必要性。

　　全盆腔照射是宫颈癌放疗的传统射野。国外多数用盆腔箱式野照射,国内则多用前后对穿照射野。靶区包括子宫、部分阴道,盆腔淋巴结包括髂内外和闭孔淋巴结。照射野较大,直肠、膀胱和部分小肠均会受到较高的剂量。急性和慢性肠道反应是最常见的并发症。回顾性研究显示 45~50Gy 放疗后严重并发症(RTOG3-4)的发生率达到 4%~15%。有 40% 以上的病人长期慢性腹泻,严重的膀胱并发症也有 2%~8%。由于髂骨,骶尾骨也在照射野内,血液系统并发症也有一定的比例。随着近年来宫颈癌治疗中放疗和增敏化疗的结合已成为标准方法,肠道、膀胱和血液的并发症的发生频率和严重程度增加。因此,在宫颈癌放疗中减少正常组织的受照射剂量和体积,提高治疗比是宫颈癌放疗的主要研究方向之一。开展调强放疗是主要手段。

(赵凤菊,张　强)

第一篇

妇科肿瘤近距离治疗物理部分

第一章　剂量计算

根据美国医学物理学家协会（AAPM）工作组 43 报告[1]最新规定的剂量体系，该协议在近距离计划体系中实施近距离放射治疗剂量计算。在 HDR 近距离放射治疗中剂量率的概念不再有效，因为源步径按时间顺序通过不同的驻留点（参见第一章第二节）。

第一节　AAPM 工作组 43 号报告–剂量体系

AAPM 工作组 43 报告[1]推荐剂量体系是坐标点（r，θ）吸收剂量率如下：

$$\dot{D}(r,\theta)=S_k\Lambda\frac{G_x(r,\theta)}{G_x(r_0,\theta_0)}F(r,\theta)g_x(r)\qquad\text{（公式 1–1）}$$

其中：

S_k 为空气比释动能强度（单位 U，$cGy/h\cdot cm^2$），在源的横轴线上 10mm 处空气比释动能率，基于一个大距离基础上测量并且转换成 10mm 的源作为点源。对于所有的实际近距离放射治疗的目的，S_k 数值上等于参考空气比释动能率（RAKR）（单位 $\dot{K}_{ref}$，$\mu Gy/h\cdot m^2$）[2,3,4]。RAKR 定义为在真空自由散射条件下从源的中心到 1 米处。

Λ 是剂量率常数（$cGy/h\cdot m^2$），单位空气比释动能强度源在水下 10mm 的剂量率。这个常数并不是根据理想的点源而是根据源的物理特点。

G_x 考虑到源的活性长度对剂量点（r，θ）的几何因子。这一因素包括在剂量计算方式上以提高径向剂量函数和各异向函数剂量之间在不同方向离散值的陡峭剂量梯度区域的插值精确度。对于点源，$G_P(r,\theta)=1/r^2$。对于有效源活性长度 L 的线源，$G_L(r,\theta)=\beta/(L\times r\times\sin\theta)$，此处 β 是有效活性长度 L 的两端点与点（r，θ）的夹角（参见图 1–1–1）。（r_0,θ_0）是放射源长轴（θ=90°）中垂线上距源 10mm 的参考点。然而，点源 $G_P(r_0,\theta_0)=1$，

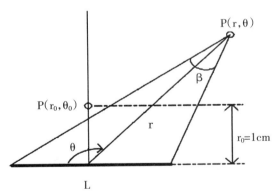

图 1–1–1　线源外周剂量计算的几何参数应用

L：线源活性长度

$P(r_0,\theta_0)$：源横轴上剂量参考点

$P(r,\theta)$：剂量计算点

β：源活性长度 L 的夹角

和线源 $G_L(r_0,\theta_0)=\beta/L_0$。$gx(r)$ 径向剂量函数,定义为 $g_x(r)=\dfrac{\dot{D}(r,\theta_0)G_x(r_0,\theta_0)}{\dot{D}(r_0,\theta_0)G_x(r,\theta_0)}$。函数描述沿放射源横轴在水中相对剂量变化。考虑到沿轴向吸收和散射,注意,因 $r=r_0(=1\text{cm})$ 则 $gx(r)=1$。

$F(r,\theta)$ 是二维方向异向函数,定义为 $F(r,\theta)=\dfrac{\dot{D}(r,\theta)G_L(r,\theta_0)}{\dot{D}(r,\theta_0)G_L(r,\theta)}$。函数描述距放射源横轴点 (r,θ) 相对剂量变化。其剂量变化考虑到通过源活性材料和源壁斜滤过。

$\varphi_{an}(r)$ 是一维各向异性函数,近距离计划体系中不采用,更多细节参见[1]。

第二节　步径源剂量计算

一、虚拟剂量率的概念

驻留点的依次照射,每个驻留点的剂量贡献构成一系列驻留点对 P 点的剂量叠加。然而,在步径源的剂量学中,P 点的剂量率随时间迅速波动。因此 P 点稳定的剂量率是不存在,只是放射源逐渐衰减(由于采用 LDR 近距离治疗,此处所有放射源的活性在同一时间是相同),同样的,等剂量率曲线是不可用。

为达到处方绝对剂量,对归一等剂量曲线引入虚拟剂量率的概念。在高剂量率(HDR)近距离治疗中虚拟剂量是对归一和处方剂量初始点。首先,确定相对驻留时间归一到 1.0 作为驻留点权重。因此,如果驻留时间相等,相应的驻留权重值均为 1.0。如果驻留时间不同,最大留时间 $T_{\max}$ 点作为权重 1.0,其他驻留点时间权重值 w 的范围在 [0.0,1.0]。驻留点的驻留时间 i 是 $t_i=T_{\max}w_i$。公式 1-1 可写成如下:

$$\dot{D}(r,\theta)=S_kC(r,\theta) \tag{公式 1-2}$$

如果 P 点存在几个驻留点对其贡献,然而,公式 1-2 中 P 点 (r,θ) 的坐标必须采取相对应每个驻留点。因此,P 点的坐标相对于驻留点 i 的表达为 (r_i,θ_i)。

由驻留点 i 的剂量贡献,P 点的照射剂量是:

$$D(r_i,\theta_i)=S_kC(r_i,\theta_i)t_i=S_kC(r_i,\theta_i)\ T_{\max}W_i \tag{公式 1-3}$$

还可以写成下式:

$$D(r_i,\theta_i)=(w_i,S_k)C(r_i,\theta_i)T_{\max} \tag{公式 1-4}$$

因此,驻留点 i 对 P 点的剂量贡献等于在时间 $T_{\max}$ 内源强度 w_iS_k 剂量贡献。注意每个驻留点 i 源强度 w_iS_k,所有驻留点时间之和等于 $T_{\max}$。

公式 1-4 可定义为剂量率概念,同样地适用于低剂量率近距离治疗。由于实际中剂量率不存在,此剂量率称为虚拟剂量。

P 点的虚拟剂量率定义为当所有驻留点具有活性的同时,并在每个驻留点源强度乘以其驻留权重。

S 是源横轴上 10mm 处水中剂量率 cGy/s

有 n 个驻留点,虚拟剂量率在 P 点坐标为 (r_i,θ_i),相对应每个驻留点 i 由下给出:

$$V_p = \sum_{i=1}^{n} w_i S_k C(r_i, \theta_i) \left[cGy/s \right]$$ （公式 1-5）

在整个 T 秒的治疗时间,所有驻留点在 P 点的照射剂量可简化:

$$D_P = V_P T \left[cGy \right]$$ （公式 1-6）

特别注意的是放射源在整个治疗时间 T 内的衰减是被忽视,可参见第一章第二节四。

二、使用虚拟剂量率链接处方归一和优化

一旦源强度和驻留点确定,虽然计划师还没有确定任何处方剂量或确定 100%的等剂量线标记点,但在植入管或施源器周围显示等剂量线。当计划师确定剂量归一点时,100%的等剂量曲线经过此点。计划师完成正向优化过程后,当无处方剂量的情况下,等剂量线更新。正向优化完成后,仍然要做剂量归一。

如果剂量归一点没有确定, 在剂量跌落最陡的植入管外边缘 5mm 进行自动剂量归一。每当驻留点时间改变,自动剂量归一点重新计算,并且计划系统在该点计算虚拟剂量率。通过虚拟剂量率乘以 $T_{max}=1.0$,计划系统达到 100%等剂量线归一剂量值。

当剂量师确定了一个或多个归一点时,计划系统对这些点的虚拟剂量率值进行加权平均数计算归一剂量值达到 100%的等剂量线。

如果剂量 PD 是归一点 P 的处方剂量,T_{max} 由通过 $T_{max}=PD/V_P$ 计算和相应的驻留点 i 的驻留时间 $T_i=w_i T_{max}$。

当最初全部驻留点确定时,相应驻留权重均等于 1.0。正向优化算法,如间隔剂量点的优化,采用驻留权重作为起始驻留时间值,正如剂量归一一样。当正向的优化方法完成,计划系统衡量优化驻留时间返回驻留权重。

三、快速剂量计算

在植入管或施源器上显示等剂量线需要矩形剂量网格。如果需要半瞬时显示等剂量分布时,采用公式 1-1 中的所有网格点的剂量计算不是一种选项。不同的优化方法也需要一个快速而准确的剂量计算。因此,选择的 HDR 或 PDR 放射源,计划系统按源强 $S_k=1U$(见图 1-1-2),沿着源的等距显示/隐藏计算剂量值表。网格间

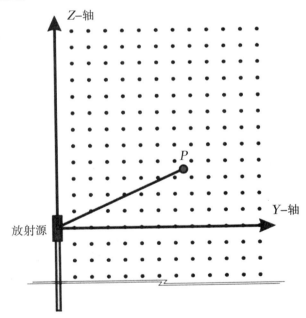

图 1-1-2　快速剂量计算

剂量网格在放射源的位置显示和隐藏。Y 轴是源中心的横轴,Z 轴是源的长轴。网格间距通常 1mm。对 1U 源强的每个网格点剂量率作为计算和储存。计算 P 点的剂量,此点转换成 Y 和 Z 轴源点,考虑到剂量分布在 Z 轴周围旋转对称。在 P 点周围的 4 个网格点的剂量率值之间的进行线性插值。

距较小,如 1mm。尽管不等距,但这种显示/隐藏表的实例,见参考文献[2]。

计划系统在内存中保存显示/隐藏数据列表,并在整个治疗计划期保持其有效。从驻留点到二维或三维剂量网格的剂量贡献,现在可以通过转换该点 P 到显示/隐藏数据表,然而进行双线插值迅速获得。最后,此剂量的贡献必须乘以治疗初始的源强。

经常应用单一点的剂量值(比如施源器点、病人点或靶区轮廓点),处方也是如此,所以,单点的剂量计算通常按 TG43 剂量体系执行。

四、放射源衰减计算

P 点在时间 t 时放射源照射剂量率由下式给出:

$$\dot{D}(t)=\dot{D_0}e^{-\frac{t}{\tau}} \qquad\qquad (公式 1-7)$$

其中,$\dot{D_0}$ 是 t=0 时的初始剂量率和 τ 是放射源的平均寿命。
放射源的半衰期

$$T_{1/2}=\tau\ln2 \qquad\qquad (公式 1-8)$$

[192]Ir 半衰期为 73.83d。根据公式 1-7 和 1-8 计算值,[192]Ir 放射源衰变每小时为 0.04%。因此,HDR 分次治疗或 PDR 脉冲治疗期间不必对放射源衰减进行校正。因为总治疗时间不超过一小时。

计划系统每天按公式 1-8 在每次分次治疗或脉冲治疗的日期和时间计算放射源强度,从校准日期和时间开始校准放射源强度。

第三节　施源器屏蔽的剂量计算

一、介绍

近距离治疗计划系统支持两种类型的施源器屏蔽剂量计算,宫颈施源器和阴道圆柱施源器。目前可于弗莱彻-威廉姆森(Fletcher-Williamson),标准屏蔽施源器和圆柱型屏蔽施源器。该算法是基于射线循踪屏蔽[5,6]。

宫颈施源器和圆柱施源器的屏蔽算法有很多共同点。两种算法确定的路径长度×从驻留点 Q 至 P 点通过屏蔽体,并应用一个简单的指数衰减因子,其中 t 是屏蔽材料的线性衰减系数,线性衰减系数是在感兴趣区域的屏蔽区的中心的测量确定。

二、实施

默认屏蔽输出因子基于[7]、[8]和[9]出版物。屏蔽材料的衰减系数是沿射线垂直于屏蔽体剂量测量的比率确定,位于感兴趣区内,屏蔽区域中心一点和移除屏蔽同一点的剂量测量。由于直肠和膀胱屏蔽,宫颈施源器的感兴趣区域是位于屏蔽体之后的区域。

可以根据自己的测量结果改变屏蔽输出因子。改变后的值随时重置为默认值。支持添加屏蔽体,可以人工重建施源器和从库中生成施源器。如果重建的精确度不可接受的范围,则计划系统会发出警告,这样的计划不应批准用于治疗。卵圆形屏蔽体(Fletcher Williamson 和标准)施源器重建的精度检查是重建导管 1 和 2 前 50mm(如果重建的长度小于 50mm 或更短)。重建后的导管点与模型中导管点进行比较,如果重建点和它相应模型点之间的任一位置差值大于 5mm,系统会发出重建警告。

Fletcher-Suit-Delclos (标准)不锈钢卵圆形屏蔽体施源器的输出因子 f 是基于 Verellen 等[7](另参见 Weeks[10])的成果。根据衰减系数 μ_{eff}=0.035, 对于一个 4.5mm 厚的不锈钢卵圆形屏蔽体 f=0.85。

Fletcher-Williamson 卵圆形金属杆施源器屏蔽体的输出因子是根据 Williamson 等[9]的文献报道。

最近 Lymperopoulou 等[11]成果报道圆柱状钨合金屏蔽为 90°,180°或 270°输出因子 0.23,0.17 和 0.13。

Waterman 等[8]报道对输出因子进行比较存在唯一的差异较少使用 270°屏蔽。

关于近距离治疗屏蔽体更多信息见参考文献 [12,13,14,15,16,10]。

三、屏蔽算法——卵圆形屏蔽

卵圆形屏蔽衰减算法的第一步确定是否从驻留点 Q 到 P 点的伽玛射线完全地偏离屏蔽体,因为 Q 和 P 位于屏蔽中心平面 V 的同一侧面。

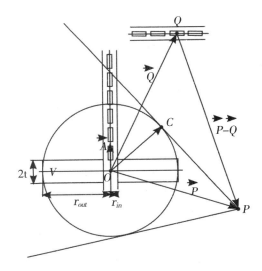

图 1-1-3　测定必须考虑屏蔽体

V:通过屏蔽体中心平面

O:屏蔽体原点

A:卵圆形施源管轴矢量

Q:驻留点

P:剂量计算点

C:从 P 点延长于屏蔽体圆上的切点并位于由 O,P 和 Q 确定的平面内。P 点和源 Q 位于屏蔽体中心平面 V 的两侧面,因此算法必须确定射线 PQ 是否位于由 C 确定的圆锥体之内或之外。

第二步测定射线是否偏离屏蔽体,因为源 Q 位于圆锥体之外,从 P 点的沿线并触及包绕屏蔽体的锥体(见图 1-1-3)。

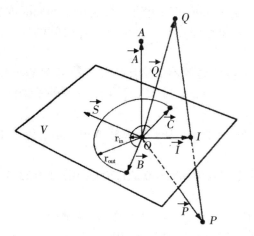

图 1-1-4 计算射线 QP 与屏蔽体中心平面 V 相交面 I

B 和 C:确定屏蔽体延长面矢量。

I:从 Q 到 P 与屏蔽体中心面 V 相交射线平面。

第三步确定射线是否位于锥形屏蔽体内(见 1-1-4)。

对于射线穿过屏蔽体,屏蔽体上平面与下平面交叉面的计算(见图 1-1-5)。

如果驻留点位于屏蔽体轴线之上,这个驻留点位于靠近屏蔽体和通过屏蔽体有效路径长度需要进行计算或采用衰减校正。

其他施源管的驻留点距屏蔽体较远并且对 P 点总剂量仅有较小剂量贡献。在这种情况下,仅可用二种固定衰减因子:完全屏蔽的衰减因子从 Q 到 P 的射线与屏蔽体上表面和下表面相交面;半屏蔽厚度衰减因子从 Q 到 P 的射线与屏蔽体上与下表面并且通屏蔽体侧面相交的部分(图 1-1-6)。

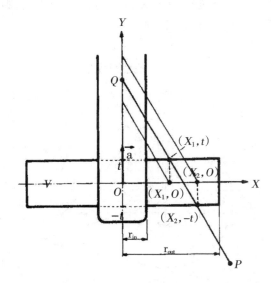

图 1-1-5 当源位于标准的屏蔽体中心时屏蔽校正

O:轴的原点

Q:施源管位于屏蔽体轴上

P:剂量计算点

V:屏蔽体中心层面

t:屏蔽体半值厚度

通过移动射线 QP 上的距离减小 t 和增加 t,通常平行屏蔽体,观察到射线 QP 在屏蔽体的入射点(X_1,t)和出射点(X_2, -t)。

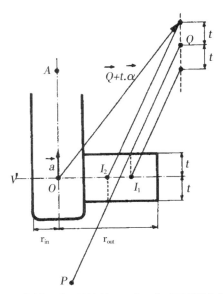

图 1-1-6　Q 位于屏蔽轴之外,射线从 Q 到 P 点,通过屏蔽体截面路径的计算

V:屏蔽体中心平面

通过移动射线 QP 上的距离减小 t 和增加 t,通常平行屏蔽体,发现射线 QP 在屏蔽体的入射点 I_1 和出射点I_2。

四、屏蔽算法——圆柱形屏蔽

圆柱形屏蔽算法采用连续 1mm 厚的薄层(板坯)构建的圆形护罩,护罩前面不同长度描述为弧形端面。通过采用薄板坯可简化射线屏蔽,仅限于确定每块板坯内表还是外表面射线入射点和出射点(图 1-1-7)

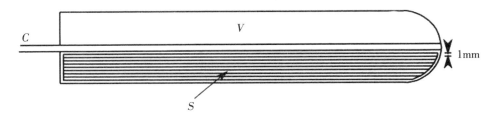

图 1-1-7　分割成 1mm 厚的阴道屏蔽体。通过分成板坯,前端面曲率可建模

C:施源管

V:阴道圆柱体

S:板坯

放射源位于屏蔽体轴横断面距离很容易计算,见图 1-1-8 射线 Q_1P。如果放射源位于其他位置,通过屏蔽体截面路径计算更为复杂。

计算开始时(第一步)考虑放射线从驻留点 Q 至 P 是否与每个圆柱形板(由此 360°)相交。(第二步)其次确定射线 QP 穿过实际屏蔽体截面的长度。(第三步)最后以增加到每个板坯横截面长度方式计算通过屏蔽体路径长度的指数衰减。

步骤1:该算法确定,如果从驻留点 Q 至 P 的射线相交板坯,则由标准屏蔽轴通过 Q 的平面投影射线 QP。在图 1-1-8 中将成为线 QR。

步骤2:然而,该算法计算板坯的距离,标准平面从 A 至射线 QR(图 1-1-9)。如果距离大于内屏蔽板坯的半径 $r_i,d>r_i$,薄屏蔽板坯截面不完整,因此截面算法将跳过此板坯从下个板坯开始计算。

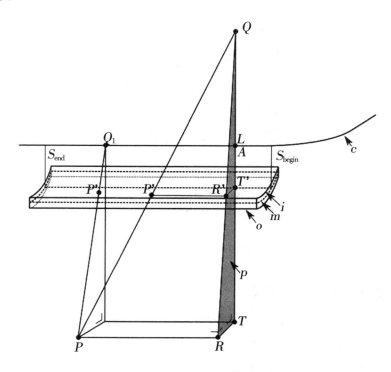

图 1-1-8 射线 QP 通过驻留点 Q 和标准屏蔽体轴的平面投影

Q:位于导管屏蔽体之外放射源

Q_1:位于施源管屏蔽体轴上放射源

P:计算剂量点

c:位于圆柱形屏蔽体周围的施源管

m:屏蔽体板坯中心平面

i:板坯内表面

o:板坯外表面

p:放射源 Q 和标准屏蔽体轴所在的平面

A:与施源管平面 P 的相交面

R:点 P 在平面 P 上的投影

S_{begin}:施源管 C 在板坯起始点

S_{end}:施源管 C 在板坯终止点

T:确定平面 PRT 的点和位于直线 QA 上

T':线 QA 与板坯中心平面交点

R':线 QR 与板坯中心平面交点

P':射线 QP 与板坯中心平面交点

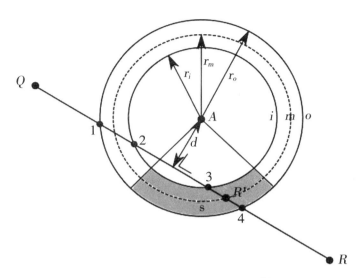

图 1-1-9　射线 QP 屏蔽体,相交于板坯

P,R,R',A,m,i,o:见图 1-1-8

R_m:板坯中心平面半径

R_i:板坯内表面半径

R_o:板坯外表面半

阴影部位:实际屏蔽截面

1,2,3,4:射线 QP 与整个板坯交点。交点 3 和点 4 也在实际屏蔽截面内。

　　如果该距离小于内屏蔽板的半径 r_i,则计算射线 QR 与内板坯表面 i 的半径 r_i,外板表面 o 的半径 r_o 和板中心平面 m 的半径 r_m 的投影交点。在图 1-1-9 图中，这些交叉点标记为 1,2,3 和 4。然而,它确定是否位于内部的实际屏蔽层面 S 交点 1,2 和/或交点 3,4。因此其交点是否是内部沿圆柱轴定义的屏蔽延长部分(再次参见图 1-1-9)。

　　接着,确定驻留点 Q 和 P 点是否位于这些交点对侧面。如果不是这种情况下,驻留点和 P 点在同一面并且射线 QP 是圆柱形板坯交叉点位于 P 点后面,然后将继续进行下一板坯计算。

　　如果 Q 和 P 是位于相对的两侧,构成一系列交叉点,计算这些交叉点的路径长度,因此,在图 1-1-9 中的点 3 和点 4 之间的长度。

　　当然,与一个延长的屏蔽,例如 180°,板坯可横截二次。在图 1-1-9 中,如果屏蔽不是 90°而是 180°,因此交点 1,2 是内部屏蔽。

　　步骤 3,最后,确定实际射线 QP 倾斜因子。这是射线 QP 的截距与和射线投影 QP 截距交点。倾斜因子比率是简单地等于 QP 和 QQ 的长度比率。

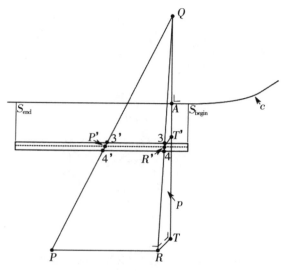

图 1-1-10　射线 QP 路径长度

Q:屏蔽体施源管之外的源

P:剂量计算点

P:通过源 Q,标准屏蔽体轴的平面

A:平面 p 与施源管屏蔽体交点

R:P 点在平面 p 的投影

S_{begin}:施源管 c 板坯的起始点

S_{end}:施源管 c 板坯的终止点

T:确定平面 PRT 的点,位于直线 QA 上

T':直线 QA 与板坯中心平面的交点

R':直线 QA 与板坯中心平面的交点

P':射线 QP 与板坯中心平面的交点

横截屏蔽体板坯 QR 的路径长度是点 3 和点 4 之间的距离。射线 QP 穿过屏蔽材料的路径是 3'和 4'之间的距离。

倾斜因子(Oblique Factor)定义为(长度 QP)/(长度 QR)

如果距离(Dist)定义为直线 QR 上的入射点 3 和出射点 4 两点之间的路径长度,则通过射线 QP 上的入射点 3'和出射点 4'之间两点屏蔽板坯的实际距离 QP=距离(Dist)×倾斜因子。

注意:如果入射点 3'和出射点 4'位于屏蔽板坯之外,如此以往,如果在图 1-1-10 中 P'点位于屏蔽板坯中心平面之外,然而,对于射线 QP 屏蔽没有板坯校正。

因此,剂量校正因子(板坯因子 SlabFactor)1mm 板坯变为:

$$SlabFactor = e^{-\mu_{eff} \times Dist \times ObliqueFactor}$$ （公式 1-9）

其中,μ_{eff} 是屏蔽材料的有效衰系数。

五、临床方面——卵圆形管壁

由于这些屏蔽材料的尺寸非常小,在非屏蔽部位的剂量无变化。对于屏蔽材料之后的剂量是根据准确测量透射因子精确计算的。然而,在较大的距离和屏蔽区域边界附近,计算剂量低于所测剂量,由于没考虑到增加散射线的贡献。更多详细信息参见 Kirov 等[13]和 Daskalov 等文献[12]。

六、临床方面——圆柱形管壁

在 180°钨合金施源器无屏蔽的区域剂量显著减少取决于距离和角度。剂量降低效应是紧邻屏蔽边缘点,由于从屏蔽朝向无屏蔽面从而减少辐射散射。沿屏蔽体的横轴,在较大深度处,施源器轴无屏蔽面 10cm 处剂量减少 8%,靠近施源器 2.5cm 处剂量仍减少 4%。

180°屏蔽施源器位于屏蔽面,观察到相反的特点。钨合金施源器最初 2cm 范围内的穿透因子按照规定减少在 3%以内,因此,施源器最初 2cm 并不是主要临床影响。

上述提及圆柱形屏蔽体对剂量分布的效果是小于 90°屏蔽体并且影响更明显,而 270°屏蔽体临床很少应用,更详细的信息请参阅[11]。

第二章 影像重建

根据影像数据和输入方法,下列方法可在治疗计划系统(treatment planning system)中重建施源管的位置和病人的体位:

使用几何输入重建 使用键盘人工输入施源管描记点几何坐标(见第二章第一节)。

X 光片重建 需要扫描仪扫描 X 光片和键盘和鼠标输入数据(见第二章第二节)。

CT 或 MR 层面重建 利用键盘和鼠标输入数据(见第二章第三节)。

第一节 几何输入重建(坐标)

施源管描记点的三维空间坐标直接用键盘输入。并且提供了精确的施源管空间描记和计划系统运行期间用于对比剂量计算。

第二节 影像片重建(投影数据)

对应线性可用来找到两个不同 X 线片上的两个点之间的对应关系。每幅 X 片上的施源管点之间的顺序线。

有两种类型的点描记施源管:

·施源管描记点是通过 X 射线标记两幅 X 片的施源管。

·施源管示踪点是采用非对应点对影像片中施源管的形状描记,除了施源管顶端第一个点之外,通常为施源管描记点。当然,影像片中病人点总是对应的。

有几种施源管重建方法(参见第二章第二节五)。

一、对应线性(点的测试)

胶片 2 中施源管 X 射线标记点的对应线是从焦点 1 到 X 片 1 的 X 射线的标记点在 X 光片 2 的投影。(参见图 1-2-1)

当 X 片位置确定,很容易计算出 X 射线焦点和施源管点在 X 片上的空间位置。图 1-2-1 显示理想情况下,病人 X 片之间没有位移。在 X 片 1 上 X 线标记点 $C1$ 重建后,焦点 1 至 $C1$ 射线投影到 X 片 2 的 $C1$ 对应线。这一投影与施源管 X 片 1 交点 $C2$。

因此,在 X 片 1 上施源管 X 线标记点重建后,在 X 片 2 上的对应线有助于确定对应在

X 片 2 上的标记点。使用该法,可以确定对应点,而无需采用在施源管上的透视标记。

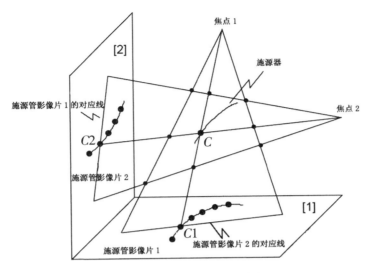

图 1-2-1　采用对应线重建

C1 和 C2:施源管 X 线标记点 C 的影像

[1]和[2]:通过数字胶片扫描仪和动态监视器获得不同角度重建影像。

(摘自:Joslin et al,Arnold,近距离放射治疗原理与实践,2001)

二、施源管描记点

插入 X 线标记后的施源管拍成照片。X 线标记的照片用于描记点。在这种情况下,施源管重建包括重建的图像,相同序列的二幅 X 线照片中具有相同的 X 射线标记。

当在第一幅 X 光片上描记施源管时已经完成重建和其他 X 线光片上的施源管需要标明,则对应线就被显示出来。患者在拍摄 X 光片时,任何位移均会进行校正:

·从第一个施源管描记的对应线,调整第二个 X 光片,并在第二个 X 光片上的第一个点准确地确定。

·在第二张 X 光片确定 X 射线标记,利用 X 透视标记对应线检测校正病人位移作为一种重要的手段。

·将第二张 X 光片移动到原点并校正第二张 X 光片上描记点的相应的坐标。结果在二张 X 光片上产生一系列相应的施源管描记点。

这种拍摄二张 X 光片间对应线方法校正患者位移,但不校正施源管的收缩/扩张。然而,进行实际 X 透视标记重建,X 透视标记位置重建是校正施源管收缩/扩张。(参见第二章第二节四)。

三、施源管的示踪

对于较多的施源管,存在较多的标记时,难以区别二张 X 光片上的施源管,或者可能发生标记物数量不足。在这种情况下,可将固体导丝插入到施源管中,导管示踪通常在二张 X

光片中一张 X 光片与施源管相平行一致的施源管可以更容易地重建施源管。图 1-2-2 阐述了施源管示踪法在可变角度或半正交的 X 光片的重建算法。

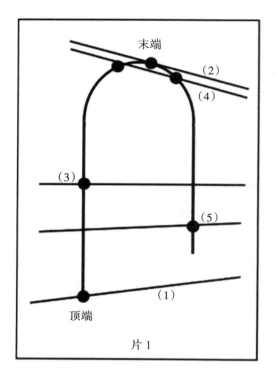 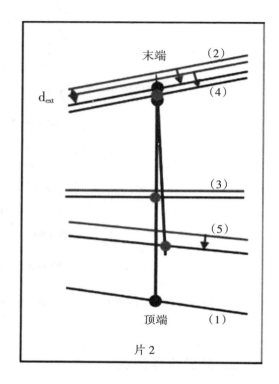

片 1   片 2

图 1-2-2　环状施源管示踪(仅展示有少数示踪点)

·垂直移动胶片 2 的距离 d_{tip} 到胶片 2 上施源管第一个描记点(称为顶点)相对应的线,与胶片 2 顶点相一致。该图显示校正顶点位移后的情况。现假定施源管的顶端与施源管的末端上的点相对应和其他所有施源管的示踪不对应。

·同于胶片 1 和胶片 2 之间施源管位置发生变化,从胶片 2 上的末端与对应线的距离 d_{ext}。示踪算法记录此距离,然而,根据片 2 上的对应线进行相应地校正。现在末端的对应线与末端点相一致。在片 1 上所有其他施源管有示踪点而片 2 上无施源管描记点。

·胶片 1 上的点(3)位于顶点和末点之间。对于点(3),校正胶片 2 上的对应线在 0mm(顶点)和 $d_{末点}$(末点)之间。校正的对应线与施源管交点成为胶片 2 上相对应的点(3)。

·在胶片 1 上示踪施源管描记的曲线与胶片 2 上一致。从胶片 1 上的点(4)至胶片 2 上的对应线,校正为具有相同的距离 $d_{末点}$,因为点(4)位于另一侧面的末点。校正的对应线与施源管交点在胶片 2 上成为对应点(4)。

·同样的,从胶片 1 上点(5)致胶片 2 上点(4)的对应线校正具有相同的距离 $d_{末点}$,因为点(5)也位于末点之后。

现在,在胶片 1 上所有点具有相应的对应,胶片 2 上的点在胶片 1 上无相应的点,则重此过程。最后,从胶片 2 上所有对应点移至 $d_{顶点}$。

通过一系列施源管描记点对施源管影像进行重建。只有施源管第一描记点,即施源管顶点是相对应的。因此,重建后,两组施源管示踪点均可获取,只是第一个示踪点是对应的。如果影像显示一个末点,也可作为相应的示踪施源管点。

对病人的 X 片之间的位移进行校正:

·移动 X 线机的旋转轴与第二幅 X 片相平行便于在片 1 中第一施源管描记点准确地在

第二幅 X 片确定第一点。

·对于第一幅 X 光片中所有其他重建示踪施源管点在第二幅 X 片中产生施源管点的对应线。在二幅 X 片中一系列施源管对应点计算完成。由于每个示踪施源管点(第一个点除外)在其他 X 片上产生一个新的对应示踪施源管点,得到的对应点数是原来示踪点数的两倍(如果没有末点存在就减 1)。

·移动第二幅 X 片平行于 X 线机的旋转轴,以便在第一幅 X 片上描记施源管点的对应线准确地在第二幅 X 片确定第一点。

这种方法校正病人 X 光片之间的移位的对应线。由于与施源管对应线交点作为对应点,采取此方法不能校正施源管的收缩与扩展。

四、施源管点的重建

对于 X 线标记点 C,计划系统通过 "焦点 1–影像点 $C1$"线和"焦点 2–影像点 $C2$"线交点计算空间位置。

在实际工作中,拍摄病人的 X 片和机器的设置(如机架角度)之间位移也不可能完全的精确。因此,计划系统可在 X 光片 1 上从焦点 1 到 X 线标记和在 X 光片 2 上从焦点 2 到 X 线标记确定一束射线(图 1-2-3)。由于病人的移位和机器设置不准确,这两束射线有可能不相交。专业重建软件程序确定二束射线之间的最短距离和沿着这条最近距离施源管重建的空间点的路径上的中点。所有 X 线照相技术的重建方法均采用此方法重建。X 线焦点的空间坐标是从 X 光片设置数据来计算的。通过从 X 光片上对应影像点的重建获取 X 线标记点 C 的空间坐标。

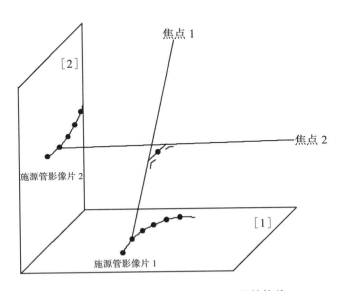

图 1-2-3　校正病人的光片 1 和 2 之间的偏差

找到一个 X 射线标记,则系统会判断对应影像的标记射线之间最短距离。重建的标记位于沿射线上最短距离的路径中点上。(摘自:Joslin 等,近距离放射治疗原理与实践,2001,Arnold)

五、影像重建法

有五种施源管重建方法：

变角法：等中心 X 射线机

正交法：采用等中心 X 线机机架角为 0° 和 90°

等中心法：采用等中心 X 线机

半正交法：采用移动式 X 线机和半正交重建架

IBU（integrated brachytherapy unit）：采用近距离一体治疗机

【变角重建法】

此法是利用 X 线机的等中心，如放射治疗模拟机。拍摄方向非对穿或非同一角度重合的二张 X 片。须要精确地知道机架角度，源至等中心距离，每张 X 片的方向。X 片由装在暗盒里并置于影像增强器上的胶片。由胶片扫描机扫描 X 片。如果 X 线机能导出数字影像（如平片影像装置），从 DICOM 导入计划系统后可以直接重建。

施源管和病人的点通过在 X 光片上的焦点 1 到施源管对应点和在 X 片 2 上的焦点到同一点进行重建（见图 1-2-4）。

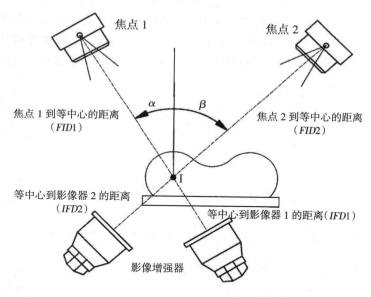

图 1-2-4　变角重建

α：射束 1 的角度；

β：射束 2 的角度；

FID1：焦点 1 到等中心的距离；

FID2：焦点 2 到等中心的距离；

IFD1：射束 1 等中心到胶片距离；

IFD2：射束 2 等中心到胶片距离；

胶片 1 和胶片 2 的放大因子=（FID1+IFD1）/FID1；MF2=（FID2+IFD2）/FID2。

（摘自：Joslin 等，近距离放射治疗原理与实践，2001，Arnold）

【正交重建法】

此方法是一种变角技术的特殊情况,使用机架角度为0°和90°。

【等中心重建法】

此法需要一台等中心X射线机,如放射治疗模拟机。两幅图像的植入管或施源管得到一幅较大的X片。第一射束的机架角为-α,第二射束的机架角度为+α。为了X片的两幅影像可见,植入管的中心须放置在等中心,确定X线射野,以便两幅图像不重叠。

由于等中心设置,所有对应线是平行于左和右等中心X光片图像的连线。换言之,对应的施源管点都是平行线的连接。这样更容易从一个图像到另一图像对施源管标记的确定。

施源管和病人点通过计算从片1中源点1到施源管描记点和从片2中源点2到相同距离之间射线进行重建(参见图1-2-5)。治疗计划系统重建施源管点放置在两射线之间的最短距离中点上。

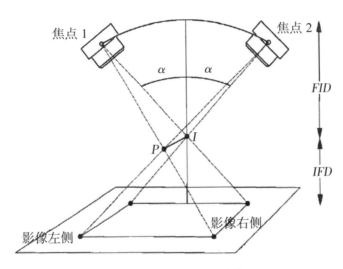

图 1-2-5　等中心重建法

α:重建角度;

FID:源到等中心的距离

IFD:等中心到胶片的距离,沿垂直线到胶片

I:等中心

P:重建点。

【半正交重建法】

这种方法是使用一个移动非等中心X线机通过放置一个重建盒子(或定位夹具),盒子即患者的前侧和两侧表面贴上交叉线(图1-2-6)。不要求X线机设置真正地正交,但二个十字线在相对应的二幅影像片中投影必须可见。重建等中心是箱体的中心,即交叉线交点的连线相交。交叉线的大小和位置是精确可知并存储在治疗计划系统中。虽然箱体表面到影像片的距离不是0,但这个距离在治疗计划系统中设置为0。实际上,在最近的十字交叉线与X线片平面之间的距离约是1cm。通过适当地调整X光片的缩放比例,缩小最近交叉线影像,使其达到实际大小。

由于每张 X 光照片上的两条交叉线的大小和位移,计划系统能计算出 X 片上放射源焦点和每张影像片的空间位置和影像点。如同所有其他重建方法,施源管与病人点的重建是通过计算射线从焦点 1 到 X 光照片 1 中施源管点和射线从焦点 2 到 X 光照片 2 相同施源管点(图 1-2-6)。计划系统关于两束射线之间的最短的距离线性中安置重建导管点。

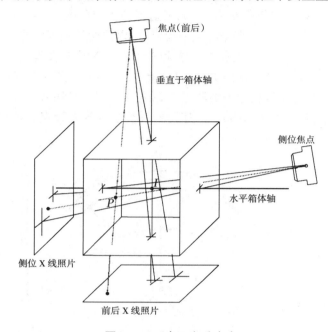

图 1-2-6 半正交重建法

通过计算前后方向与侧向 X 线源焦点在 X 片中交叉线尺寸和位移的位置获取射线束的角度。

I=箱体中心

P=重建点

【IBU 重建法】

这种方法是采用一体近距离治疗机(Integrated Brachytherapy Unit ,IBU)拍摄的 X 光片。

对每幅 IBU 图像,下列参数自动从 IBU 转换到计划系统中:像素大小,L-型臂角,C 型臂角,等中心源焦距离,等中心片距离,水平和垂直转换标记。

六、影像重建法的精度

【X 射线束之间的夹角】

当两条 X 线束投影的中心轴近似相互垂直时,重建的施源管或患者坐标点精度最高。

当机架角度相差大约 90°时,采用可变角度方法完成。当两条射线束夹角范围在 60°~120°以外(小于 60°或在 120°~180°范围),此法很敏感显示患者的位移和数字化误差。如两个射线束夹角小于 10°或者在 170°~180°范围,这种方法非常敏感显示数字化误差。

【施源管描记精度】

连续拍摄两张 X 片,患者的移动导致施源器发生位移或在第 2 张 X 片进行植入管。如果在肺或横膈附近进行植入管,经常有一厘米或更大的变化。

使用 X 射线标记作为相应施源点比施源管示踪方法准确。X 射线拍片时(由于患者变化和施源管收缩/扩张)相对应的 X 射线标记发生变化,通过源焦点到 X 射线标记之间以最小距离重建对其位置进行校正(见图 1-2-2)。

【施源管示踪精度】

采用施源管示踪,只有两幅 X 片上的第一施源管点是相对应的。第一点用于患者拍摄两幅 X 光片之间位移的相应线性校正,对施源管收缩/扩张不进行校正。

如果在行 X 光拍片(无施源管收缩/扩张)时只有患者的位移,施用管示踪与施用管描记具有相同的准确性。如果施源管位于近心处或肺中,那么在 X 光片上使用 X 射线标记作为相应施用管点。

第三节　CT 和 MR 层面重建(断层数据)

将每个层面由点构成的靶区、器官轮廓和施源器输入到计划系统中。医师可通过有效的 CT 和 MR 影像调整窗宽窗位及增强影像辅助功能在每层勾画靶区和器官轮廓。

一、施源器描记点

施源器在连续相交叉层面的描记,或者从施源器顶端,或者从施源器开口端,通过鼠标这种简单数值化方法。每个交叉层面的空间坐标可用这种方法直接获取。计划系统通过交叉进行描记。

二、自动识别施源管

在连续施源管相交层面进行自动识别的方法是重建[17]。

须设置施源管的材质(金属/塑料),施源管的直径,每个施源管起始单点。然而,计划系统执行如下三步。

第一步:在每一层面,计划系统采用经二值化寻找相交的施源器(图 1-2-7)。

第二步:从给定的启始点,计划系统以外插法在下一层面探查到相对应的交叉点(见图 1-2-8)。这种外插法由施源管的顶端和末端二个方向产生。对交叉的施源管或经过较大点的施源管的处理是通过忽视相交影像或较大的点(图 1-2-9)。

第三步:示踪任一平面的施源管。首先经二值化法探查同一平面的施源管外轮廓。内部轮廓探查是基于边界信息的

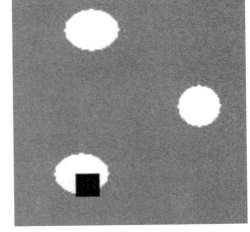

图 1-2-7　CT/MR 层面的经二值化探查施源管的相交层面

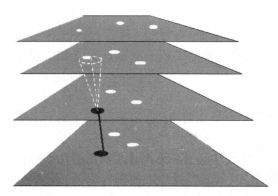

图 1-2-8 通过给定启始点探查下一层面相对应的施源管。同样的外插法也可应用在反方向

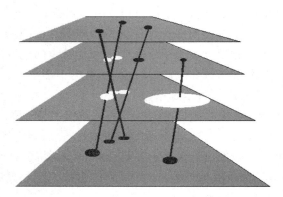

图 1-2-9 当施源管在同一平面相交叉或经过较大点时,在同一平面相交叉可忽视

孔洞算法显示施源管。最后,施源管的剖面(二个轮廓之间)描记点显示在弯曲的图像中(图1-2-10)。

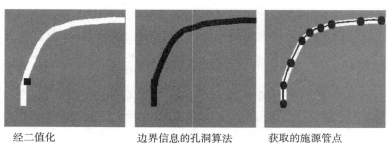

经二值化　　　　　边界信息的孔洞算法　　　　获取的施源管点

图 1-2-10 同一平面的施源管的探查。经二值化处理的施源管图像,基于边界信息的孔洞算法显示施源管的弯曲图像点。

自动施源管重建有三个通用搜索参数(图 1-2-11)

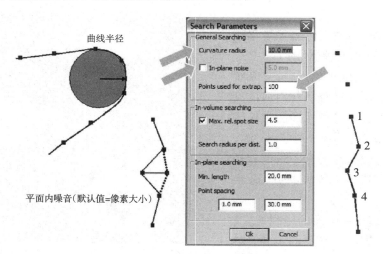

图 1-2-11 通用搜索。左侧:曲线半径和平面内噪声。右侧:外插法的点。

曲线半径是弯曲施源管最小曲线半径所允许的算法。

平面噪声是由于偏差理想施源管点,如呼吸伪影。默认值是 CT 像素大小。

用于外插法的点是查明前一施源管点的数值通过线性外推寻找下一个点。对于连续性施源管这个值是较大的(默认值是 100,甚至,如果没有这么多的点)。对于弯曲施源管这数目必须降低到 2~4。

自动施源管重建有两个体积搜索参数(图 1-2-12)。

最大相对点尺寸确定一个可能的影像点是否足够小到一个真正的施源管点。它是一个相对值,等于一个点,由像素大小(像素的面积)除以面积。使这个尺寸更小,如果非施源管物体(夹子,空气腔)是公认的施源管。

每单位距离的搜索半径是搜索锥形轴和锥形表面之间的平角的正切值。

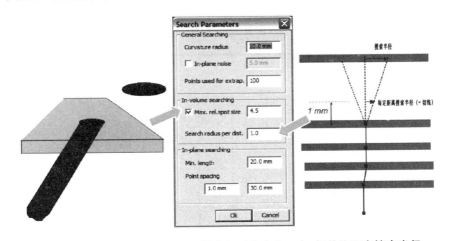

图 1-2-12　体积搜索。左侧:最大相对点大小。右:每单位距离搜索半径。

自动施源管重建有两个平面内的搜索参数(图 1-2-13)。

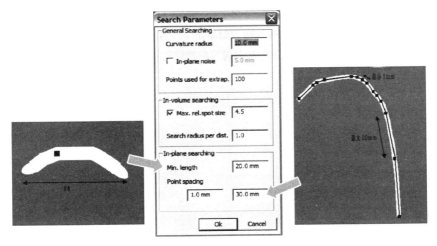

图 1-2-13　平面搜索。左:最小长度。右:点间距。

最小长度是限制用于第一施源管点在单层 CT 片的长度。如果该长度大于该限制,则搜索将仅在单个层片进行;否则在体积搜索在多个层面开始。

点间隔是连续施源管描记点之间的距离的范围。对于所有临床病例的范围为 1~30mm 应该足够了。

三、施源器顶端(偏移)外插法或插值法

施源管点是后装刻度器的最前端,是施源管默认的第一个(最前端)驻留点。为正确确定第一驻留点的可能位置,不论是特殊的 CT 标记物或 X 线标记物都可以使用。经常发生第一驻留点的位置位于两层面之间,参见图 1-2-24。如果施源管重建是基于原始的 CT 片进行,那么沿施源管在导管前端附近前两个重建层面施源管发生轴向偏移必须采用(在图 1-2-24 距离 E)外插法或内插值。此偏移定义为第一(即最前端)施源管重建点和施源管内的第一可能的驻留点位置之间的距离。

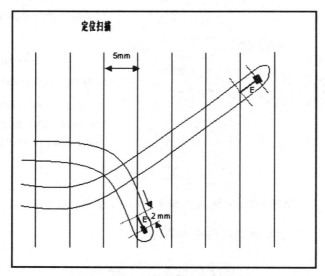

图 1-2-14　施源管前端外插值。如果第一个驻留点的位置在施源管前端位于两层面之间,其位置沿施源管方向外插值。

第三章 归一化

如果在一个或多个点的剂量取为100%的等剂量值,这样的点称为归一化点。归一化是其中在一个或多个标准点的剂量设定为100%等剂量值的做法。

第一节 自动归一化

自动归一化的目的是,一旦一个或多个驻留点位置确定,进行实际剂量分布归一化之前进行显示等剂量线。图1-3-1。

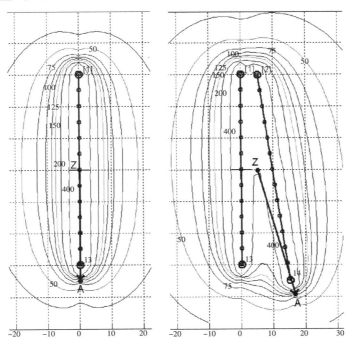

图1-3-1 单管直施源管和两管倾斜施源管自动归一点

Z:驻留中心。对于单导管设置,驻留点13是离Z最远的一点。两管施源管设置中2号施源管14点是最遥远的。

A:自动归一点,位于沿Z中心到最远驻留点的矢量上距离(5mm)。100%的等剂量线定义为通过点A的等剂量线。

当设置施源管驻留点的位置,初始相对驻留时间(即驻留权重)预设为 1.0。当这些驻留权重均取为绝对驻留时间时,所有的驻留时间是 1.0s,则某一点的剂量可以计算出来。

自动归一化是计划系统基于现有的驻留点位置确定归一点的设置。因此,自动归一化作为单一驻留点确定,如果增加新的驻留点并进行自动调整。

自动归一点的计算方法如下。第一个给定驻留点位置的中心确定。然后,相对于中心最远处驻留点位置确定。矢量的设置是从中心到最远驻留点位置。自动归一剂量点位于矢量给定的距离(一般 5mm)最远的驻留点位置。所有驻留时间设定为 1.0s,则归一化的剂量定义为自动归一点的剂量。

计划师选定其他归一点时自动归一方法就停止。

第二节 归一点的规定

用于归一点可分为二组:(1)临近靶区或植入管区的点和(2)施源管之间中心点。这些归一点取决于它们所属的组别。

一、F 因子

F 因子是归一剂量与用于归一化点(平均值)的剂量之间的比率。在没有给定靶区时如果归一点位于靶区或植入管区边界,这个因子通常是 1.0。如果归一点位于靶区或植入管区里面,这个因子通常小于 1.0。因此,归一点可分为二组:

临近于靶区或植入管区的点(见第三章第二节二)。

位于施源管之间的点(见第三章第二节三)。

二、临近于靶区或植入管区的点

如果点位于临近靶区或植入管区,这些点的平均剂量可直接作为归一化剂量,此时 F 因子等于 1.0。

点的类型:

施源管点相对于施源管。如曼彻斯特宫颈施源管 A 点。它的坐标可由键盘输入。

病人点通常相对于病人的解剖结构。它们通常位于靶区或植入管区之外。如宫颈应用中的直肠点和膀胱点。它们的位置由 X 光片或 CT/MR 数据库确定。此类器官点很少用于归一化,但如果是 F 因子可能大于 1.0。然而,病人点也可能有意地置于靶区表面。此时,它们用来指示靶区的边界和用 F 因子归一化。

从 CT 或 MR 数据库获得的靶区轮廓点,并由用户定义层距。归一化是在靶区轮廓点照射最低剂量。这个最低剂量称为最小外周剂量(MPD)或最小靶区剂量(MTD),并且通常用 F 因子 1.0 归一化。

最低剂量距离点。如果靶区轮廓不可用,并且靶区已通过每个施源管确定,然而计划系统软件可以在每个施源管之间的距离内设置剂量点。一般地说,如果靶区从每个施源管不同部位不同距离所确定,剂量点可放置在对应于每个最低剂量的距离处。归一是在 F 因子 1.0

时最低剂量的剂量点执行的。有关这些剂量点的详细信息,请参见第五章第四节。

三、施源管之间的点

如果剂量点位于植入管区,且等剂量面包绕靶区或植入管区归一剂量中心,将这些剂量点被定义为平均剂量分数。

点的类型:

基础剂量点是位于植入管区施源管的整个长度之间处。临近植入管区归一剂量是给定的基础剂量点平均剂量。这种插入与施源管之间部位的剂量点称之为容积植入器。对于一个非优化容积植入器(即所有权重为 1.0)的归一剂量采用 F 因子 0.85×(基本剂量点的平均剂量)。这是根据巴黎剂量测定系统用于非优化的植入管。对于一个优化容积植入管,F 因子为 0.9×(基本剂量点的平均剂量)。有关详细信息,请参见第五章第四节。

第三节　基础归一剂量(NND)

基础归一剂量(The Natural Normalization Dose,NND)是等剂量面包绕植入管区的剂量值。插植区内的剂量分布相对均匀,而植入管区以外随距离发生快速跌落。NND 由用户确定的在各个方向外扩边界(默认值等于 1cm)植入管区自然剂量体积直方图的计算。

对于理想的插植,插植区与确定的靶区归一剂量的等剂量区是一致。换句话说,基础归一剂量应与等剂量表面包绕的靶区归一剂量是一致。

把 NND 作为归一剂量,应验证 NND 等剂量表面包绕靶区。图 1-3-2。

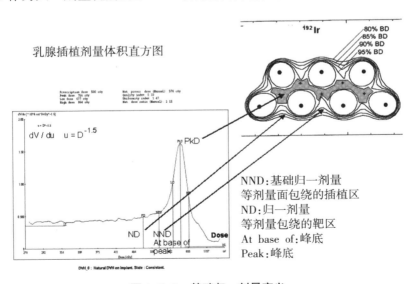

乳腺插植剂量体积直方图

NND:基础归一剂量
等剂量面包绕的插植区
ND:归一剂量
等剂量包绕的靶区
At base of:峰底
Peak:峰底

图 1-3-2　基础归一剂量定义

基础剂量体积直方图由两部分组成。峰代表插植体积,优化后施源管之间相同剂量处和峰左侧水平曲线代表插植区外的体积。NND 位于峰的基底部,表示插植体积的边界,之外表示剂量陡峭下。归一剂量 ND 这个实例,作为医生对包绕靶区的选项,与 NND 剂量不一致,但它更低,表示插植体积剂量不能完全地覆盖靶区。BD=基础剂量

第四节 图形归一化

在图形归一模式下使用鼠标攫取归一等剂量线,这条线拖动到新的位置。然后旧归一化剂量值被指定到新的位置。因此,拖动期间,从所在位置的等剂量线攫取到新的等剂量线位置释放后归一化点的变化。此时对驻留权重无影响,但停留时间相应地改变。

当攫取一条不是归一化等剂量线时,当前归一剂量乘以鼠标释放等剂量线所在位置的比率。在图1-3-3中等剂量线从位置$P1$,剂量$D1$拖动到位置$P2$,剂量$D2$,新的归一化的剂量=旧归一化剂量×$D2/D1$。如果$P1$位于归一等剂量线,则新的归一化剂量等于$D2$。

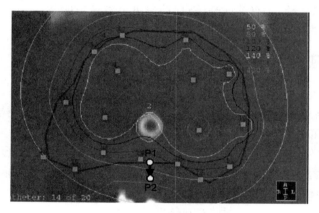

图1-3-3 图形归一

图形归一定义为用鼠标将P1位置拖动到P2,指定P1点至新的P2归一点。通常从P1归一点等剂量线开始拖动归一等剂量线并通过P2。

第五节 模拟退火逆向计划归一

模拟退火逆向计划(Inverse planning by simulated annealing,IPSA)是靶区和重要区域所需要达到规定的处方剂量进行算法优化相应的驻留时间[18,19,20]。

因此,一个IPSA治疗计划中驻留时间和剂量值的结果,优化符合处方剂量。原则上,IPSA涉及的绝对剂量值,不需要归一化。

然而,在相对剂量分布模式时,需要归一化值以显示等剂量线或作为100%剂量值的百分比的平面。

因此,IPSA显示归一化剂量,取等于靶区表面处方剂量范围的较低值。如果满足靶区剂量要求(即,如果在靶区最低剂量是等于处方剂量范围的下限值)则归一等剂量包绕靶区。

第四章　处方

处方是绝对治疗剂量值的相对归一等剂量表面的分配。

一、基于归一化的处方

在第 3 章阐述不同归一化方法。处方治疗剂量值分配到当前的归一化等剂量面。

二、基础处方剂量与处方剂量

基础处方剂量（Natural prescription dose，NPD）是相对基础归一剂量（Natural normaliza-tion dose，NND）并在第三章第三节中说明。它代表治疗剂量值并分配给包绕植入管区等剂量表面。

处方剂量（prescription dose，PD）是医师处方治疗剂量，例如等剂量包绕的靶区。因此，将 NPD 相对于植入管区，而 PD 为相对于靶区。

详细的这些处方剂量参见第七章第四节。

三、图形处方

图形处方是完全类似第三章第四节讨论的图形归一。

图形处方是任何可执行任一等剂量线，采用鼠标攫取等剂量线并拖动至新位置。然而旧的剂量值变成新位置剂量值。意识到除去原来的图形归一化（如施源管点）之后变成新的图形归一的重要性。换句话说，图形处方归一化也是图形。

第五章 优化

第一节 介绍

步进源(HDR/ PDR)近距离治疗提供了两个自由度优化剂量分布：

·驻留位置(见第五章第一节一)。

·驻留时间。存在所谓间隔插植(见第五章第一节二)和体积插植(见第五章第一节三)之间的驻留时间的优化区分

有效驻留点优化的两种模式：

·正向优化(见第五章第一节四)。

·逆优化(见第五章第一节五)。

一、驻留点的优化

通常,施源管根据特定剂量测定系统,如步进源剂量测定系统或巴黎剂量测定系统的规则植入。如果插植的剂量分布没有进行优化,近施源管的末端部分靶区常得到比要求的剂量要低。靶区之外需要额外驻留点在该区域提供足够的剂量。

但是,如果发生驻留时间优化,通常应该是靶区内驻留点有效。

二、间距插植中驻留时间优化

间距插植是由没有包绕靶区的单管或系列施源管组成,如模型。间距插植的靶区定义指从它表面到每个驻留点与施源管垂直的空间距离。换句话说:在每个施源管有效部位周围存在一圆柱形靶区,其半径等于该规定的距离,见图1-5-1。

间距插植的剂量点放置在施源管周围有效的指定距离,适合靶区的空间形状。间距插植旨在确定驻留点和相对驻留时间的优化,以使穿过这些间距剂量点达到处方等剂量面[16,21]。交互操作驻留时间梯度限制(Dwell Time Gradient Restriction,DTGR)优化参数,并计算所得到的剂量分布,直到满足要求。间距插植实例是单个施源管,两个或三个分离的施源管和单平面的插植。

三、在插植体积中驻留时间优化

体积插植包含一个或多个施源管平面,且覆盖整个靶区。插植区内剂量分布的均匀性由驻留点和驻留时间决定,而插植区之外快速剂量跌落随插植距离增加而产生的。参见图1-5-2。

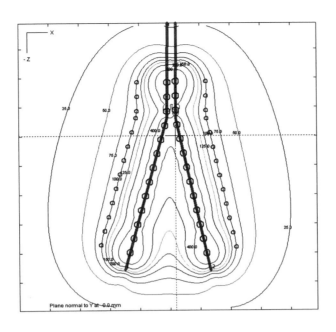

图 1-5-1　间距离插植周围剂量分布

剂量点放置在施源管内指定距离,优化目的是所有剂量点有相同剂量。

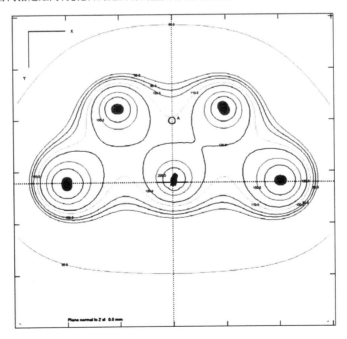

图 1-5-2　体积插植的中心平面剂量分布实例

施源管有二个平面:下方平面有 3 条施源管,上方平面有 2 条施源管。剂量分布通过几何优化,90%剂量归一到 A 点。

四、正向优化

正向优化首先是将治疗参数,如剂量点的剂量值,确定一个治疗计划的优化方法。下一步的目的在于采用一系列确定的驻留点,达到处方剂量值的点和/或包绕靶区。通过调整优化参数和视觉评价结果,直到剂量分布满足要求。因此,在间距插植与体积插植之间正向优化,剂量点位置和优化形式旨在这些点处优化得到处方剂量。相互调整是基于优化后的剂量分布,并在这些点中优化得到处方剂量。

下列是正向优化的实施方法:

·手动驻留点权重/时间优化(见第五章第二节)
·几何优化(见第五章第三节)
·剂量点优化(见第五章第四节)
·图形优化(见第五章第五节)

五、逆向优化

逆向优化首先是给出期望的剂量分布,采用所谓临床目标函数进行治疗计划的优化。然后确定满足这些目标的治疗参数,因此,这是与常规正向优化相反的方法,详细见上述。

逆优化是一个解剖学为基础的剂量优化。根据靶区处方所要求的剂量范围和危及器官最大耐受剂量,对于每个剂量函数说明其重要性并给定相对权重值。逆向优化体系包含靶区与危及器官的每个点和周围剂量成本函数。成本函数将添加一个补偿点,以补偿函数超出允许范围的剂量值。当满足所有的临床目标或当总补偿函数达到其整个最小值时,逆向形式将返回优化方案。

通过模拟退火(IPSA)的逆向计划(参见第五章第六节)

第二节 手动驻留点权重/时间优化

可使用键盘输入值改变驻留权重或驻留时间(参见图 1-5-3)

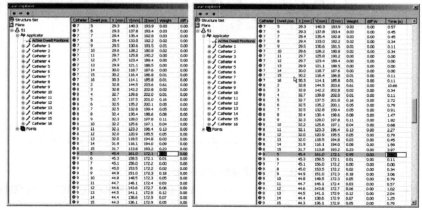

图1-5-3 改变一个或多个驻留权重(左)或驻留时间(右)

第三节　几何优化

几何优化假定驻留点表示靶区。它是基于以下的假定：(1)驻留点的时间与其他驻留点的照射剂量呈反比；和(2)驻留点的剂量与某驻留点的距离平方成反比。

因此，某驻留点 i 的剂量 D_i 比例：

$$D_i \propto \sum_{j=1, j \neq i}^{m} \frac{1}{r^2_{i,j}}$$

（公式 5-1）

其中：$r_{i,j}$ 表示点 i 和 j 之间的距离，m 表示驻留点数。

在驻留点 i 的驻留时间 t_i 比例：

$$t_i \propto \frac{1}{D_i} \propto \frac{1}{\sum\limits_{j=1, j \neq i}^{m} \frac{1}{r^2_{i,j}}}$$

（公式 5-2）

和相对的驻留时间之间的关系，变为：

$$t_1 : t_2 : \cdots : t_m = \frac{1}{\sum\limits_{j=1, j \neq 1}^{m} \frac{1}{r^2_{1,j}}} : \frac{1}{\sum\limits_{j=1, j \neq 2}^{m} \frac{1}{r^2_{2,j}}} : \cdots : \frac{1}{\sum\limits_{j=1, j \neq m}^{m} \frac{1}{r^2_{m,j}}}$$

（公式 5-3）

几何优化仅提供驻留时间之间的关系，从而给出了一组驻留权重。归一化和处方必须单独完成。

对于间距插植，几何优化的目的是在施源管周围获得圆柱形等剂量面，为获取此结果，

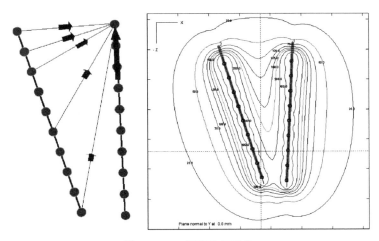

图 1-5-4　间距几何优化

左：考虑所有驻留点。在同一施源管相邻的短距离驻留点，剂量贡献大，则驻留权重小。对于某一施源管附近的另一施源管也存在剂量分布的影响，如步长。

右：等剂量分布。100 的等剂量线好地沿施源管约 6mm 平行。有效长度末端的 100 的等剂量线从外到驻留点的最短距离约 4mm。

考虑所有驻留点,且产生半径5和10mm圆柱形,请参阅图1-5-4。这就是所谓的间距几何优化。

体积插植,几何优化的目的是在施源管之间有相同剂量途径。由图1-5-5可明确,在体积几何优化要完全达到施源管之间有相同剂量途径并没有很强的优势。对于体积优化更具优势必须采用基本剂量点多项式优化。对于几何优化的临床评估,见参考文献[21,22,23]

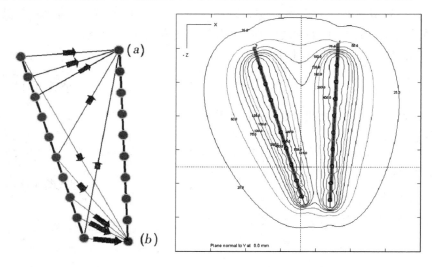

图 1-5-5　体积几何优化

左:只考虑另一施源管的剂量贡献。另一施源管距驻留点(a)较远且剂量贡献小,驻留点权重大。另一施源管距驻留点(b)较近,剂量贡献较大,驻留权重小。

右:等剂量分布。沿施源管的等剂量分布像"梅花"形,窄的是施源管分离得较近,宽的是施源管分离得较远。要使施源管之间的区域具有相同剂量分布是难以完全实现。

第四节　剂量点优化

介绍:

·间隔剂量点的位置(第五章第四节一)。剂量点可以置于离施源管最低剂量区某一距离。其他类型的间隔剂量点:面向施源管和面向轴;注意,在这些剂量点多项式优化比某一最低剂量区距离点提供小于最佳剂量分布。

·间隔剂量点的优化

·驻留时间梯度限制

·间隔剂量点的多项式优化

·体积剂量点的多项式优化

一、间隔剂量点的位置

1. 最低剂量区

优化间隔插植,剂量点位于施源管某一间隔最低剂量区。这些点称为间隔剂量点。剂量点定位于邻近每个有效驻留点(图1-5-6):

·通过每个平面驻留点并垂直于施源轴,画一半径等于某距离的圆。圆上每隔 15°安置一个点。

·所有这些点,施源管与所驻留点的权重等于 1.0 并计算剂量。每个圆上点最低剂量作为间隔剂量点。

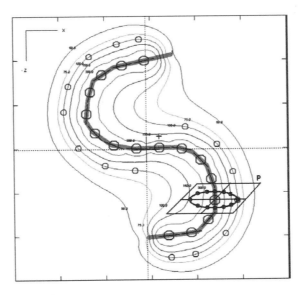

图 1-5-6　弯由施源管,5mm 间距在最低剂量区的剂量点

空心圆[O]是剂量点位于剂量平面上;在这个平面前的剂量点表示加号[+]。A 平面通过每个有效驻留点,垂直于施源管轴线(见平面 P 通过驻留点 13)。在该平面勾画的圆的半径等于某一距离。圆上每隔 15°安放一个点(为防止点的混乱,想像为 30°)。每个点的剂量计算,所有驻留点权重均等于 1.0。最低剂量点当做该驻留点的剂量。

在最低剂量区域中放置某一剂量点的方法,是基于假设最低剂量的区域优化后,当驻留点的权重不再等于 1.0 时不会发生改变。由这个事实:当施源管优化所有驻留点权重减少相同水平,这种假设即使在极端情况下是有效的(参见图 1-5-7)。

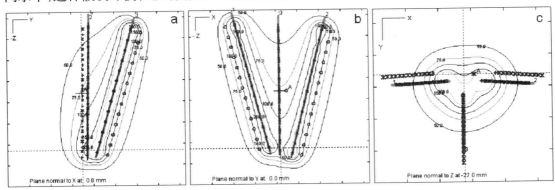

图 1-5-7　3 管发散的施源管剂量点位置

剂量分布平面空心圆剂量点[O];前一平面剂量点用加号[+]表示和平面用星号[*]表示。施源管收敛,多项式优化同样地减少了所有三个施源管驻留时间,因此,优化后的最小剂量的区域,剂量点保持不变。

2. 面向施源管

这种方法把间隔剂量点放置在假定驻留点周围最低剂量区,图 1-5-8 中③,位于对侧任意其他施源管最近的驻留点。在任意其他施源管找到最近驻留点⑥之后,通过施源管 V 的切线和最近驻留点⑥与③的连线构成的平面。垂直于③的切线和位于平面(V,③到⑥的连线),组成剂量点⑦,自③到某一距离 d。

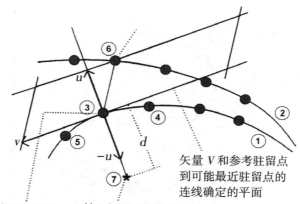

图 1-5-8　面向施源管驻留点到某一距离 d 的剂量点的位置

①参考剂量点所在的施源管。

②其他施源管可能驻点的位置。

③参考剂量驻留点的位置。

④,⑤参考驻留点的前后驻留点,确定方向向量 V 做切线到施源管。

⑥其他施源管可能最近的驻留点,确定方向矢量垂直于施源管①,位于由矢量 V 和参考点到可能最近驻留点的连线确定的平面。

⑦剂量点面向某一距离 d 较远的其他施源管。

3. 面向施源轴

剂量点可以置于一个某一距离从每个驻留点方向上平行施源器轴(图 1-5-9)。当优化圆柱形屏蔽施源管的剂量分布时,这个选项可以迫使间隔剂量点位于无屏蔽的一部分。

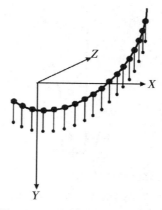

图 1-5-9　剂量点面向 Y 轴构造

剂量点位于某一距离平行于施源器轴。

二、间隔剂量点的优化

间隔植入剂量点优化目的在于优化出相同剂量的剂量点。图 1-5-10。

第一驻留点权重优化,使等剂量面尽可能通过位于每个驻留点周围某一距离的剂量。

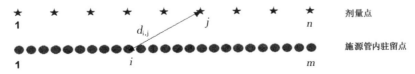

图 1-5-10　间隔植入剂量点位于驻留点某一距离

用于每个驻留点某一距离的剂量点位置的优化算法是基于数学目标函数(χ^2 在公式 5-6)最小化。此函数包含每个驻留点 i 处方剂量 $D_{prescr,i}$ 差异 ε_i 的平方与每个驻留点实际剂量 $D_{calc,i}$:

$$
\left.
\begin{array}{l}
D_{prescr,1}=D_{calc,1}+\varepsilon_1=\dfrac{s\cdot t_1}{d^2_{1,1}}+\cdots+\dfrac{s\cdot t_m}{d^2_{1,m}}+\varepsilon_1 \\
\cdots \\
D_{prescr,n}=D_{calc,n}+\varepsilon_n=\dfrac{s\cdot t_1}{d^2_{n,1}}+\cdots+\dfrac{s\cdot t_m}{d^2_{n,m}}+\varepsilon_n
\end{array}
\right]
$$

（公式 5-4）

其中,是从驻留点 i 到点 j 的剂量贡献。在公式 5-4 剂量计划是采用平方反比定律,但这并不是必不可少的。这个表达只是一个系数 t_j。当一组公式,如公式 5-4 是通过最小化的 ε_j 的平方和解决,可能会发生负的驻留时间。为了避免这种情况,公式 5-5 添加到公式 5-4 中。该组公式限制持续驻留权重之间的差异。在公式 5-5 规定持续驻留权重差异为 0,δ_i 是规定差异 0 与计算差异 $t_{i-1}-t_i$ 之间的误差。如果公式 5-5 有较高的价值,在公式 5-6 中系数 w^2 较高,持续驻留权重几乎相等,而且为正数。

$$
\left.
\begin{array}{l}
0=t_1-t_2+\delta_1 \\
\cdots \\
0=t_{m-1}-t_m+\delta_m
\end{array}
\right]
$$

（公式 5-5）

公式 5-4 中的误差平方和与公式 5-5 合并在 χ^2 中:

$$\chi^2=\sum_{k=1}^{n}\varepsilon_k^2+w^2\bullet\sum_{j=1}^{m-1}\delta_j^2$$

（公式 5-6）

在公式 5-5 中 χ^2 是设置每个导函数 t_j 为 0 的最小化。

$$\frac{\delta x^2}{\delta t_i}=0 \quad 每一驻留时间\ t_i=1$$

（公式 5-7）

此 m 公式获得,在 m 未知的变量 t_i 中为线性。有许多数学程序解决这样的一组公式。与未知变量 t_i 相比较,在图 1-5-10 几乎没有剂量点,各种公式证据不足表明,需要增补标准。

直观地,合适的标准可以是驻留权重的平方和的最小化,$\sum_{j=1}^{m} t_i^2$。当结合公式 5-4 和待定公式 5-5 时,采用奇异值分解(Singular Value Decomposition ,SVD)的方法使该标准达到唯一的解决方案。

三、驻留时间梯度限制参数 ω^2

在公式 5-6 中 w^2 系数限制在持续驻留时间权重之间差。如果 w^2 设置为 0,只有公式 5-4 采用奇异值分解(SVD)方法,并且可能产生一个或多个负数驻留权重的结果。

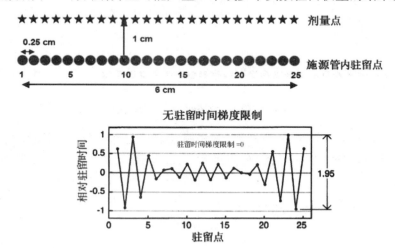

图 1-5-11 在 60mm 直施源管内 25 个驻留点以 10mm 间距离优化

无驻留时间梯度限制。

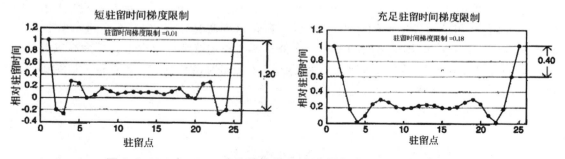

图 1-5-12 在 60mm 直施源管内 25 个驻留点以 10mm 间距离优化

应用短驻留时间梯度限制系数时驻留权重效果和充足驻留时间梯度限制系数时驻留权重效果,以使所有的驻留权重等于 0 或负数。

如果只采用 5-4 公式,且公式 5-5 中 χ^2 函数最小化,因此,如果 $w^2=0$,驻留权会产生正负值大的波幅(见图 1-5-11)。如果驻留时间梯度限制公式(公式 5-5)在公式 5-4 中增加间隔剂量点,持续驻留权重受到限制,如图 1-5-12 所示。如果限制作用足够强,所有驻留权重将成为 0 或正数。

确定 w^2 合适值可能方法,从值 0.1 开始。如果这个值不能防止驻留权重为负数,那么通过乘 2 进行迭代并评估,直到驻留时间为正数。

通常,要获得间隔量点的最佳拟合时一个或多个驻留权重为 0(再次参见图 1-5-12)。然而,优化的程度,获得在间隔处好的拟合点往往超过临床应用。当移除间隔点之外或当应用驻留时间梯度限制较高时(图 1-5-13),更陡峭的优化才能实现。

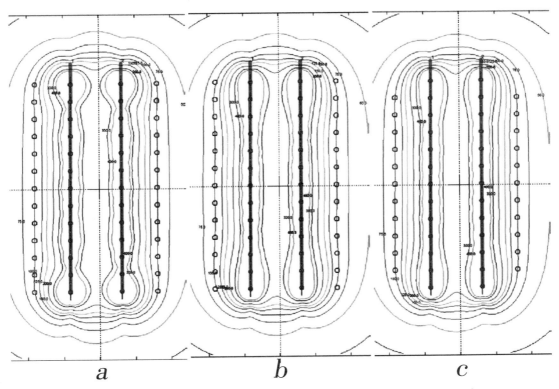

图 1-5-13　驻留时间梯度限参数 w^2 的影响与间隔插植剂量分布外的剂量点

（a）w²=0.05.该值仅仅足够获得驻留权为正数。

（b）w²=0.5.该值常是一种合适的剂量分布。

（c）w²=0.05.移去的外部剂量点。需要注意的是移去外部剂量点（c）具有类似 w²（b）增加 10 倍的效果。

四、间隔剂量点多项式优化

有 15 管施源管,每管有效长度 60mm 的植入的间隔优化,如图 1-5-11,在公式 5-4 中产生 15×25 等式,公式 5-5 中产生 14×25 相邻对等式,然而,有 725 等式中含有 15×25 个未知驻留权重点。

驻留时间梯度限制参数的引入限制了施源管中持续驻留权重之间的误差见图 1-5-12。这提供了近似驻留点权重曲线与一组多项式函数对照来减少其数量的可能性。因此,由于驻留时间梯度限制,驻留点 j 的驻留权重可描述成 $T_j = t(x_j)$ 与施源管顶端的距离 x 持续函数 $t(x)$,即驻留点 1 的 $x=0$,$t(x)$ 可以通过一组以 P 阶的多项式函数 $Pk(x)$ 近似。因此:

$$t(x_j) = \sum_{K=1}^{P} a_k p_k(x_j) \qquad （公式 5-8）$$

其中 $Pk(x)$ 是 k 阶多项式和 a_k 是 k^{th} 参数。

类似于傅里叶级数展开的 P 阶。当公式 5-8 插入到公式 5-5 时,此时 χ^2 表示 P 参数 a_k 的函数。最小化 χ^2 是通过取 $\delta\chi^2/\delta_{ak}$ 导数运算到 0,产生 $P×P$ 系数矩阵。从统计理论可以得出 P 的合适值为 $p=2\sqrt{m}-1$,其中,m 是施源管中驻留点数。在上面给出的实例中,725 等式中有 375 未知解答题,现在减少到一个 135×135 系统数矩阵。方(!)矩阵减少了 15 倍的内存要求,并相应地增加了优化速度。

五、体积剂量点的多项式优化

对于规则体积插植,插植施源管之间区域最佳点的优化。这些点称为基础剂量点[14,24,6]。巴黎剂量测量系统[14,24,6]基础剂量点仅在通过插植体中心平面来定义。步径源剂量概念已经延伸到等距面垂直于施源管的加载段。这些广义基础剂量点也被称为基础剂量点。

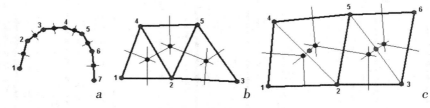

图 1-5-14 施源管在横断平面植入区形状

(a)线形
(b)三角形
(c)方形
(d)(●)源点在平面内的交点;(●)基础剂量点;(●)方形中基础剂量点由二个三角形组成的方形基础剂量点之间插值。

通过插植方式的断面基础剂量点的计算可以用两种方式来完成:

自定义的形状角点。在图 1-5-14a(1-2,2-3,6-7),在图 1-5-14b 三角形状(1-2-4,2-4-5,2-3-5),图 1-5-14c 方形(1-2-5-4,2-3-6-5)。在这种情况下,所有的基础剂量点的位置均在插植管之外。

用来寻找某一形状的系列断面基础剂量点的算法。对于线性形状是简单,只需连接邻近施源管点之间中点并把每个中点连接当成基础剂量点。对于三角形采用狄劳尼(Delaunay)三角化算法来确定基础三角[12],然后,通过应用泰森多连形法将基础剂点从每个相邻源等距离放置[25,26,27]。对于方形两个点的确定是通过每个方形内的三角形中点连线,基础剂点位于连线的中点上。由于三角形的一个角度大于 90°,位于三角形之外的基础点被取消。在临床实践中,也就说包绕插植管表面外的基础剂量点被取消。图 1-5-15。

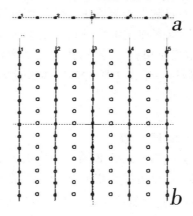

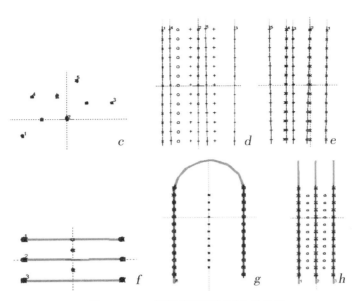

图 1-5-15　插植管基础剂量点的位置

（a,b）单一平面插植管,（c,d,e）由 5 个平行施源管组成的乳腺插植,（f,g,h,）3 个平行环形施源管,（a,c,f）横断面;（b,d,g）前后位观;（e,f）侧向位观,（……）插植投影平面。

（⊕）平面驻留点;（⊹）前平面端驻留点;（✳）后平面驻留点;（⬠）基础剂量所在平面;（+）基础剂量点的前平面;（✵）基础剂量点的后平面;

需要注意的是,环状施源管的外端基础剂量点被去除。这样做是为了降低外端的优化数量。

　　体积优化的目的是在这些体积剂量点中获得相同的剂量。由于体积剂量点比驻留点少,解公式 5-4 和 5-5 并不能得到临床所接受的剂量分布。图 1-5-16 的结果,给出了一位乳腺 2×3 针插植管,采用奇异分解（SVD）方法优化,驻留权重的平方和最小化。

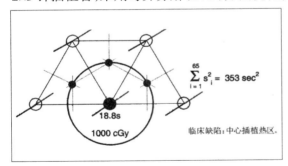

驻留点之间剂量点的优化
源强平方和最小化

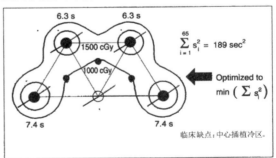

5 管插植,每个驻留点 1-13,步径 0.5cm。
参考空气比释动能率为 4.0682cGy/h·m², 如 10 Ci^{192}Ir
●:放射源驻留点
○:非放射源驻留点
●:剂量点,沿施源管有效活性长度 6cm 的中点

图 1-5-16　用 2×3 针,且无进一步限制的乳腺插植体积剂量点优化

表明只有单个放射性施源管的最佳匹配。图表明由奇异值分解（SVD）方法产生的剂量分布结果,再通过体积剂量点的最佳匹配。

在公式 5-6 中 χ^2 函数增加一个附加限制,即添加几何优化到多项式优化中,体积优化才能实现。体积基本几何优化才可执行,而且对每个施源管的权重之和才可确定。附加一个限制保持施加于每一施源管驻留权重和。因此,对于体积剂量点优化只有在施源管上重分配驻留权重。换言之,对于体积多项式优化是结合于体积几何优化之后,然后是处方优化,每管施源管总的驻留时间重新分配,通过沿所有插植管之间的中点方式获得相同剂量。

多项式体积的优化产生剂量分布的结果,施源管之间较大区域接收大约 110% 的处方剂量,并且围绕施源管边缘几毫米。在图 1-5-17 乳腺插植优化的中心平面是关于体积(基础)剂量点优化的剂量分布。由于优化到基础剂量点具有相同剂量,在平面上的剂量分布平行于中心平面没有太大的差别(未显示)。90% 等剂量线包绕插植区,以及包绕插植区周围低剂量线形成陡峭跌落区,而 95% 剂量线进入施源管间的区域内,这表明剂量分布开始变平坦(也可参见第三章第二节一中 F 因子阐述)。有关插植区的步径源剂量详细资料参见采用后装系统[20]的近距离放射治疗原则与实践教科书第五六部分和参考文献[33]。

F 因子是处方剂量与平均剂量比值,插植区[16]优化达到 0.9。

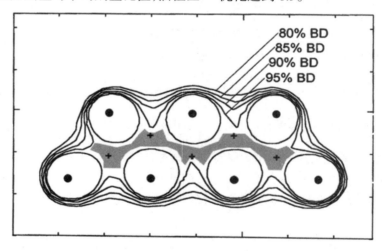

图 1-5-17　乳腺插植多项式优化

体积(基础)剂量点在施源管之间中点和相邻驻留点等距离。所有基础剂量点的平均剂量的 90% 等剂量作为处方剂量。施源管之间整个阴影区中点接收大约相同的剂量。

第五节　图形优化

图形优化是由攫取等剂量线并拖动至新位置的一种交互式优化方法。当按下鼠标左键时,计算鼠标所在开始位置和开始位置的剂量 $D_{启点}$ 并贮存,见图 1-5-18。保持鼠标按下左键并拖动剂量线。当释放鼠标左键时,计算鼠标所在结束位置和结束位置剂量 $D_{结束}$ 并保存剂量曲线。

此方法计算终点与最近驻留点之间最小距离 DistMin。然后,每个驻留点 i 及其距离 $Dist_i$ 之间最小距离(DistMin)与距离范围因子(DistRangeFactor)×最小距离(DistMin),则驻留权重 w_i 的增量有:

$$增量_i = \left\lceil \frac{最小距离}{距离_i} \right\rceil^{距离能级} \qquad 公式 5-9$$

距离能级变量可从指示范围的局部–整体滑块上获得,局部具有 10.0 和整体 1.0。

距离范围因子和距离能级的默认值分别是 10.0 和 5.0。

采用新的驻留点权重增加,$D_{end,new}$ 作为计算终点的新剂量。通过公式 5-9 给增加每一个驻留点增加权重,导到终点的剂量 $D_{end,new}$-D_{end} 增加。

所需的每个原驻留点权重增加剂量 $D_{终点}$ 到终点是:

$$增量_i = \left\lceil \frac{最小距离}{距离_i} \right\rceil^{距离能级} \times \frac{D_{启点}-D_{终点}}{D_{终点,新的点}-D_{终点}} \qquad 公式 5-10$$

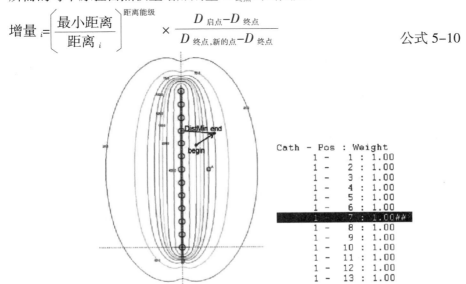

图 1-5-18 进行图形优化前,驻留点权重均为 1.0,长 60mm 的直线施源管的剂量分布

拖动标有"终点"标签的到标有"终点"标签点。最小距离(DistMin)显示的距离是到最近的驻留点。$D_{终点}$的剂量值为 200%,处方剂量为 75% 是 $D_{终点}$。

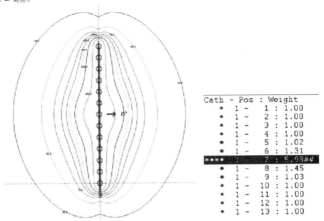

图 1-5-19 长 60mm 的直线施源管的剂量分布

沿箭头方向拖动 400% 等剂量线到 7 号驻留点附近。初始状况见图 1-5-18。在不考虑局部–整体设置情况下,拖动 2mm,正是构成驻留点局部的效果。从 7 号驻留点相同距离的驻留点的权重差异是由源的各向异性而引起的。

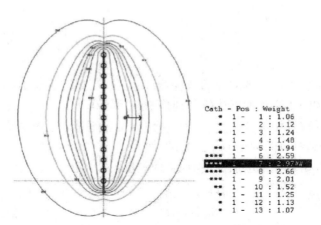

图 1-5-20　长 60mm 的直线施源管的剂量分布

沿箭头方向拖动 100% 等剂量线到相对较远的 7 号驻留点。初始状况见图 1-5-18。在不考虑局部-整体设置情况下，拖动 10mm，不能构成驻留点局部的效果。

拖动等剂量线，从终点到最近驻留点的距离对拖动的等剂量线形状起重要作用。

·如果终点接近于驻留点，形状变化更趋于局部化（图 1-5-19）。

·如果终点远离驻留点，形状变化更趋于整体化（图 1-5-20）

如果局部-整本的反应设置与离驻留点最近距离相结合有较好的理解，可以对局部-整体充分设置局部和运用驻留点最近距离操纵拖动效果。

如果拖动等剂量线的形状变化是经计算过剂量分布平面的整体，那么这个形状变化过程也垂直于平面方向。

此因，建议在较小的距离拖动等剂量线，评估三维剂量分布效果，然后再继续下一个小距离拖动。

第六节　模拟退火法逆向计划

一、逆向计划（Inverse Planning）

逆向计划流程可以描述为由期望的剂量分布（或临床目标）开始，然后确定所述处理参数，得到放射治疗计划的一种方法。相对于传统正向计划，首先选定治疗参数，然后计算剂量分布结果并进行评估。由于逆向计划先由期望剂量分布描述，它代表计划过程范例的变化。基于影像（CT，MR，等）临床靶区（CTV）和危及器官（OAR）轮廓不仅用于解剖视觉评估和 DVH 计算，而且还要优化剂量分布。因此，它们提供了具有增加医师的灵活性和剂量分布形状的可控性。

在逆向计划中，解剖学特征同剂量函数构成剂量优化过程的起点。要求多个靶区和危及器官是已知的，并且对每一器官耐受剂量和剂量要求要有特殊说明。通常放射源位置可能是在重建施源管前就预先确定的，但从应用来角度来看，主要是在解剖学和剂量函数。在计划设计阶段，驻留时间和驻留点并不是重要的。这与正向计划的区别，通过迭代调整剂量分布，修改驻留时间或驻留点,直到生成可接受的剂量分布。逆向计划流程的主要益处是,所有的剂量要求(剂量覆盖,剂量均匀性,危及器官保护等)在计划过程中同时自动考虑。

二、模拟退火法逆向计划(Inverse Planning by Simulated Annealing ,IPSA)

IPSA 是基于在加州大学旧金山分校开发的模拟退火逆向计划系统。IPSA 优化工具的设计产品是针对各种类型的近距离放射治疗,自动的和短时间里完成计划。这些治疗计划专门为每个患者进行个体化优化,因为整个过程是它的具体的解剖学控制。IPSA 是由于数字化的施源管,解剖学和剂量函数[11]的有效驻留点和最佳留时间确定。

三、剂量函数(Dose Objectives)

驻留点 i 的总剂量 D_i 是由所有留点 j 的分别驻留时间 t_j 的剂量之和确定。表达式如下:

$$D_i = \sum_j d_{ij} \cdot t_j \qquad\qquad 公式 5-11$$

其中: d_{ij} 表示从源位置 j 到驻留点 i 的剂量率。

整体剂量分布,用 D_i 表示空间剂量,将其转换成达到临床目标的一个定量程度值。首先,对于剂量评估与临床医生要求的剂量函数精确地描述。剂量函数代表一组特定器官与其在临床标准上相对重要的可接受的剂量限制数值。将照射到剂量点 D_i 的剂量转换成受照射剂量值 W_i。这种转换是由以下受照射剂量关系定义(并且在图 1-5-21 中显示)。

$$W_i = \begin{cases} m_{min} |D_i - D_{min}| & if & D_i < D_{min} \\ m_{max} |D_i - D_{max}| & if & D_i < D_{max} \\ 0 & if & D_{min} \leq D \leq D_{max} \end{cases} \qquad 公式 5-12$$

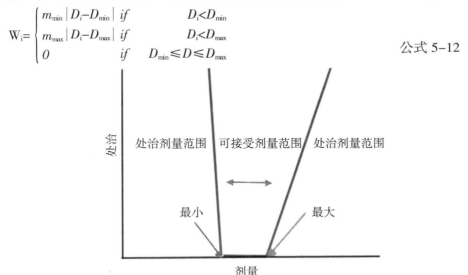

图 1-5-21　可接受和受照射剂量范围

D_{min} 和 D_{max} 值代表可接收的低剂量和高剂量范围。如果剂量在可接受的剂量范围,则处治剂量为 0。如果剂量低于或高于该范围,则处治剂量率 m_{min} 和 m_{max} 分别增大。调整 m_{min} 和 m_{max} 权重设置临床标准之间相对重要性。权重越大,处治剂量越强。用于减少处治剂量关系的标准剂量函数符号如下:

$$m_{min} [D_{min} D_{max}] m_{max} \qquad\qquad 公式 5-13$$

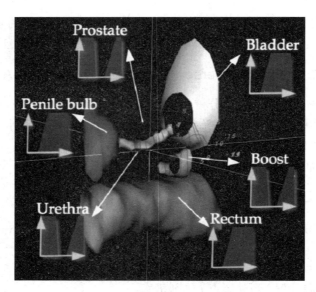

图 1-5-22　在图中红色区域表示不可接受的剂量范围

使用这种类型的受照射剂量关系的优点是，对医生的期望的理想的剂量分布转换成以数学形式是简单的。可接受和不可接受的剂量之间有明确的界限关系和剂量函数的物理意义也明确。医师的临床经验可以转成这种剂量函数。此外，这种确定目标的做法可以直观地了解优化结果。而且，这种方法灵活，并且可以描述诸如靶区最小剂量范围和危及器官保护不同的临床目标。对于前列腺高剂量率近距离放射治疗有一系列剂量函数如表 1-5-1 所示。在那种情况下，两个靶区剂量的目标定义（前列腺癌和前列腺增生）和 3 个危及器官（尿道，直肠和膀胱）。

表 1-5-1　剂量函数（如：处方剂量：950cGy，每次×2 次）

感兴趣区	剂量控制边界(mm)	施源管活性边界(mm)	器官类型	最小剂量权重	最小剂量(cGy)	最大剂量(cGy)	最大剂量权重	最小剂量权重	最小剂量(cGy)	最大剂量(cGy)	最大剂量权重
				表面				体积			
前列腺	1	2	靶区	100	950	1425	80	100	950	1425	30
膀胱	0	0	危及器官	0	0	475	40	0	0	0	0
直肠	0	0	危及器官	0	0	475	40	0	0	0	0
前列腺增生	0	0		100	1045	1425	30	100	1045	1425	5
尿道	0	0	危及器官	100	950	1140	30	100	950	1140	30
小肠	0	0	忽视								

四、表面和体积剂量函数(Surface and Volume Dose Objectives)

代表各种临床目标,剂量函数(应用到每个确定的体积)被分为两种类型:一种评价体积表面上的剂量,另一种评价体积内的剂量。在一个靶区的情况下,首先产生体积表面剂量点,然后促使剂量分布适形到体积。其次在体积内产生的剂量点并控制剂量均匀。以下符号用于描述每个感兴趣区的剂量函数:

表面剂量函数 体积剂量函数

$m_{min}[D_{min}D_{max}]m_{max}$ $m_{min}[D_{min}D_{max}]m_{max}$ 公式5–14

这组剂量函数提供独立的限制剂量照射至每一体积剂量的能力,并且也允许限定了每个体积表面和体积内不同 D_{min} 和 D_{max} 的范围。而且,不同的权重进行开放,以平衡体积表面与体积内的低剂量和高剂量之间的临床重要性的可能性。考虑到的所有定义的体积权重是相对的,彼此对应相应临床重点。按照惯例定义,参考权重作为主要靶区表面的权重 m_{min} 并且在 100 内任意值进行设置。

五、成本函数(Cost Function ,CF)

一旦剂量函数设定,则受照射剂量值 W_i 评估每个剂量点 i 由计算生成。每个剂量点与特定的解剖结构(例如,前列腺,尿道,膀胱,直肠等)和解剖结构的特定区域(表面,体积)相关联的,具有特定剂量函数。

最后,执行以上所有剂量点 i 的受照射剂量值 w_i 的总和,得到整体受照射剂量也称为成本函数(CF)或目标函数。成本函数在数学上描述了临床目标,并用于评估剂量分布的质量。剂量分布越接近理想的剂量分布,目标函数值就越小。通过定义一系列的剂量函数,此目标函数的最小值对应于优化治疗计划。因此在每种类型 m(面或体积的目标)应用于所有剂量限制点 i 的总和,确定每个类型体积 Z:

$$CF=(1/N^{VOLUMES})\sum_z\left\{(1/2)\sum_m\left\{(1/N^{POINT}_{MZ})\sum_i w_{imz}(t_j)\right\}\right\}$$ 公式5–15

采用下列公式对权重因子归一法:

$$\sum_z\sum_m\left\{m^{min}_{mz}\, m^{max}_{mz}\right\}=1$$ 公式5–16

常数 $N^{VOLUMES}$ 和 Nmz^{POINT} 分别代表体积数量和由 m^{th} 体积类型产生 z^{th} 剂量点的数量。在第五章第六节六中所述的优化工具的目的是为了最大限度地减少这种功能和找到最佳的剂量分布。这个功能可用于整体剂量处方,以评估任何类型的近距离放射治疗计划。因此,它被称为应用目标函数。

六、模拟退火(Simulated Annealing ,SA)

一旦确定感兴趣区和剂量目标,则优化(成本函数的最小化)是通过评估以下步骤完成驻留时间分布。

IPSA 使用一种叫做模拟退火随机优化算法。这类随机算法应用于随机搜索,因此具有超越局部极小的能力。它提供了整体收敛的统计保障的优化解决方案。模拟退火算法通过跳出计算早期方式避免局部极小值。计算后期,接受较差方案的可能性几乎为零,这仅仅旨在整体最小值的底部。

七、优化算法(Optimization Algorithm)

1. 初始(均匀)驻留时间分配 t_i;k 值设置为1,初始假设温度设置为 T_0。

2. 初步剂量分布的计算和成本函数(CF)。

3. 当前驻留时间分配通过修改一个时间值转换。驻留时间步长 ΔT 是在优化过程中逐渐减少;k 是增量至 $k+1$。

4. 对当前($k+1$)的剂量分布的成本函数是采用剂量函数计算得到。

5. 驻留时间分配 k 和 $k+1$ 之间的成本函数比较:

如果 $CF(k+1)<CF(k)$,则接收分配 $k+1$ 并成为当前分配。

如果 $\Delta E=CF(k+1)-CF(k)\geq0$,则分配 $+1$ 有条件接受的概率:$P(\Delta E)=e^{[-\Delta E/T(K)]}$。拒绝后,分配 k 仍保持当前分配。

6. 根据冷却时间 $T(k)$ 降低;$T(k)=T_0/(k+1)^\alpha$。冷却时间过程的快速性,由参数 α 控制并确定该模拟退火(SA)的性质:常规的 SA,快速 SA 或淬火。冷却时间是通过使用在快速 SA 和淬火之间的 IPSA 媒介作用。

7. 从第 3 步重复,直到优化出令人满意的结果,通常经 100000 次迭代才能达到。

IPSA 算法利用人们期望的先进知识对空间限制的解决方案。空间限制减少了优化迭代次数,提高了随机搜索的效率。目标函数分配一个量化值,每个解决方案是非线性,而且,可以有多个极小值。因为目标函数不能简化而失去灵活性,优化方法必须能够避免这些局部最小值。SA 优化工具带来了超越极小值的能力,持续探索空间解决方案。在解决空间探索方案期间,IPSA 算法开发商找到更好的解决方法。

这种技术保证了出色的解决办法,在迭代过程中没有残留物。此外,使用局部搜索方法可能得到令人满意的临床解决方案,它不能保证不产生未达临床最佳标准的解决方案。相比之下,SA 优化工具应用确保针对每个患者所产生的治疗计划的质量。此外该算法的随机应变机理构想显然提了优化效率。在优化过程中,作用机理逐渐减少了 ΔT,缓慢提高了解析度。其结果是,在高温和大的 ΔT,最终出现最佳的总体特征;而在较低温度和较小的 ΔT,产生更精细的细节。在短时间内临床优化治疗计划的优化合格率,因此,该优化算法可应用于预期生存治疗计划。

八、整体剂量处方(Global Dose Prescription)

某一给定点的处方概念不再适用于逆向计划;处方是基于解剖学的整体。因此,所有的剂量设定目标在所有定义的体积,考虑到优化,被认为是整体处方的定义。100%的等剂量确立为参考靶区规定最小剂量值的参数。

九、器官类型(Organ Type)

每个感兴趣区(volume of interest,VOI)可以是一个靶区(或参考靶区),或危及器官,或忽略。当一个 VOI 设定为靶区,VOI(或,如果设定施源管边界,则 VOI+边界)内所有驻留点成为有效性,驻留时间由 IPSA 来确定。其他驻留点将不被激活。这意味着驻留点永远不会在危及器官或无轮廓正常组织中激活。

有些情况下,驻留点位于靶区之外是为了包绕靶区。施源管边界的设定可能接近驻留点而不超出靶区。在增加驻留点处勾画一个额外的靶区 VOI 以提高剂量贡献。剂量目标可能或不可能指定为 VOI(如:环形施源器)。

十、多个靶区(Multiple Targets)

具有定义多个靶区的功能,每个靶区都拥有其剂量处方,允许在一个肿瘤和/或不同的肿瘤(所谓的剂量云图)之间的可定义复杂的剂量梯度。以一个靶区内的靶区(比处方照射剂量更高)为实例,在确定癌症区(由磁共振波谱确定的前列腺)或活检阳性区的推量。

十一、多个危及器官(Multiple Organs At Risk)

逆向计划方法总是受益于额外的解剖信息,并不增加计划过程的复杂性。逆向计划的优势是,物理学家的负担不随靶区和危及器官的数量增加而增加。因此,有助于和支持包括在被忽视的危及器官前的计划过程。附加的危及器官的实例是阴茎球体和在前列腺癌的治疗的神经血管束。

现代的计划工具,如基于解剖学逆向计划 IPSA,在治疗过程的各个阶段,高效率地应用 3D 成像的信息。在高剂量率近距离放射治疗中,IPSA 自动和迅速地生成覆盖靶区的适形剂量,同时限制危及器官的照射剂量。通过这种逆向计划方法,重点是医生的处方和靶区剂量,而不是对技术的限制。因此,医师对治疗的控制得到提高。有了清晰的解剖图像,功能图像定位癌组织,在临床的时间框架内,利用一切考虑到的信息进行快速优化,通过多个剂量函数完成的治疗计划,往往没考虑保护器官之前,每一个病人个体化,在正向计划中,这个任务本来就很难实现。

十二、剂量目标参数范围(Dose Objective Parameters Ranges)

剂量目标参数范围:
·任何地方不接受负值。
·权重从 0 到 200。
·剂量(最小或最大)的最大值可达 5000cGy。
·边界值的极限为 50mm。
一旦确定了靶区、危及器官和施源器的重建,IPSA 自动激活靶区内的驻留点。它产生成千上万的剂量计算点和优化驻留时间满足剂量要求,自动生成驻留点并显示出来。没必要生成其他剂量点。

十三、感兴区轮廓(Contouring VOI)

不采用 IPSA 对每个感兴趣区进行准确点的分割。相反,每个轮廓重新采样并产生新的点。确保一致性、足够数量和均匀分布的点。

器官的三维确定是由一系列像素组成,所以轮廓必须勾画足够数量点,以确保器官有较好的代表性。IPSA 不需要等间距或连续轮廓。当轮廓图像在层面之间丢失,由 IPSA 在前后层面之间进行插值生成轮廓点。

由 IPSA 产生点的总数取决于每个 VOI 的体积和形状。允许产生很大数量。产生点的数量超过了极限(会有提示信息)这种罕见情况下,这在每隔一个层面(而不是每一层面)上保持轮廓,减少点的数量可能是有效和安全的方法。

第七节　选取适合优化方法的纲要

一、概要

优化治疗的设置,试图得到一个剂量分布是尽可能均匀,在总治疗时间最短情况下至少将处方剂量照射到靶区,并且最小化体积接收较高剂量处方剂量。同样的,如果存在危及器官的耐受剂量,或在耐受剂量以内或不超过靶区剂量,则该剂量分布的优化变成治疗参数的复杂组合。

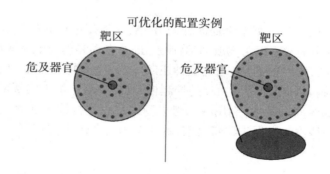

图 1-5-23　二个优化的配置实例,基于高剂量率后装步径源对前列腺位置的治疗
为了简单起见,图为二维断面。
左侧:尿道周围驻留点排列主要影响尿道体积和靶区轮廓周围其他排列考虑到残余靶区。
右侧:仅减少直肠壁附近驻留点权重可降低靠近靶区的直肠壁的高剂量,因此,牺牲靠近直肠小部分的靶区剂量。

减少靶区内危及器官的剂量,如在前列腺治疗计划中的尿道,如果有插植驻留点,有可能是主要影响危及器官的剂量。在图 1-5-23 这种情况,尿道的剂量可以优化独立于靶区表面附近的剂量,尿道有自己的驻留点。如果尿道周围的驻留权重显著降低可减少尿道剂量,则该靶区表面附近必须保持轻微增加,保持靶区表面剂量为处方剂量值。如果直肠壁部分靠近前列腺轮廓,高剂量的直肠壁部位只能在驻留点附近减少。驻留点照射剂量的陡峭梯度解释是由平方反比定律解释。仅在驻留点很短的距离,驻留点权重变化对剂量照射有很大的影响。

二、由 X 光片重建的优化插植

由 X 光片重建的插植,不包含任何对象的轮廓。通常插植区取名为靶区。只能进行正向优化。

几何优化方法有间隔优化和体积插植优化,两者的剂量优化程度比多项式优化要低。因此,间隔插植对于剂量点的位置几乎总是很容易,推荐间隔多项式优化。

对于不规则间隔排的施源管的体积插植与基于剂量点的位置都是很困难的,采用几何优化。当施源管是规则的空间排列,采用多项式体积优化。

只对剂量分布的局部调整采用图形优化。

三、由 CT 或 MR 片优化插植重建

从 CT 或 MR 层面重建的插植包含靶区轮廓和其他感兴趣轮廓,如危及器官。

对间距插植,关于间隔采用多项式优化。

对无危及器官的区域插植和空间排列规则的施源管,对体积的优化采用 IPSA 或多项式优化,甚至,对体积可以考虑几何优化。

对有危及器官的区域插植,对于特殊类型的插植解决方案,首选 IPSA。如果对于插植类型的解决方案不能提供良好的剂量分布,则修改危及器官存在安全隐患。

第六章 剂量体积直方图

第一节 介绍

如果设计的计划达到要求,有几种对治疗计划评估进行核实。包括同一患者不同治疗计划进行比较。

简单的评估方法是通过插植区剂量曲线分布的视觉观察,插植区二维平上的剂量分布和从不同角度观察三维表面等剂量曲线。这种评估方法存在的问题是数据量大和计划的解释取决于计划设计师的经验。

如果需要详细的三维资料,DVHs 具有解决如下强大功能:

- ·比较治疗计划的剂量均匀性
- ·插植区与靶区的一致性
- ·超过 150%的处方剂量的体积 cm³

此外,可以从不同类型的剂量体积直方图中直接导出一些数据值,所以这是计划解释的独立功能。

第二节 剂量体积直方图的类型

近距离放射治疗(和体外放射治疗一样)采用感兴趣区给照射剂量,因此,器官体积剂量等于或高于某一值的直方图。靶区体积 V 对剂量 D 的累计直方图是众所周知的。此外,对于近距离放射治疗体积插植,dV/dD 对剂量 D 的微分直方图是对插植区剂量均匀性评价是至关重要的。剂量体积直方图的本质是从微分推导出来的,并且是对体积插植评价非常重要。因为他们的直方图与点源直方图差别不大, 故对于间隔插植的微分与基础 DVHs 价值要小得多。

插植周围剂量分布复杂,只能用 DVH 数值来确定。换句话说,定义的临床靶区加上外扩如 10mm 边界的三维剂量分布体积,必须通过该体积大量的剂量点进行采样。

如果等距离剂量点间距 s 的网格放置在一个矩形框中, 给定边界的插植周围放置在矩形框内,大量的网格点(50000 到 100000 之间),需要精确的 DVH。每个网格点变成 s 边立方体形状的体素中心。

微分 DVH,剂量间隔 i,定义为$(D_i-0.5\Delta D, D_i+0.5\Delta D)$,相应的比率$(\Delta V_i/\Delta D)_i$。$\Delta V_i$ 在剂量间隔 i 的范围内的剂量体积。它是体素数乘以体素体积 V 的剂量。

累计 DVH 给出了相同剂量间隔 i,则对应的体积 V_i,作为所剂量等于或大于 $D_i-0.5\triangle D$ 的有体素的总和。

三维等距网格点置于一个插植,将会有一个大冗余的剂量点。这是由于植入施源管与规则的网格点的规则几何采样。对植管的规则几何形状的采样更有效的方法是一组点随机地放置在该矩形框内,并包含有放外边界的植管周围[28]。体素大小定义为矩形框的体积除以采样点数。所需要的精确的微分 DVH 剂量点的数量介于 100000 和 500000 点。使用这些随机样本点增加了直方图的约 5 倍的计算。

第三节　微分剂量–体积直方图

微分剂量–体积直方图(Differential Dose–Volume Histograms,DDVHs)图形:

- 水平轴:剂量
- 垂直轴:剂量区间中接受剂量的体积[16,21]

构建插植的 DDVH,必须由一个三维网格体素或一组随机放置点覆盖插植体积。在三维网格体素的情况下,剂量点是位于每个体素的中心。并对每一点的剂量计算。

图 1-6-1 显示乳腺插植微分直方图。采用三维体素网格,体素大小 1mm×1mm×1mm。水平轴表示的是一系列相同大小的剂量间隔(剂量间隔宽度为 50cGy),包括插植兴趣区的剂量(300~1200cGy)。垂直轴表示每个受照剂量的剂量间隔格的体素数。通过遍历所有体素和每个体素的剂量值,获得这种体素与剂量间隔数的直方图,体素增加 1 与相对应的剂量间隔的格数。一定的体素数转换成体积是通过覆盖剂量范围的体素乘以体素数量乘以体素体积。在图 1-6-1 中,体积 ΔV 属于剂量范围 ΔD 剂量格为$(275,325)$等于 $5.3×1000×1mm^3$。如果剂量格的宽度接近 0,曲线 $\Delta V/\Delta D$ 作为 D 的函数变成一个连续的线。

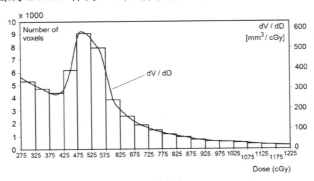

图 1-6-1　乳插植的微分剂量–体积直方图

水平轴为一系列格的剂量,宽度 50cGy,覆盖范围 300~1200cGy。垂直轴为格与格之间的剂量间隔的剂量体素数。

在图中峰值的体积为 9200×体素体积,在 475cGy 和 525cGy 之间的剂量值的所有体素。当直方格趋于 0 时,直方格变成实线。

ΔV:属于剂量宽度为 ΔD 的方格内所有体素体积。如果 ΔD 趋于 0,导出 ΔV/ΔD 可得到剂量 ΔD 的函数。

单一理想点源的 DDVH 可以解析计算[21]。理想点源周围的剂量,其中,忽略组织散射和吸收,得出 $D=s/r^2$。球体的体积表达式,$V=(4/3)\pi r^3$,剂量 D 的等剂量表面包绕的体积 V 的公式为:

$$V=\frac{4}{3}\pi S^{3/2}D^{-3/2}$$
公式:6-1

并且 DDVH 变为:

$$\frac{dV}{dD}=-2\pi S^{3/2}D^{-5/2}$$
公式:6-2

图 1-6-2 显示实际 Ir-192 点源的 DDVH。从源到 30mm 内,对散射和吸收剂量没有校正的实际源或理想源 DDVH 之间几乎没有差别。因 D=300cGy,应用公式 6-2,则 dV/dD 的值等于 $127mm^3/cGy$。

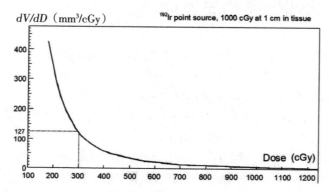

图 1-6-2 S=1000cGy/cm² 时 ¹⁹²Ir 点源围绕的微分剂量-体积直方图

第四节 累积剂量-体积直方图

累计剂量-体积直方图(Cumulative Dose-Volume Histograms,CDVHs)图形:

·水平轴:剂量

·在垂直轴上(每个剂量间隔)用剂量等于或大于该剂量间隔的较低剂量值的体积(图 1-6-3,右)[16,21]。

因为在累计直方网格 k 中的体素总数等于与之对应的剂量等于及大于该网格 k 的微分直方网格的体素之和,所以 CDVH 容易从 DDVH 中计算得到。

例如,600cGy 的等剂量面包绕的体积,是在图 1-6-3 的左图中,微分直方图曲线下,剂量值为 600cGy 右侧的体积,等于 15.5 立方厘米,参见图 1-6-3 的右图。

在 DDVH 图中,600 和 800cGy 的剂量值之间的体积等于这些剂量值之间 dV/dD 曲线下的面积,即 12.0cm³,如图 1-6-3(左图)。由图 6-3(右图)发现,600cGy 剂量表面和 800cGy 剂量表面所包绕的体积之差是相同的。

对于插植,靶区和危及器官的 CDVHs 可以计算出来。如果插植和靶区的 CDVH 会在同一图中,可以获得治疗计划的基本信息。

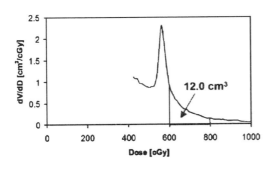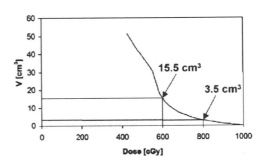

图 1-6-3 3×4 直线平行管,乳腺插植 DVHs

左侧:微分剂量-体积直方图。600~800cGy 之间剂量的体积是曲线下面积之和等于 12.0cm³。

右侧: 累计积量体积直方图。由 800cGy 的等剂量面包绕的体积等于 3.5cm³ 和600cGy 的等剂量面包绕的体积等于 15.5cm³。

在图 1-6-4(左图)高于处方剂量的插植和靶区的 CDVHs 一致重合。表明插植区或靶区内的高剂量区全部位于靶区内。如果插植的 CDVH 所有剂量值高于靶区的 CDVH 的剂量值,然后,一个或多个有效驻留点位于靶区之外或和插植区大于靶区,参见 1-6-4(右图)。

这是一个由 DVHs 中获得的信息如何进行评价典型的示例。在图 1-6-4(右图)中,有效驻留点在靶区之外,却无有效驻留点信息提示。然而,如果插植适合于靶区却因插植区可能太小,图 1-6-4(左图)的直方图没有明确解答。根据 DVHs 特点的双值性解决。

基于累计剂量-体积直方图

覆盖指数(CI)是处方剂量(PD)覆盖临床靶区(CTV)的得分:

$$CI = \frac{V_{PD}}{V_{CTV}} \qquad\qquad 公式:6-3$$

其中,V_{PD} 是临床靶的处方剂量 P_D 所包绕的体积,V_{CTV} 是临床靶区。

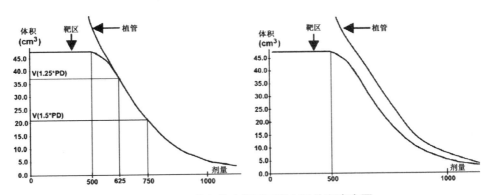

图 1-6-4 植管和临床靶区累积剂量体积直方图

左图:插植区与临床靶区准确一致,因此,所有的高剂量区位于临床靶区内。

右:插植区大于临床靶区,所以一个或多个有效驻留点位于临床靶体积之外,并且CVDH 位于靶之上。500cGy 是基于在靶区表面的最小外围剂量之上的处方剂量。

PD:外围剂量

第五节　剂量—体积直方图

图 1-6-5 的 DDVH 是优化乳腺插植。高而窄的峰表明优化好的插植。峰值下的体积有一窄的剂量值范围,表明沿插植施源管之间的中间阴影区。图 1-6-5 也包含单源的 DDVH,它放置在插植管中心,具有源的强度并且远离插植的 DDVH,与单一源的插植一致。

当考虑两个 DDVHs 变得明显的是,插植的评价兴趣的剂量范围非常小,±15%左右峰值剂量。

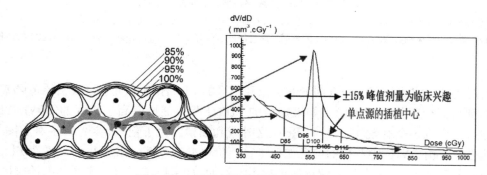

图 1-6-5　乳腺插植优化的微分 DVH 解读

DDVH 峰值是由沿插植的施源管之间相同剂量中间较大体积引起的。插植中心绿点代表单一源的强度的 DDVH,对于插植之外的低剂量或靠近驻留点的高剂量的插植 DDVH 几乎一致。这表明,只有一个±15%峰值剂量范围具有插植评价的兴趣。

插植 DDVH 的解释,两个狭窄而高的峰(由单个源的 DDVH 测量)表明插植的优化水平。2 个 DDVH 之间区别的解释是困难的,因为单一源的 DDVH 非常陡峭(取决于剂量为 $D^{-5/2}$,参见公式 6-2)。

1986 年 Lowell Aanderson[29]介绍了自然 DVHs 在近距离放射治疗中的使用。自然的剂量体积直方图(NDVH)是一个转换的 DDVH:

·水平轴上的剂量是由单位 U 代替。

·垂直轴上的 dV/dD 是由 dV/du 代替。

单位 U 与剂量 D 的关系,致使 dV/dD 与 U 是一个理想的点源常数,然而,理想点源的 NDVH 是一条水平线。

由于公式 6-2,理想点源的 DDVH 是通过分析计算出来。如果剂量 D 转换成单位 u,应用 $u=D^{-3/2}$,然而,理想点源的直方图 dV/du 对 U 变成水平,而值 u_1 和 u_2 之间曲线下的体积仍然是两个相应剂量值 D_1 和 D_2 之间的体积,见图 1-6-6(右)。

$dV/du=(dV/du)(dD/du)$ 和公式 6-2:

$$\frac{dV}{du}=\frac{4}{3}\pi S^{3/2}$$

（公式:6-4）

图 1-6-6(右)表示经优化的插植 DDVH,仅在峰值周围较窄范围内不同于单源插植中心的峰值剂量。图 1-6-7 是可见经优化的插植 NDVH,其中,单一源表现为间隔插植有较长

距离,这一点很明确:NDVH 在低剂量的部分是一条水平线。峰值基部的剂量是在插植区外表现为平方反比定律和优化插植剂量分布之间的剂量边界。因此,峰值基底剂量表明剂量包绕插植区并且称为基础处方剂量(NPD)。

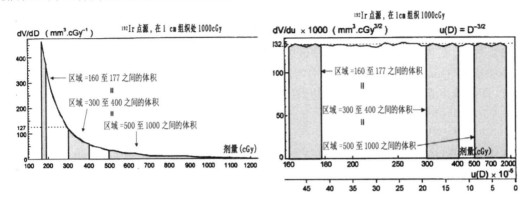

图 1-6-6　单一 192Ir 点源的 DVHs

左图:微分 DVH

右图:对应的基础 DVH

该 NDVH 水平轴是 U 线性,但 u 值没有直接的物理意义。NDVHs 在水平轴上总是表现剂量 D 值和在垂直轴上 dv/du。灰色区域的大小都是相等。

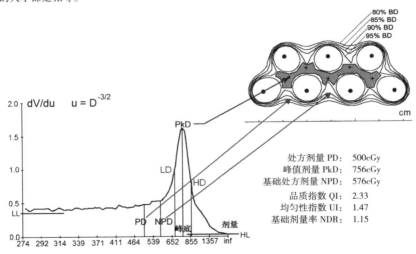

图 1-6-7　经优化乳房插植的基础剂量–体积直方图

　　500cGy 的处方剂量(PD)包绕靶区。基础处方剂量(NPD)位于峰值低剂量侧的基底并且包绕插植的体积。LL 是 dV/du 值,距插植较远,表现为一个点源的插植。 PkD 是直方图峰的剂量值。HL 是非常高剂量直方图的dV/du 值。LD 和 HD 表示峰的宽度。LD 是 LL 和 PKD 之间的中点剂量值并且 HD 是 HL 与PKD 之间的中点剂量值。

基础对自然剂量体积直方图的指标

基础剂量率定义为 NPD 和 PD 之间比例[21]:

$$NDR = \frac{NPD}{PD}$$　　　　　　　　　　　　　　　　　　　　　　　　　（公式:6-5）

考虑到处方剂量(PD)包绕靶区和基础处方剂量(NPD)包绕插植区,下面可得出结论:

（1）如果 PD 小于 NPD，则 $NDR>1$，插植体积小于靶区体积，等剂量表面包绕的靶区小于等剂量表面包绕插植体积。通过处方剂量到 PD 等剂量表面，插植的体积受照射剂量 NDR 高于计划数倍。

（2）如果 PD 大于 NPD，则 $NDR<1$，插植体积延伸到靶区之外并且 PD 剂量值位于峰值处，而不是在它之前。通过处方剂量到 PD 等剂量表面，插植的体积受照射剂量 NDR 小于计划数倍。另外，扩展到靶区之外的插植区受照射剂量接近于处方剂量。

品质指数（Quality Index，QI）和均匀性指数（Uniformity Index, UI）。QI是插植体积的质量得分，即插植区剂量分布的均匀性的量度。UI 是插植体积的质量与处方剂量 PD 相结合：

$$QI = \frac{V(LD)-V(HD)}{u(LD)-u(HD)} \bigg/ \frac{V(LD)}{V(LD)} \qquad \text{（公式 6-6）}$$

其中 V(LD) 是由 LD 等剂量表面包绕的体积，并且 V(HD) 是由相同的 HD 剂量表面包绕的体积。或者由 u=D$^{-3/2}$ 代替。

$$QI = \frac{V(LD)-V(HD)}{LD^{-3/2}-HD^{-3/2}} \bigg/ \frac{V(LD)}{LD^{-3/2}} \qquad \text{（公式 6-7）}$$

由公式 6-7，它服从 QI 的最小值是 1。对于任何插植表明在 NDVH 中的一个峰，大部分插植体积位于直方图的峰值中。所以，$\frac{V(LD)-V(HD)}{LD^{-3/2}-HD^{-3/2}}$ 总是大于 $\frac{VL(LD)}{LD^{-3/2}}$，因此，QI 大于 1。一个精心优化的插植呈现 QI 值为 2.0 到 3.0。

在公式 6-6 和公式 6-7 中，均匀性指数（UI）使用处方剂量 PD 代替 LD。

$$UI = \frac{V(PD)-V(HD)}{PD^{-3/2}-HD^{-3/2}} \bigg/ \frac{V(PD)}{PD^{-3/2}} \qquad \text{（公式 6-8）}$$

仅当处方剂量包绕靶区时，所以它定义的最小包绕剂量（minimum peripheral dose，MPD），才能解释 UI 值。UI 值将处方等剂量线的选择与插植优化的量相结合。

第六节　DVH 对治疗疗计划的质量评估

治疗计划的质量可以通过三个指标进行评估，基础剂量率（NDR），覆盖率指数（CI）和品质指数（QI）[30,31,32,29,28,21]。前两个指数得到靶区覆盖与插植体积信息。品质指标 QI 是插植体积的剂量均匀性得分并且对一个良好的插植剂量的均匀性值应在 2.0 和 3.0 之间（值是独立的处方剂量）。

基于不同 NDR 和 CI 的值，四个治疗计划评估案例可以区分（第 6 章第六节一至第六章第六节四）。对于所有案例，处方剂量 PD 是 500cGy。

用于这些治疗计划的评估数量定义如下：

· NPD：基础处方剂量，定义插植体积。

· PD：临床处方剂量，定义剂量到靶区。

· V_{NPD}：由基础处方剂量的 NPD 包绕的体积。

· V_{PD}：由处方剂量 PD 所包绕的体积。

·V_{CTV}：由肉眼可见肿瘤体积加上外放边界，如临床医生勾画的临床靶区。每当本节中提到"靶区"，"临床靶区"就是此意。

$$NDR=NPD/PD$$

$$CI=V_{PD}/V_{CTV}$$

一、案例1：理想插植，插植体积适合于靶区（NDR≅1&CI≅1）

在图1-6-8中处方剂量表面（蓝色等剂量线）完全包绕靶区并且适合于基础处方剂量NPD（红色等剂量线）。

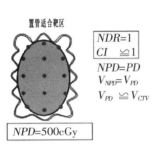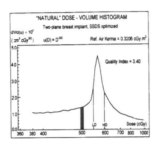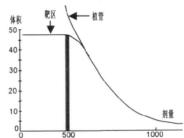

图1-6-8　插植体积适合于靶区

处方剂量500cGy（蓝色等剂量线和蓝色直方图值）并且基础处方剂量NPD也是500cGy（红色等剂量线和红色直方图值）。插值体积的CDVH与剂量值比PD高的靶区一致。

二、案例2：插值体积部分延伸致靶区外（NDR 1&CI>1）

在图1-6-9中处方剂量（蓝色等剂量线）和基础处方剂量（红色等剂量线）相等，因为在一些部位的插值体积和靶区体积一致，其他部位插植体积超过靶区体积。由于处方剂量也部分延伸到靶区之外。覆盖指数大于1，从而$V_{PD}>V_{CTV}$。由于有活性驻留点位于靶区之处，插植体积的CDVH位于所有靶区剂量值之上。

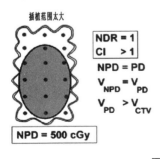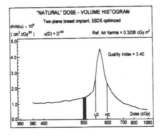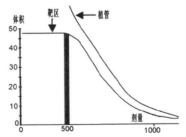

图1-6-9　插植体积部分延伸致靶区之外

处方剂量500cGy（蓝色等剂量线和蓝色直方图值）并且基础处方剂量NPD也是500cGy（红色等剂量线和红色直方图值）。插值体积的CDVH位于所有靶区剂量值之上。

三、案例3:插植体积部分位于靶区内(NDR>1&CI>1)

在图1-6-10的处方剂量PD,其覆盖靶区比基础处方剂量覆盖插植体积低,由处方剂量(蓝色等剂量线)限定的体积也部分延伸到靶区之外,结果覆盖指数大于1,从而$V_{PD}>V_{CTV}$。因为在靶区内没有足够有活性的驻留点,插植体积的$CDVH$位于靶区体积上,其剂量值比NPD小。根据基础DVH的照射靶区至少500cGy,结果是剂量值大于600cGy的NPD剂量的靶区占大部体积。因此,大多数的靶体积的超量,NDR只有小部分体积。

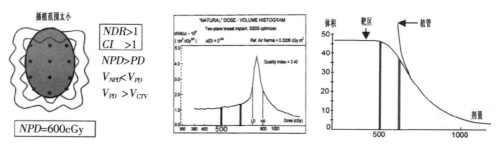

图1-6-10 插植体积(红色的等剂量线)部分位于靶区体积内

处方剂量PD500cGy(蓝等量线和蓝色直方图值)比基础处方剂量NPD(红色的等剂量线和红色直方图值)600cGy小。插植体积的CDVH位于上侧,其靶区体积剂量值比NPD小。

四、案例4:插植体积在各个方向上均在靶区之外(NDR<1&CI 1)

在图1-6-11的处方剂量PD(蓝等剂量线),它覆盖靶体积比基础处方剂量(红色的等剂量线)所覆盖插植体积要大。由处方剂量PD规定的体积包绕靶区体积,结果为覆盖指数等于1,因此V_{PD} V_{CTV}。因为有效驻留点太靠近靶区表面或甚至位于靶区之外,在图1-6-11中插植体积的$CDVH$,全部剂量值位于靶区体积之上。因此,插植体积包含由高剂量靶区周围的正常组织,PD和NPD两者间,各个方向均包绕临床靶区,平方反比的剂量在插植体积之外才开跌落。

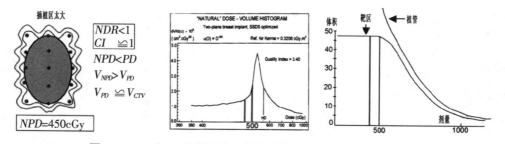

图1-6-11 插植体积(红色的等剂量线)在靶区体积之外的所有方向延伸

500cGy的处方剂量PD(蓝等量线和蓝色柱状图值)比450cGy的(红色的等剂量线和红色柱状图值)基础处方剂量NPD高。插植体积的CDVH,全部剂量值位于靶区体积之上。

第七章　中转剂量

第一节　介绍

步进源剂量计算是基于假设源停留位置(驻留点)和停留时间(驻留时间)。考虑驻留点剂量贡献,然而,不考虑源的移动剂量贡献的微小系统误差。

- 从后装机到第一个驻留点
- 从驻留点 i 到 $i+1$
- 从最后一个驻留点到返回后装机[34,35,16,7]

因此,给定剂量总是比处方剂量稍多。这就是所谓的中转剂量效应。在一般情况下,这种效应是微不足道的,是可以忽略的。然而,当分次次数较多且有许多插植管(如 PDR 治疗具有 10 个或更多的施源管)并且施源管仅包含几个驻留点,这种效应可能变得相当显著。

插植内的中转剂量效应在本章第二节中阐述,而插植之外的中转效应在本章第三节中阐述。

第二节　插植内中转剂量

一、连续驻留点之间的步径

HDR 和 PDR 后装机很大程度上, 对源由驻留点 i 到 $i+1$ 的移动的额外剂量可进行校正,在图 1–7–1 中(2)的贡献。从驻留点 i 至 $i+1$ 点行程时间,将减少驻留点 $i+1$ 的驻留时间来实现的。

根据后装机的技术参数, 源和移动速度为 50cm/s。这就意味着驻留点的空间距离为 5mm,从驻留点 i 到 $i+1$ 点需要 0.01s 的转移时间。在点 $i+1$ 的最大校正时间是 0.1s,整个最大距离是 50mm(如,11 个驻留点,两点之间的距离为 5mm),从而在点 $i+1$ 减小驻留时间是可能的。当两个驻留点相互分开宽(如,两点之间距离大于 5cm),则后装机对中转剂量效应校正不完全正确。

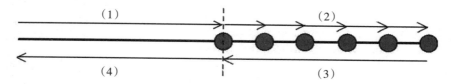

图 1-7-1　中转剂量的 4 种贡献

（1）源从后装机到第一（最近端）驻留点的移动。

（2）源从驻留点到驻留点的步径。

（3）源从最后（最末端）驻留点（施源管的顶端）到第一驻留点的退回。

（4）源从第一驻留点回到后装机的移动。

荷兰核通公司的 microSelectron-HDR 和-PDR 后装机仅在（2）中考虑中转剂量。虽然（3）和（4）是连续的运动，它分为源在靶区内和靶区外运动。

二、从施源管顶端到第一个驻留点(未端)源的返回

当源从施源管顶端到第一（最末端）驻留点缩回，它再次通过非停止经过所有可能的驻留点，会导致每个驻留点（步长 5mm 和源速度 50cm/s）0.01s 额外的驻留时间。因此，已知源强度和中转时间，由于中转效应就可以确定中转剂量。推荐计算相应的治疗剂量误差如下。

首先确定在整插植中总中转时间。例如，有 50 个驻留点并且两个驻留点之间距离为 5mm，则总中转时间为 50×0.01s=0.5s。

由靶区内的中转剂量效应引入的相对误差是：

$$TDE = \frac{TT}{DT} \cdot 100\%$$

（公式：7-1）

其中 TDE 是由中转剂量效应引进的误差，TT 是插植（所有施源管）时源从施源管顶端到第一驻留点移回的总中转时间，DT 是插植时总驻留时间。

通过这种方式，医生和/或物理学家可以评估处方剂量的准确性。例如，用 50 驻留点和 100s 的总停留时间，误差为 0.5/100×100%=0.5%。

第三节　插植外中转剂量

插植外中转剂量是源从后装机到插植区的移动，并在插植治疗结束后，返回到后装机的照射。通常，输源管彼此相邻是连接后装机与插植管，插植管的中心之间的距离 5mm。如所论及的，源以 50cm/s 的速度移动。然而，由于源首先移动到插植区，然后返回到后装机，每 5mm 的移动时间是 2×0.01s=0.02s。

此外，当有多管存在时，照射区域增加，以及照射时间也增加。因为垂直于管（深度）的距离比管的长度要小得多，剂量减少量与距离近似呈线性，而根据平方反比定律。造成中转剂量效应随较大距离而更显著。

研究插植之外的中转剂量，中转剂量的研究计划得到了发展。中转剂量作为源速率，管的数量，和管到皮肤的距离的函数。

中转剂量数据集是通过 HDR 治疗计划系计算的剂量数据拟合曲线。这些剂量的数据基于全面推行 AAPM TG43 第 1 次上传[1]剂量计算体系,由施源管甚至短距离确定的调整剂量值。在这种方案中施源管最大数量为 18。

由中转剂量所产生的剂量值波动多达 1.5cGy,有以下二个原因:

·施源管为偶数的剂量点位二个施源管(图 1-7-2)之间,同时施源管为奇数的剂量点位于施源管(图 1-7-3)正下方的中心。

·通过数据集的拟合曲线并作为中转剂量应用,其精度在 1.0cGy。

在下文的实例中,连接 14 管施源管,所以有 14 管传输管。这些传输管位于患者皮肤上且相互依靠。治疗时所有施源管都使用。传输管的厚度 5mm。因此,皮肤接触面宽达到 70mm,长度可能会超过 400mm。

源强度 S_K 为 50000cGy/cm²·h（其值等于参考空气比释动能率 RAKR 50000μGy/m²·h,或 50000cGy/cm²·h,约 12 Ci¹⁹²铱）和 14 管传输管相互依靠,在单次（HDR）或脉冲（PDR）中,由于源通过传输管到施源管并且源安全地返回的转运, 导致皮肤在传输管内即时剂量是 19cGy。当然,对于 PDR 源的强度,因而也有中转剂量,是低于 10 的因子。

如果 14 管传输管离皮肤 20mm,并在传输管和皮肤之间放置一层硬泡沫,则皮肤的剂量衰减因子为 3,其剂量值为 6cGy（在图 1-7-4 中深度 22.5mm）。

HDR 分次数通常为 3~4 次,因此,对于 14 管施源案例假定为 4 次。14 管传输管位于皮肤表面治疗 4 次后皮肤剂量是 4×19.1=76cGy。如果传输管与皮肤之间垫一层厚度 20mm 的泡沫,则皮肤剂量为 6.43×4=26cGy。

PDR 分次数通常为 24 到 36 次。PDR 源的 RAKR 8000μGy/m²·h（约 2 Ci）和 30 个电子脉冲数,皮肤在传输管内即时剂量是 19.1×30×8000/50000=92cGy。如果传输管与皮肤之间垫一层厚度 20mm 的泡沫,则皮肤剂量为 6.0×30×8000/50000=29cGy。

需要注意:对属于 7 管的传输管,即时剂量并不是要低得多,但接触皮肤区域的宽度大幅减小。然而,在 20mm 的距离,剂量是 14 管传输管的一半。

如果传输管与患者之间的距离增加至 20mm,对于 14 管施源管,皮肤中转剂量减少因子为 3,而对于 7 管因子则为约 4.5,参见图 1-7-4 在 2.5mm 和 22.5mm 的剂量值。

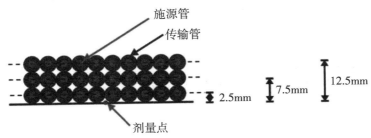

图 1-7-2　在表 1-7-1 配置（5）:10 个施源管排成 3 行的叠放

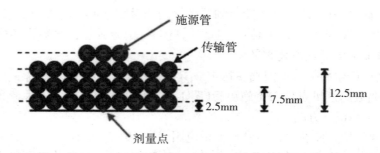

图1-7-3 在表1-7-1配置(4):9个相邻施源管排成3行和3个额外的施源管排成1行的叠放

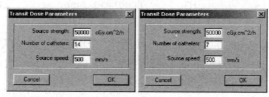

depth (mm)	Transit Dose (cGy)
2.50	19.10
3.00	17.83
4.00	16.00
5.00	14.71
6.00	13.74
7.00	12.97
8.00	12.33
9.00	11.80
10.00	11.34
11.00	10.94
12.00	10.59
15.00	8.28
20.00	6.43
25.00	5.29
30.00	4.51
35.00	3.94
40.00	3.50
45.00	3.16
50.00	2.88

Number of transit tubes: 14

depth (mm)	Transit Dose (cGy)
2.50	16.26
3.00	14.72
4.00	12.58
5.00	11.13
6.00	10.07
7.00	9.26
8.00	8.61
9.00	8.07
10.00	7.62
11.00	7.23
12.00	6.89
15.00	5.30
20.00	3.94
25.00	3.13
30.00	2.59
35.00	2.21
40.00	1.92
45.00	1.70
50.00	1.53

Number of transit tubes: 7

图1-7-4 在皮肤与传输管垫一层硬泡沫,对14管和7管中转剂量方案的输出

深度从传输管平面中心的源中心到皮肤的距离。对于传输管为偶数和奇数的中心位置,也可见图1-7-2和图1-7-3。

第四节 最大合理的中转剂量

本节中的最大可能的中转剂量是对大量施源管计算。对于一个源强度 S_K 40820cGy/cm²·h(其值等于参考空气比释动能率 RAKR 40820μGy/m²·h,相当于 10 Ci¹⁹²铱),表1-7-1是针对单行1,2,3,...18和30管施源管。在此表中,在患者体外,传输管源的速度为50cm/s。

基于表1-7-1,传输管的不同堆放评估。结果列于表1-7-2。

从表 1-7-2 的数据中,可以得出以下结论:

· 参考空气比释动能率 RAKR 40820μGy/m²·h,10Ci¹⁹² 铱,转运速率 50cm/s,采用核通 HDR 或 PDR 后装机,每次治疗的最大合理中转剂量为 37.5cGy。

· 由 6 或 7 管施源管组成行的堆放束,对患者的吸收剂量比所有施源管成单行相邻放置在皮肤上的吸收剂量要低(即辐射能量沉积要少)。源强 10Ci(35.6cGy),成束堆放的施源管(例如,5 行 6 管),在皮肤上的吸收剂量比所有施源管单行放置的要高 37%,但治疗表面剂量更小。

当 30 管施源管排成单一的行,所有施源管靠近皮肤。当施源管成束堆放,第一行之后行中的施源管都增加与皮肤之间的距离,照射到患者吸收剂量要少得多。

· 12Ci 源的剂量 45cGy,发现最高剂量是在一组 30 管的施源管配置(2)中,但由于增加了 2-5 行的距离,这种吸收剂量要少得多。

表 1-7-1　HDR 源(表面活度 10Ci),40820μGy/m²/h,速率 50cm/s 的中转剂量
(设置参见图 1-7-2 和图 1-7-3)

| 施源管平面到中心的距离 (mm) | 剂量(cGy) | | | | | | | | | |
| | 相邻施源管数 | | | | | | | | | |
	1	2	3	4	5	6	7	8	9	10
2.5	6.15	8.72	11.06	12.20	14.47	14.74	16.25	16.42	17.10	17.51
7.5	1.89	3.55	4.70	5.88	7.31	8.01	8.92	9.67	9.71	10.87
12.5	1.12	2.29	3.33	4.25	5.06	5.77	6.39	6.95	7.79	7.91
17.5	0.75	1.56	2.28	2.94	3.52	4.05	4.52	4.95	5.34	5.72
22.5	0.56	1.17	1.72	2.23	2.69	3.10	3.48	3.84	4.17	4.48

| 施源管平面到中心的距离 (mm) | 剂量(cGy) | | | | | | | | |
| | 相邻施源管数 | | | | | | | | |
	11	12	13	14	15	16	17	18	30
2.5	17.65	18.31	18.19	19.10	19.44	20.04	19.49	19.52	22.48
7.5	10.18	11.78	10.56	12.63	11.72	13.69	13.13	13.20	15.55
12.5	8.35	8.79	9.24	9.71	10.21	10.75	11.31	11.89	12.58
17.5	6.08	6.45	6.83	7.23	7.66	8.12	8.61	9.13	10.63
22.5	4.80	5.11	5.45	5.80	6.18	6.59	7.03	7.49	9.17

表 1-7-2　HDR 源(表面活度 10Ci),40820μGy/m²/h 的最大中转剂量

配置	堆放行数	相邻施源管数	单行附在相邻施源管数	每行剂量贡献	最大中转剂量(cGy)
(1)	5	6		14.78+8.01+5.77+4.05+3.01	35.6
(2)	4	7	2	16.25+8.92+6.39+4.52+1.17	37.3
(3)	3	8	6	16.42+9.67+6.95+4.05	37.1
(4)	3	9	3	17.10+9.71+7.79+2.28	36.9
(5)	3	10	0	17.51+10.87+7.91	36.3
(6)	2	11	9	17.65+10.18+7.79	35.6
(7)	2	12	6	18.31+11.78+5.77	35.9
(8)	2	13	4	18.19+10.56+4.25	33.0
(9)	2	14	2	19.10+12.63+2.29	34.0
(10)	2	15	0	19.44+11.72	31.2
(11)	1	16	14	20.04+12.63	32.7
(12)	1	18	12	19.52+11.78	31.3
(13)	1	30		22.48	22.5

参考文献

[1] Rivard MJ, Coursey BM, DeWerd LA, Hanson WF, Huq MS, Ibbott GS, Mitch MG, Nath R, Williamson JF.(2004). Update of AAPM task group no. 43 report: a revised AAPM protocol for brachytherapy dose calculations. *Med. Phys.* 31 pp.633–674.

[2] Daskalov GM, Löffler E, Williamson JF.(1998).Monte–Carlo aided dosimetry of a new high dose–rate brachytherapy source. *Med. Phys.* 25 pp.2200–2208.

[3] ICRU, International Commission on Radiation Units and Measurements.(1985). *Dose and volume specification for reporting intracavitary therapy in gynecology.* ICRU Report 38, Bethesda, Maryland, USA.

[4] ICRU, International Commission on Radiation Units and Measurements.(1997). *Dose and volume specification for reporting interstitial therapy in gynecology.* ICRU Report 58, Bethesda, Maryland, USA.

[5] Van der Laarse R and Meertens H.(1984). An algorithm for ovoid shielding of a cervix applicator. Proceedings 8th international conference on the use of computers in radiation therapy, Toronto, Canada, edited by Cunningham JR, Ragan D and Van Dyk D, IEEE Computer Society, Los Angeles. pp. 365–369.

[6] Meertens H and Van der Laarse R.(1985). Screens in ovoids of a Selectron cervix

applicator. *Radiother. Oncol.* 3，pp.69–80

　［7］Verellen D，De Neve W，Van den Heuvel F，Storme G，Coen V and Cogne M.(1994). On the determination of the effective transmission factor for stainless steel ovoid shielding segments and estimation of their shielding efficacy for the clinical situation. *Med. Phys.* 21，pp.1677–1684.

　［8］Waterman FW and Holcomb D.(1994). Dose distributions produced by a shielded vaginal cylinder using a high–activity iridium–192 source. *Med. Phys.* 21，pp.101–106.

　［9］Williamson JF，Li Z and Grigsby PW.(1993). Monte Carlo aided dosimetry of the microSelectron PDR source and shielded Fletcher colpostat. *Med. Phys.* 20，p.907.

　［10］Weeks KJ.(1998). Monte Carlo dose calculations for a new ovoid shield system for carcinoma of the uterine cervix. *Med. Phys.* 25，pp.2288–2292.

　［11］Pouliot J，Lessard E，and Hsu IC.(2005). Advanced 3D planning in brachytherapy，Chapter 21，Brachytherapy Physics，2nd Edition. *In*: Thomadsen BR，Rivard MJ，Butler WM，eds. AAPM，*Medical Physics Monograph.* No. 31，Seattle，Washington，ISBN–13: 978–1–930524–24–8.

　［12］Daskalov GM，Kirov AS，Williamson JF.(1998). Analytical approach to heter–ogeneity correction factor calculation for brachytherapy. *Med. Phys.* 25，pp.722–735.

　［13］Kirov AS，Williamson JF，Meigooni AS and Zhu Y.(1996). Measurement and cal–culation of heterogeneity correction factors for an Ir–192 high dose–rate brachytherapy source behind tungsten alloy and steel shields. *Med. Phys.* 23，pp.911–919.

　［14］Lymperopoulou G，Pantelis E，Papagiannis P，Rozaki–Mavrouli H，Sakelliou L，Baltas D and Karaiskos P.(2004).A Monte Carlo dosimetry study of vaginal[192]Ir brachy–therapy applications with a shielded cylindrical applicator set. *Med. Phys.*31，pp.3080–3086.

　［15］Price MJ，Horton J，Gifford KA，Eifel P，Jhingran A，Lawyer A，Berner PA and Mourtada F（2005），Dosimetric evaluation of the Fletcher–Williamson ovoid for pulsed–dose–rate brachytherapy: a Monte Carlo study. *Phys. Med.* Biol. 50，pp.5075–5087.

　［16］Steggerda MJ，Moonen LMF，Damen EMF and Lebesque JV.(1997).An analysis of the effect of ovoid shields in a Selectron–LDR cervical applicator on dose distributions in rectum and bladder. *Int. J. Radiation Oncology Biol. Phys.* 39，pp.237–245.

　［17］Milickovic N，Giannouli S，Baltas D，Lahanas M，Kolotas C，Zamboglou N，Uzunoglu N.(2000).Catheter autoreconstruction in computed tomography based brachytherapy treatment planning. *Med. Phys.* 27 p.1047.

　［18］Lessard E，Pouliot J.（2001）. Inverse planning anatomy based dose optimization for HDR brachytherapy of the prostate using fast simulated annealing algorithm and dedicated objective function. *Med. Phys.*28 pp.773–780.

　［19］Lessard E，Hsu I–CJ，Pouliot J.(2006). Clinical benefits of a class solution for inversely planned high–dose–rate prostate brachytherapy. *Brachytherapy* 5 pp.96–97.

　［20］Lessard E，Hsu I –C，Pouliot J.（2002）. Inverse planning for interstitial gynecological template brachytherapy: truly anatomy based planning. *Int. J. Radiat. Oncol. Biol. Phys.* 54(5)pp.1243–1250 .

[21] Van der Laarse R, Luthmann RW.(2001). Computers in brachytherapy dosimetry, Chapter 5. In: Joslin CAF, Flynn A, Hall EJ, eds. *Principles and practice of brachytherapy using afterloading systems.* Arnold, London, pp.49–80.

[22] Anacak Y,Essasolak M,Aydin A,et al.(1997). Effect of geometrical optimization on the treatment volumes and the dose homogeneity of biplane brachytherapy implants. *Radiother. Oncol.*45 pp.71–76.

[23] Pieters BR, Saarnak AE,Steggerda MJ,et al.(2001). A method to improve the dose distribution of interstitial breast implants using geometrically optimized stepping source techniques and dose normalization.*Radiother. Oncol.* 58 pp.63–70.

[24] Pierquin B,Dutreix A,Paine CH,et al.(1978). The Paris system in interstitial radiation therapy. *Acta Radiol. Oncol.*17 pp.33–48.

[25] Georgy V.(1907). Nouvelles applications des paramètres continus à la théorie des formes quadratiques. *Journal für die Reine und Angewandte Mathematik* 133 pp.97–178.

[26] Okabe A, Boots B, Sugihara K, Chiu SN.(2000). *Spatial tessellations—concepts and applications of voronoi diagrams.* 2nd edition. John Wiley,671 pages,ISBN 0 – 471 – 98635–6.

[27] Aurenhammer F.(1991). Voronoi diagrams – a survey of a fundamental geometric data structure.*ACM Computing Surveys* 23(3)pp.345–405.

[28] Niemierko A, Goitein M.(1990).Random sampling for evaluating treatment plans. *Med. Phys.* 17 pp.753–762.

[29] Anderson LL. (1986). A 'natural' volume–dose histogram for brachytherapy. *Med. Phys.*13 pp.898–903.

[30] Low AL,Williamson JF.(1995). The evaluation of optimized implants for idealized geometries. *Med. Phys.*22,pp.1477–1485.

[31] Meertens H, Borger J,Steggerda M, Blom A.(1994).Evaluation & Optimisation of Interstitial Brachytherapy Dose Distributions.In:Mould RF,Battermann JJ,Martinez AA, Speiser BL,eds. *Brachytherapy from radium to optimization.* Nucletron International B.V., Veenendaal,pp.300–306.

[32] Moerland MA, Van der Laarse R, Luthmann RW, Wijrdeman HK, Battermann JJ.(2000). The combined use of the natural and the cumulative dose–volume histograms in planning and evaluation of permanent prostate seed implants. *Radiotherapy & Oncology* 57 pp.279–284.

[33] Low AL, Williamson JF. (1995). The evaluation of optimized implants for idealized geometries. *Med.Phys.* 22, pp.1477–1485.

[34] Bastin KT, Podgorsak MB, Thomadsen BR. (1993). The transit dose component of high dose rate brachytherapy: direct measurements and clinical implications. *Int. J. Radiat.*

Oncol. Biol. Phys. 26 pp.695–702.

［35］Sahoo H.（2001）. Measurement of transit time of a remote afterloading high dose rate brachytherapy source. *Med. Phys.* 28, pp.1786–1790.

［36］Delaunay B. （1934）. Sur la sphère vide. Izvestia Akademii Nauk SSSR, *Otdelenie Matematicheskikh I Estestvennykh Nauk.* 7 pp.793–800.

［37］Gerbaulet R, Pötter J–J, Mazeron H, Meertens H, Van Limbergen E. （2002）. *The GEC ESTRO handbook of brachytherapy.* ESTRO, Brussels, ISBN 90–804532–6, pp. 165–167.

［38］Hsu I–C, Lessard E, Weinberg V, Pouliot J. （2004）. Comparison of inverse planning simulated annealing and geometrical optimization for prostate high dose rate brachytherapy. *Brachytherapy* 3 pp.147–152.

［39］International Commission on Radiological Units. （1997）. *Dose and volume specification for reporting interstitial therapy.* Report No 58. Washington DC: ICRU Publications.

［40］Lachance B, Beliveau–Nadeau D, Lessard E, et al. （2002）. Early clinical expe–rience with anatomybased inverse planning dose optimization for high–dose–rate boost of the prostate. *Int. J. Radiat. Oncol. Biol. Phys.* 54, pp.86–100.

［41］Lessard E, Kwa SLK, Pickett B, Roach M, Pouliot J. （2006）. Class solution for inversely planned permanent prostate implants to mimic an experienced dosimetrist. *Med. Phys.* 33, pp.2773–2781.

［42］Major T, Polgar C, Fofor J, et al. （2002）. Conformality and homogeneity of dose distributions in interstitial implants at idealized target volumes: a comparison between the Paris and dose–point optimized systems. *Radiother. Oncol.* 62 pp.103–111.

［43］Meertens M, Briot E. （2002）. Radiophysics, The Paris System, Chapter 2. In: Gerbaulet A, Pötter R, Mazeron J–J, et al, eds. The *GEC–ESTRO Handbook of Brach–ytherapy.* ESTRO, Brussels, pp.45–53.

［44］Price MJ, Gifford KA, Horton J, Lawyer A, Eifel P and Mourtada F.（2006）. Comparison of dose distributions around the pulsed–dose–rate Fletcher–Williamson and the low–dose–rate Fletcher–SuitDelclos ovoids: a Monte Carlo study. *Phys. Med. Biol.* 51, pp. 4083–4094.

［45］Wong TPY, Fernando W, Johnston PN, Bubb IF. （2001）. Transit dose of an Ir–192 high dose rate brachytherapy stepping source. Phys. Med. Biol. 46, pp.323–331 .

［46］Wu A, Ulin K, Sternick ES. （1987）. A dose homogeneity index for evaluating Ir–192 interstitial breast implants. *Med. Phys.* 15, pp.104–107.

第二篇

妇科肿瘤临床部分

第一章　总论

第一节　妇科肿瘤放射治疗

妇科恶性肿瘤包括外阴、阴道、宫颈、宫体、卵巢及输卵管的恶性肿瘤。妇科恶性肿瘤中以上皮癌占绝大多数,因此,妇科恶性肿瘤中 2/3 需要放射治疗,所以,放射治疗是妇科恶性肿瘤中重要而不可缺少的手段。

一、妇科恶性肿瘤的扩散

(一)直接蔓延

肿瘤向邻近组织和器官直接浸润,并与原发肿瘤保持连续性。阴唇癌因与对侧阴唇的密切接触而发生接吻癌,也应属直接蔓延。

(二)种植扩散

癌细胞脱落或借腹水所到部位形成癌灶。最常见的是卵巢癌在腹腔内种植及子宫内膜腺癌在阴道内种植等。

(三)淋巴转移

是妇科恶性肿瘤转移的主要途径。肿瘤细胞形成瘤栓经淋巴循环,先侵入离原发肿瘤最近的淋巴结,逐渐由近及远依次扩展。有时亦可跳跃式的转移先累及较远的淋巴结。也有时可发生逆淋巴流的正常方向转移,也称之为逆行转移。

1. 外阴及阴道下 1/3 区域的恶性肿瘤:一般是经腹股沟的淋巴结,由浅及深,再经髂外、髂总至腹主动脉旁淋巴结。少数可经腹股沟淋巴结直接转移到髂内淋巴结。

2. 宫颈及阴道上 2/3 范围的恶性肿瘤:最常见的是宫颈旁淋巴结转移到髂内、闭孔、髂外、髂总达腹主动脉旁淋巴结,甚至到锁骨上淋巴结。少数向后可转移到骶前淋巴结,再到腹主动脉旁淋巴结。

3. 宫体恶性肿瘤:宫体上部及宫底部癌直达卵巢,沿卵巢血管上行,左侧至腹主动脉旁淋巴结,右侧可达深静脉淋巴结。宫体下部癌沿子宫血管向髂内、髂外淋巴结转移,亦可转移到骶前淋巴结,再到腹主动脉旁淋巴结。少数宫体癌可沿圆韧带达腹股沟淋巴结。

4. 卵巢恶性肿瘤:最多见的转移途径为沿骨盆漏斗韧带内淋巴管到腹主动脉旁淋巴结。少数可经阔韧带到髂间淋巴结或经圆韧带到腹股沟淋巴结。

由于淋巴网的相互吻合沟通、肿瘤的堵塞和压迫常可使淋巴转移超出上述规律。

二、放射治疗原则

恶性肿瘤放射治疗原则与其他治疗手段一样,要最大限度的杀灭癌细胞,尽最大可能地保护正常组织和重要器官。即尽量提高治疗效果,降低并发症。为此,放射治疗应达到以下要求:

(一)治疗工具的合理选择

目前,可供临床使用的放射治疗工具很多,包括近距离及远距离治疗设备。近距离治疗包括腔内照射、管道内照射、组织间照射等。远距离治疗包括:深部 X 线治疗机、^{60}钴治疗机、加速器等,各有其不同的照射特点。放射治疗就要根据肿瘤的不同情况,选择适当的照射工具。如宫颈癌的原发肿瘤区的治疗,选用近距离的腔内照射最为适宜,放射源距离肿瘤最近,可以较小强度的放射源照射,而取得对肿瘤的最大治疗效果,由于近距离照射剂量衰减的很快,所以对其周围组织和器官的辐射损伤较小。又如阴道癌的局部病灶照射,就要选用适合其局部肿瘤情况的阴道容器进行照射。如宫颈癌局部为大菜花状肿瘤,亦可选用组织间照射,先将局部肿瘤缩小后,再行常规的腔内照射,如果对宫旁、宫颈旁、阴道旁、盆腔淋巴区域或体表局部病灶的治疗, 就必须采用远距离的体外照射, 可根据其肿瘤的部位及深度的不同,选用 ^{60}钴治疗机、强度不同的加速器治疗。工具的选择是否适当,也是影响治疗效果的因素之一。

(二)适宜的照射范围

恶性肿瘤的放射治疗也和其他治疗一样, 除了极少数的早期癌可以对其蔓延转移区不作处理外,其他期别病例的治疗都需要包括原发区及其蔓延转移区。照射范围的确定主要是以肿瘤的恶性程度、侵犯周围组织的范围及区域淋巴转移的可能性等方面来考虑的。因此,要求医师要有一定的临床经验。要尽力使照射野既要够大,又不过大。照射野不够大,肿瘤照射不全,疗效肯定不好;照射野过大,则会增加或加重放射治疗并发症,降低疗效,所以要求照射范围要适宜。例如,宫颈癌的体外照射,一般照射野的上缘在髂峰水平,照射野下缘在耻骨联合下缘水平即可,根据肿瘤期别的早晚可以适当调整其照射范围。一般恶性肿瘤的周边区域的细胞对放射线的敏感性较肿瘤中心为高,因此照射野应在照射到适当时间后,可随肿瘤的缩小而缩小,以提高肿瘤的照射剂量,减少并发症。

(三)足够的剂量

是否在一定的时间内给足一定的照射剂量,也是影响放射治疗效果的一个因素。由于肿瘤的组织类型、细胞成分、生长部位、肿瘤体积及患者全身情况等因素不同,肿瘤对放射线的敏感性各异,其所需放射剂量也不尽相同。例如,宫颈鳞癌,它生长在以纤维组织为主的宫颈上,所以宫颈癌的瘤床对放射线有很高的耐受量,一般其受量均在 10000~20000cGy 以上,而其他部位的鳞癌,受到瘤床组织对放射线耐受量的限制是很难做到的。肿瘤的放射剂量必须根据患者的实际情况,给以足够剂量,当然也不能超量。如果照射剂量不足,肿瘤必然复发,照射剂量过高,则造成瘤床坏死,影响组织的修复功能,也影响放射治疗效果。体外照射的剂量计算比较容易,而且准确,而腔内照射的剂量计算,因为影响其剂量的因素很多,所以腔内照射的剂量很难计算,且不甚准确。为此,有条件的单位,应有专业人员,负责临床剂量的确定工作。

（四）均匀的剂量分布

体外照射在治疗体积内,使剂量分布较均匀是较易做到的,而近距离照射在治疗体积内的剂量分布很难均匀,放射剂量随着与放射源距离的增加,组织受量按平方反比定律而下降。这种近距离照射的剂量分布特点,既有其不利的一面,又有可利用的一面。宫颈癌常用的腔内照射就是利用其有利一面的范例。近距离照射可以通过合理布置放射源,以减少治疗体积内剂量分布不均匀的程度。宫颈癌放射治疗中,最常用的是体外照射与腔内照射的联合应用,两者的适当配合,可以弥补一部分近距离照射剂量分布不均匀的弊端。

（五）合理的照射体积

靶体积确定后,就要利用一切可能,使靶体积内的照射剂量最高,而正常组织和器官的辐射剂量在最低范围内。因为组织器官的放射损伤几率与照射剂量和体积成正相关系,要求在病变范围以外的正常组织和器官受照射的范围和剂量愈小愈好。例如,宫颈癌的肿瘤原发区的腔内放射治疗就明显的优于体外照射,其关键就是腔内放疗的照射体积小于体外照射的照射体积。又如,对盆腔淋巴区的体外照射,前后野对穿照射优于侧野照射,前者照射近距离,体积小,辐射损伤少,后者则反之。

（六）个别对待治疗原则的正确运用

由于个体的差异及肿瘤的多种多样,肿瘤的治疗不可能有标准的模式。如果按某一标准模式治疗,只有适合某一标准模式治疗的患者可能获得治愈,而不适宜这种标准模式治疗的患者就很难获得较好的效果。因此,对肿瘤的治疗必须正确运用个别对待的治疗原则,才能取得应有的最好效果。

个别对待的治疗原则在治疗方案设计上的体现,就是治疗方针、照射范围、照射剂量、分次方法和治疗工具的选择上,均应根据每位患者的个体及肿瘤情况来决定。例如,宫颈癌菜花状者可先行消除治疗,合并盆腔炎者可先行体外照射,子宫明显偏斜者四野外照射的位置向子宫偏斜方向适当外移。在治疗过程中,必须对病人定期进行仔细全面的检查,根据肿瘤对放射治疗的反应及全身和局部的放射反应、对照射野的大小、照射野的位置、照射剂量及疗程等进行必要的调整。治疗方针也同样要正确运用个别对待的原则。个别对待的原则要贯彻在整个治疗过程中。例如,患者治疗前计划行根治性放射治疗,但在治疗过程中出现远处转移,或在治疗过程中肿瘤未得到控制,甚至继续发展,表明放射治疗无效,或因放射治疗反应严重而不能完成根治计划,应根据情况改变治疗手段或改为姑息性治疗。反之,原计划为姑息性治疗者,对放射治疗肿瘤的反应良好,在全身情况允许下,则可以改变治疗计划,转为根治性治疗。

由于肿瘤的种类不同,或同类肿瘤在不同个体的表现不同,以及每个人对放射治疗的反应性不同,所以千篇一律或一成不变的治疗方法不可能取得最好结果,必须正确地运用个别对待的治疗原则,才能提高疗效。

三、宫颈癌外照射治疗

放射治疗是宫颈癌的主要治疗方法之一,外照射和内照射的合理搭配能给予肿瘤较高剂量,提高局部控制率,同时能明显减少正常组织并发症的发生,随着高能直线加速器的应用,宫颈癌外照射有了很大发展。宫颈癌外照射的作用是使宫颈肿瘤缩小,改善肿瘤浸润引起的宫颈区解剖结构的变化,使内照射容易进行,同时使内照射的高剂量区能包括全部肿瘤体积。外照射也可以给予宫旁和淋巴引流区较高的剂量。目前,大部分医院在外照射 2~4 周后开始加用内照射,并同时外照射野中央挡铅保护直肠和膀胱,外照射 4~5 周结束后,内照射仍需要 2~4 周。临床实践发现,这样的治疗安排并不都合理。Perez 等报告 1224 例宫颈癌的治疗,显示盆腔的复发与腔内照射开始的时间有关,腔内照射开始早,则盆腔复发少。若腔内照射在外照射结束或接近结束时开始,则盆腔复发多。总的治疗时间缩短可以改进存活率。一些研究认为对于较早期的宫颈癌应该内照射组分大一些,对于相对晚期的病灶,如Ⅲb病灶,Arthur 等认为内外照射的组分和治疗结果没有关系。目前认为,对于宫颈癌的治疗,内外照射的搭配和内照射的开始时间应该个体化,如果在技术上可行的,尽可能早开始腔内照射,缩短总治疗时间,特别是小病灶和窄阴道的患者,尽早开始内照射可以防止外照射后阴道狭窄使内照射不宜进行。一般外照射剂量是 45~50Gy。对于较早期的病灶如Ⅰb 主要依靠内照射,这样可以最大限度保护直肠和膀胱。小于 3mm 的Ⅰa 期病灶,不需要外照射。对于Ⅱ至Ⅲ期的病灶。Logsdon 等发现最好的盆腔控制结果和低并发症是盆腔外照射小于 48Gy 的病人,他们推荐外照射剂量应在 45~55Gy,最大剂量不应大于 60Gy。

宫颈癌盆腔放疗时要尽可能减少小肠、直肠和膀胱的受照体积和剂量。关于宫颈癌外照射选择射线能量和射野方式的报告较少,国内大部分医院仍应用 SSD 技术前后对穿野照射,剂量分布和摆位的准确性较差。我院通过应用三维治疗计划设计比较发现,无论应用低能或高能 X 线,前后对穿野均不能很好地减少正常组织和器官的受照体积及剂量,部分小肠和直肠的剂量甚至超出靶区处方剂量。而高能 X 线的四野照射在盆腔中部产生类似箱式的高剂量分布,仅有部分膀胱和直肠在高剂量区域内,临床放射反应较小,因此治疗宫颈癌和子宫内膜癌时建议应用 10MV 以上的高能射线。一般不建议应用前后对穿野照射,特别是要避免应用 SSD 技术的前后对穿照射。建议应用高能 X 线四野箱式照射方法。在没有高能 X 线时应用低能 X 射线(如 6MV)四野照射也能减少直肠膀胱的剂量,但要注意髂骨和股骨有 55%~65%的处方剂量,通过调整前后野和侧野的剂量权重可以适当减少髂骨和股骨剂量。

外照射范围一般应当包括宫颈、宫旁、盆腔淋巴引流区和部分阴道。宫颈的淋巴引流有其特点,首先是引流到宫颈和宫旁淋巴结,其次到闭孔和髂外淋巴结,有的可以通过骶前淋巴结引流到髂总淋巴结,最后到腹主动脉旁淋巴结。在盆腔淋巴结阴性的情况下,主动脉旁淋巴结很少转移,但也有例外。当阴道远端受侵或子宫体受侵,可以通过圆韧带造成腹股沟淋巴结转移。宫颈癌的淋巴引流方式影响外照射野的分布。传统的盆腔射野主要依靠骨性标记确定,如上界在 L4~L5 或 L5~S1 水平,下界在闭孔或坐骨结节下缘,外界在真骨盆外 1~1.5cm。侧野的前界包括了耻骨联合,后界在 S2 间隙。射野大小前后野一般是 15~16cm×16cm,侧野 9~10cm×16cm。最近研究发现应用骨性标记设计照射野有明显的不足之处,手术、CT 和 MRI 的发现显示仅依靠 X 线平片的骨性标记很容易漏掉原发肿瘤和淋巴结。Greer等发现 87%的病人髂总分叉在 L5 以上,盆腔野上界在 L4~L5 水平是合适的,但有些病人髂总在 L4~L3 甚至更高水平,应当注意。Pendleburg 等应用淋巴造影发现,常规盆腔野外界在真骨盆外 1~1.5cm 对 90%的病人合适,若外界在真骨盆外 2.5cm,几乎能包括所有病人的淋巴引流。盆腔侧野的设计比前后野更容易造成遗漏。对于侧野前界研究,Pendleburg 等发现若侧野包括髂外淋巴结,前界有时需要在耻骨联合前 2cm 处。Chun 应用 CT 研究的发现应用标准的侧野仅 50%的病人能包全淋巴结。另外对于某些子宫体更前位的病人,俯卧位时子宫变化大, 射野前界有可能遗漏部分子宫侧野后界在 S2~S3 间隙带来的不确定性更大, Greer 等根据手术发现子宫主韧带和宫骶韧带与骶骨相连,这些韧带作为宫旁的一部分常包含淋巴结,甚至在早期,如Ⅰb和Ⅱ期有 22.5%的淋巴结转移率,病灶也可以通过这些结构直接向周围扩展。研究发现有时髂内淋巴结紧贴直肠,直肠的运动可以使其变化位置,造成遗漏。子宫后位或肿瘤沿直肠扩展同样会造成遗漏,因此侧野后界在 S2~S3 间隙是不合适的。我们建议侧野应将骶骨包括在照射野内,特别是在宫骶韧带受累时。设计侧野的目的之一是保护直肠和小肠,和扩大侧野包括骶骨是否会增加直肠或小肠的反应,Russel 等人认为侧野包括整个骶骨并不增加直肠的急性和晚期并发症。当有直肠损伤时,所有的损伤位置均发生在前壁,而前壁的损伤主要与腔内放疗有关。Greer 也有同样的发现。根据目前的研究情况,盆腔野的设计最好应用以 CT 为基础的 3D 计划, 这样可以避免淋巴结和原发病灶的遗漏,3D 计划设计反而使射野的照射体积缩小。照射野的设计必须考虑肿瘤和正常组织间的空间变化,这些变化可能由于个体解剖的差异肿瘤的影响,体位的改变,治疗中肿瘤缩小,引起的子宫和宫颈的改变,直肠膀胱的充盈与否等。MRI 对于显示盆腔软组织是有优势的,特别能显示轴位、失状位和冠状位影像,失状位影像对于设计侧野有帮助。淋巴造影能较好的显示淋巴结的位置,但目前应用较少。许多医院用俯卧位技术治疗盆腔疾病,目的是试图将小肠排除在照射野外,但应当注意的是俯卧位时子宫和宫颈的变化,特别是随膀胱和直肠充盈的变化。

外照射 2~3 周后应用射野中间挡块的目的是保护膀胱直肠, 避免加用腔内照射后引起膀胱直肠受量过高。应用挡块同时带来的问题是如何选择合适的挡块,使得直肠和膀胱受的保护而不遗漏病变组织。目前常用的挡块是开始腔内照射后在中轴线区挡 3~5cm 的铅块,这种方法根据的是经验而不是等剂量曲线的分布研究。研究发现这样的挡块并不都适合。太宽的挡块会使宫旁甚至子宫区病灶得不到有效剂量,太窄的挡块不能很好地保护膀胱直肠。Eifel 等人发现外照射中应用 4cm 挡铅的并发症较多。有时由于子宫位置的变化(并不都在中线位置)或腔内放疗时阴道填塞造成的子宫位置变化,中线挡块更不合适。根据文献报告,解决中线挡块不确定性的方法有:①根据通过 A 点等剂量曲线或 50%的等剂量曲线位置设计挡块宽度。②应用厚度变化的阶梯状挡块解决内外照射的边缘衔接问题。③根据阴道施源器大小,在卵圆体表面外 0.5cm 为边缘设计挡块宽度。④中线挡块要有适当的高度以保护乙状结肠,但要注意不能屏蔽髂总淋巴结和骶前区淋巴结。⑤中线挡块的下界应当与外照射下界一致,以避免阴道受量过高。⑥应根据每次腔内插植后位置的变化,改变挡块的位置。要考虑到阴道填塞后位置的变化。

当宫骶韧带受侵时,增加中线挡块会使直肠前和宫骶韧带受量低,增加复发机会,可考虑外照射后斜野补量。宫旁复发是宫颈癌常见的失败原因。对于Ⅱb 以上,特别是Ⅲb 病灶常推荐外照射完成后宫旁补量。Perez 发现 B 点剂量大于 45Gy 有助于盆腔控制,盆腔的复发率与肿瘤大小和宫旁剂量有关。补量时射野的设计剂量要考虑全盆放疗和内照射后的病变退缩情况。MRI 对于确定宫旁肿瘤的扩展情况是有益的。宫旁补量要注意小肠的并发症。Perez 注意到侧盆壁 50Gy 以下,小肠的并发症是 1%,随着剂量增加而并发症增加。在 50Gy 时,Grade3 小肠反应是 1%,剂量超过 60Gy,则达到 2%~4%。为减少小肠的并发症,有人建议宫旁补量射野的上界在 S2~S3 水平。总剂量限制在 54Gy 以下。当有宫骶韧带侵犯时,应考虑后斜野补量。

第二节　妇科肿瘤近距离治疗的沿革

近距离治疗是来源于希腊语 brachytherapy,brachy 在希腊语中是近或短的意思,是相对于 teletherapy 而言的。Teletherapy 意为远距离治疗即外照射。从方法学上讲,近距离照射是将封装好的放射源,通过施源器或输源导管放入或植入患者的肿瘤部位,进行照射。其基本特征是放射源可以最大限度地贴近肿瘤组织,使肿瘤组织得到有效的杀伤剂量,而周围的正常组织受量较低。近距离照射主要分为以下几种照射方式:腔内照射、管内照射、组织间照射、敷贴照射和术中照射等。与外照射相比,近距离照射有其独特的剂量学和生物学特点,在临床应用中应给予特别的考虑。

一、近距离治疗的历史

1898 年居里夫人发现了镭,并将其主要用于表浅肿瘤的治疗,直到 1903 年,美国的 Alexander Graham Bell 首先提出了将放射活性源直接植入肿瘤这个战略性的方法,从此开创了肿瘤近距离治疗的新纪元。此后,欧美国家的许多治疗中心(如巴黎的居里研究所、斯德哥尔摩的 Radium Hammenent 和曼彻斯特的 Christie 医院等)不断将这种方法加以改进和完善,并形成了常规。因此,可以认为肿瘤的放射治疗起步于近距离治疗。

二、近距离照射的物理特点

见第一篇。

三、近距离照射的放射源(放射性核素)

放射性核素在衰变中释放出 α、β、γ 三种射线,放射治疗主要是利用 β、γ 两种射线。除 ^{266} 镭(^{266}Ra)外,放射治疗中使用的放射性核素均为人工放射性核素。而且,除 ^{60} 钴(^{60}Co)、^{137} 铯(^{137}Sc)外,所有这些核素只用于近距离照射(表 1)。近十年,又有一些新的放射性核素作为近距离照射的新放射源,如 ^{103} 钯(^{103}Pd)、^{241} 镅(^{241}Am)、^{145} 钐(^{145}Sm)、^{169} 镱(^{169}Yb)等。

四、高剂量率近距离照射的临床应用

(一)腔内和管内照射

是通过施源器将放射源放入体内自然管腔内进行照射的一种简单易行的方法。临床应用非常广泛,如鼻咽、鼻腔、气管、支气管、食道、胆管、子宫腔、宫颈管、阴道和直肠等。一般来讲,腔内和管内近距离照射适用于较小且较表浅(浸润深度一般在 1~1.5cm)的腔内或管内病变。

腔内照射的剂量学模式,除像外照射那样要定义靶区、治疗区等以外,ICRU 建议还要根据临床要求,定义参考区。参考区是指由参考等剂量线面所包括的范围。参考等剂量线面定义为处方剂量所在的等剂量线面。根据巴黎系统的定义,中心平面上参考点处剂量率为参考剂量率(RD),即中心平面剂量率;治疗厚度(或深度)为施源器表面至参考点的范围;超剂量区为接受剂量等于或大于2倍参考剂量率的范围。在腔内或管内近距离照射中,施源器的半径将直接影响剂量参考点的选择。也就是说,剂量参考点应大于施源器的半径,而超剂量区应小于施源器的半径,这样可以使黏膜剂量低于2RD。

由于射线是以放射源为中心向四周放射,因此在定义参考剂量面时应从三位方向考虑。根据以上要求,在腔内或管内近距离照射中,剂量参考点不应是一个,而是多个;不应是固定值,而应根据不同的病变部位、大小、施源器与病变和敏感器官的空间相对位置关系等,进行个体化的设计。

如在鼻咽癌的腔内治疗中,施源器的位置应尽量靠近肿瘤部位,而远离正常组织特别是敏感器官(如软腭);在每次治疗前,进行剂量参考点的设计时,都应根据定位片上施源器在鼻咽腔的相对位置及肿瘤的部位大小来设计源驻留位置;由于鼻咽腔是一个形状不规则的腔,各源驻留点距肿瘤的距离不尽相同,根据施源器各驻留点距鼻咽黏膜的距离和靶区的大小,分别设计各源驻留点处的剂量参考点。中国医学科学院肿瘤医院设计剂量参考点距施源器中心轴的距离在7~12mm之间(距后鼻孔处距离较小)。参考点剂量:7~8Gy,每周治疗一次,或5Gy/次,每周治疗2次。根据病变消退情况,总剂量约为:16~20Gy,2~4次,两周内完成。

(二)组织间照射

组织间照射,也称组织间插植近距离照射。它是通过一定的方法将放射源直接植入人体,对肿瘤组织(或瘤床)进行高剂量照射的一种近距离治疗方法。包括暂时性插植和永久性植入。组织间插植照射的应用范围很广,如:头颈部肿瘤、前列腺肿瘤、乳腺癌、妇科肿瘤、软组织肿瘤及脑瘤等。

基本概念:①临床靶区(CTV):近距离照射计量学的基本特点之一是剂量分布不均匀,但近距离照射的靶区定义与外照射雷同。而且在内外照射结合的照射中,各自的靶区要分别进行描述。②最小靶剂量(MID):是指临床靶区内所接受的最小剂量。一般位于临床靶区周边。在巴黎系统中,MTD即为参考剂量,在曼彻斯特计量系统约等于90%的处方剂量。③平均中心剂量:是中心平面内相邻放射源之间最小剂量的算术平均值。高剂量靶区:定义为中心平面内或平行中心平面的任何平面内的150%平均中心剂量曲线所包括的最大体积。在组织间插植照射中,应予以重视,以免造成严重的晚期反应。④巴黎计量学系统:尽管它是源于计算机问世前的一种手工计算方式。但它却制订了严格的布源规则,以获得尽可能均匀的剂量分布。目前,此系统在组织间插植照射中仍占很重要的地位。巴黎计量学系统的布源规则要求:放射源应呈直线型排列,相互平行,各源间应等距(15~20mm),线源应与过中心点的平面垂直,其断面应呈正方形或等边三角形。

高剂量组织间插植的临床应用:组织间插植在临床的应用较广泛:如头颈部肿瘤、前列腺肿瘤、乳腺癌、妇科肿瘤、软组织肿瘤及脑瘤等。

如在舌癌的治疗中,组织间插植是舌活动部癌放射治疗的一个重要组成部分,组织间插植可作为追加剂量的重要手段或T1期舌癌的主要治疗手段。其优点是:可在肿瘤局部集中高剂量照射,而不增加周围正常组织或敏感器官的剂量(如下颌骨)。早期表浅病变可行单排插值(或行口腔内体腔管插植)。对于肿瘤厚度大于 1cm 的病变,应采取外照射+组织间照射(双平面),推荐外照射剂量为 45~54Gy,4~6 周内完成。组织间插植剂量 20~25Gy/次,治疗 1~2 次。应该注意的是,舌前插植前的靶区界定应以外照射前的 CTV(临床靶区)为准,一般情况下,建议采用双平面插植,推荐施源器间距在 12~16mm 之间,一般不大于 20mm,尽量保持施源器之间相互平行和等距,使其端面呈正三角形。源驻留位置可根据肿瘤大小和浸润深度行个体化设计。在设置参考点时,应注意参考剂量与中心剂量之比为 0.85。如靶区内中心剂量为 20Gy,则参考点处剂量(WTD)则为 17Gy。需要提醒的是,在进行两次以上组织间插植照射时,施源器的穿刺部位应尽量避开前次的穿刺部位,以避免两次照射的高剂量区重叠造成组织坏死。

(三)模敷贴照射

模敷贴照射主要是将施源器按一定规律固定在适当的模上敷贴在肿瘤表面进行照射的一种方法,主要用于治疗非常表浅的肿瘤,一般肿瘤侵润深度应小于 5mm 为宜。也可作为照射后残存肿瘤或术腔内残存肿瘤的补充照射的手段。如表浅的硬腭肿瘤、眼眶或上颌窦术腔内的残存肿瘤或复发肿瘤等。由于肿瘤的部位不同,因此,治疗前应根据病变部位和形态的需要,个体化的制作各种模板或模具,以使施源器和肿瘤之间在形态上能很好地吻合。由于高剂量区位于黏膜表面,因此剂量参考点距离不宜过大(5~6mm),在敏感部位,单剂量不宜太大,3Gy/次,可行分次照射(每日 2 次,间隔大于 6h),照射 22~30Gy。

(四)术中近距离照射

术中置管和术中植入放射性核素粒子如 ^{125}I 对瘤床进行照射。术中近距离照射的优点在于可以将正常组织移开高剂量区或在照射时进行部分保护,将正常组织移开 2~4cm,可以使其剂量降低 80%~90%,1mm 铅到 5mm 铅挡,可以遮挡 20%~80% 的剂量。一般采用单次照射 10~20Gy,10~60min。术中电子束照射位于不规则或平面不平整(如椎旁)区域、狭窄的窦腔(如眼眶、鼻副窦)和膈肌、前腹壁、耻骨等部位时,应受解剖部位的限制而使其应用受限。相比之下,术中近距离照射通过使用特殊的施源器则不受解剖部位限制。但是由于目前具有放射线防护的手术室较少,因此术中近距离照射的应用受到了很大的限制。

(五)内用放射性核素治疗

是指利用人体某器官对某种放射性核素具有选择性吸收的特性,将该放射性核素通过口服或静脉注入人体进行治疗,如用 ^{131}碘(^{131}I)治疗甲状腺癌,用 ^{32}磷(^{32}P)治疗癌性胸水等。

五、照射方法与适用范围

(一)近距离照射与体外照射的区别见表 1-1-1。

表 1-1-1　近距离照射与体外照射的区别

	近距离照射	体外照射
放射源强度	弱	强
放射源与肿瘤照射距离	近	远
照射体积	小,对正常组织及器官辐射损伤很少	大,在照射范围内的组织和器官都有损伤

（二）近距离照射将密封的放射源直接放入人体的天然管腔内（如子宫腔、阴道等）为腔内照射。

放射源直接放入肿瘤组织间进行照射为组织间照射，二者统称为近距离照射。宫颈癌的腔内放疗有其自然的有利条件，宫颈、宫体及阴道对放射线耐量高、放射源距肿瘤最近、以小的放射体积剂量可取得最大的放疗效果。

1. 腔内照射的放射源1898年Curie夫妇首次提炼出天然放射性元素镭之后，1903年MargaretCleaves报告用腔内镭疗治愈2例宫颈癌。镭作为腔内放射治疗的放射源达半个多世纪之后，才相继被钴-60、铯-137、铱-192所取代，但它功不可没。各种放射源的特点见表2-2。

表 1-1-2 各种放射源的特点

	锎-252	镭-226	钴-60	铯-137	铱-192
放射比度（ Ci/cm³）		2.1 最高 3.8	1900 1. 17	27.5 0.662	9000 0.296~0.612
有效能量（ MeV）		平均 0.83	1.33	平均 2.35	
γ 电离常数在 1cm 处/mCi/h（0.5mm pt 滤过）2.3		8.25	13	3.26	5.0
半衰期（年）	1590	5.3	33	0.2(74d)	2. 65
特点		半衰期长，剂量恒定 衰变产生氡气 比度小 已为临床所淘汰	能量高 防护困难 比度大 可用于高剂 量率后装治疗	比度小 不能用于 高剂量率 后装治疗	比度大，对生长缓慢的肿瘤更有效，目前广泛应用于高剂量率后装及组织间照射。 半衰期短

1952年 Eniwetok lsland 热核反应堆中，用强力的中子照射，将铀的原子序数提高，产物之一便是放射性核素锎（Cf）-252，衰变发射中子及 γ 射线可用于临床。早在 1975 年就曾用快中子治疗晚期宫颈癌，治疗结果表明快中子在局部控制率、生存率及放疗并发症方面与光子治疗相似。但中子治疗被认为对生长缓慢的肿瘤更有效。而对生长较快的宫颈鳞癌适应证较少。

近些年来，少数几个国家在临床上又再试用锎-252 中子进行腔内放疗，国内某些医院也在试用。

2. 传统的腔内照射法

（1）斯德哥尔摩方法 这是 1914 年建立的宫颈癌镭疗方法（图 1-1-1），根据宫腔深度可置镭 53~74mg，一般在颈管内 1.5~2.0cm 的一段不置放射源。阴道容器有不同大小和形状，可根据肿瘤形状及大小进行选择，阴道容器置镭 60~80mg。本法腔内镭疗一般分两次进行，每次 24~28h，两次间隔 3 周，宫腔及阴道照射同时进行，总量 7000~8000mg·h，其中宫腔内为 2400~3000mg·h，阴道为 3600~4500mg·h，"A"点剂量相当于 7500~8500cGy。如宫颈旁组织受累,颈管内癌或怀疑盆腔淋巴结转移者,则增加宫腔内照射量,相应减少阴道内照射量。

（2）巴黎方法 是1919年建立的宫颈癌镭疗方法(图1-1-2),根据宫腔深度不同,可置宫腔管2~4支,每支含镭13.3mg或6.6mg。阴道容器为橡胶制成的圆柱状体(colpostat),以钢质弹簧片联接,使两个colpostat尽量撑向两侧穹隆,阴道两个calpostat各置镭13.3mg,阴道宽松时可在其中间增加一个colpostat,置镭6.6mg。置镭时间尽量持续5d（120h）,总量为8000mg·h,其中宫腔及阴道各4000mg·h,"A"点剂量相当于8000cGy左右。一般腔内放射治疗完成后48h内即可开始体外照射,由于盆腔感染,宫颈大面积溃疡或阴道广泛浸润,可先行体外照射适当时间后,再行腔内镭疗,完成腔内照射后再继续体外照射,以完成整个治疗。

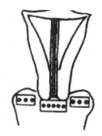

图1-1-1 斯德哥尔摩方法示意图

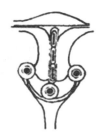

图1-1-2 巴黎方法示意图

（3）曼彻斯特方法 是1938年根据巴黎方法演变而成(图1-1-3),它的阴道容器为两个卵圆形容器,两卵圆球间以橡皮块支撑和固定,宫腔管置镭25~35mg,阴道容器置镭35~45mg,每次置镭72h,分2~3次进行,每次间隔1周。宫腔及阴道同时照射,总剂量8640~11520mg·h,"A"点剂量相当于8000cGy。本法特点是根据容器大小的不同组合,可以计算出各组"A"点的剂量。

（4）北京方法 此法是中国医学科学院肿瘤医院1958年根据斯德哥尔摩方法的原则设计的,其阴道容器是排管式可以任意组装的,并带有防护装置,故也称排管法(图1-1-4,1-1-5)。宫腔管分长、中、短3种,各装放射源为60、40、20mg镭当量,阴道容器每管内装放射源10mg镭当量,可以根据肿瘤大小及阴道宽窄任意组合2~6个放射源。宫腔及阴道同时照射,一般4~5次,多者可达7~8次。一般每次间隔1周,每次照射20~22h,总剂量一般在6000~9000mg·h,个别可超过10000mg·h,其中宫腔量在3000~4500mg·h,"A"点剂量相当于7000cGy左右。本法的特点是容器可组合,可适应各种不同局部病灶变化的治疗需要。

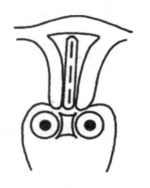

图1-1-3 曼彻斯方法示意图

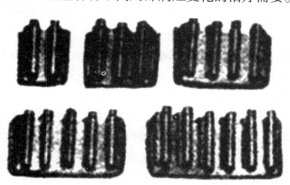

图1-1-4 北京型阴道容器

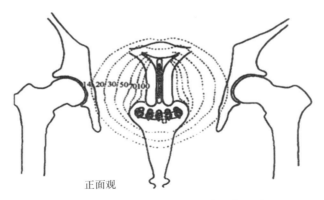

正面观

图 1-1-5　腔内照射剂量分布图（cGy）

腔内镭量 20mg×2，宫腔镭量 10mg×5

（5）Fletcher 方法　宫腔容器根据宫腔深度布镭，一般是 15-10-10mg 或 15-10mg 或 10-10mg，颈管内癌时则将末端的镭改为 15mg。阴道布镭则根据阴道宽窄而定，阴道宽度为 2cm、2.5cm 及 3cm 各布镭 15mg、20mg 及 25mg，分两次进行，间隔时间为 2 周，置镭时间总计 120~140h，原发肿瘤区剂量在 7000cGy 以上。布镭方法、剂量等亦是根据肿瘤及患者的具体情况而个别对待。本方法与传统腔内照射方法的主要不同在于：宫腔照射剂量高于阴道剂量；强调盆腔大野体外照射在宫颈癌放射治疗中的作用。

经过几十年实践证明了的几个经典的宫颈癌腔内放疗方法，共同都具两个特点：阴道照射的剂量不低于宫腔照射量，因而都能形成宫颈癌需要的理想的扁梨形放射曲线；在治疗上运用个别对待的治疗原则，因而才能取得好的疗效。

（三）组织间照射

由针状容器内置放射源直接插入组织间或肿瘤间进行照射，次数不宜过多，操作宜在麻醉下进行，应尽量减少创伤。巴黎方法被认为在大多数情况下，能较好地进行组织间照射。Pierpuir 1978 年叙述巴黎方法的基本原则为：①放射源为平行的直线源；②放射源长度相等；③放射源中点位于垂直放射源轴的同一平面；④插植面中的每条直线源活性长度相同；⑤插植时放射源间距相等，依插植体积大小的不等，其间距亦不同，可在 5~20mm 之间；⑥立体插植时中心平面源排列成等边三角形或正方形。

按上述原则行组织间治疗剂量计算时，以各源间中心点剂量之和的平均值为基础剂量，参照剂量为基础剂量的 85%。本法适用于病灶清楚，插植部位无感染，插植部位不影响重要器官的肿瘤，如宫颈癌局部大菜花状肿瘤在正规治疗前为缩小局部肿瘤可采用，又如其他的孤立性肿瘤，一般放疗效果不显著者也可选用组织间照射。

（四）近代后装腔内放射治疗

1. 发展过程　自 1903 年 Margaret Cleaves 用镭治疗宫颈癌后，1914 年及 1919 年相继建立了腔内治疗宫颈癌的斯德哥尔摩及巴黎方法。一直到后装腔内治疗机出现之前，即半个多世纪宫颈癌的腔内放射治疗，医护人员一直是带着放射源进行操作，医护人员受放射线的辐射问题一直未得到很好的解决。同时由于传统腔内治疗时间长，对病人的身心压力都较大，治疗期间难以保持放射容器的准确位置。因此，1960 年 Henschne 及其同事提出了远程低剂量率后装技术,即先将空载的放射容器置于体腔内病变部位,然后在有防护屏蔽的条件下远距离地将放射源通过管道传输到容器内进行治疗。该技术的应用很好地解决了医务人员的辐射防护问题。但由于低剂量率后装治疗时间仍然很长,传统治疗的另两个问题仍然存在。Henschke 等(1964)及 O'connel(1967)开始应用远距离高剂量率后装技术,使得传统腔内放疗的三大缺点得以弥补。随之,各国都有不同的后装机出现,如日本的 Ral-stron,加拿大的 Rrachytron,英国的 Cathetron,荷兰的 Selectron,法国的 Curietron,苏联的 ATAT3-B3,前西德的 Buchler,以及各种国产后装机(如北京型 192 铱后装腔内治疗机及北京科霖众医学技术研究所生产的多功能后装治疗系统等)。经过多年的临床应用,实践中保留了优者,淘汰了劣者,到 20 世纪 90 年代后装腔内治疗机 Selectron 得到多数学者的认同。我国目前应用最多的后装机除 Selectron 外,国产机大都是仿 Selectron 机。

2. 后装腔内治疗机的分类 后装腔内治疗机根据其对"A"点放射剂量率的高低可分为 3 类:

(1)低剂量率后装腔内治疗机 "A"点剂量率在 0.667~3.33cGy/min 者为低剂量率后装腔内治疗机。其优点是它与传统的腔内放疗极其相似,所以治疗上完全可以借助于传统腔内放疗的原则和经验,如法国的 Curietron 及荷兰的 LDR-Selectron 等。由于治疗时间长,每台后装机只能治疗 1~2 人次,经济负担很重,防护要求高,要有要求很高的放射防护病房,所以应用很受限制。

(2)中剂量率后装腔内治疗机 "A"点剂量率在 3.33~20cGy/min 者为中剂量率后装腔内治疗机,如法国的 Gynetron。由于它既无低剂量率的优点,又无高剂量率的长处,也无自己突出的特点,所以未得到广泛的应用。

(3)高剂量率后装腔内治疗机 "A"点剂量率在 20cGy/min 以上者属高剂量率后装腔内治疗机,是宫颈癌腔内放疗应用最广泛的一种。HDR-Seleelron 机就是高剂量率后装机的代表,北京型铱-192 后装机及多数国产后装机也属此类。高剂量率后装机的优点:有防护屏蔽远距离的后装放射源,医师可以根据治疗需要,精心地进行摆位和固定不受放射影响,这样可以更有效地发挥治疗作用,减少对直肠、膀胱的辐射量;由于治疗时间短,病人痛苦少,避免放射容器移位,减少了护理工作,增加了病人的治疗量,降低了感染率,不需要防护条件很高的放射病房。

3. 高剂量率后装腔内治疗机的容器 经过半个多世纪的实践为大家所公认的传统腔内放疗方法的特点与经验:宫腔与阴道的照射剂量要有适当的比例,才能形成宫颈癌腔内放疗所需要的理想的放射曲线;要遵守个别对待的治疗原则。这些特点和经验在高剂量率后装治疗也完全适用,只是高剂量率与低剂量率的放射剂量的计算上略有差别,需要适当的转换(较正系数 0.5~0.8)。宫颈癌除早期病变较局限外,中、晚期的局部变化均较大,可以蔓延至穹隆、阴道,甚至广泛浸润。肿瘤的表现可以多种多样,也可以产生各种不规则形状。后装治疗机是放射治疗工具,它与临床治疗效果有关的只是它的放射源排列是否合理,即放射容器特别是阴道容器是否理想,它能否形成临床需要的各种放射剂量分布,以满足宫颈局部复杂的病变需要,这是评价后装机质量的关键所在。

(1)宫腔容器一般后装的宫腔管是 4.5~7mm 直径的金属管,有直管及略弯的两种。靠放射源摆动的长度与速度的不同,可形成各种不同的剂量曲线。

（2）阴道容器形状很多，不管外形如何，基本都是能使阴道放射源与宫腔放射源呈垂直方向的不同有效长度的线源排列，形成宫颈癌放疗所需的剂量曲线。国产后装机的容器设计一般均较合理，其中北京型后装容器更为理想。

北京型后装容器的特点是宫腔管外径仅 4.5mm，不需扩张宫颈即可顺利置入，宫腔放射源可行线性或非线性摆动，形成正梨、倒梨、柱状及梭形等不同形状及大小的各种剂量分布曲线（图 1-1-6）。阴道容器是以 1、2、3 个排管为基础，可以任意组合成 1~6 个排管容器（图 1-1-7）。放射源在阴道容器内自动直立 900，形成剂量分布较均匀的椭圆形剂量曲线（图 1-1-7）。官腔源与阴道源联合使用。

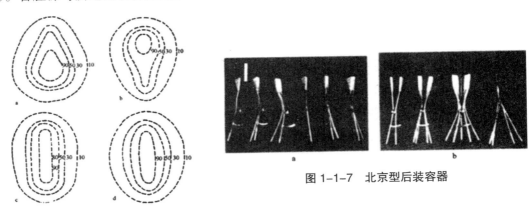

图 1-1-7　北京型后装容器

图 1-1-6　北京型后装宫腔放射源形成的剂量曲线

可组成宫颈癌放射治疗需要的较理想的多种扁梨形剂量分布（图 1-1-8，1-1-9），并有特殊型容器，以适应特殊治疗需要。阴道容器本身带有防护装置，以减少对直肠等正常组织的放射损伤。北京型后装容器是在北京型容器的基础上发展而成的，它比北京型容器更加灵活适用。

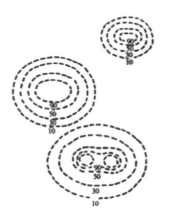

图 1-1-8　不同大小的阴道容器形成的椭圆形剂量曲线（冠状面）

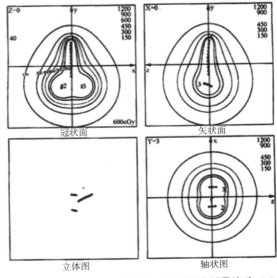

冠状面　　矢状面

立体图　　轴状图

图 1-1-9　宫腔及阴道对 A 点的供给剂量比为 1:1

（3）宫腔多管道后装放疗

此处主要涉及的是子宫内膜癌的腔内多管道后装放疗问题，以往我国有关资料并未作过较多的介绍。作者本人也重视不够，主要原因是传统的改变了放疗在治疗宫内膜癌地位的Heyman 宫腔填充法：国内仅个别单位使用，且经验不多，效果不好。我们强调了放疗与手术的综合治疗及提出了 F 点及 A 点两个参照点来评估子宫内膜癌腔内放疗剂量分布的合理性，使之 Ⅰ、Ⅱ 期子宫内膜癌的疗效明显提高，且多次强调即使初治时不够手术条件，经全量放射治疗后，亦应争取将子宫切除。对沿袭及改良 Heyman 方法未予应有的注意，特别对在实施治疗时的麻醉、扩宫等与我们治疗方法有差异。

事实上，子宫内膜癌的单纯放疗近些年来有了明显发展，其疗效已可以与宫颈癌的疗效媲美。宫腔的多管（二管或三管）后装治疗对宫腔治疗有很多优点，形状是很重要的因素。图为：Rotte 所介绍的二管道后装容器。如能保证子宫各壁的高量照射，子宫角部也能得到足够剂量。当然，宫腔容器的形状是很重要的因素。在临床上，我们亦可使用有一定弯度的单一宫腔管，治疗时分二次将弯曲部置于两侧宫角，同样能达到所述双管容器的作用。

上面所介绍的宫腔多管道容器，我院有使用经验，如图（1-1-10,1-1-11）所示：

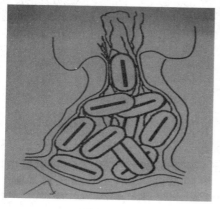 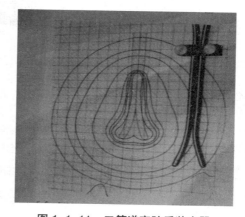

图 1-1-10　　　　　　　　　　　图 1-1-11　二管道宫腔后装容器

需要说明的是，改进宫腔容器是发展子宫内膜癌腔内放疗的一个方面。

4. 后装腔内放疗的方法　后装腔内治疗技术的发展历史较短，至今还没有像传统的腔内放疗那样形成了斯德哥尔摩法、巴黎法等为人们所公认的宫颈癌腔内治疗方法。后装腔内治疗的方法很多，综合如下：一般每周 1 次，个别的每周 2~3 次或每两周 1 次，每次"A"点剂量在 300~1000cGy 之间，"A"点每周剂量一般均在 1000cGy 之内。整个疗程腔内照射的"A"点总量因体外照射方法和剂量的不同而异，一般体外照射与腔内照射给"A"点剂量的总和为7000cGy 左右。

5. 腔内放疗剂量的计算　传统的腔内放疗的剂量是以毫克·小时表示，毫克是重量单位，小时是时间单位，两者都不是放射剂量单位，所以以毫克·小时只是经验剂量，它不能确切反映肿瘤剂量。后装腔内放疗剂量是以"A"点为参考点计算的。由于每次治疗放射源的位置不可能完全相同，肿瘤体积亦经常在变化。理论上的"A"点剂量与实际剂量相差甚远，肿瘤是立体的，只用一点的剂量来表示也同样不能反映出肿瘤的真正受量，后装腔内治疗机的电脑可以设计出较理想的、立体的放射治疗剂量曲线,这比"A"点参考剂量更有意义。"A"点作为参考点只用于宫颈癌的腔内放疗,对宫体癌及阴道癌则不适用。

六、小结

随着近距离治疗术的完善,近距离照射的应用将更加广泛,摄影技术的发展(CT、MRI、术中超声)使靶区的确定更加准确,通过计算机控制的剂量优化措施,使靶区的剂量分布更加满意。但是应该注意的是,目前高剂量率近距离照射国际或国内各研究机构之间尚无一个方法学和剂量分布方面的规范和标准。这是高剂量率近距离照射等待解决的问题,另外,高剂量率近距离照射的晚期损伤目前尚不明确,进一步的前瞻性随机分组研究包括疗效、毒性(急性反应和晚期损伤)、生存质量和花费效益比是必要的。

第三节　妇科肿瘤组织间插植治疗

组织间插植是将针状容器插入肿瘤或其临近组织进行放疗。虽然在镭疗早期已有使用,但在近代后装治疗得以发展,因为放射源微型化、高强度、计算机使用,使治疗损伤小、时间短、治疗剂量计算得以即时解决。近年来,由于当代后装机,如 WD—18 在国内较为普及,已有一些单位开展了妇科肿瘤组织间放疗。组织间放疗的优点在于肿瘤可以直接受到高剂量照射,而周围组织受量较小。中国医学科学院肿瘤医院在 20 世纪 90 年代初已开始做组织间后装插植,源为 ^{192} 铱。主要用于宫颈外生型肿瘤插植,消除局部肿瘤,效果颇佳,一般视肿瘤大小,予 10~30Gy 肿瘤得以消除,宫颈外形出现,但需要时间,一般两周后出现效果;此外,用于常规治疗局部治疗不满意,仍存在肿瘤(包括阴道),可给局部插植,增加局部剂量,但应注意此时宫颈插植阻力较大,进针较为困难;对于局部转移癌、复发癌,特别阴道壁、尿道下方、直肠阴道隔病变,插植均有益处。对后两种情况,PR 及 CR 分别为 77.8%、22.2% 及 70.0%、30%;平均生存期分别为 3 年及 2.6 年。也有个别病例生存超过 5 年以上。但总的说来,组织间插植尚不能算是一种根治妇科肿瘤独立方法,虽属安全,但亦不宜插置次数过多,一般 2~3 次为宜。国外有对宫旁插植,国内仅有对宫颈、阴道邻近组织、后穹隆插植者(图 1-1-12),作者曾有一例于术后及放疗后插植的患者,阴道有渗尿情况,因瘘口细小,经保留尿管长期开放,两周后自愈(患者年轻)。另一例晚期患者出现全身转移,曾做过组织间治疗,二者关系难以确定。由于妇科解剖原因,阴道没有足够空间行多针插植,一般用 1~2 针,大宫颈肿瘤多用 2~3 针。当代 ^{192} 铱插植多用 Pierquin 等人倡导的"巴黎体系",其主要原则为:

1. 放射源为平行的直线源;

2. 放射源全长相等;

3. 放射源的中点均位于垂直放射源轴

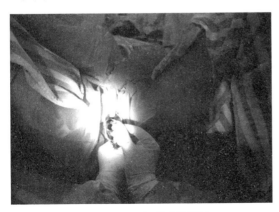

图 1-1-12　宫颈肿块插植

的同一平面；

  4. 插植面中的每条直线源有效长（活性区）应相同；

  5. 插植时，放射源的间距相等，依插植体积大小，其间距范围在 5~20mm 间；

  6. 体积插植时，横断面（中心平面），源列成等边三角形或正方形。

  以上述原则组织间治疗剂量计算时，以各源间中心点剂量之和的平均值为基础剂量参照剂量为基础剂量的 85%。

  实施组织间治疗时应注意无菌操作，局部清洁，无急性、亚急性感染，肿瘤界限应清楚，外生型大肿瘤插植可不必麻醉，经黏膜、皮肤插植可行表面麻醉或局麻。

  我国目前 ^{252} 锎中子后装机尚不能施行组织间治疗，因放射比度低，源较粗，但国外有 ^{252} 锎中子组织间治疗，系低剂量率治疗，随着 ^{252} 锎源生产的发展，其临床运用前景是乐观的。

（赵凤菊，何　婧）

第二章　免疫学与妇科肿瘤

　　免疫学是研究外界有害物质侵入机体后,机体如何消灭入侵者,以保护机体不受其害的科学。对免疫学的研究是从抗感染免疫开始的。每当有害的微生物侵入机体,机体的免疫系统能针对有害微生物产生免疫反应。其中包括抗原特异性抗体和免疫活性细胞的激活,以及一些非特异性免疫成分的活化。免疫系统能够精确地识别什么是体内的正常成分("己"),什么是外界侵入的异常成分("非己"),它只对"非己"成分起免疫反应并将其清除。在正常情况下,免疫系统不对"己"成分产生反应,否则会导致自身免疫性损伤和疾病。

　　抗感染免疫的研究带动了整个免疫学的进展。现在已知,来自外界的"非己"成分并不限于致病微生物。同种移植物,由于与宿主的主要组织相容性复合体(major histocompatibility compltx, MHC)抗原不相匹配,也会被视为"非己"成分,而遭受被排斥的命运。肿瘤细胞是由体内的正常细胞转变而来的,由于具备许多不同于正常细胞的生物学特征,其中有些也可被机体的免疫系统视为"非己"成分并对它产生免疫反应。然而,这种抵御肿瘤生长的免疫反应远不如抗同种移植物免疫反应那样有效,虽然二者在许多方面是相似的。肿瘤免疫学一方面要弄清肿瘤免疫反应的实质,另一方面探讨肿瘤逃脱免疫控制的机制,以采取针对性干预措施,有效的遏制肿瘤生长,并与其他行之有效的治疗方法相配合,达到提高疗效,防止肿瘤复发、转移的目的。

第一节　肿瘤免疫反应

一、肿瘤抗原

　　任何一种免疫反应都是由抗原启动的。肿瘤特异性抗原(tumor specific antigen, TSA)是用小鼠肿瘤移植实验揭示出来的。用化学致癌物诱发纯系小鼠产生肿瘤,将肿瘤再移植到同系正常小鼠体内,肿瘤细胞进行性生长并导致宿主死亡。若在肿瘤生长中途(肿瘤尚未扩散时)将肿瘤完全切除,小鼠可免于一死。还对该肿瘤的再次攻击产生抵抗力,使再次接种的该肿瘤不再生长,或长到一定大小后自动消退。这种抵抗力有特异性,因为再次接种来源于同系小鼠的另一种肿瘤仍能进行性生长。将产生了抵抗力的小鼠脾细胞转输给另一同系小鼠,能将对该肿瘤的抵抗力传递过去。这些实验有力的说明,肿瘤能被宿主视为"非己",产生特异的免疫排斥反应。TSA 的特异性在化学致癌物诱发的肿瘤表现得比较明显。同一致癌物在同系动物诱发的不同肿瘤,即使组织学免疫相同,也各具有独特的抗原。致瘤病毒引起的肿瘤则不同,同一病毒引起的不同肿瘤往往有共同的抗原。

不同肿瘤特异性抗原引起的免疫反应强度不一。能引起强反应的,其免疫原性(immunogenicity)强,反之则免疫原性弱。实验证明,致瘤病毒诱发的肿瘤免疫原性强,化学致癌物诱发的肿瘤免疫原性次之,动物的自发性肿瘤免疫原性最弱。自发性肿瘤和某些免疫原性弱的诱发肿瘤被移植到同基因动物体内后,多半难以引起宿主的免疫反应,肿瘤进行性生长,属进展型肿瘤。免疫原性强的肿瘤因能引起宿主的免疫排斥反应,肿瘤可自行消退,故称为消退型肿瘤:

人类肿瘤不是人为诱发的,属自发性肿瘤之列,其免疫原性一般较弱,在人体内进行性生长。人类肿瘤抗原大多并非肿瘤细胞所独有,在正常细胞也有表达,只是表达水平有高低之别。因此,现已将人类肿瘤抗原统称为肿瘤相关抗原(tumorr associated antigen,TAA)。正因为正常细胞也能表达 TAA。免疫系统难以鉴别"己"与"非己",对 TAA 易产生免疫耐受,对肿瘤不能产生有效的免疫排斥反应。然而,分子肿瘤学研究证明,在细胞癌变过程中原癌基因的异常活化可由基因的突变所致。突变引起其编码蛋白产物异常,是正常细胞所没有的。例如,c-ras 基因点突变使其产物 p21 异常,成为体内本来不存在的"非己"成分。又如 bcr/abl 是染色体易位所形成的异常嵌合蛋白,也成为"非己"成分。原以为这些异常产物局限于细胞内,不能被免疫系统所识别。现在已知这些内生的"非己"成分,在细胞内经蛋白酶体(proteosome)作用,降解成肽片段(一般为9~11个氨基酸残基),经 TAP 转运系统带入内质网,在那里与新合成的 MHC I 类分子结合,形成肽—MHC I 复合物,最终被转运至瘤细胞表面表达,供 CTL 识别并成为免疫攻击的靶子。此外,由病毒引起的肿瘤(如宫颈癌),按同样的加工径路,可在肿瘤细胞表面持续表达病毒基因产物。

人类肿瘤相关抗原研究已取得令人瞩目的进展。比利时学者 T.Boon 首次从人恶性黑色素瘤克隆出细胞毒性 T 细胞(CTL)所识别的肿瘤抗原基因(张友会 1994)。迄今,已分离到 MAGE、GAGE、BAGE 等基因系列。这些基因在其他肿瘤如乳腺癌、肺癌、食管癌等,也不同程度地表达。在正常组织中,惟有睾丸表达,故又称癌—睾丸抗原。这类肿瘤相关抗原的确定,为人类肿瘤主动特异性免疫治疗奠定了理论基础并提供了现实可能。

二、肿瘤免疫反应的诱导

(一)辅助性 T 细胞(helper T cell,Th)

淋巴细胞有两大亚群,T 细胞和 B 细胞。它们都能识别独特的抗原并在识别过程中实现自身的活化。然而,二者识别抗原的机制不同。B 细胞以表面的膜结合免疫球蛋白作为抗原受体,与抗原结合时,B 细胞被活化,并在 T 细胞因子参与下增殖分化为分泌免疫球蛋白(抗体)的浆细胞。T 细胞表面有结构类似于膜结合免疫球蛋白的抗原受体(T cell receptor,TCR),系由以二硫键连接的两条跨膜肽链(多数 T 细胞为 α、β 链,少数为 γ、δ 链)所构成的异二聚体。α/β(或 γ/δ)链又与 CD3 分子形成复合体,共同组成 TCR。TCR 与 B 细胞的膜结合免疫球蛋白不同, 它不能直接与游离的抗原相结合。抗原需先由另一细胞群加工处理后向 Th 递呈,方能与 TCR 结合。这类细胞统称为抗原递呈细胞(antigen—presenting cell,APC)。巨噬细胞、树突状细胞、B 细胞都有抗原递呈能力,以树突状细胞的递呈抗原能力最强。它们都是专职的抗原递呈细胞,其共同特点是细胞表面除有 MHC I 类分子外,还有 MHC II 类分子和共刺激分子表达。

所谓抗原加工是在抗原递呈细胞内将从细胞外摄取的完整的蛋白分子，经溶酶体酸性水解酶溶解为小的片段（肽），然后与 MHC Ⅱ类分子结合形成复合物，表达于 APC 表面，供 CD4+Th 细胞识别。MHC 分子有高度多态性，Th 只能识别与自身 MHC Ⅱ类分子结合的抗原肽。因此，其活化受 MHC 的限制；抗原肽与不同于自身的 MHC Ⅱ类分子结合形成的复合物，不能被 Th 所识别，也不能使 Th 活化。

此外，抗原递呈细胞还有另一条径路加工摄入的抗原，即通过蛋白酶体降解内源性蛋白，形成的肽片段与 MHC Ⅰ类分子结合成复合物，表达于抗原递呈细胞表面，供 CD8+T 细胞识别。

（二）淋巴因子分泌

FCR—CD3 复合体与抗原—MHC Ⅱ类分子复合物结合后几分钟内，通过细胞内的信号传导径路，使 T 细胞的许多基因开始转录。包括淋巴因子基因和淋巴因子受体基因的转录。其中与 Th 活化、增殖有密切联系的当属 IL-2 的分泌和 IL-2 受体的表达。IL-2 为 T 细胞生长因子，对表达了 IL-2 受体的 Th 细胞起自泌（autoorine）和旁泌作用（paracrine），使 Th 大量增殖、活化。活化的 Th 还分泌其他淋巴因子，有促使 B 细胞增殖、分化的 IL-4、IL-5、IL—6；还有能激活巨噬细胞和自然杀伤细胞（naturalkiller，NK）的 γ 干扰素（gamma interferon，IFN-γ），和刺激造血的几种集落刺激因子（colony-stimulatingfactors，CSFs）等。

（三）细胞毒性 T 细胞的产生

CD8+细胞毒性 T 细胞（Tc 或 CTL）是细胞免疫的主要效应细胞，是对肿瘤细胞发挥特异杀伤作用的细胞。CTL 的前体细胞是在胸腺内成熟的、有特异的 TCR 但尚无细胞毒活性的 CD8+T 细胞。CTL 前体细胞的 TCR 与肿瘤抗原结合，分化为 CTL。如前所述，TCR 所结合的并非完整抗原，而是在抗原递呈细胞表面表达的、与 MHC Ⅰ类分子结合的肽片段。然而，TCR 与抗原结合尚不足以激活 CTL，还必须获得共刺激信号（Co-stimulatory signals）方能有效地进入活化状态（Cheil，2003）。这种共刺激信号是由抗原递呈细胞（如树突状细胞）表面表达的 B7 分子（CD80、CD86），通过 T 细胞表面的 CD28 所提供的。缺少共刺激信号，T 细胞不但不能被激活，还会进入免疫耐受状态。此外，在 CTL 活化、增殖过程中，还有 Th 细胞分泌的淋巴因子（如 IL-2、肿瘤坏死因子、IFN-γ 等）参与。

三、免疫效应细胞对肿瘤细胞的杀伤作用

能对肿瘤细胞起杀伤作用的免疫效应细胞有 CTL、巨噬细胞和 NK 细胞。

CTL 的作用是特异性的，并受 MHC Ⅰ类分子所限制。CTL 与肿瘤细胞结合并被激活后，便向肿瘤细胞释放细胞毒因子。目前认为 CTL 至少能释放两种因子消灭肿瘤细胞。一是穿孔素，或称孔形成蛋白（perforin，or pore-forming protein，PFP），在肿瘤细胞壁打孔；另一是粒酶（granzyme），经由 PFP 打的孔进入靶细胞，对蛋白起分解作用。此外，CTL 表达 Fasl 与瘤细胞表达的 Fas 结合可导致瘤细胞 DNA 断裂和凋亡（apoptosis）。CTL 在肿瘤细胞死亡后也发生凋亡，即所谓的活化后凋亡（post-activation apoptosis）。

巨噬细胞除作为诱导细胞免疫反应的抗原递呈细胞外，又是对肿瘤细胞进行非特异性杀伤的主要效应细胞。巨噬细胞经 IFN-γ 激活后有很强的广谱细胞毒作用；许多生物反应调

节剂(biologic response modifiers,BRMs),如各种细菌菌苗(卡介苗、小棒状杆菌菌苗、OK432等)、细菌提取物(胞壁酰二肽等)和各种多糖,都有程度不同的激活巨噬细胞的作用。活化的巨噬细胞与肿瘤细胞接触,触发细胞毒因子释放,其中包括肿瘤坏死因子a(TNF-α)和活性一氧化氮(NO)。FNF-α 通过 TNF 受体引起肿瘤细胞 DNA 断裂,导致细胞凋亡。然而,不是所有肿瘤细胞都对 TNF-α 敏感,而活化的巨噬细胞对 TNF-α 不敏感细胞仍能有效地起杀伤作用,因为活化的巨噬细胞还能分泌细胞毒活性很强的 NO。例如,能自发肺转移的小鼠乳腺癌对 TNF-α 并不敏感,但激活肺泡巨噬细胞能显著抑制肺转移的形成,是通过释放 NO 实现的(任圆,等 1996)。

自然杀伤(NK)细胞为非 T 非 B 细胞,占外周血淋巴细胞的 5%~10%。NK 细胞来源于骨髓,不依赖于胸腺,在胸腺以外发育成熟。NK 细胞体积大,胞内含嗜天青颗粒,属大颗粒淋巴细胞(1arge granular lymphocyte,LGL)。与巨噬细胞不同,NK 细胞无需预先激活即显示出细胞毒活性,但在 IL-2、IFN—γ 作用下,其细胞毒活性加强。然而,NK 细胞只能杀伤不表达 MHC I 类分子的靶细胞。这是因为 NK 细胞具有以 MHC I 类分子为配体的杀伤细胞抑制性受体(killer-cell inhibitory receptor,KIR)。肿瘤细胞由于基因突变,其 MHC I 类分子常常缺失而不能被 CTL 所识别、杀伤。这样,NK 细胞和 CTL 在抗肿瘤免疫效应中起到了互补作用。NK 细胞在体外经高浓度 IL-2 作用后,其细胞毒活性显著增强。能杀伤原来对 NK 细胞不敏感的肿瘤细胞。这种细胞即淋巴因子激活的杀伤细胞(lymphokine activated killer,LAK),可用于肿瘤的继承性免疫治疗(详后)。

四、肿瘤生长逃脱免疫监控的机制

用免疫学方法能在肿瘤病人检测到针对肿瘤抗原的免疫应答反应。但是,肿瘤通过何种机制逃脱免疫系统的监控而进行性生长?这是肿瘤免疫学多年来着重研究的课题;大概在不同病人、患不同肿瘤,这种机制不尽相同。归纳起来,大致有以下几种:

肿瘤细胞是从正常细胞衍变而来的,肿瘤相关抗原大多并非肿瘤细胞所特有,机体的免疫系统难以同对待同种移植物那样,排斥肿瘤。即使发生基因突变的癌基同,和染色体易位而形成的嵌合基因,它们编码的那段异常序列不一定能与病人 MHC I/II 类分子结合,并用以激活 CD8⁺/CD4⁺T 细胞。

正常的免疫反应接受来自正、负两方面的调节。两方面的调节相互制约,使免疫反应在强度和时间上,动态地适应机体内环境的变化。肿瘤生长过程中,免疫负调节占优势,免疫反应水平减低是不争的事实。对其机制有不尽相同的解释。早年盛行的肿瘤诱导 CD8⁺抑制性T 细胞(Ts)一说,但未能证明是不同于细胞毒性 T 细胞(Tc)的一个独立亚群。当前认为,CD4⁺CD25⁺T 细胞是起负调节作用的 T 细胞(又称调节性 T 细胞,Treg),在正常人它大约占 CD4⁺T 细胞的 5%~10%,肿瘤病人明显增加,其程度与病情相关(Sasada 等,2003)。其免疫负调节作用可能是通过分泌 TGF-β 实现的(Woo 等,2001)。

免疫反应还受 Th 的两个亚群,Th1、Th2 分泌不同细胞因子的正、负调节。Th1 分泌的 IL-2、IFN-γ、GM-CSF 对 T 细胞介导的免疫反应起促进作用,对 Th2 的功能起抑制作用;Th2 分泌的 IL-4、IL-10、TGFβ 则可反过来抑制 Th1 的活动,二者相互制约。若一方过度增强,便引起 "免疫偏离"(immune deviation)。恶性肿瘤病人常出现以 Th2 功能占优势、Th1 细胞因子

IL-2、IFN-γ 分泌降低、T 细胞介导的抗肿瘤免疫反应受抑制的免疫偏离（Zhang 1996）。此外，有些瘤细胞也能分泌 IL-10、TGFβ，更加重对肿瘤免疫反应的抑制。TGFβ 还可通过肿瘤表面表达的相应受体，以自泌（autocrine）方式促进肿瘤细胞增殖。

免疫反应取决于树突状细胞和淋巴细胞的反应性。在肿瘤微环境内，可能由于肿瘤细胞分泌的细胞因子抑制树突状细胞的活化、成熟，使抗原递呈功能显著降低（李春昭等，2002）。T 淋巴细胞的 CD3 分子负责抗原肽与 TCR 结合时的信号传导，以激活 T 细胞；其 ξ 链尤为重要。在肿瘤微环境内浸润的 T 细胞，ξ 链的表达普遍下调，处于活化不能的状态（Whiteside 等，1999）。发起、执行抗肿瘤免疫反应的这两个主要成员的功能状态异常，肿瘤自然能够逃脱宿主的免疫监控而进行性生长。

第二节　肿瘤的免疫诊断

用免疫学技术对肿瘤进行诊断，是基于肿瘤细胞具有不同于正常细胞的标志。这些标志，包括 TAA，大多是量的增多，而不是质上的差别。假阳性和假阴性反应都在一定程度上存在。应结合临床表现对结果作出恰当的解释。

20 世纪 70 年代以前，肿瘤的免疫诊断水平不高，因为不能制备特异性高的抗休。1975 年 Kohler 和 Milstein 成功地用杂交瘤技术制备单克隆抗体（单抗），将免疫诊断（包括肿瘤的免疫诊断）水平提高到崭新的水平，根据抗体生成的克隆选择学说，每一种抗体都是由一个抗体生成细胞经过无性繁殖而形成的细胞克隆，如同一个家族（但不是有性繁殖）所产生的。用通常的方法制备的抗血清是由不同细胞克隆分泌的各种抗体的混合，特异性不高。单克隆抗体的制备是将抗体生成细胞与骨髓瘤细胞融合形成杂交瘤，再用有限稀释法选出分泌特定抗体的单一杂交瘤克隆，从而将抗体的特异性与瘤细胞无限增殖能力巧妙地结合起来。

一、用单抗检测肿瘤相关抗原

用单抗检测体液中的 TAA 浓度，已成为某些肿瘤的常规辅助诊断手段。目前常用放射免疫测定法（radioimunoassay，RIA）和酶联免疫吸附测定法（enzyme—linked immunosorbent assay，ELISA）。RIA 的原理是在同位素标记的纯化抗原（已知的）和未标记的抗原（待测的）之间对抗体的竞争性结合；标本中的待测抗原含量愈多，标记的已知抗原同抗体的结合愈少，反之亦然。测定抗原抗体复合物的放射性即可推算出待测标本中的抗原浓度。ELISA 是将待测抗原包被于平底塑料培养板之孔底，加入抗体（一抗），洗去未与抗原结合的抗体后，再用酶标记的抗抗体（即二抗，一般用兔抗鼠或羊抗鼠免疫球蛋白的抗体）与一抗结合，充分洗涤后加入酶底物显色，从颜色深浅推算出抗原的浓度，如有针对同一抗原分子的不同抗原决定簇的两个单抗，可采用双抗夹心法：先用一个单抗包被孔底，加入待测抗原，洗去未结合的无关抗原，然后加入酶标的另一单抗，显色。Western 免疫印迹法亦常用来检测抗原。所谓印迹是将大分子物质（核酸、蛋白）从一固相介质转移到另一固相介质。Western 印迹法可从一个复杂的蛋白混合物检出某一特定的蛋白（抗原）。先对蛋白混合物（如血清）进行凝胶电泳，将分子量大小不同的蛋白分开；将凝胶上的蛋白转移到硝酸纤维素膜上，用同位素或酶标记的单抗处理膜,再施行放射自显影或酶底物显色,即可检出抗体所针对的抗原。

可供免疫诊断妇科肿瘤的免疫标志有甲胎蛋白(alpha-fetoprotein,AFP)、癌胚抗原(carcinoembryonic antigen,CEA)、胎盘抗原、CA125 等。其中,免疫测定 AFP,对诊断内胚窦癌和监测疗效极有价值(Romeo,1981)。CEA 在结肠癌、胰腺癌有相当高的阳性率,对妇科肿瘤多只能用作追随观察(包括宫颈癌、卵巢黏液囊性腺癌)病情的发展。CEA 还有助于鉴别宫颈腺癌和宫内膜癌,后者的 CEA 多为阴性。有时卵巢黏液腺瘤 CEA 也升高。

胎盘来自胎儿,能产生一些带癌胚性质的物质,其中人绒毛膜促性腺激素(human chorionic,gonadotropin,HCG)诊断滋养层细胞肿瘤,已常规应用于妇科肿瘤临床。约有一半的绒毛膜上皮癌是继发于葡萄胎,在清除葡萄胎后 HCG 若持续阳性甚至继续升高,即为需要进行化疗的指征。HCG 也是指导化疗的重要指标,HCG 由两条肽链组成(α 链和 β 链),HCG 的 α 链与促甲状腺激素、卵泡刺激素和黄体生成激素的 α 链结构相同,因此,宜用 HCGβ 链单抗进行测定,以避免交叉反应。然而,有的病人 HCGα 链升高,但测不出 β 链,这些病人最终都发生了转移。在测定 HCG 时,宜同时测定 HCGα 链和 HCGβ 链,以增强对结果解释的可靠性(Hussa,1982)。胎盘碱性磷酸酶是滋养层细胞膜结合的酶,有热稳定和热不稳定两种同工酶。临产胎盘的碱性磷酸酶为热稳定型,在妊娠 6~10 周为热不稳定型。绒毛膜上皮癌时,热不稳定型碱性磷酸酶升高,提示此癌是在妊娠早期(13 周前)发生的。热稳定型碱性磷酸酶升高见于宫颈癌、卵巢癌、乳腺癌、肺癌;热不稳定型碱性磷酸酶升高还见于骨肉瘤、肝癌和卵巢癌。因此,这一肿瘤标志缺乏肿瘤专一性。

针对 CA125 的单抗 OC-125 目前最常用于辅助免疫诊断卵巢上皮癌(连利娟等,1985;吴爱如等,1988)。但 CA125 难以检出早期病例,更适于监测病情、判断预后。卵巢上皮癌的疗效不佳,除取决于其生物学特性(详后),大多因为发现太晚。因此亟待研究早期筛查的方法。在人类基因组(genomic)基本完成的基础上,蛋白质组(proteomics)研究已经提上日程。Petricoin 等(2002)用蛋白质组的研究方法,从早期卵巢癌病人的血清内鉴定出小分子量蛋白谱,具有较高的诊断灵敏性和准确性。这种先进的诊断方法已推广到其他肿瘤的早期诊断研究

二、肿瘤的免疫影像定位

针对肿瘤相关抗原的单抗,经放射性同位素标记后,原则都可用于肿瘤的影像定位。大量的临床前研究是以移植于裸鼠的人类肿瘤进行的。影像定位的可靠性和质量当然首先取决于单抗的专一性。此外还取决于抗体分子的大小、同位素的选择、核成像仪的水平、肿瘤内的血流分布和血管通透性等诸多因素。抗体属大分子,不易通过血管壁,宜使用免疫球蛋白的(Fab,)2 或 Fab 片段,不但灵敏度提高(可检出较小的肿瘤),抗体不能通过免疫球蛋白的 Fc 段与网状内皮系统的细胞(巨噬细胞、库普弗细胞)的 Fc 受体结合,因此能更多更快地在瘤内聚积。近年来采用单光子计算机断层仪(single photon computerized tomography,SPECT)能三维测定放射性,使成像更为精确。然而,经常采用的放射性同位素 ^{131}I,因其 γ 射线能量过强(364keV)而不适于 SPECT 检测。可用 ^{99m}Tc(140keV)或 ^{123}I(159keV)取代(Mach 等,1990)。

免疫影像定位多用于检出小的肿瘤转移灶,如用 ^{99m}Tc 标记的抗 HCG 单抗揭示绒癌的

转移。对卵巢癌进行此项检查有助于了解癌的侵犯范围和淋巴结转移情况(连利娟等,1988;杨秀英等,1991)。一般认为,免疫影像法可检出 1g 左右的肿瘤,有时是 B 超和 CT 漏诊的肿瘤。

第三节　肿瘤的免疫治疗

一、一般原则

在本章之首提及,肿瘤免疫与移植免疫在本质上虽有许多共同之处,然而,由于同种抗原的免疫原性强,极易引起宿主对移植物的排斥反应;肿瘤抗原的弱免疫原性则不易引起排斥肿瘤的免疫反应。加之,由于来自肿瘤细胞和宿主的某些免疫抑制因子,也使对肿瘤的免疫排斥反应难以产生,或使已建立的免疫反应难以发挥作用。因此,为保持同种移植物不被排斥需进行免疫抑制疗法,而为消灭肿瘤则需采取各种手段,在消除免疫抑制因子的基础上施行以增强肿瘤免疫排斥反应为目的免疫治疗。免疫治疗只应作为一种辅助治疗手段,在常规治疗消除了绝大部分肿瘤负荷之后施行。在这种情况下,机体的免疫反应性得到改善,才有可能对弱免疫原产生免疫反应。

在理论上,免疫治疗是一种理想的治疗方法,它是一种全身治疗,按零级动力学消火肿瘤细胞,而不损及正常细胞。但是,它的潜力有限,只能消灭经其他疗法残留的肿瘤细胞。对晚期肿瘤患者单纯施行免疫治疗,疗效往往不佳。

二、免疫治疗的类型

(一)主动免疫治疗

1. 瘤苗　取手术切除的肿瘤组织,经 X 射线照射(使之失去细胞增殖能力但仍保持其免疫原性)后与免疫佐剂制成瘤苗,给病人接种,以激发以 CTL 为主要效应细胞的免疫反应。由于受自身 MHC 的限制,只应采用自体的肿瘤制备瘤苗。为提高瘤苗的免疫原性做过多种尝试。其中以向肿瘤细胞转导细胞同子基因,是迄今最好的方法。在各种细胞因子基因中,以 IL-2 和 GM-CSF 基因单独或联合效果突出。转导基因的瘤细胞不仅失去成瘤性,而且可以诱导全身性抗肿瘤免疫反应(Dranoff 等。1993;Gansbacher 等,1990)。

2. 肽疫苗　采用肿瘤抗原肽是近几年来肿瘤免疫治疗的新策略,进展很快,前景看好(黄兰青,1996)。目前的水平是,凡已克隆的肿瘤抗原基因,便可从其核苷酸序列推断其编码蛋白,从蛋白的氨基酸序列找到能与特定的 MHC I 类分子相结合的肽片段。以黑色素瘤为例,MAGE-1 的第 161~169 氨基酸残基 EADPT'GHSY 经结合试验证明能与 HLA-A1 分子结合;MAGE-3 的第 271~279 氨基酸残基 FLWGPRALV 能与 HLA-A2 分子结合,MAGE-3 的第 167~176 氨基酸残基 MEVDPIGHLY 能与 HLA-B44 分子结合。这些肽片段在胞浆内形成后,在内质网中与 MHC I 类分子结合后可表达于黑色素瘤细胞表面,它们虽不一定足以诱发宿主的免疫反应,却可成为免疫攻击的靶子。根据这些片段的氨基酸序列人工合成肿瘤抗原肽,在免疫佐剂协助下进行免疫接种,能诱导特异 CTL 形成。或借助 APC,尤其是树突状细胞的抗原递呈作用,将抗原肽递呈给 CD8$^+$T 细胞并使之活化。这两种主动免疫法已用于治疗黑色素瘤病人,得到明显效果(Rosenberg 等,1998;Hsu 等,1996;Nestle 等,1998)。

研制肽疫苗还可利用癌基因、抑癌基因产物的肽片段。H-ras、p53 基因改变在人类恶性肿瘤中阳性率较高。由于点突变,其产物可被免疫系统视为"非己"成分。有的癌基因,如 Her-2/neu,虽无突变,由于基因扩增而异常高表达,也可成为免疫效应细胞攻击的靶子(侯英勇等,1996)。其编码蛋白 p185 具有免疫原性(李晓华等,1998)。此外,由于染色体易位或基因缺失而形成异常的融合基因,其编码蛋白也可成为"非己"成分。

在妇科肿瘤中,宫颈癌的病因与人类乳头瘤病毒(HPV)关系密切(zur Hausen,1996)。HPV 病毒基因整合到宫颈癌细胞基因组中,其产物(HPV 早期抗原 E6、E7)经胞内加工处理,表达于癌细胞表面。可以用其能与相应 MHC Ⅰ类分子结合的肽片段,制成肽疫苗。亦可用 E6/E7 基因构建表达载体,制成疫苗(详后)。

3. 独特型疫苗　根据 Jerne 免疫网络学说,抗体(Ab1)可变区,即所谓的独特型(idiotype),可以引发抗独特型抗体(anti-idiotype antibody)反应,产生抗抗体(Ab2)。后者可反馈地调节 Ab1 的作用。Ab2 的独特型又可诱导 Ab3,从而形成复杂的免疫网络。由于 Ab1 既能与抗原结合,又能与 Ab2 结合,因此 Ab2 可视为抗原的内影像(internallimage)。因为抗独特型抗体(Ab2)模拟抗原决定簇的结构,可取代抗原诱发抗肿瘤免疫反应(Nisonoff,1991;Bona,1996)。有报道用抗 p53Ab1 免疫小鼠,不但可引发 Ab2 产生,也诱导出针对 p53 阳性肿瘤细胞的 CTL 反应。这表明体内产生的 Ab2 便能起到抗原的作用(Ruiz 等,1998)。Ruiz 等是将抗体重链和轻链可变区基因克隆,根据基因序列,人工合成 VL-CDR3 和 VH-CDR3,作为 Ab1 的独特型进行免疫。这实际上也属肽疫苗范畴。

4. 非特异性疫苗　采用与肿瘤无关的抗原,所激发的免疫反应虽不是直接针对肿瘤抗原的,通过各种非特异性免疫活动也能在一定程度上控制肿瘤生长。常用的有卡介苗、小棒状杆菌菌苗和许多统称为生物反应修饰剂(BRM)的制剂。卡介苗和小棒状杆菌菌苗,尤其是瘤内注射,对宫颈癌、外阴癌、外阴黑色素瘤有一定疗效,但对局部和全身的副反应需要注意处理。这些 BRM 的抗瘤机制大多与激活巨噬细胞、NK 细胞和刺激细胞因子分泌有关。

(二)抗体治疗

如今,肿瘤单克隆抗体已作为携带化疗药物或毒素的运载工具,对肿瘤施行抗体导向治疗。用化学方法制备药物(或毒素)与单抗的结合物,利用单抗的相对专一性,使药物(或毒素)更多地聚集于肿瘤,以提高抗癌效应并减少对正常细胞的损伤。用人肿瘤的裸鼠移植模型做的实验证明,结合物对瘤细胞有选择性杀伤作用,且比游离药物强。用单抗与化疗药物的结合物治疗肿瘤,由于所携带的药物分子的数量有限,其效果不如单抗与毒素的结合物,即免疫毒素。常采用细菌毒素(白喉毒素、假单胞菌外毒素)和植物毒素(蓖麻毒蛋白)的 A 链制成免疫毒素(A 链是有毒部分,B 链是与细胞结合的部分)。实验证明,一个分子的毒素即可杀死一个肿瘤细胞。对一些容易产生多药抗药性的肿瘤(如卵巢癌),免疫毒素的疗效应优于单抗与化疗药物的结合物。免疫毒素的疗效要求单抗与肿瘤细胞结合后能被内吞入细胞内,否则不能发挥作用。不能被内吞的单抗不适于制备免疫毒素。

放射性同位素标记的肿瘤单抗可用作影像定位,也可用于治疗,即放射免疫治疗。借助肿瘤单抗的导向,放射治疗局限在肿瘤组织。因此可选用适于内照射的发射中等至高等能量

的 β 粒子的放射性核素。其射程在 100~1000μm,可对肿瘤起交叉"火力"效应,使那些不表达或低表达肿瘤相关抗原的肿瘤细胞不能幸免(Mach 等,1990)。放射免疫治疗需用很高的且放射性的同位素,在肿瘤聚积之前会对全身造成一定的辐射损伤,尤其是对骨髓造血功能的抑制,是其主要缺点。和影像定位一样,应该使用单抗的(Fab)2 作放射免疫治疗。

以单抗为工具进行导向治疗仍面临一些问题有待解决。首先是单抗的质量,尤其是作用的专一性决定着导向的准确性。现有的肿瘤单抗都或多或少地与某些正常细胞起交叉反应。因此,要把化疗药物完全集中到肿瘤是困难的。这在应用免疫毒素时更需持慎重态度。其次是肿瘤细胞的不均一性(heterogeneity)使肿瘤相关抗原不可能表达在每一个肿瘤细胞。那些不表达的肿瘤细胞会逃脱肿瘤单抗导向的药物作用,放射免疫治疗在这方面则优于药物导向治疗,因为射线所形成的交叉火力能损伤在其射程范围内的所有肿瘤细胞。另一重要问题就是抗抗体的产生,这是因为用杂交瘤技术制备的单抗大多是小鼠免疫球蛋白。抗抗体与抗体所形成的免疫复合物会被网状内皮系统所清除而大大降低疗效。细菌毒素或植物毒素都是高分子量蛋白,反复使用也会刺激机体产生抗体,使疗效下降。作为导向工具,还可利用肿瘤单抗使 T 细胞与肿瘤细胞接触,以发挥其杀伤作用。这需要制备同时针对肿瘤相关抗原和 T 细胞分化抗原(如 CD3)的双特异性抗体(bi-specific antibody)。

为解决异种抗体用于治疗人类疾病易产生抗抗体的问题,已广泛采用基因工程技术,将鼠源单抗人源化。即对鼠免疫球蛋白(Ig)的结构加以改造,将免疫原性最强的鼠 Ig 恒定区置换为人免疫球蛋白的相应结构。这样,既保存了抗体结合相应抗原的特异性和结合力度,又大大降低了其免疫原性。当前已有多种可用于治疗肿瘤的人源化单抗,或单用,或与化疗药物合用。其中,赫赛汀(Herceptin)用于治疗癌基因 Her-2/neu 过表达的晚期乳腺癌(McKeage 等,2002;Stemmler 等,2005),和用于治疗 B 淋巴瘤的抗 CD20 单抗(Davis TA 等,2000),效果显著。一般认为,抗体治疗肿瘤的机制有二:其一是抗体依赖、细胞介导的细胞毒作用(Antibody-dependent cell-mediated cytotoxicity,ADCC),是通过人 Ig Fc 片段与 Fc 受体的巨噬细胞、NK 细胞和活化的 T 细胞结合并使之激活,对瘤细胞发挥杀伤作用。其二是活化补体溶解瘤细胞。此外,目前认为赫赛汀与 Her-2/neu 结合,后者被内化并在细胞内降解,瘤细胞从而失去了能与生长因子结合的受体,肿瘤细胞的自泌性生长环被打断,生长受抑。

(三)继承性免疫细胞治疗

这是将有免疫活性的自体的或异体的免疫细胞输给肿瘤患者,提供现成的免疫力,以达到治疗目的。

1. 淋巴因子激活的杀伤细胞(lymphokine activated killer,LAK)所谓 LAK 是将外周血淋巴细胞在体外经高浓度淋巴因子 IL-2 激活 3~5d 而扩增为具有广谱抗瘤作用的杀伤细胞。将 LAK 输给带瘤小鼠不但使原发瘤消退,还可使已确定的肿瘤转移消失。从 1984 年末开始用自体 LAK 加基因重组 IL-2 给已失去常规治疗可能的晚期肿瘤患者治疗,结果证明疗效以恶性黑色素瘤和肾癌较好,完全缓解(CR)和部分缓解(PR,肿瘤缩小 50% 以上)率分别为 21% 和 35%(Rosenberg,1991)。制备自体 LAK 需用细胞分离机先将外周血白细胞尽可能多地分离出来。这不仅需要特殊仪器设备,对患者也造成一种威胁。国内在应用 LAK 作为继承性免疫治疗时,大多用正常人的成分血分离淋巴细胞,或用人工流产胎儿的脾细胞制备 LAK。用 LAK 治疗癌性积液有较好疗效。

对 LAK 前体细胞的认识还不一致。一般认为 LAK 前体细胞为 NK 细胞,但在 IL-2 作用下,出现了 T 细胞的一些表现。

2. 肿瘤浸润淋巴细胞(tumor-infiltrating lymphocyte,TIL) 是从肿瘤组织分离的,是宿主对肿瘤的反应。动物实验证明,TIL+1L-2 治疗小鼠肿瘤肺转移,效果较 LAK 强。若与环磷酰胺合用,TIL+1L-2 的效果更好。TIL 具有 CTIL 表型(CD3⁺、CD4⁻、CD8⁺),主要对自体肿瘤起杀伤作用,受 MHC Ⅰ类分子限制。对黑色素瘤的研究揭示,TIL 的作用受 HLA-A2 限制;用转基因技术 HLA-A2 基因导入来自不同患者的黑色素瘤,均可被 TIL 所杀伤。这说明黑色素瘤具有受 MHC 限制的共同抗原。然而,在 TIL 中可能还有不受 MHC 约束的 CTL。对黑色素瘤的治疗结果表明,TIL 的疗效略高于 LAK, 与环磷酰胺合用,TIL+IL-2 的 CR+PR 率为39%。

(四)细胞因子治疗

近十年来,一系列细胞因子被发现,已分离纯化、基因被克隆的不下几十种,其中不少具有抗癌潜力。有的是直接对肿瘤细胞起抑制作用或杀伤作用,有的是通过增强机体的免疫功能发挥作用,有的兼有两种作用。

IL-2 除与 LAK 或 TIL 联合应用外,也可单独使用。对黑色素瘤和肾癌均有一定疗效,只是 CR+PR 不同程度地低于与 LAK 联合应用者(Rosenberg,1991),而且 IL-2 的剂量过大,可能引起寒战、发热、体重增加(水潴留所致)、动脉血压下降、肾功能障碍等一系列毒副作用。由于毛细血管通透性升高所致之液体渗漏,严重时可引起威胁生命的肺水肿。IL-2 与 IFN-α、单抗(抗 CD3)或化疗药物(如环磷酰胺)合用,有一定的协同作用,使 IL-2 的用量减少,可起增效减毒作用。

干扰素已较广泛地用于肿瘤的治疗。IFN 有 3 种,α、β、γ。IFN-α/β 为病毒感染白细胞/成纤维细胞的产物,IFN-γ 是 Th 的产物。α 和 β 型 IFN 的结构 30%同源,共享一个受体,有极相似的生物活性,能抑制病毒复制,抑制细胞(包括肿瘤细胞)增殖,能激活 NK 和巨噬细胞,诱导 MHC Ⅰ类分子表达。IFN-γ 除有以往活性外,有更强的免疫调节作用,包括激活CTL、诱导 MHC Ⅱ类分子表达和 Fc 受体表达。IFN-γ 与 IFNα/β 的基因无同源性,也无交叉抗原性,各有自己的受体。基因重组的 IFN-α 早已用于临床,在诸多肿瘤中以毛细胞白血病的疗效最好,CR+PR 率可达 80%以上, 其次为慢性髓细胞性白血病和低恶度淋巴瘤和皮肤型 T 细胞淋巴瘤。一种罕见的 APUD 肿瘤(包括小肠类癌)经 IFN-α 治疗,缓解率高达 80%,并使症状和一些严重的并发症大为减轻;尽管 IFN-γ 比 IFN-α 有更多的免疫调节功能,Ⅰ/Ⅱ期临床试验结果表明,其结果并不优于 IFN-α。例如,IFN-α 和 IFN-γ 对慢性髓性白血病的缓解率分别为 71%和 38%(Balkwill,1989)。研究表明,IFN-γ 具有增强肿瘤细胞转移潜能的作用,而 IFN-α 则可减低肿瘤细胞的转移潜能(罗利群等,1994)。因此,临床上用 IFN-γ 治疗肿瘤应持慎重态度。

肿瘤坏死因子(TNF-α)治疗小鼠肿瘤,效果不错。小鼠能耐受 400ng/kg 的剂量,而此剂量是使肿瘤消退所必需的。然而,人类对 TNF-α 的最大耐受量为 8μg/kg,仅相当于治疗小鼠肿瘤剂量的 2%。这可能是 TNF-α 治疗人类肿瘤疗效不佳的原因之一。事实上,并非每种肿瘤都对 TNF 敏感。有些肿瘤细胞因缺少 TNF 的受体;有些肿瘤细胞即使有高亲和性受体,也对 TNF-α 不敏感。因此,问题可能出在与受体结合后的过程。动物实验表明,TNF-α 通过对肿瘤血管内皮的损伤引起出血性坏死。这种改变发生在肿瘤的中心部分,边缘部分的肿瘤细胞还要靠宿主的免疫活性细胞(CTL)去消灭。因此,如果没有有效的 CTL 反应,TNF-α 疗效也要打折扣。由于 TNF-α 的毒副作用,目前推荐瘤内注射或作区域性灌注,可取得一定疗效。

在细胞因子中有一类能促进造血的细胞因子集落刺激因子(CSF),包括 IL-3;G-ESF、M-CSF 和 GM-CSF。基因重组 M-CSF 和 GM-CSF 已广泛临床应用。它们对骨髓生成粒细胞和单核细胞有很强的刺激作用,与化疗合并应用能减轻和阻止药物对骨髓造血的抑制,促进化疗结束后血象的恢复。GM-CSF 与自体骨髓移植合并应用能促进骨髓移植物尽快发挥功能,缩短骨髓造血"真空"的时间。CSF 对肿瘤化疗的进展正在起着重要的推动作用。

第四节　宫颈癌

一、人类乳头瘤病毒与宫颈癌

宫颈癌是最常见妇科肿瘤。流行病学和分子病毒学研究已相当充分证明,人类乳头瘤病毒(HPV)极可能是宫颈癌的主要病因。迄今,已经确定 HPV 有上百种亚型,其中约 20 个亚型与肛门、生殖器病变有关。按这些病变发展成恶性肿瘤的危险大小,可将这些亚型大致分为"高危"和"低危"两大组。HPV-6 和 HPV-11 与性病湿疣有关,但这种病变很少恶变,故属"低危"亚型。HPV-16 和 HPV-18 属"高危"亚型,它们与宫颈的癌前病变—宫颈上皮内新生物(cervicalintraepithelial neoplasia,CIN)有密切关系。zurHausen 等首先从人宫颈癌组织中克隆出 HPV-16 和 HPV-18,并以此为探针发现约 70%的宫颈癌含有整合的 HPV-DNA。由于基因检测技术的进步,宫颈癌 HPV 的阳性率已超过 90%。在我国宫颈癌高发区的调查研究也证实,宫颈癌主要与 HPV-16 有密切联系(吴爱如等,1992)。我国已故病毒学家林玉纯在研究我国宫颈癌与 HPV 关系时, 发现一个当时没有报道的新亚型。后来在 zur Hau-sen 实验室帮助下确定为 HPV-58(刘宝印等,1996),当时在湖南、江西宫颈癌患者中,HPV-58 有较高阳性率。后来在日本、中国香港均有 HPV-58 的报道。

HPV 为双链闭合 DNA 病毒,其基因组含有 8 个早期基因(E1~E8)。病毒 DNA 整合到宿主细胞 DNA 是随机的,但常发生在 HPV 基因组的 El/E2 区。E2 编码的产物已被证明是一种起负调控作用的蛋白,对 HPV-16 和 HPV-18 的启动子起阻抑作用,抑制 E6 和 E7 早期基因的转录。HPV 在 E1/E2 区整合,破坏了 E2 对病毒基因转录的调控,导致 E6、E7 失控表达。现已证明,HPV-16、HPV-18 等"高危"亚型的 E6、E7 有使正常细胞转化的作用。用"高危"HPV 的 E6、E7 基因共同传染人的原代角化细胞,能使细胞永生化。因此,E6、E7 属于细胞转化基因。E6 和 E7 分别能与抑癌基因产物 p53 和 RB 结合使之失活,从而促进细胞恶变。

二、宫颈癌的免疫预防

HPV 感染与宫颈上皮癌变的密切联系,为采用 HPV 疫苗预防宫颈癌提供了依据。研制HPV 预防性疫苗已有比较成熟的技术, 不但有效, 而且安全。HPV 有两个晚期抗原,L1 和

L2,有很强的免疫原性,所诱发的高滴度中和抗体,能有效地清除游离的病毒。用 L1/L2 制成疫苗,是在宫颈癌高发区施行一级预防的最有效的措施。当前用 L1 的病毒样颗粒（virus-like particles,VLP,系不含病毒基因的蛋白外壳)制备预防性疫苗。安慰剂对照、随机人群试验结果表明,疫苗接种组的偶发感染、持续感染和宫颈上皮内病变(CIN)的发生率,均显著低于安慰剂组(Koutsky 等,2002;Harper 等,2004)。与宫颈癌有关的 HPV 有多种高危亚型,宜根据 HPV 流行情况研制多型复合疫苗,预防效果当更理想。

三、宫颈癌的免疫治疗

自巴氏染色法应用于宫颈细胞学定期检查以来，越来越多的宫颈癌病人在疾病的早期被发现,治疗效果不断提高。然而,巴氏法检查仍有一定数量的漏诊,广大的农村妇女接受定期妇科检查还远未普及,当前晚期病人仍不少见。这些病人经规范治疗(手术、放疗)后肿瘤仍不免复发、转移。对这些病人在手术/放疗后施行免疫治疗,有可能推迟、防止肿瘤复发、转移。

制备宫颈癌治疗性疫苗,不能采用 L1,因为已发生恶性转化的宫颈上皮不再表达 L1,早期抗原 E6、E7 不但负责细胞的恶性转化,而且持续表达于瘤细胞表面。研究表明,它们具有良好的免疫原性,能诱导肿瘤特异性细胞免疫反应(Chen 等,1991;1992)。在制备治疗性疫苗时,须先祛除其细胞转化活性。以 HPV-16E7 为例,研究证明其开放读码框架中有与腺病毒 Ela 高度同源序列,可能与其细胞转化活性有关。乃用基因定点突变技术,将 24 位的半胱氨酸突变为甘氨酸(TGT→GGT),或将 26 位的谷氨酸突变成甘氨酸(GAG→GGG)。经如此定点突变后,HPV-16E7 失去了细胞转化活性（Edmonds,1989)。动物实验证明，将突变的 HPV-58 型 E7 基因插入痘苗病毒载体制成重组病毒疫苗,对宫颈癌有免疫保护作用(罗利群等,2003)。Ⅰ/Ⅱ 期临床试验已有初步报道(Borysiewicz 等,1996;Hallez 等,2004),经免疫的病人均出现良好的 T 细胞介导的特异性免疫反应;

第五节　卵巢癌

卵巢癌以难治著称。卵巢癌不易早期发现,初诊时病期已晚,手术难以达到根治,需靠术后化疗控制病情;而对化疗药物的抗药性更增加了治疗上的困难。卵巢癌的这些特点与其生物学特征有关。这里,从免疫学和细胞生物学的角度分析卵巢癌的生物学特征。

一、卵巢癌的生物学特征

(一)表达、产生细胞因子

细胞因子可以用来泛指由任何细胞产生和分泌的物质。我们在本章所提及的细胞因子,只限于淋巴细胞产生的淋巴因子和单核细胞产生的单核因子。然而,越来越多的研究表明,这些细胞因子也能由免疫系统以外的其他细胞产生，这些细胞甚至包括不属免疫系统来源的肿瘤细胞,其中就有卵巢癌和宫内膜癌。有相当一部分卵巢癌患者的癌细胞能表达 IL-1、IL-6、TNF、M-CSF 和 GM-CSF 的 mRNA 及(或)其蛋白产物。卵巢癌还能分泌转化生长因子

β（TGF-β）。这些细胞因子不断产生并进入血液循环，能引起一些全身性反应，如发热（IL-1、TNF）、白细胞数增加（CSF）和晚期发生的癌性恶液质（TNF）。因此，这些细胞因子的作用可以（至少部分地）用来解释癌症的一些伴随症状。

（二）细胞因子刺激肿瘤细胞生长

用建系的卵巢癌细胞在体外实验证明，基因重组的 IL-1、IL-6 和 TNF-α 都有刺激肿瘤细胞增殖的作用（wu 等，1992）。这是反常的现象，因为除了 IL-6 对骨髓瘤细胞有刺激其增殖的作用，IL-1、TNF 一般不具有生长因子的活性；但用 TNF 的抑制剂对复发性卵巢癌有治疗作用（Madhusudan 等，2005）。TGF-β 也能促进卵巢癌细胞在体外和体内（裸鼠）的生长。CSF 确实具有生长因子的活性，但它们有特定的细胞作用对象，有其作用的专一性（造血系统）。然而 GM-CSF、M-CSF、IL-3 也能刺激肿瘤细胞生长，其作用超出了原来的细胞对象范围。

肿瘤细胞对外源性细胞因子起增殖反应，说明它们有相应的细胞因子受体。如果肿瘤细胞既表达细胞因子受体，又分泌相应的细胞因子，便构成一种自泌及（或）旁泌生长调节格局，为肿瘤的"自主性"生长创造了极好的局部微环境条件。卵巢癌大多既表达 M-CSF，又表达其受体 c-fms（Kacinski 等，1990；Baiocchi 等，1991），一般其恶性程度高，侵袭性强，预后差。

从卵巢癌腹水还能分离出免疫球蛋白，它来源于肿瘤细胞。这一现象并不限于卵巢癌。近年来发现，许多不同类型的上皮癌都表达免疫球蛋白，以 IgG 为主。基因测序证明，瘤细胞表达的免疫球蛋白已经发生 V-(D)-J 基因重排。用反义寡核苷酸抑制肿瘤细胞表达免疫球蛋白，导致瘤细胞凋亡，表明免疫球蛋白是瘤细胞生长所必需的。

（三）免疫抑制作用

卵巢癌细胞系培养上清可诱导 CD8$^+$T 细胞凋亡，但其性质有待查明（汪辉等，2003）。卵巢癌细胞产生的某些细胞因子，除促进肿瘤生长，还有抑制免疫的活性。TGF-β 是免疫抑制活性很强的细胞因子，它抑制 T 细胞对抗原和有丝分裂素的增殖反应，抑制 IL-2 受体表达，抑制 NK 活化、CTL 诱导生成、巨噬细胞产生 IL-1 和 TNF-α 等。从卵巢癌腹水中还分离出另一种免疫抑制因子 p15E，它是逆转录病毒的跨膜壳蛋白。但在真核细胞基因组中有其同源序列。免疫组化和核酸原位杂交显示卵巢癌以及胃癌、食管癌、鼻咽癌等均有 p15E 高表达（罗利群等，1996）。分泌 p15E 的大鼠卵黄囊肿瘤，其免疫原性强，但在宿主体内进行性生长。用抗 p15E 抗体解除 p15E 的免疫抑制作用，肿瘤消退（Lindvall，1994）。此外，肿瘤浸润性树突状细胞和 T 细胞的功能状态不佳，如同在肿瘤逃脱免疫监控一节所介绍的，卵巢癌也被证明有树突状细胞成熟的受抑制（毛愉燕等，2004）。

二、卵巢癌的免疫治疗

特异性免疫治疗是否可行，取决于肿瘤有无适合的标志性靶分子。卵巢瘤有两个可用的靶分子：CAl25 和 Her-2/neu。CAl25 用作卵巢癌的诊断和病情监测，已有多年。2001 年，CAl25 作为卵巢癌抗原被分子克隆成功（Yin 等，2001），确定其为一种黏液蛋白 MUCl6。

（一）抗体治疗

用单抗赫赛汀治疗 Her-2/neu 蛋白过表达的乳腺癌的疗效显著，促使人们试探用赫赛汀治疗 Her-2/neu 过表达的卵巢癌。卵巢癌高表达 Her-2/neu(侯英勇等,1996),但其频率不如乳腺癌高，不同类型的卵巢上皮癌的阳性率在 20%~43% 不等，以透明细胞腺癌最高(Fujimura 等,2002)。Ⅲ/Ⅳ 期卵巢癌的 Her-2/neu 高表达率高于 I/Ⅱ 期的,表明高表达 Her-2/neu 的瘤细胞具有生长优势(Hell-strom 等,2001) 此外,赫赛汀治疗卵巢癌的效果不及乳腺癌(Bookman 等.2003)。卵巢透明细胞腺癌一般对化疗不敏感,预后差。因其高表达 Her-2/neu 的阳性率高,可能更适于用赫赛汀治疗。有报道,高表达 Her-2/neu 的人卵巢透明细胞癌细胞系在体外的生长可被赫赛汀显著抑制；赫赛汀还可显著抑制人卵巢透明细胞腺癌在裸鼠体内的生长(Fujimura 等,2002)。

OvaRex 系能与 CA125 高亲和结合的鼠源单抗,小剂量注入体内后,与循环中 CA125 形成的免疫复合物,能引发针对 CA125 和卵巢癌的细胞免疫反应。已进入Ⅲ期临床试验,用于治疗化疗后复发的病例(Berek,2004)。

以抗体为运载工具对卵巢癌进行抗体导向免疫放射治疗,发挥抗体和辐射的双重作用,疗效可能提高。如用体内能产生 α 射线的 ^{225}Ac 标记的赫赛汀腹腔注射治疗人卵巢癌裸鼠腹腔移植瘤,效果显著；核素借助抗体-受体复合物的内化进入瘤细胞内,发挥近距离辐射杀伤作用(Borchardt 等,2003)。

以肿瘤抗体为治疗工具还可通过其可变区(即独特型)形成模拟肿瘤抗原的抗独特型反应。一项临床 Ib/Ⅱ 期试验结果表明,用抗 CA125 抗体治疗晚期卵巢癌,有 68% 的病人产生抗抗独特型抗体(Ab3),其中位生存时间为 23.4 个月,无 Ab3 反应的病人中位生存时间为 4.9 个月(Kirby 等,2004)。

(二)肽疫苗治疗

Her-2/neu 属癌基因,所编码的蛋白 p185 具有免疫原性(李晓华等,1998)。对 Her-2/neu 蛋白阳性的乳腺癌和卵巢癌病人的免疫学研究发现,一部分病人可以检出针对 Her-2/neu 特异性抗体反应和 T 细胞反应(Disis 等,2000;Sotiropoulou 等,2003)。这表明,这些病人对 Her-2/neu 没有出现免疫耐受,虽然这种免疫反应不强,却为主动免疫治疗提供了依据。选择能与 HLA-A2 I/Ⅱ 类分子结合的肽片段制成的疫苗免疫 Her-2/neu 过表达的病人 (包括乳腺癌、卵巢癌和非小细胞癌),90% 以上的病人均出现特异性 T 细胞反应,有 38% 的病人阳性反应持续一年。有趣的是,大部分病人还出现所谓的"表位扩散"(epitope spreading)现象,即对未用作免疫原的肽片段也产生了免疫应答,说明免疫接种还启动了内源性免疫应答(Disis 等,2002)。

(三)抗体-肽联合免疫治疗

赫赛汀治疗 Her-2/neu 过表达的肿瘤,是基于抗体与 Her-2/neu 编码蛋白结合后发生内化,阻断了信号传导。此外,进入胞内的 Her-2/neu 编码蛋白可通过蛋白酶体降解,所产生的肽片段在内织网与 MHC I 类分子结合,形成的肽—MHC—I 复合物被转运到瘤细胞表面,供 T 细胞识别、杀伤。实验证明,经赫赛汀治疗后,病人的 CD8$^+$CTL 对 Her-2/neu 过表达的瘤细胞的杀伤增强(zum Buschenfelde 等,2002)。据此提出了抗体加肽疫苗的联合免疫治疗,即将开始临床实验。

(四)继承性免疫细胞治疗

从卵巢癌组织或癌性腹水分离的 TIL,在少量 IL-2 存在下体外培养,可以大量扩增。其表型为 CD3$^+$CD4$^+$TCRα/β 和 CD3+ CD8+ TCRα/β 的 T 细胞在体外能对自体肿瘤细胞产生细胞毒作用及(或)分泌淋巴因子(IFN-γ、TNF-α 等)(Freed-man 等.1996)。TIL 腹腔注射治疗卵巢癌患者疗效令人鼓舞,能使腹水完全消退(Freedman 等,1992);与包括顺铂在内的联合化疗并用,CR 高达 70%,其中 4 例在 15 个月随访中无肿瘤复发(Aoki 等,1991)。

（五）细胞因子治疗

化学治疗是卵巢癌的有效而常用的疗法。但许多化疗药物引起的严重骨髓抑制,常常使既定的治疗方案难以为继。自基因重组的各种集落刺激因子问世,关于 CSF-1（IL-3）、G-CSF 和 GM-CSF 的临床试验报道陆续出现,其中不少是与化疗结合用于晚期卵巢癌的治疗(Lieschke 等,1992)。G-CSF 和 GM-CSF 都能显著提高外周血中性粒细胞水平,骨髓中的细胞增多,髓系与红系的比例增加。 GM-CSF 还可引起外周血的单核细胞和嗜酸粒细胞增多IL-3 作用于造血的早期阶段,可使外周血各种细胞成分增加。CSF 一般在最后一剂化疗的第二天开始使用,至外周血中性粒细胞上升到 $5×10^9$~$7×10^9$/L（5000~7000/mm^3）水平时即应停药,以防过度增加。CSF 的应用能使化疗引起的白细胞降低的程度减轻,持续时间缩退,大大减少合并感染的频率和抗生素的使用,并为适时地开始下一疗程化疗创造了条件。在 CSF 的支持下,还可以逐步使化疗剂量升级,以取得更好的疗效。例如,用阿霉素治疗晚期乳腺癌和卵巢癌, 剂量由 75mg/m^2 逐步增加到 150mg/m^2,G-CSF 能使中性粒细胞在 12~14d 内回升正常(不用 G-CSF 的需 19~21d),经 3 个周期的大剂量（125~150mg/m^2）化疗后,缓解率达到 80%(Bronchud 等,1989)。又如,紫杉醇(Taxol)可用来治疗对顺铂有抗性的复发性卵巢癌。通常的剂量为 175mg/m^2,但在 G-CSF 的支持下,剂量可加大到 250mg/m^2(Sarosy 等,1992)。临床试验结果表明。G-CSF 的每天剂量在 1~20μg/kg 水平时,没有明显的不良反应,≥30μg/kg除可导致过度的白细胞增加(>$50×10^9$/L),常引起骨痛,需用镇痛剂使之缓解。GM-CSF 在剂量较低时使用,可引起一些患者可以忍受的副反应,如肌痛、骨痛、皮疹、发热等。在首次应用时,3h 内可出现一过性皮肤潮红、心跳加快、低血压、呼吸急促、恶心、呕吐等毒副反应。每天的剂量≥20μg/kg,GM-CSF 会引起一些严重的毒性反应,水潴留、体重增加、胸膜炎、心包炎并伴有积液、静脉血栓形成。可见,GM-CSF 的毒副作用一般比 G-CSF 严重;加之,某些卵巢癌细胞能分泌 GM-CSF,使用基因重组 GM-CSF 时应加小心,防止过量导致严重后果。

对于顽固性卵巢癌腹水,有报道用 IFN-α 作腹腔灌注治疗。在尽可能多地抽去腹水后,向腹腔内注入 IFN-α$10×10^6$U 每周一次,共 4~6 次。若腹水不再重聚,可中途停药。在一组未用化疗和放疗的卵巢癌患者中获得 25% 的 CR 和 75% 的 PR 疗效。IFN-α 治疗导致腹腔中CD8+ T 细胞增多。对自体卵巢癌细胞有杀伤作用;NK 活性加强,癌细胞 MHC Ⅰ分子表达增加(Stathopoulos 等,1996)。IFN-α 以病毒为载体治疗人卵巢癌异种腹腔移植瘤,能抑制肿瘤生长,并通过抑制新生血管形成,使血性腹水显著减轻(Indraccolo。等,2005),值得临床试验。

（张 强）

第三章　常见妇科肿瘤放射治疗临床实践

第一节　外阴癌

原发外阴癌并不常见,占女性生殖器官恶性肿瘤4%~5%。外阴癌主要是老年人的疾病,多发生在绝经后。国外报道发病年龄高峰60~80岁。中国医学科学院肿瘤医院159例外阴癌,平均年龄为50.1岁。外阴癌的病因至今不清楚。人类乳头状病毒(HPV)与外阴鳞癌及其癌前病变具有密切关系。慢性外阴营养障碍(又称白色病变,以前称白斑),特别是硬化性苔藓等慢性营养障碍的皮肤疾病发展为癌的危险性为5%~10%。我院外阴癌合并白斑者为31.4%(50/159)。还有学者认为性传播疾病包括淋巴肉芽肿、尖锐湿疣、梅毒、单纯疱疹病毒与外阴癌有一定关系。

一、临床表现及病理

早期病例呈现糜烂状或高度增生的白色病变,其后可出现结节溃疡或菜花样肿瘤。肿瘤在阴唇多见,也可发生在阴蒂或外阴的其他部位。Bornow收集1537例外阴癌,原发在大小阴唇占71.2%,会阴部4.5%,前庭大腺0.9%。约10%~20%的外阴癌为多发病灶,即多中心病例。

镜下所见:鳞状细胞癌占绝大多数,约为81%~97%。其他尚有黑色素瘤,腺癌(前庭大腺癌,尿道旁腺癌,汗腺癌),基底细胞癌,原位癌,纤维肉瘤等。王淑珍等报道的309例外阴癌中,鳞状上皮癌300例(97.1%),腺癌4例(1.3%),基底细胞癌3例(1%)。

二、蔓延和转移

外阴癌的原发病灶可以直接浸润到邻近的组织和器官,如阴道、尿道口及肛门,或一侧病变直接蔓延到对侧。

外阴癌的转移以淋巴转移为主,血行转移很少,约30%~50%病例有腹股沟淋巴转移。一般先转移到浅腹股沟淋巴结,然后到深腹股沟淋巴结。目前认为深腹股沟淋巴结仅位于股静脉内侧,即大隐静脉与股静脉交界处及其周围股静脉内侧,一般为1~3个。最后到达盆腔淋巴结,外阴淋巴非常丰富,有大量吻合支,所以对侧淋巴结转移也较多见。另外,阴蒂、阴道、尿道口等肿瘤可直接引流到盆腔淋巴结。近年来有些作者进行了前哨淋巴结研究,即肿瘤淋巴引流区的第一站淋巴结为前哨淋巴结,前哨淋巴结多位于腹股沟浅淋巴结区。在外阴肿瘤原发部位注射一定量的染料或核素示踪剂,术中探测示踪剂浓聚的淋巴结为前哨淋巴结。根据对前哨淋巴结的病理检查,判断双侧腹股沟是否发生淋巴结转移。目前,一些研究已经表明外阴癌的淋巴转移多数符合由肿瘤原发部位经前哨淋巴结向腹股沟各站淋巴结转移的普遍规律,但也有前哨淋巴结阴性,而术后数年发现腹股沟淋巴转移的报道。

三、诊断

(一)症状及体征

早期可仅有外阴糜烂、破溃,许多病人都有外阴瘙痒,此为外阴白色病变或其他慢性疾病引起的。患者主诉多为外阴肿物,肿瘤破溃或感染可引起分泌物增多及出血,肿瘤扩散部位不同,出现的症状也各异,如侵犯尿道可出现排尿困难。也可在白色病变基础上增生、破溃,最后癌变。

常见腹股沟淋巴结肿大,转移淋巴结一般较大、质硬,晚期淋巴结可融合成团、固定。腹股沟淋巴结转移最多见在靠近耻骨结节旁淋巴结。

(二)病理

外阴癌最后诊断必须有病理组织学结果证实。依据症状、体征结合病理,诊断一般不困难。但外阴早期病变与良性病变特别应病理检查,必要时可在阴道镜下活检,以提高诊断率。

(三)鉴别诊断

外阴乳头状瘤,外阴尖锐湿疣,外阴慢性溃疡,外阴白色病变(慢性外阴营养不良,白斑)一般经病理组织学检查即可明确诊断。

四、临床分期

外阴癌的分期目前国际上主要是采用 FIGO(International Federation of Gynecology and Obstetrics)分期系统。1989 年制定的 FIGO 新临床分期法,特点以 TNM 法分类。

Ti:原发癌

T1.:局限在外阴或(和)会阴,最大直径≤2cm

T2:局限在外阴或(和)会阴,最大直径>2cm

T3:累及尿道或(和)阴道或(和)肛门的任何大小肿瘤

T4:浸润膀胱黏膜和(或)直肠黏膜和(或)尿道上段和(或)固定在骨头上

N:淋巴结

N_o:淋巴结未能及

N1:单侧淋巴结转移

N2:双侧淋巴结转移

M:远处转移

M_0:临床无远处转移

M1:远处转移(包括盆腔淋巴结转移)

外阴癌的临床分期(FIGO 1989)

0 期

Ti:原位癌(表皮内癌)

Ⅰ期:T1 N0M0

Ⅱ期:T2 N0M0

Ⅲ期:T3N0M0

T3N1M0

T2 N1M0

Ⅳa期:TIN2M0

T2N2M0

T3 N2M0

T4 任何 NM0

Ⅳb 期:任何 T 任何 N M1

1988 年 FIGO 对外阴癌制订手术病理分期,其基本内容与临床分期方法相似,但淋巴结是否转移是以病理检查为准。1995 年 FIGO 推荐外阴癌 I 期再分 IA 期和 IB,外阴浸润深度<1mm 为 IA 期,>1mm 为 IB。

外阴癌手术病理分期(1995 年 FIGO)

0 期:原位癌、上皮内癌

Ⅰ期:病灶=2cm,局限于外阴或会阴,没有淋巴结转移

IA:病灶=2cm,局限于外阴或会阴,间质浸润深度=1.0mm,无淋巴结转移

IB:病灶=2cm,局限于外阴或会阴,间质浸润深度>1.0mm,无淋巴结转移

Ⅱ期:肿瘤局限于外阴和(或)会阴,肿瘤的最大径线>2cm,无淋巴结转移

Ⅲ期:任何大小的肿瘤,累及外阴和(或)会阴,伴有:①肿瘤累及下尿道和(或)阴道或肛门,和(或)②单侧腹股沟淋巴结转移

Ⅳ期:

ⅣA:肿瘤侵犯下面任何一个部位:上尿道、膀胱黏膜、直肠黏膜、骨盆和(或)双侧腹股沟淋巴结转移

ⅣB:任何远处转移,包括盆腔淋巴结

五、治疗

外阴癌治疗以手术为主,一般采用外阴根治术及双侧腹股沟淋巴清扫,在某种情况下配合术前或术后放射治疗或化学药物治疗。

(一)单纯放射治疗

1. 外阴原发灶的放疗 外阴原发灶一般不首选放射治疗,中国医学科学院肿瘤医院报告的早期病例中,单纯放射治疗 5 年生存率 30%(12/41),但其后不作为首选,其原因如下:

(1)外阴解剖形态特殊,照射剂量不均匀。

(2)外阴皮肤潮湿,放射耐受性低,易造成放射损伤,也不易达到根治剂量。

(3)外阴癌 10%~20%多中心病灶,设计放射野有一定困难。

(4)外阴癌常合并白色病变,萎缩病变,不包括在放射野内则有复发之可能,包括在内则放射野过大,放射反应重。

(5)肿瘤接近肛门口及尿道口,放疗中易造成溃破,排尿排便疼痛,患者拒绝进一步治

疗。

（6）放射治疗局部复发率高。

在下列情况下可采用外阴单纯放射治疗：患者一般情况差，有重要器官严重病变，不适宜行全麻下外阴根治术（在外阴病灶不大，可在局麻下行外阴局部扩大切除术）；病人拒绝手术治疗或局部肿瘤已超过外阴手术范围或已有远处转移者，可行姑息性放射治疗。放疗方法目前多采用 6~18MV 的 X 线外阴部垂直照射，病灶较大时可采取切线照射，放射野应超过肿瘤 2cm。同时设野时要注意在外阴与腹股沟无缝隙遗漏并尽可能避开肛门尿道口。放射剂量应根据肿瘤大小和浸润深度选择，总量为 50~60Gy，6~8w，可先照射 30Gy，3w，若有明显的皮肤反应，可停止放疗，休息 2 周左右后继续至达总剂量。放疗时应尽量保持局部皮肤干燥，对癌灶较大且外突明显者可采用切线照射。放疗摆位时要求病人膀胱截石位仰卧于治疗床上，两下肢外展，充分暴露外阴区，旋转治疗床使之与加速器长轴垂直，旋转调整机架角，使射线与外阴平面垂直，并应将肿瘤基底部切入并尽可能少的包括正常的外阴组织。

2. 区域淋巴结的放疗　对于因岁数大，重要器官严重病变的病例未行淋巴结清扫可先给予活检，或淋巴清扫术后发现多于一个淋巴结转移的病例，可行腹股沟淋巴结区照射，照射野采用左右两个腹股沟野，野中轴相当腹股沟韧带，上下野平行该韧带，内耻骨结节，二野间隔 1cm，野大小 8~10cm×12~14cm，总剂量 Dm60Gy，6w，如采用加速器则先采用高能 X 线（6~10MV），完成 40Gy，4w 后再采用电子线照射，主要依据腹股沟浅淋巴结皮下脂肪厚度，一般给予 20Gy，2w。若有淋巴结转移，最好疗前给予切除，同时针对该部位缩野加 10Gy，1w，总剂量为 70Gy。对需要照射盆腔淋巴结区的病例（深腹股沟淋巴结转移及 CT 有盆腔淋巴结转移），可将野上缘适当上调，在完成腹股沟区照射后，再利用盆腔四野（8cm，15cm）追加照射，盆腔中点剂量 10Gy，2w。也可采用按子宫颈癌的高能 X 线适形盆腔放疗，然后增加腹股沟区的剂量。奥地利 Manavi 报道近四十年以来，已停止行腹股沟淋巴结切除术，而代以局部放疗对于 135 例 Ti 及 N0~N1，外阴癌行简单外阴切除，腹股沟区放疗或不进行任何处理，其5 年存活率为 91.4% 及 93.7%。

3. 组织间的插植放疗　主要用于晚期或复发且病灶较大的患者并在体外照射结束后施行。已有临床报告证实组织间的插植治疗可使晚期或复发患者获得较好的局部控制，局控率可达 60% 左右。采用放射源针直接插入癌灶组织中进行放疗，插植时放射源间距相同，立体插植时中心面源排列成等边三角形或正方形，插植深度视肿瘤大小而定，一般约为 25~35mm，在局麻下操作。达其治疗剂量应视治疗方案为姑息性还是根治性而定。

4. 复发灶的放疗　对于复发病灶的放射治疗以局部照射为主，设野大小应视肿瘤大小而定，放射剂量通常为 5~6 周给予 60Gy，若局部皮肤反应，可停止放疗，休息 2 周左右后继续。

5. 三维适形放疗和调强适形放疗　近年来，已有学者将三维适形放疗（3D CRT）和调强适形放疗（IMRT）运用于外阴癌的放射治疗。3D CRT 能做到照射的高剂量区分布的形状在三维方向上与病变（靶区）的形状相一致，并最大限度地将放射线集中到靶区内杀灭肿瘤细胞，而同时又使病变周围的正常组织少受或免受不必要的照射，在一定的程度上提高了放射治疗的增益比。调强适形放疗则适用于肿瘤形状不规则、并与周围正常关键性脏器相互交错的情况，尤其是靶区的形态中有着向内凹陷的保护区的病例，它除了照射野形状与靶区在该射线束方向上的投影形状相同外，射野内各处束流强度还能按所需方式进行调整。Harper

等认为 3D CRT 用于外阴癌的放射治疗可使其定位更精确,正常组织少受照射。Beriwal 等采用 IMRT 技术对 15 例外阴癌进行治疗,其中 7 例行术前化放疗(中位剂量 46Gy),8 例行术后放疗(中位剂量 50.4Gy)。结果表明:与 3D CRT 相比,IMRT 时小肠、直肠及膀胱受量超过 30Gy 的平均体积缩小, 所有病人均能耐受治疗,2 年存活率达 100%。认为 IMRT 比 3D CRT 有更好的剂量分布,并使小肠、直肠及膀胱等正常器官减少不必要的照射,全组无严重的并发症发生,初步证实其为外阴癌治疗的有效方法。

(二)手术前后的放疗

由于外阴皮肤放射耐受性差,一般采用术前体外放疗:其目的是缩小肿物或外阴肿瘤感染有所控制,提高手术切除率。在下列情况可采用术前体外放疗,肿瘤巨大(超过 5cm),侵犯或接近尿道口、肛门口、阴道,这样有可能保留尿道口及肛门。放疗方法一般采用 6~8MV X 线垂直照射病灶,对病灶大而外突者则可采用切线照射,总剂量 20~30Gy,2~3w,放疗结束后 2~3 周行手术治疗。术前放疗可使得病变范围缩小,增加病变边缘部分手术的彻底性,有时可获得与超大根治术相似的疗效,Boronow 等报道约有 42.5%手术切除的标本中已找不到残存癌。章文华等报道外阴癌术前外阴放疗 40Gy,50%的肿瘤缩小 50%以上,20%术后镜下无残留癌,5 年生存率 60.8%;阴道受累病例,可先采用阴道圆柱形容器(阴道塞子)进行后装治疗,依肿瘤浸润深度采用不同黏膜下距离的阴道塞子,直径 1.5~2cm。也可采用优化组织间插植治疗,肿瘤基底量 20~30Gy,2~3w。以达到肿瘤缩小后手术或其他治疗。

术后放射治疗主要用于患者手术切缘距肿瘤边缘小于 1cm,肿瘤基底不净,血管、淋巴管受累,肿瘤浸润深度>5mm,腹股沟淋巴结术后病理证实阳性者(2 个以上微转移,1 个大转移或淋巴结包膜外转移)替代淋巴结引流区域清扫术的放疗。放疗设野主要针对病变部位和淋巴结引流区,并在术后 2 周左右,手术切口愈合后进行照射。如术前已行放疗,则术后完成治疗计划,总剂量 50~60Gy,5~6w。如未行术前照射,则术后照射总剂量 40~50Gy,5~6w。如病理报告手术切缘不净,则采用 6~8MV X 线,剂量同前;如手术切缘距肿瘤 1.5~1.0cm,也可采用 6~8MeV 电子线,剂量为 30~40Gy,3~4W。Katz 等的临床观察结果显示,对于腹股沟区淋巴结阳性的患者进行术后辅助放疗,其肿瘤复发率相对单纯手术或单纯放疗而言要低。Manavi 等对 65 例 Ti 至 N0~1 期的外阴癌患者施行局部外阴肿块切除加腹股沟区照射,其 5 年存活率达 93.7%, 与行外阴癌病灶切除加腹股沟区淋巴结清扫的患者相比, 差异无显著性。Perez 等的临床观察也得到了类似的结果并认为对于 Ti—T2 的患者采用局部病灶切除加术后辅助放疗或单纯放疗,是降低术后病率的合理治疗且疗效与传统的根治性手术相比,差异无显著性。

(三)综合治疗

有些晚期外阴癌手术有一定困难,可先行放疗、化疗,对手术起辅助作用,能缩小手术范围,并减少手术对患者的创伤及各种手术并发症。文献中有少数报道,如 Leiserowitz 应用 5-FU、DDP 及放疗 36~62Gy 治疗 23 例晚期癌,14 例(78%)完全缓解,9 例外阴癌临床疑有残存癌,行局部切除,其中 7 例手术标本无癌。一般采用外阴肿瘤量 40~65Gy,在放疗第 1~2 周开始化疗,化疗的药物大多是 5-FU 和顺铂联合化疗。5-FU 4g/m^2 持续静脉灌注 96h,顺铂 30mg/m^2 第 1~第 4d。Mulayim 等则采用 5-FU+MMC 方案对晚期外阴癌患者进行放化疗同步综合治疗也取得较好疗效,其 5 年存活率明显好于单纯放疗者,但也有些作者报道此种治疗方法有较严重并发症。所以,放疗及化疗的综合治疗对晚期外阴癌除起一些暂时缓解的姑息作用,还对手术治疗起积极的辅助效果,并有望作为一个主要的治疗方法。

第二节　阴道癌

原发阴道癌非常少见,多数文献报道约占女性生殖系统恶性肿瘤的 1%~2%。因其紧邻尿道、膀胱及直肠,阴道不同部位淋巴引流也不同,并且血管及淋巴管丰富,吻合支多,故本病治疗有一定困难,疗效也较差。国外文献报道原发阴道癌多发于老年。国内资料本病发病年龄高峰 40~59 岁,中国医学科学院肿瘤医院的统计,其发病年龄为 26~72 岁,平均为 51.8 岁。

一、病理

(1)病灶部位阴道癌最常见部位以阴道后壁及其上 1/3 为多,据中国医学科学院肿瘤医院统计,发生在阴道后壁为主占 49.4%,以前壁及侧壁为主的各占 20.7% 及 25.3%,四壁均受侵者仅为 4.6%。阴道下 1/3 者占 16.1%,阴道上 2/3 占 70.1%(上 1/3 占 40.2%),一侧阴道全部受累占 13.8%。

(2)大体所见该病早期病变为黏膜潮红,表面粗糙,触及易出血,其后可呈结节状,或结节溃疡状,质硬,也可呈菜花样、乳头状、质脆,易出血,个别病例也可呈阴道狭窄,黏膜光滑,僵直,质硬。

(3)镜下所见原发阴道癌组织学以鳞癌为主,占 90% 以上,腺癌次之。阴道本身无腺体,而发生腺癌可能系迷走腺体所致,但如发生腺癌,首先应排除转移,另外可见恶性黑色素瘤、肉瘤等。

(4)转移阴道癌在发展过程可向周围组织蔓延,但侵犯直肠和膀胱少见,血行转移也少见,主要为淋巴转移,阴道上段肿瘤淋巴转移似宫颈癌,阴道下段肿瘤淋巴转移似外阴癌,中段肿瘤则有双向转移之可能。

二、临床症状

早期常无症状,是体检时发现的。阴道癌最常见症状为阴道流血,白带增多,有约 70% 病例表现阴道不规则出血或接触性阴道流血,约 50% 病例表现不同程度阴道排液,可为水样、米汤样或混血白带,合并感染则为脓样、恶臭。有出现肿瘤压迫膀胱、尿道、直肠等症状或其他远处转移症状,则说明疾病已发展到晚期。

三、诊断

原发阴道癌诊断一般不困难,详细病史,仔细的检查,一般可以得到正确诊断。妇检发现阴道肿物,切取送病检即可确诊。但如果阴道充血,浅糜则应涂片送细胞学检查或借助阴道镜下进行活检。在肿瘤接近宫颈或宫颈可疑受侵,应阴道及宫颈分别取活检送病理。应做 B 超或盆腔 CT,以了解盆腔或腹股沟淋巴结是否有转移,也可做 HPV、SCC 或 CA125。

原发阴道癌少见,继发性阴道癌一般多见,故原发性阴道癌诊断原则为:

1. 肿瘤原发部位于阴道,应除外来自妇女生殖器官或生殖器官外的肿瘤转移至阴道的可能。

2. 肿瘤侵犯到宫颈阴道部并达宫颈外口区域应诊断宫颈癌。

3. 肿瘤限于尿道者应诊断尿道癌。

四、分期

FIGO 原发阴道癌分期:

O 期:原位癌,上皮内癌 I 期:癌限于阴道壁

Ⅱ期:癌侵及阴道旁组织,但未达盆壁

Ⅱa 期:阴道旁浸润,未达盆壁

Ⅱb 期:宫旁浸润,未达盆壁

Ⅲ期:癌扩张达盆壁

Ⅳ期:癌超出真骨盆或侵犯膀胱或直肠黏膜,膀胱黏膜泡样水肿不属Ⅳ期

Ⅳa 期:肿瘤扩散至邻近器官或转移蔓延至真骨盆以外

Ⅳb 期:扩散至远处器官

五、治疗

由于原发阴道癌多为年老患者及解剖原因,绝大多数患者均选择放射治疗,其治疗原则应强调个别对待,阴道癌上段病变可参照宫颈癌,下段病变参照外阴癌。

(一)手术治疗

肿瘤局限于阴道上 1/3 I 期病例可行广泛子宫附件部分阴道切除术及盆腔淋巴结清扫术,阴道下 1/3 的早期病例,可行部分阴道外阴切除及腹股沟淋巴清扫术。

(二)放射治疗

这是阴道癌主要治疗手段,它适用范围广,疗效也较好。由于肿瘤部位及范围不同,所以要求精心设计、个别对待,特别应减少直肠及膀胱严重放射损伤。

1. 体外放疗 病变位于阴道上 1/3 者,盆腔照射范围基本同宫颈癌,若肿瘤侵犯达中 1/3, 体外照射野下缘可随肿瘤下缘有所变动, 可下移 1~2cm 盆腔中心剂量 40~45Gy(30Gy 后中央挡铅),若肿瘤侵犯几乎整个阴道,则体外照射前野应包括双侧腹股沟及近似盆腔淋巴结,前野在腹股沟部位向外扩展至髂前上棘,宽约 5~7cm,下缘则到阴道口,即包括全阴道,野中心剂量仍为 40~45Gy(30Gy 后仍需中央挡铅)然后增加双侧腹股沟剂量,设常规双侧腹股沟野(7~8cm×10~12cm),腹股沟剂量增加 15~20Gy,而后野位置同常规盆腔外野照射,腹股沟淋巴结区总剂量 60Gy,6w。

如果肿瘤仅位于阴道下 1/3,则应设常规腹股沟放射野(7~8cm×10~12cm)采用加速器先采用高能 X 线(6~10MV)完成 40Gy,4w,后再改用不同能量电子线给予 20Gy,2w。如肿瘤位于下 1/3 而疑有盆腔淋巴结转移, 则按宫颈癌盆腔前后野体外照射, 盆腔中心剂量 40~45Cy,然后设双侧腹股沟照射野,高能 X 线或电子线 Dm20Gy,3w。对于盆腔淋巴结转移者,也可采用调强适形技术,以增加盆腔淋巴结剂量,减少靶区周围正常组织的受量。

2. 腔内放射治疗 目前仍采用高剂量率的后装施源器,可用 2~3cm 直径的有机玻璃圆柱体,中心置管状后装施源器(阴道塞子),用步行式源照射,控制放射源的驻留时间及位置,得到适合阴道肿瘤范围的剂量分布,其布源长度一般应超过肿瘤长度 1cm,使用柱形的等剂量分布,若不需要照射阴道部位(无肿瘤部位),应在相应塞子表面贴敷一个半价层的铅片防护,特别应保护直肠黏膜。如果像巨块局型病灶,可先采用组织间插植 1~2 次(源旁 1cm,10~20Gy),使肿瘤有所缩小,再用阴道塞子。腔内治疗参考点,如病变表浅,一般采用阴道黏膜下0.5cm,如阴道肿瘤突出明显或浸润深,则采用阴道黏膜下 1~1.5cm,布源长度则依肿瘤侵犯阴道长度有所不同,腔内总剂量为 30~40Gy,5~6w(肿瘤基底总剂量 70~80Gy),如果肿瘤位于阴道前壁或阴道后壁,特别是后壁,参考点的设置应特别小心,以避免膀胱三角区和尿道及直肠黏膜受到过量照射剂量,也可将腔内治疗每周 1 次,每次 7Gy 改为 5Gy,以延长腔内治疗时间。近来三维影像技术腔内治疗临床开始应用,但靶区难以确定,故阴道癌三维腔内治疗有一定困难。

早 I 期病变,如局部病灶较为浅表,范围为 2~3cm,可单纯采用腔内治疗,而无需辅加体外放疗,其黏膜表面剂量应为 60~80Gy 以上。Perez 等报道 I 期应首选放疗,无论是单纯腔内放疗或腔内放疗与体外放疗结合均可获得高的生存率,并且后者无明显增加生存率或肿瘤控制。

六、预后

原发阴道癌疗效文献中报道不一,Tialma 总结 1980~2000 年共 21 篇文献,6138 例阴道癌,5 年生存率 24%~74%,中位数 47%,但临床分期是公认的预后因素。Mock 总结多篇文章,其 5 年生存率 44%~77%(I 期),34%~48%(II 期),14%~42%(III 期),0%~18%(IV 期)。

病理类型与生存率有不同看法,认为鳞癌比腺癌好。Ottan 等报道 I、II 期阴道鳞癌 5 年生存率 87%,而腺癌 22%。也有报道生存率与病理类型无关或鳞癌比腺癌差。Tj alma 等报道肿瘤大小及年龄为预后因素。Stock 报道阴道受侵长度为预后因素。Mock 认为阴道上 1/3 预后好于其他阴道壁肿物,如肿瘤侵犯大于 1/3 则位于哪一个壁与预后无统计意义。Urbanski报道,病理分级及年龄为预后因素。

总之原发阴道癌的治疗以放疗为主要手段,早期病例可选择手术治疗,独立的预后因素有分期、肿瘤大小、阴道受侵长度。

第三节 宫颈癌

宫颈癌是最常见的女性生殖道恶性肿瘤,占女性生殖系统恶性肿瘤的半数以上,严重威胁妇女的健康和生命。发展中国家妇女中,宫颈癌的发病率仍居女性生殖系统恶性肿瘤的第1 位;而在北美及欧洲妇女中,宫颈癌的发病率已退居女性生殖系统恶性肿瘤的第 2 位,低于子宫内膜癌及卵巢癌。我国在 1949 年以后由于重视妇女保健,推广新法接生,控制性传播疾病,加强对妇女的劳动保护,明显降低了生殖系统炎症的发生,从而为宫颈癌的防治打下了基础。20 世纪 50 年代末少数大城市开展了妇女病的普查,70 年代初开始了全国性妇女病的普查普治,于 1978 年绘制出我国不同地区宫颈癌发病率的地图。同时加强了对宫颈癌癌前病变的诊治与随访研究。经过 30 余年的努力,已在一些地区如北京、上海等降低了宫颈癌的发病率。在病因学研究方面,大样本流行病学调查确立了高危人乳头瘤病毒(high-risk HPV)持续感染与宫颈癌发病的因果关系,2006 年美国食品药品管理局(FDA)批准了 HPV 疫苗的上市。在病毒与宫颈癌关系方面,发现我国宫颈癌高发区的患者以 HPV-16、HPV-18 型为主。诊断方面,已摸索了一套常规综合应用的诊断方法,包括防癌涂片、阴道镜检查、各种荧光检查法、宫颈活检、颈管刮术以及宫颈锥切术等,提高了早期诊断率,尤其对诊断癌前病变及肉眼难辨的早期宫颈癌具有重要作用。治疗方面,我国宫颈癌根治手术后的 5 年生存率已达国际先进水平,并提出了手术范围必须根据病灶的大小、深浅、病理类型、临床期别等来决定。近年来,根据宫颈癌年轻化的发展趋势,国内外开展了保留生理生育功能的手术,提高宫颈癌患者的生存质量。放疗从应用深度 X 线、^{60}Co、镭锭腔内照射发展到直线加速器等体外照射;镭疗已废弃,改用 ^{60}Co、^{192}Ir、^{137}Cs 等后装治疗机;还设计了优化腔内放疗和中央遮挡楔形照射野。化疗与放疗、手术等综合应用,对晚期病例达到提高疗效或延长生命的作用。同步放化疗已成为局部晚期宫颈癌的标准治疗。

一、流行病学

宫颈癌的发病率有明显的地理差异,按其标化发病率分为高发区(30/10 万),如哥伦比亚、巴西、哥斯达黎加、印度、波多黎各;中发区(15/10 万~30/10 万),如马提尼克、前东德、中国香港、罗马尼亚、丹麦、安的列斯群岛、前西德、菲律宾、新加坡、波兰、挪威、日本、前捷克等;低发区(15/10 万),如新西兰、法国、前南斯拉夫、匈牙利、冰岛、英国、澳大利亚、加拿大、中国、瑞典、意大利、美国、瑞士、荷兰、西班牙、爱尔兰、科威特、芬兰、以色列等,其中以色列最低,仅为 3.8/10 万。中国为 10.4/10 万,居世界宫颈癌发病率的第 27 位[1-3]。

我国宫颈癌高发区常连接成片,从内蒙古、山西、陕西经湖北、湖南到江西,形成一个高发地带,各省宫颈癌相对高发的市、县也常相互连接,山区患病率是平原的 3 倍。我国宫颈癌的发病率过去一直居妇科恶性肿瘤的首位,但自 20 世纪 70 年代开展普查普治以来,在一些大城市宫颈癌的发病率已退居妇科恶性肿瘤的第 3 位。上海市宫颈癌发病率自 1988 年起已下降为妇科恶性肿瘤的第 3 位。随着宫颈癌发病率的下降,或早期病例比例增多,其死亡率也在下降。Kessler(1980)报道美国宫颈癌的死亡率仅为 20 年前的一半,日本武田胜男报道为 20 年前的 2/3。最近,据上海市疾病预防控制中心(SCDC)统计报道,2004 年上海市宫颈癌的发病粗率为 7.07/10 万,死亡粗率为 2.50/10 万,整体维持在较低水平,这完全得益于该市较完善的妇女保健制度。死亡发病比为 0.35,大于女性乳腺癌的 0.27,小于卵巢癌的 0.47。90 年代中期上海市区宫颈癌发病最低时仅为 1973 年的 1/10 不到, 但是近五年来发病率稍有抬头(图 2-3-1)。

比照历年上海市区宫颈癌发病的年龄特征变化,20 世纪 80 年代比 70 年代发病水平显著降低,90 年代仍有下降,到了近几年老年人群的发病水平还在下降,但 25~54 岁人群的发病水平却不降反升,高发年龄段前移,值得关注(图 2-3-2),也给临床治疗带来新的挑战。

世界卫生组织(WHO)1986 年报道每年有 20 多万妇女死于宫颈癌。我国 20 世纪 70 年代宫颈癌的死亡率为 9.08/10 万, 按世界人口调整为 14.61/10 万, 占女性癌症死亡数的

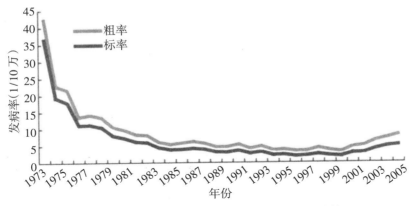

图 2-3-1　1973~2004 年上海市区宫颈癌发病趋势

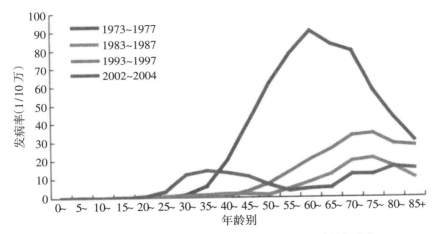

图 2-3-2　1973~2004 年上海市区宫颈癌发病年龄特征变化

18.4%,居于胃、食管、肝癌之后。1996 年报道 1990~1992 年我国宫颈癌的死亡率已下降为 3.25/10 万,占女性恶性肿瘤死亡数的 4.86%,居第 6 位。1973~1975 年全国 29 个省、市、自治区宫颈癌死亡回顾调查,上海市宫颈癌的标化死亡率为 4.87/10 万,1990~1992 年上海市宫颈癌的标化死亡率为 1.46/10 万,有明显下降。我国宫颈癌标化死亡率最高为甘肃省(11.88/10 万),最低为吉林省(1.14/10 万)[4,5]。宫颈癌的发病年龄从国内外的资料来看,宫颈上皮内瘤变(CIN)的发病年龄与浸润癌的发病年龄不同。宫颈原位癌(CIS)的发病高峰年龄为 30~34 岁,宫颈浸润癌的高峰年龄为 40~60 岁。CIS 的发病年龄较浸润癌早 20 岁或 20 年以上。

我国宫颈癌的发病年龄,CIS 为 35~55 岁,宫颈浸润癌为 40~70 岁。我国的宫颈癌发病年龄较大,且有后延的趋势。1985~1986 年上海市居民宫颈癌患者平均年龄为 65 岁,较 1973 年报道的平均年龄推迟 10 年。

生活在同一地区的不同民族,其宫颈癌的发病情况也有不同。发病率最高的民族多为本地民族或长期移居该地的少数民族,这可能与社会经济地位影响有关。移居来的居民其宫颈癌的发病率也与同期原籍地区居民不同,即从高发区移居到低发区的居民,其宫颈癌的发病率也较原籍的居民下降。周有尚(1979)曾调查了我国 8 个少数民族宫颈癌的死亡率,结果维吾尔族的调整死亡率最高,为 17.27/10 万;其次是蒙古族,为 15.72/10 万;回族为 12.29/10 万;藏、苗、彝族的死亡率较低,为 5/10 万左右。新疆的维吾尔族死亡率较哈萨克族高 1 倍左右。

二、病因

(一)HPV 与宫颈癌

1995 年,世界卫生组织癌症研究机构召集工作组(IARC 工作组)就 HPV 的特殊类型导致宫颈癌形成的证据进行探讨[6]。大量的分子生物学和流行病学研究资料证实,特殊的 HPV 类型对人类致癌,HPV-16 型、HPV-18 型持续感染是宫颈癌的病因。

我国在研究 HPV 与宫颈癌发生关系方面近年来有很多进展。山西襄桓县宫颈癌发病率为 1013.4/10 万,是国内外罕见的宫颈癌高发区,其患者的 HPV 感染率为 40.20%,且感染率随病情进展明显增加,由 CIN Ⅰ级的 25% 上升到宫颈原位癌(CIS)的 75%。HPV-16 型感染由 CIN Ⅰ级的 25% 上升到 CIS 的 46.2%。宫颈浸润癌组全部为 HPV-16 型感染。江西省是我国另一个宫颈癌高发区,在探索江西地区 HPV 型别时发现除 HPV-16 型(占 26.9%)外,另发现一个新型,经前西德肿瘤研究中心确认,暂命名为 GHPV X 1 型(占 22.1%)。两者共占总数的 70% 左右。CHPV X 1 型可能是江西省宫颈癌患者的独特型别。香港王益夫所做的核型分析研究提示,3 号染色体短臂(3p)遗传学异常可能与宫颈癌发病有关。发生在 3p13~25 的 1 个或多个位点的杂合缺失(LOH)的频率为 79%(46/58),其中 3p13 的 LOH 在 Ⅰ、Ⅱ 期为 43%,而在 Ⅲ、Ⅳ 期为 79%(p<0.05)。提示宫颈癌的抑癌基因可能位于 3 号染色体,并可能在 3p13 或其附近;3p13 的 LOH 在宫颈癌的进展中是一个迟发事件[7]。

(二)HPV 生物学

HPV 是微小的、无包膜的双链 DNA 病毒,它由 72 面的蛋白衣壳所包裹。HPV 基因组包含环状双链 DNA,大约包含 7900 个核酸碱基对。乳头状瘤病毒是一组进化上相关的病毒,具有相似的生物学特征,但不同类型之间在特异性、特定部位和致癌能力方面都有很大差异。已有超过 70 种 HPV 类型的病毒序列被测出。乳头瘤病毒不仅可感染人类,还有许多其他种属特异的乳头瘤病毒可感染其他哺乳动物,包括牛、马、羊、狗、兔、猴、猪和鹿。

基因组通常以病毒游离基因的形式存在,在受感染的细胞核内独立于宿主细胞的基因组。在高级别宫颈病变,尤其宫颈癌时 HPV 的基因组与宿主染色体以共价结合或与之整合[8]。这种整合在宿主基因组中是随机发生的,但对于病毒基因组却是特异的,包括早基因 E1 和 E2 基因,这对于调节病毒基因的表达至关重要(图 2-3-3)。

病毒晚基因 LI 和 I 上的序列在所有乳头瘤病毒中都是高度保守的编码衣壳蛋白。这些病毒蛋白反映了病毒晚基因的表达,主

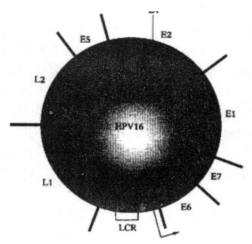

图 2-3-3　HPV 基因组图示

要存在于高分化角化细胞中。在活跃的癌基因存在时,HPV 高危型如 HPV-16 型、HPV-18型的 E6、E7 基因编码的蛋白直接参与了细胞转化。E6、E7 蛋白可使宫颈上皮来源的角化细胞永生化,影响病毒和细胞促进子的转化作用。这些病毒癌基因的活性导致基因的不稳定,从而出现恶性表型。HPV 高危型的 E6 蛋白与肿瘤抑制基因产物 p53 蛋白相结合[9,10],从而引起 p53 的降解,使宿主细胞周期失去 p53 的控制。E6 还可以通过诱导 c-myc 基因增加端粒酶分解亚单位基因(TERT)的转化来增加角化细胞的端粒酶活性。

E7 基因产物是一种核蛋白。它可以与对细胞生长起负调控的肿瘤抑制基因即视网膜母细胞基因(pRb)的产物相作用[11,12]。E6 基因引起的 p53 降解与 E7 基因引起的 pRb 功能性灭活,是 HPV E6、E7 癌蛋白的表达干扰细胞周期负调控功能的主要机制。HPV E5 基因的表达产物是一个与细胞膜相结合的小蛋白分子,它可以合成表皮生长因子刺激表皮细胞增殖。HPV E2 基因的产物与 HPV 基因组的转录调节有关。发生在部分 CIN Ⅲ病变和大多浸润型宫颈癌中的 HPV 整合人细胞基因组的过程影响了 E2 基因,引起 E6、E7 基因表达水平升高,又促使了细胞永生化。

(三) HPV 类型特异性病

特异 HPV 类型的不同核酸序列是形成每一型 HPV 特异解剖结构的原因。生殖器 HPV类型易感染生殖道黏膜,但也可以在外阴、会阴、阴茎和肛周的角化上皮存在。生殖器 HPV类型偶尔也与鼻咽部、结膜和甲下病变有关。生殖器 HPV 的分型是根据恶性肿瘤的发病率及致癌可能性划分的。4 种病毒类型(HPV-16、HPV-18、HPV-45 和 HPV-56)被认为是高危型;11 种病毒类型 (HPV-31、HPV-33、HPV-35、HPV-39、HPV-51、HPV-52、HPV-55、HPV-58、HPV-59、HPV-66 和 HPV-68)为中危型;8 种病毒类型(HPV-6、HPV-11、HPV-26、HPV-42、HPV-44、HPV-54、HPV-70 和 HPV-73)为低危型。

低危型 HPV 类型,特别是 HPV-6 和 HPV-11 与两性生殖道的尖锐湿疣有关。它们也在低级别的宫颈病变如外生型尖锐湿疣、亚临床 HPV 感染和 CIN Ⅰ中被检测到。采用更加可靠的 HPV 检测技术,没有一种宫颈癌显示与低危型 HPV(尤其是 HPV-6 和 HPV-11)有关。这些病毒似乎并不会诱导恶性转化,也不能整合进入宿主的基因组。这些低危型 HPV 病毒的 E6、E7 蛋白仅能微弱地与 p53、pRb 结合,在体外并不能使角化细胞永生化。

HPV-16 最常在高级别 CIN 及浸润型癌中检测到。HPV-16 与 50% 的宫颈鳞癌及 30%以上的宫颈腺癌有关。它在 80% 以上的宫颈高级别 CIN、阴道、外阴、肛周及阴茎浸润前病变中可检测出。它在 25% 以上的宫颈低级别病变,40% 的亚临床外阴 HPV 感染和 10% 的生殖道尖锐湿疣,尤其是难治型病变中可检测到。HPV-18 是浸润型宫颈癌中第 2 常见类型(25%),但在低级别宫颈病变中不常见(5%)。鉴于 HPV-18 与浸润型宫颈腺癌尤其是年轻妇女宫颈腺癌的关系,而且这种病毒类型在浸润前病变的低表达,因此有观点认为 HPV-18 可能与一过性癌有关,因为这样可逃避可靠的细胞学检测。尽管这仍然是一个有争议的问题,但流行病学和分子学资料均支持这种假设。HPV-18 DNA 在 1 年内涂片阴性而发生宫颈浸润癌中的检测率是 HPV-16 的 2.6 倍。HPV-18 阳性的宫颈癌患者平均年龄较 HPV-16 阳性患者年轻 8~12 岁,且复发率更高(45% 对 16%)。

(四)HPV 致癌过程

尽管宫颈 HPV 感染流行的真实情况尚不清楚,但它是最常见的性传播疾病,超过 70%

的年龄<35 岁的性活跃女性有 HPV 感染。最近的前瞻性研究数据表明,年轻女性生殖道初次 HPV 感染的 2 年累计发生率为 32%。有性生活史和无性生活史的女性从接触新的性伴侣开始,其发生率是相似的。抽烟、口服避孕药以及男性性伴侣数是感染发生率的预测因素。男性避孕套的使用不是保护因素。处女的感染发生率极低,但是任何非深入的性接触都可能增加感染危险。宫颈破损处的上皮基底层细胞可受病毒感染。

高危型 HPV 感染合并协同因子的作用,宫颈上皮会偏离化生的过程而转向肿瘤形成。病变开始于新的鳞柱交界区,最初常表现为低级别病变。这些病变为真正的癌前病变和良性 HPV 感染的混合表现。

多数 HPV 感染都是一过性的,通常在感染数月至 2 年内消退。HPV 的持续性感染常见于老年女性,常为致癌型 HPV 且 HPV DNA 量很高。病毒量的多少可替代 HPV 持续性感染而成为 CIN 发生的独立影响因子,但还不能成为 CIN Ⅲ 及癌变的独立预测因子。只有宫颈上皮的 HPV 持续性感染可能诱发肿瘤形成[13,14]。有关低级别宫颈病变发生进展的报道虽少,但进展确实是肯定的。根据选择标准的不同,细胞学或阴道镜检查选择患者活检及随访的情况,发生率为 12%~33%。

CIN Ⅲ病变表现为一致的非整倍体改变。常与致癌型 HPV 有关,这种病变是真正的癌前病变。近来有数据表明,CIN Ⅱ病变比通常认为的表现为更大程度的异质性。这些病变发生进展的可能性已经被证实,但尚无临床上的可靠指标表明发生进展的危险性增大。正因为如此,CIN Ⅱ和 ClN Ⅲ 被作为高级别病变而需要采取相应的治疗。多数宫颈异常并不会发展为宫颈癌。发展成为浸润癌的间期可由 12~18 个月至几十年时间。

宫颈肿瘤可被认为是“种子”(高危型 HPV)与“土壤”(未成熟的宫颈转化区化生上皮)之间复杂相互作用的结果(图 2-3-4)。HPV 是肿瘤发生、发展的必要因素。恶性肿瘤及细胞系中病毒 DNA 的持续存在, 恶变前和恶性细胞中病毒 DNA 活跃的转录活动均强烈提示其在维持恶性病变中的作用。

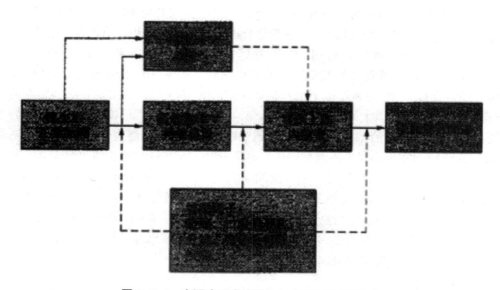

图 2-3-4　宫颈癌形成的“种子、土壤和营养”模式

单纯 HPV 感染是必要的而不是必然地引起免疫功能健全的宿主发生癌。致癌型 HPV 感染远较宫颈癌的发生普遍,表明在宫颈癌发生过程中还有协同因子在发挥作用。

（五）与 HPV 相互作用的协同因子

高危 HPV 感染是宫颈癌发病的必要条件,促使子相关,这些协同因子包括吸烟、其他微生物感染、大多可能与被动吸入的氮氨类物质有关。

1. 吸烟

吸烟已被证实为宫颈癌和外阴癌的危险因素[15]。高危 HPV 感染妇女中主动及被动吸烟者发生高度鳞状上皮内病变(HSIL)的危险度增加。烟草燃烧降解的产物中包括尼古丁、烟碱、碳氢化合物和焦油,这些产物在吸烟者的宫颈分泌物中可检测到,且已证实在宫颈细胞中的致突变作用,其作用类似于在肺细胞中的作用,表明这些化合物在宫颈癌形成中的重要作用。

吸烟通过减少生殖道上皮中抗原呈递细胞朗格汉斯细胞数目而影响上皮的免疫功能。宫颈 HPV 感染和 CIN 均与上皮内朗格汉斯细胞的数目减少有关。局部免疫功能抑制有助于病毒的持续存在,从而导致癌变。烟草浓缩液已在体外实验中证实可使 HPV 感染的永生化宫颈管细胞恶变。但实验尚未证实吸烟导致宫颈腺癌的危险性增加。被动吸烟导致宫颈癌危险增大的可能在观察中与主动吸烟者一样大,可能与被动吸入的氮氨类物质有关。

2. 其他微生物感染

生殖道 HPV 感染和宫颈肿瘤常见于有多个性伴侣女性或与其性接触的男性有多个性伴侣。其他性传播疾病的增加也与生殖道 HPV 感染和宫颈肿瘤形成有关。与沙眼衣原体、奈瑟淋球菌、单纯疱疹病毒(HSV)或阴道滴虫有关的急性宫颈炎引起上皮完整性的破坏和化生的修复,可增加对生殖道 HPV 感染的易感性。但尚无流行病学的研究结果证实这种相关性[16-18]。

3. 性激素的影响

孕期尖锐湿疣的生长加快。这表明女性雌激素水平有助于 HPV 复制,尽管也可能反映了孕期的免疫抑制状态。孕期宫颈细胞学标本中 HPV DNA 含量增加,致癌型 HPV 在孕妇中的检出率达 27%,表明激素诱导病毒的活跃复制。

CIN 和宫颈癌常见于有多个性伴侣的女性及与性生活无关的口服避孕药物的女性[19-21]。流行病学资料表明,长期使用口服避孕药的女性患 CIN 的风险增加,使用 5 年以上的女性发病率增加 2 倍。口服避孕药引起叶酸缺乏,导致致癌物代谢下降被认为是危险性增加的机制。但目前尚无可证实的临床依据需要采取停用口服避孕药以治疗 HPV 相关疾病。避孕套方式的保护益处尚不明确[22]。

4. 外源性和内源性免疫抑制

药物引起的免疫抑制使肾移植患者 CIN 的发生率为常规人群的 16 倍。艾滋病(HIV)女性患者 CIN 和宫颈癌的发生率增加,浸润前病变的治疗失败比例亦增加。系统性免疫抑制疾病如霍奇金病、白血病和胶原血管疾病都与 HPV 相关疾病的发病率增高和难治性有关[22,23]。

5. 饮食因素

食物中维生素 A 或 β-胡萝卜素缺乏可致 CIN 和宫颈癌的危险性增加。饮食中多摄入维生素 A、维生素 C、维生素 E、β-胡萝卜素,且提高某些微量营养素的循环浓度是宫颈肿瘤发生的保护因素。维生素 A 和胡萝卜素的含量高提示更多的蔬菜摄入和番茄红素的循环浓度增加,这些均与 50% 以上的高危型 HPV DNA 量降低有关。高危型 HPV DNA 的持续高水平是宫颈肿瘤发生的重要危险标志[25-27]。

（六）HPV 疫苗

多数宫颈癌和 CIN 病变都与高危型 HPV 感染有关,预防或治疗性 HPV 疫苗对 HPV 感染及 CIN 和宫颈癌的发生有很大防治作用。2006 年 6 月 8 日,FDA 正式批准美国默沙东公司生产的宫颈癌疫苗(Gardasil)上市,主要预防 HPV-6、HPV-11、HPV-16、HPV-18 这 4 种亚型,疫苗的临床使用对象主要为 9~26 岁的女性,这是世界上第 1 个肿瘤疫苗。新近,葛兰素公司又推出了针对 HPV-16、HPV-18 亚型的预防性疫苗(cervarix)。在过去的 20 多年。研究者在这方面投入了大量精力。多聚核酸和重组病毒疫苗在动物模型中已显示出治疗和预防效果。这些疫苗可用于免疫治疗,特别是针对已存在的低度良性生殖道 HPV 感染。专门针对 HPV E6、E7 癌蛋白的细胞毒性 T 淋巴细胞的疫苗已完成设计。

最近一项关于 HPV-16 L1 病毒样颗粒疫苗的Ⅲ期多中心随机双盲临床试验证实这种疫苗的高免疫原性、安全性和有效性[28-30]。HPV 的免疫原性包括重要的衣壳蛋白 L1 呈递给免疫系统。空的病毒衣壳称病毒样颗粒(VLP),它是由微生物或细胞表达系统合成的。L1VLP 疫苗产生很强的细胞和体液免疫反应。

2392 例年轻女性在使用了 HPV-16 L1 VLP 疫苗后发生 HPV-6 感染和 HPV-16 相关 CIN 病变的比例下降。该疫苗能很好耐受,无严重的不良反应,经证实在安慰剂使用的 HPV-16 新发病例和 HPV-16 相关 CIN 发病者中 100% 有效,而对其他 HPV 类型的交叉保护作用很小或无作用。尽管 HPV-16 是最常见的类型,并且与高度 CIN 病变和宫颈癌有关,然而生产具有广谱或多价的 HPV 疫苗用于预防感染将会更加优越[31]。

HPV 疫苗提供了有效控制宫颈癌的重要手段。数年后有关针对女性某种性传播疾病及其相关疾病的方案将会引起很大的兴趣[32,33]。例如,一项针对覆盖 90% 人群,产生平均 10 年的有效性为 75% 的疫苗计划将使目标人群的地方性流行下降 44%。仅女性的疫苗计划将使 HPV 的流行下降 30%。

针对某种高危型 HPV 或亚型的疫苗对于已经有 CIN 病变的女性所产生的长期保护作用与转化区破坏或切除的作用是不同的。虽然由于某种特异性 HPV 疫苗的保护,使得其相关高度 CIN 和浸润癌的发生减少,但是又会有其他类型 HPV 导致的病变。近年来有研究表明,疫苗作用下某些 HPV 类型(HPV-6 或 HPV-11)的去除可导致高危型 HPV(如 HPV-16)致癌性的暴发。疫苗不可能消除宫颈癌,但可以使相当部分 CIN 病变患者不必接受治疗和随访,也可以有效减少筛查的次数。

三、宫颈上皮内瘤变

（一）Bethesda 命名系统

有关宫颈鳞状上皮内病变的命名随时间而改变。早期曾使用不典型增生(轻度、中度和重度)和原位癌(carCINoma in situ,CIS)等名称。尔后又建议使用宫颈上皮内瘤变(cervical intraepithial neoplasm,CIN)。最近,宫颈阴道细胞学诊断的 Bethesda 系统又建议采用鳞状上皮内病变(squomous intraepithial lesions,SIL)这个名称。Bethesda 命名系统最初是在 1988

年由美国国立癌症研究院(NCI)工作组建立的,用于报告宫颈和阴道的细胞学诊断结果[33]。该工作组在当时宫颈细胞学诊断混乱的情况下建立了统一的命名系统,以便为临床治疗提供明确的指导。极为重要的是,有必要给临床医生明确的诊断名称,以将细胞学表现与临床联系起来,同时也有助于实验室和临床同行复查和提供质量保证。

工作组 1988 年的建议很快被美国实验室广泛接受。1991 年又一个 NCI 资助的工作组在实验室和临床实践的基础上复习和修改了 Bethesda 命名系统[34](表 2-3-1)。

表 2-3-1　Bethesda 命名系统与原来命名系统对照

Bethesda 命名系统					
正常	不明意义的非典型细胞(ASC-US)	低级别鳞状上皮内瘤变(LSIL)	高级别鳞状上皮内病变(HSIL)	高级别鳞状上皮内病变(HSIL)	癌
不典型增生/CIN 系统					
正常	炎症/不典型	轻度不典型增生 CIN Ⅰ	中度不典型增生 CIN Ⅱ	重度不典型增生	原位癌	癌
				CIN Ⅲ		
旧的巴氏分级					
Ⅰ级	Ⅱ级	Ⅲ级	Ⅲ级	Ⅳ级	Ⅴ级

一份采用修改后 1991 年 Bethesda 系统的宫颈、阴道涂片报告应包括以下 3 部分:一是对涂片的描述;二是总的印象,如正常或非正常;三是细胞学异常的描述,特别是鳞状或腺状上皮。异常的形态学可代表浸润前鳞状病变,再分为 ASG-US、LSIL 和 HSIL。

（二）病理特征

1. 宫颈鳞状细胞癌的癌前病变——宫颈不典型增生和 CIS

(1)宫颈不典型增生　宫颈不典型增生的病理特征是,鳞状上皮细胞的异形变化往往起源于基膜以上的上皮层,逐渐向上延伸,侵犯部分或几乎全部上皮层,表现为鳞状上皮细胞分化不良,排列紊乱,但保持极性,细胞核增大、染色深、核异形,有分裂象等。根据细胞异形变化的程度及所累及的上皮层范围,宫颈不典型增生可分为轻、中、重 3 度或称 Ⅰ、Ⅱ、Ⅲ 级。

轻度不典型增生(Ⅰ级):病变局限在鳞状上皮层的下 1/3,细胞形态、大小与正常细胞不同,排列不整齐,但仍保持极性。胞核增大,有些异形,核染色深,细胞膜或边界清楚,核分裂少见,属正常。病变部分与上层分裂正常的细胞层分界清楚。

中度不典型增生(Ⅱ级):病变占鳞状上皮层的下 2/3。细胞变化同轻度,但细胞核大,异形明显,染色质深染,核分裂多,细胞边界清楚,病变部分与上层分化正常的细胞层分界清楚。

重度不典型增生(Ⅲ级):病变几乎累及全部上皮层,仅剩一二层表面的正常鳞状上皮细胞。细胞形态异形明显或全部未分化,细胞失去极性、成堆,细胞核大、深染,分裂象不典型。

（2）CIS　CIS 常开始于宫颈鳞—柱状上皮交界处。为单发性，多数位于宫颈前唇，然后向着柱状上皮或鳞状上皮方向扩展。细胞排列紊乱，无极性，细胞大，边界不清；细胞核与细胞质比例大；核异形，大小差异明显，核染色深浅不一，核分裂多见；有时癌细胞小而一致或为一片梭形深色细胞，基膜完整，间质未浸润。

CIS 也可以沿着表面柱状上皮向间质内的腺体周围生长，但限于基膜之内而无浸润，称原位癌累及腺体。其组织学形态的特征：腺体完全保持原有的轮廓，呈圆形或粗管状癌灶，互相平行。如累及较多较深的腺体可见圆形细胞团成串，癌灶边缘整齐，癌巢内无角化倾向。

2. 宫颈尖锐湿疣

（1）尖锐湿疣　表现为具有纤维血管轴心的乳头。表面衬有增厚的鳞状上皮，上皮内可见凹空细胞。凹空细胞是一种鳞状细胞，其特征为核周空亮区（空晕），细胞边界增厚，细胞核轻度异形，表现为细胞核增大、不规则，染色质加深，双核或多核。这些改变多见于鳞状上皮的上 1/3 层。湿疣也可伴有异形增生，需对其进行分级，分级方法与 CIN 分级一致。不伴有上皮内瘤变的尖锐湿疣是一种与 HPV-6 和 HPV-11 相关的良性病变，病变可持续多年，也可自行消退，其自然病史在一定程度上与患者的免疫状态相关。

（2）CIN 与 HPV 的关系　HPV 刺激鳞状细胞增生，并进行 DNA 合成，甚至反复合成，导致细胞 DNA 含量为正常的 2~4 倍或有时为 8 倍。结果核增大、深染，双核或多核。染色质结构无明显变化。低级别的 CIN，仍保持成熟及细胞极性，凹空细胞不明显，核轻度不规则，增生较无并发症的湿疣稍多。基底旁层内可见异常分裂象。

当 CIN 病灶进展时，增生细胞不典型，欠成熟细胞结构破坏增多。正常极性丧失的早期征象之一是基底细胞层被不同大小的细胞替代，进一步的畸变导致高层内的核排列不规则。核深染，染色质粗，大小及形状不规则。随着畸变的严重性，变化更明显。核分裂象的数目、位置及类型是 CIN 的严重程度及恶性趋向的重要线索。宫颈湿疣及 CIN 退缩时，有丝分裂象≤7/10HP，而持续及进展性 CIN 多见分裂象>7/10HP。伴 HPV-6 及 HPV-11 型感染者，有丝分裂象≤7/10HP。85% 的 CIN 伴其他 HPV 类型，尤其是 HPV-16、HPV-18 及 HPV-33 型，分裂象>7/10HP。低级别 CIN 的有丝分裂象局限在鳞状上皮的下 1/3，高级别 CIN 分裂象则见于上皮的中、上层。湿疣或 CIN 伴 HPV-6、HPV-11 型感染者，很少见有丝分裂细胞有弥散的染色质及三级构型。其他异常有丝分裂象，尤其有各种异常的中期及多极有丝分裂是非整倍体的辨识标记。约 80% 以上的具有非整倍体 DNA 的 CIN，伴 HPV-16、HPV-18 型感染。其他非整倍体的标记是细胞核中度至重度不规则。高级别 CIN，凹空细胞表达缺如或仅为局限性的。因此，应用合适的组织学结构、细胞学的及分裂的标准就可以区别低级别及高级别 CIN。

3. 宫颈腺癌及腺鳞癌的癌前病变

近 30 余年来，宫颈腺癌的发生从以往占宫颈癌的 5% 增加到 20%。宫颈腺癌的增加提示宫颈鳞癌相应下降，而且近年来发现<35 岁妇女患宫颈腺癌者在增加。

现时的资料认为，与宫颈鳞癌一样，HPV 也是宫颈腺癌及腺鳞癌的重要病原。HPV-16 型是宫颈鳞癌及其癌前病变中最常见的病毒，约占 50%，其次是 HPV-18 型。宫颈腺癌及原位腺癌的 40%~50% 伴 HPV-18 型感染，10%~20% 伴 HPV-16 型感染。宫颈腺鳞癌伴 HPV-16、HPV-18 型感染的比例基本相同，约占 20%[31]。虽然宫颈原位腺癌是宫颈腺癌的癌前病变,但宫颈原位腺癌很少见,只有宫颈腺癌的8%。可能与下列因素有关:①其解剖部位不易用宫颈刮术检测到;②宫颈原位腺癌患者平均年龄为36~39岁,在这种年龄,绝大多数妇女的移行带的位置已向颈管内上移,阴道镜检查不能见到;③宫颈涂片及宫颈管刮片偶然可见恶性细胞,但由于这些细胞与正常宫颈管细胞十分相像,常误认为良性细胞。除非常规做宫颈管抽吸术,病理学家熟悉子宫颈原位腺癌的形态特征,否则很难检测到。绝大多数的宫颈原位腺癌在因良性病变切除的子宫或在 CIN 宫颈活组织及锥切标本中检查所得。约50%以上的宫颈原位腺癌与鳞状上皮内瘤变并存,后者用细胞学涂片常可检测到。

宫颈原位腺癌常位于鳞—柱状上皮交界处的近端并沿颈管扩散。80%以上的病灶在颈管黏膜表面呈扁平、绒毛状或乳头状增生。其下面的腺体表现为分支、出芽或呈筛状。腺体轮廓光滑、规则,周围的正常纤维肌肉间质缺少促结缔组织生成的反应,提示为原位疾病。

赘生性上皮与正常宫颈管细胞明显不同,正常宫颈管细胞的细胞核小,位于基底,单层,不正常细胞堆积、分层排列,核常增大,染色过深,不规则。常见有丝分裂象。胞质含丰富的黏液或泡沫状胞质,类似颈管细胞。有时可见杯状细胞及有吸收力的、边缘毛刷样的肠型细胞。内膜样细胞可见于局部或组成全部病灶。在透明细胞腺癌的外周有时可见由管状内膜细胞覆盖的异常细胞。

有56%~71%的原位腺癌与鳞状细胞赘生物往往与高级别 CIN 合并存在,少见合并鳞状细胞微灶型浸润癌。这两种原位癌,虽然侵犯宫颈的不同部分,但常在移行带处结合。鳞状细胞与腺细胞混合较少见。steiner 及 Friedell 描述的腺鳞原位癌含有形成空泡的细胞,在鳞状细胞原位癌内有黏蛋白卡红染色及对氨基水杨酸阳性物质。这种共存的鳞状细胞及腺细胞病灶被认为是腺鳞癌的前期病变。研究了腺原位癌的局部解剖,发现病灶深度为5mm,沿颈管的线形长度为0.5~25mm,平均12mm。如从外口测量,直径从数毫米至30mm,有多个灶的约占15%。上述所见如拟选择宫颈锥形切除术作为治疗手段,其手术范围必须同圆柱状切除术。

如做颈管刮术或宫颈活检,发现存在的赘生性组织是腺原位癌,应进一步检查,常做宫颈锥形切除术以除外浸润型腺癌。如果有乳头状肿瘤或赘生性腺体伴促结缔组织生成的间质往往提示浸润型腺癌。

(三)临床表现

1. 发病年龄

近年来宫颈癌的发病年龄有年轻化的趋势。coppelson(1992)收集多篇文献资料发现,不典型增生者的发病高峰年龄为30~39岁,CIS 者为35~42岁。瑞士报道 CIS 者的高峰年龄为30~39岁,平均年龄为37岁。吴爱如(1992)等报道宫颈不典型增生者为30~44岁,CIS 者40~44岁。Kolstad 等发现 CIS 的发病年龄有左移现象,其原因可能为:①普查工作的深入开展及普查质量的提高,较早查出 CIN;②普查人群的年龄构成比起了变化;③与 HPV 感染有关的生殖道湿疣发病率急剧上升,细胞结构破坏增多。

2. 临床表现

CIN 患者一般不表现明显症状,或有一般宫颈炎的症状如白带增多,也有主诉白带带血或性接触后少量阴道流血等。妇科检查可见宫颈光滑,无明显炎症,或有宫颈充血或糜烂,糜烂程度不等,范围也不同,触之有时易出血,与一般慢性宫颈炎无明显差别,有时可见白斑。因此

CIN 的临床表现并无特异性,单凭其症状及体征是无法诊断的,主要根据组织学检查而确定。

(四)转归

宫颈不典型增生是癌前病变,它具有可逆性,即一部分病变可自然消失;但它还具有进展性,即病灶可发展,甚至变癌。其可逆性和进展性与病变的范围、程度有关。轻度不典型增生自然消失的可能性明显大于中、重度,重度不典型增生发展为癌的可能性明显大于轻、中度。也有专家认为宫颈轻度不典型增生是良性的异常增殖,可自然转为正常。

文献报道有关不同程度的宫颈不典型增生退缩、持续、进展的情况见表 2-3-2。宫颈不典型增生转化的平均年限见表 2-3-3。

文献报道,宫颈不典型增生约有 50% 的病例保持持续不变或逆转,20%~30% 的病变进展。舒义经(1995)报道 1000 例 CIN Ⅰ级及 CIN Ⅱ级的随访结果:CIN Ⅰ级 27.8% 持续不变,11.6% 逆转,60.6% 有进展;CIN Ⅱ级 23.1% 持续不变,36.3% 逆转,40.6% 进展。因此 CIN Ⅰ级、Ⅱ级病例是不稳定的一组病例。

表 2-3-2　宫颈不典型增生的转归

宫颈不典型增生	转归率(%)			
	退缩	持续	进展	逆转
轻度	62.2	24.4	13.4	62
中度	32.9	48.7	18.4	12.9
重度	19.1	47.6	33.3	29.2

表 2-3-3　宫颈癌不典型增生平均转化的年限

宫颈不典型增生的转化程度	平均年限(年)
正常→轻度不典型增生	1.62
正常→中、重度不典型增生	2.20
正常→原位癌	4.51

(五)致癌性问题

CINⅠ级是低级别的 CIN,有高度的自然缓解率,即不大可能发展为浸润癌,即使进一步发展,所需时间也很长,短期随访时发展为癌的危险性可以忽略不计。CIN Ⅱ级是中度级别的 CIN,一部分病例可能自然逆转,大部分病例将进展为 CIN Ⅲ级。CIN Ⅲ级是真正的癌前病变,大多数将发展为浸润癌。

CIN 与 HPV 感染关系密切。目前已证实有 70 余种 HPV,其中 20 余种存在于女性生殖道,按其致癌危险性可分为 3 组:①致癌危险性很小或没有,如 HPV-6、HPV-11、HPV-42 型;②中度致癌危险性,如 HPV-31、HPV-33、HPV-35、HPV-51 型,普遍存在于 CIN Ⅱ、CIN Ⅲ级;③高度致癌危险性,如 HPV-16、HPV-18、HPV-45、HPV-56 型,多见于浸润癌。CIN 的不同级别及不同类型的 HPV 感染,都可影响 CIN 的致癌性,所以不同致癌危险性的 CIN,其治疗方法也不同。如低级别 CIN 伴低致癌性病毒可以随访为主。低级别 CIN 伴高致癌性病毒可选择适当治疗或严密随访。HPV 分型的检测由于试剂的敏感性差,广泛应用还有困难,所以对低级别 CIN 是随访还是治疗,必须认识其危险性和必须具备的条件。除根据患者所感染的 HPV 类型,还应根据患者的年龄、身体状况、医疗条件而定,尤其重要的是是否具备随访条件。若患者不具备随访条件,仍应积极治疗。

（六）诊断

无论是宫颈不典型增生或是 CIS,肉眼观察无明显特征,所以 CIN 的诊断必须做一系列的特殊检查。

1. 碘试验

碘试验(Schiller test)是将碘溶液涂在宫颈和阴道壁上,观察其染色的部位。正常宫颈鳞状上皮含糖原,糖原和碘混合后产生深赤褐色或深棕色。不染色为阳性结果,说明鳞状上皮不含糖原。但很多病变都可使鳞状上皮内不含糖原,例如瘢痕形成、宫颈炎、宫颈腺体囊肿、宫颈癌前病变或癌等。因此碘试验对癌无特异性,只能发现不含糖原的上皮。不成熟的化生上皮常不被染色。

常用的碘溶液有两种。①Schiller 液:由碘 0.33g、碘化钾 0.67g,加水至 120ml 制成;②Lugol 液:由碘 5g、碘化钾 10g,加水至 100ml。Lugol 液较 Schiller 液浓 10 倍,染色所需时间短、效果好。现在也有用 2%碘溶液直接涂在宫颈上而进行观察者。故碘试验用于 CIN 主要是识别宫颈病变的危险区,以便确定活检的部位。

2. 宫颈脱落细胞涂片检查

自从 Papanicolaou 及 Traul(1943)报道采用宫颈脱落细胞学可有效地鉴别宫颈赘生物以来,宫颈脱落细胞涂片(Papanicolaou smear,Pap 涂片)检查已成为筛选宫颈上皮异常的一种主要方法。

CIN 是癌前病变,细胞学的病变不一定很明显,可能出现假阴性。Richart 报道涂片检查诊断 CIN 的假阴性率为:阴道刮片 50%,宫颈刮片 15%,颈管刮片 8%。因此脱落细胞防癌涂片不仅要刮宫颈,也要同时刮颈管,以便提高阳性率。复旦大学附属妇产科医院 1953~1985 年共诊治宫颈原位癌 748 例,宫颈刮片阳性率为 74.3%,可疑为 21.1%。阴性率仅 4.6%。所以宫颈刮片细胞学检查是一个有效的初步诊断 CIN 的方法,虽不能最后确诊,但至少可以提供有异常变化或癌的信息,遗漏诊断的机会不多。

数十年来巴氏涂片是常用的早期发现宫颈病变的方法,但巴氏涂片的缺点是:①以级别来表示细胞学改变的程度易造成假象,似乎每个级别之间有严格的区别,使临床医生仅根据分类级别的特定范围来处理患者,实际上Ⅰ、Ⅱ、Ⅲ、Ⅳ级之间的区别没有一个严格的客观标准,主观因素较多;②对癌前病变也无明确规定,可疑癌是指可疑浸润癌还是 CIN 不明确;③不典型细胞全部作为良性细胞学改变也欠妥,因为偶尔也见到轻度不典型增生伴微小浸润癌的病例。

为了改进细胞学涂片的分类法,美国国际癌症协会在马利兰的 Bethesda 举行会议,提出了 TBS 分类,改良了以下 3 个方面:①将涂片制作的质量作为细胞学检查结果报告的一部分;②引进了鳞状上皮内病变的观念;③提出治疗建议。1991 年美国国际癌症协会再次评价 TBS 的实际应用价值,并作了修正,提出了完善的诊断标准及标本质量描述法。

TBS 分类法[35]:2001 年美国 NCI 资助了一项多学科工作组对 Bethesda 系统进行重新评价和更新(表 2-3-4)。其中最新的变化描述如下。

表 2-3-4　2001 Bethesda 宫颈细胞学诊断报告系统

标本量充足

满意:

是否存在宫颈管或移行区成分或是否有其他质量的影响因素,如混有血液或炎性细胞

不满意(指明原因):

标本无用或无法分析(指明原因)

标本尚可诊断,但对评价上皮异常欠满意(指明原因)

总的分类(可选)

无上皮内病变或恶性证据

上皮细胞异常

其他

描述性诊断/结果

无上皮内病变或恶性证据

微生物

阴道滴虫

真菌形态符合念珠菌属

菌群变化提示细菌性阴道炎

细菌形态符合放线菌属

细胞形态改变符合单纯疱疹病毒感染

其他非肿瘤性发现(可选择报告)

反应性细胞改变

炎症(包括典型的修复)

放射

宫内节育器

续表 2-3-4

子宫切除后腺细胞状态

萎缩

上皮细胞异常

鳞状细胞

不典型鳞状细胞(ASC)

不明临床意义的 ASC(ASC-US)

不能排除高级别鳞状上皮内病变的 ASC(ASC-H)

低级别鳞状上皮内病变(LSIL)

包括:人乳头瘤病毒(HPV),轻度异形和 CIN I

高级别鳞状上皮内病变(HSIL)

包括:中重度异形,原位癌,CIN Ⅱ,CIN Ⅲ

鳞状细胞癌

腺上皮细胞

不典型腺上皮细胞(AGC)

指明宫颈管的、宫内膜的或别的腺细胞

不典型腺上皮细胞,倾向肿瘤

指明宫颈管的或别的来源

宫颈原位腺癌(AIS)

腺癌

其他(所列不全面)

40 岁以上的子宫内膜细胞

自动分析和辅助检查

提示和建议(可选择)

（资料来源:Solomon D,Davey D,Kurman R,et al. The 2001 Betesda System:teminology for reporting results of cervical cytology. JAMA,2002,287:2116）

3. 阴道镜检查

阴道镜检查是一种简单而有效的估价宫颈有无病变的方法，肉眼不能看出的异常上皮及异常毛细管,通过阴道镜检查能清楚看到,尤其在用 3%醋酸溶液涂抹以后看起来更清楚。

宫颈赘生物都是从移行带开始。移行带异常上皮的特征为：①细胞及细胞核的密度增加,故较邻近正常上皮的颜色白且不透明。②肿瘤表面上皮的轮廓及血管结构变化。正常鳞状上皮的轮廓扁平、光滑,不典型的上皮常不规则,还有特殊的血管变化表现为点状或镶嵌。正常宫颈上皮、间质血管用碱性磷酸酶染色,在指状间质乳头内的终末环状毛细血管向上皮突起,往往与表面呈切线。而上皮内的扭曲或弯曲的毛细血管斜行达表面以致在阴道镜下表现为点状。镶嵌是由于表面血管扩张,排列成蜂窝状,由上皮岛分开。③白色上皮是 CIN 的另一特征。在上皮表面有一层厚的角化蛋白,阻碍了下面宫颈的血供,用醋酸涂抹以后即呈现白色。

阴道镜检查只能发现病变部位从而指导临床医师应采取活检的部位,但不能区别原位癌与不典型增生。如在阴道镜下见到奇特的毛细血管,例如呈螺旋状、逗点状、细条实心面状等,应疑有间质浸润,可能已不属于 CIN 的范围。

阴道镜检查结果的准确性与是否全面观察到移行带有关。移行带的位置随患者年龄、性活跃期、胎次和产次等而上移或下移。妊娠时宫颈生理性外翻,移行带下移,阴道镜下能满意地观察到移行带;绝经期移行带上移至颈管内,不易观察。在阴道镜指导下做宫颈活检,需常规刮颈管检查,以便提高诊断 CIN 的阳性率。

4. 宫颈活组织及宫颈管刮术检查

宫颈活组织检查是宫颈活检钳从子宫颈上夹取组织送病理检查,是诊断 CIN 及宫颈癌最可靠的方法。在上述各种检查结果可疑或阳性的病例,或宫颈病变不易与 CIN 及宫颈癌鉴别时均应做宫颈活组织检查。取材的方法是在子宫颈上做多点活检,至少取 4 块组织,各块组织分瓶送病理检查。活检标本应从鳞柱状上皮交界处钳取,钳取的活组织应包括鳞状上皮层并有足够的间质组织,最好能取到病灶及周围组织。同时还必须做颈管刮术,颈管刮术不需扩张宫颈,只要用细小的刮匙伸入颈管内全面搔刮一圈,刮取组织送病理检查以除外颈管有无病变或癌浸润。宫颈活组织及宫颈管刮术同时进行可以早期发现 CIN 及早期宫颈癌。

5. 宫颈锥形切除术

宫颈锥形切除术是将宫颈阴道部及宫颈管做锥形切除。宫颈外口部分作为圆锥的底面,并将颈管及宫颈组织做锥形切除。在应用阴道镜以前绝大部分阴道涂片异常的患者,都需行宫颈锥形切除术作为辅助诊断方法以排除宫颈浸润癌,因为碘试验阳性部位做活检并不一定能准确诊断。随着阴道镜的应用,对阴道涂片异常的患者,宫颈锥形切除术的指征已重新修订如下：①阴道镜检查宫颈上皮无异常或看不见全部异常的上皮；②移行带不能完全暴露;③阴道涂片结果与阴道镜下定位活检的结果不相符合;④宫颈活检诊断为微型浸润癌。

做宫颈锥形切除术时,应注意:①手术前应避免过多揩拭阴道及宫颈,以免破坏上皮;②用冷刀做锥切术;③锥切范围应包括阴道镜下确定的异常部位及颈管的异常上皮;④术前必须扩张颈管并做颈管刮术。锥切的部分应分成 12 块,每块做 3~4 张切片检查。在可疑部位应做亚连续或连续切片检查。文献报道锥切的误诊率为 1%~3%,如果能遵守上述注意点,误诊率还可降低。

（七）治疗

治疗 CIN 的方法很多,应根据标本的范围、组织学异常的程度、患者的愿望及医生的经验等选择不同的方法。近年来 CIN 的治疗较以前趋向于保守,其原因是:①诊断 CIN 及早期癌的水平较以前明显提高;②从 CIN 发展到癌要经过较长的时间,需 10 年左右;③宫颈不典型增生者有 20%~50%能发生逆转;④CIN 病灶绝大多数为局限性病灶,保守性治疗的治愈率高达 97%;⑤CIS 的 5 年生存率可达 100%。

在治疗 CIN 时,分歧意见较多的是关于 CIN Ⅰ级及 CIN Ⅲ级的治疗。有学者认为 CIN Ⅰ级是最早的癌前病变,应予随访观察。但也有不少学者认为已是 CIN 患者,从宫颈癌的防治出发,应给以癌前阻断治疗。对 CIN Ⅲ级是否采用保守治疗分歧较大。国外文献报道 CIN Ⅲ级用冷冻治疗后失败率较高,故认为不宜用冷冻治疗。Anderson(1980)报道 CIN Ⅲ级采用一定深度的锥切术,可能提高治愈率。高级别 CIN,即 CIN Ⅲ级发展为 CIS,继而又进展到浸润癌的机会较多。另外,CIN Ⅲ级常与微灶浸润或浸润癌并存,如不仔细检查易发生漏诊。对 CIN Ⅲ级采用保守治疗后需密切随访,无随访条件者宁可采用积极治疗。总之 CIN 的治疗也应根据不同情况区别对待。CIN 的治疗应根据 CIN 的级别、病变范围年龄、生育要求、医疗条件及医生的经验等来决定。总的治疗原则应为:CIN Ⅰ、CIN Ⅱ级采用保守性治疗。年轻患者 CIN Ⅰ级病变范围小者可以随访观察,CIN Ⅲ级患者年轻要求生育者可行锥形切除,术后密切随访。CIN 采用保守治疗时必须注意:①决定治疗方案前,必须仔细检查,首先要排除早期浸润及浸润癌;②宜在阴道镜直视下进行治疗;③治疗范围应包括宫颈的全部病变,超出病变 5mm 为宜,深度必须足够,不应少于 4mm;④保守治疗后应长期随访,包括阴道细胞学、阴道镜和病理检查等。

常用的治疗 CIN 的方法如下。

1. 观察随访

个别病灶小、组织病变轻的病例,可以考虑观察随访,暂不予治疗。

2. 电凝治疗[37]

电凝是治疗慢性宫颈炎的有效方法,也可用于治疗 CIN。Wilbanks 等用电凝治疗 CIN 并与四环素阴道栓对照比较,认为前者疗效优于后者。Ortiz 等用电凝治疗 CIN Ⅰ级及 CIN Ⅱ级无一例失败,CIN Ⅲ级失败率为 13%。Chanen 及 Rome 应用电凝治疗 CIN 患者 1700 例以上,效果明显,失败率仅 3%。如果电凝部位较深,可引起疼痛。

3. 冷冻治疗

近 10 余年来屡见冷冻治疗 CIN 的报道。冷冻治疗无疼痛等不良反应。Charles 及 Savage (1980)报道 16 位学者应用冷冻治疗 3000 例患者,成功率为 27%~96%。不同学者所报道的成功率差异极大,其原因可能与手术者的经验,治疗的病例数,治愈的标准,冷冻的技术操作、设备、冷却剂等因素有关。Townsend 提出 CIN Ⅰ级经治疗失败后再用冷冻治疗往往还能获得成功。CIN Ⅱ级治疗的失败率为 3%,CIN Ⅲ级为 7%。但也有不同的看法,Ostergard 最近报道用冷冻治疗 354 例 CIN,效果欠佳,其失败率Ⅰ级为 6%、Ⅱ级为 7%、Ⅲ级为 46%(重度不典型增生 7%、CIS 39%),认为 CIN Ⅲ级不宜行冷冻治疗。

冷冻治疗操作虽简单,但应注意:①常用的冷冻剂为 CO_2 或液氨;②冻结时压力很重要,如果压力下降至 392Pa(40kg/m。)以下,应该停止治疗;③为使冻结均匀而且迅速,冷冻探头上应涂一薄层水溶性润滑剂;④冷冻探头应将全部病灶覆盖,在 1.5~2min 内在探头周围形成 4~5mm 冰球,冷冻才足够;⑤应用两次冷冻技术,即第 1 次冷冻后,复温 4~5min 再冻第 2 次;⑥冷冻治疗后应禁止性交,常有阴道水样排液增多 10~14d,可用月经垫保持外阴清洁;⑦冷冻后 4 个月复查防癌涂片,如为阴性,说明病灶在愈合中,以后每 4~6 周复查 1 次。如果治疗后 6 个月防癌涂片仍为阳性者,作治疗失败论,需再次检查和治疗。

4. 激光治疗

近年来激光已应用于治疗 CIN,开始应用时仅用激光照射病灶处,失败率较高,而且治疗失败都发生在移行带,因此照射的部位必须包括移行带。以后 Masterson 等发现这样的治疗并不能提高成功率,设想破坏组织的深度可能是关键。如果破坏深度为 1~2mm,失败率高,如果增加组织破坏的深度,一般以 5~7mm 的深度并必须包括固有层,则失败病例较少。Brate 等认为治疗的成功与否与组织学分级或病灶范围大小无关,用持续的光束照射较间断的为好。应用激光治疗时,应注意:①应采取措施保护操作人员的眼睛;②尽量吸去组织气化排出的烟雾;③不良反应可有局部疼痛,往往较冷冻治疗时严重,但尚能耐受;④照射后可能有点滴状少量阴道流血。激光治疗是一项新技术,其效果国外文献报道差异较大,可能与治疗的经验有关。有学者认为激光治疗失败率高,其效果不如电凝或冷冻治疗。复旦大学附属妇产科医院报道宫颈不典型增生 601 例,用激光治疗占 36.6%,药物治疗占 11.7%,其他物理治疗(包括电凝、冷冻等)占 14.1%,综合治疗(应用两种以上方法)占 5.20%,其治疗效果以激光为最佳。各种方法治疗后,宫颈不典型增生的转常率:激光治疗组 16.6%,药物治疗组 12.0%,物理治疗组 7.7%,综合治疗组 12.0%($p<0.05$)。因此激光治疗是促使宫颈不典型增生转常的有效治疗方法。

5. 内凝治疗

这是 semm 提出的一种新的治疗方法,利用一种特殊的仪器称为内凝器,其有特殊的探头可接触病灶部位进行内凝。此法的特点是凝固温度较低(100℃)。本法省时、花费少、无痛、不良反应极少、效果显著。

6. 宫颈锥形切除术

宫颈锥形切除术主要用于诊断明确的年轻 CIN 患者,尤其是要求保留子宫和生育功能的 CIN Ⅱ级的患者。在欧洲宫颈锥形切除术已广泛应用于治疗 CIN。Bjerne 等报道 2099 例妇女因阴道脱落细胞涂片异常而做宫颈锥形切除术,其中 1500 例(71.5%)诊断为 CIS,治愈率为 87%。Kolstad 等报道 CIS 1121 例,其中 795 例做宫颈锥形切除术,随访 5~25 年,复发率为 2.3%,0.9%发展为浸润癌。

宫颈锥形切除术操作简单,但可以引起并发症。根据并发症发生的时间可分为两大类。①近期并发症:常见的有出血、子宫破裂、麻醉意外,合并妊娠时易发生羊膜早破、早产等;②后期并发症:常见的有晚期出血、宫颈狭窄、不孕、宫颈内口松弛,合并妊娠时易发生早产,晚期出血一般多发生在手术后第 10~14d。

7. 宫颈环状电切除术[38]

宫颈环状电切除术(loop electrosurgical exCISion procedure,LEEP)或转化区大环形切除术(large-loop exCISion of the transformation zone,LLETZ)是一种新的治疗方法。Cartier 于 1981 年首创了 LEEP 法,Prendiville 及 cullimore 根据 cartier 的 LEEP 法而创造了 LLETZ

法,20 世纪 90 年代以来很多学者分别采用 LEEP 和 LLETZ 法治疗 CIN，结果提示 LEEP 法具有快速简便、并发症少及费用低等优点,但 1/3 的病例仍有热损伤变化而影响锥切边缘的组织学评价。LLETZ 法的优点是:①切除的组织无损坏,可供病理学检查;②即使对阴道镜检查经验不足的医生也不致延误浸润癌的诊断;③器械简单,价格便宜;④诊断和治疗同时进行,以减少患者往返。手术后的并发症有出血和感染,但不常见。

8. 全子宫切除术

在老年或年轻但已生育的 CIN 患者,全子宫切除术是最恰当的治疗方法。CIN 患者做全子宫切除术是否需同时切除部分上段的阴道壁是多年来争论的问题。Creasman 及 Rutledge 提出,根据 CIS 的复发率与切除阴道壁的多少无关,认为除非阴道镜检查阴道壁有明显的浸润现象,否则不需常规切除上段阴道壁,更不需做子宫次根治术或子宫根治术。但患者手术后仍需定期随访。

9. 宫颈原位腺癌的处理[39]

对宫颈原位腺癌的处理最常用的方法是全子宫切除术,因为这样有足够的组织供病理学检查,并且可以除外浸润性病变。赞成做全子宫切除者认为病灶不一定局限于移行带,可以侵犯颈管的任何部位,同时宫颈原位腺癌常与 CIN 合并存在,所以在处理 CIN 时不应疏忽同时处理宫颈原位腺癌。但是在年轻要求生育的妇女处理宫颈原位腺癌时也有建议采用锥形切除术者,其争论点在于:①宫颈原位腺癌常为多灶性病变,锥切的顶点可能疏忽了最高部位的病灶,或者遗留了较深的裂缝内的残余灶;②曾有报道(1979),行锥形切除术后又行全子宫切除术的标本病灶残余率高。但是 Berltrand 及 Lickrisht 等(1987)报道宫颈原位腺癌 19 例, 其宫颈病灶的最高点离宫颈口不会超过 30mm,14/19 例<15mm,18/19 例离宫颈口<25mm。Ostor(1987)测量了从宫颈口以上为 0.5~30mm,腺体侵犯的深度为 0.5~4mm。这样的病灶在阴道镜检查时,用阴道扩张器将宫颈稍外翻,就可以全部暴露移行带,而宫颈原位腺癌几乎都是在移行带部位, 说明仔细设计的锥形切除可能包括绝大多数的病灶。近年来 Ostor(1980)、Luesley(1985)、Hopkin(1988)等分别报道了原位腺癌先做锥切活检,以后做子宫切除,发现锥切边缘无残余灶者,子宫标本也无残余病灶。所以 Bertrand 及 Lickrish 提出宫颈原位腺癌患者应做宫颈圆柱状切除术,以切除所有的移行带,包括深部的宫颈腺体(离宫颈管 5mm)以及与宫颈管平行至少 25mm 处,做 90°垂直切除形成平的圆柱形底,这样手术的结果是大部分的病例(约 95%)可以获得全部切除病灶的效果。

总之,宫颈腺上皮内病变及原位腺癌的处理目前尚无一致的意见,但鉴于宫颈腺上皮病变及原位腺癌特有的生物学行为,对这些病例应进行仔细全面的检查,准确诊断后根据患者的年龄、生育要求、随访和医疗条件等综合考虑后作出恰当的处理。

(八)防癌普查

早期发现、早期诊断和早期治疗,是降低宫颈癌发病率和死亡率的有效途径之一。自 Papanicolaou 发现采取阴道及宫颈脱落细胞制成涂片, 经染色可观察脱落细胞的变异后,世界各国都采用该法作为宫颈癌普查的手段。早在 20 世纪 50 年代末 60 年代,世界上已有一些国家把普查列为控制宫颈癌的措施,如挪威、丹麦、瑞典、冰岛、芬兰等国,从 1965 年开展普查,宫颈癌发病率持续下降。以后很多国家如英国、美国、加拿大、日本等都陆续开展防癌普查。我国上海市在 1958 年曾开展一次较大规模的防癌普查,1974 年起将妇女普查普治列入妇女保健的常规工作之一,使上海市宫颈癌的发病率从 1965 年的 27.8/10 万下降到 1996 年的 3.7/10 万,足以说明普查普治的重要性。

四、病理类型

(一)大体分型

宫颈癌除 Ia 期肉眼不易识别者外,肉眼观察可分为 4 型:

1. **糜烂型** 宫颈表面红润,黏膜表面有深浅不等的上皮破坏,呈颗粒状的粗糙面,触之易出血。此种类型多见于早期癌。

2. **菜花型** 癌组织明显地向宫颈阴道部表面突出,表面呈大小不等的小乳头,形似菜花、血管丰富、质地较脆、易出血。切面可见癌侵入宫颈组织较浅,有出血及坏死。

3. **结节型** 癌侵入宫颈组织融合形成结节状、质硬,宫颈表面多有深浅不等的上皮破坏;亦有较明显外突者。肿瘤切面呈灰白色,出血及坏死组织。

4. **溃疡型** 它非一独立类型。在上述类型的基础上,癌组织坏死脱落后而形成深浅不等的溃疡,溃疡表面有大量坏死组织,溃疡边缘不规则,溃疡底及边缘均较硬。切面可见癌侵入宫颈深部,灰白色、质地脆硬,有明显的出血及坏死。

表 2-3-5　2131 例宫颈癌大体分型在各期的分布

分 期	分型					
	光滑	糜烂	菜花	结节	溃疡	合计
I	13	74	52	63	4	206
II		53	289	296	160	798
III			322	559	228	1109
IV			1	10	7	18
合计	13	127	664	928	399	2131

中国医学科学院肿瘤医院 2131 例宫颈癌的大体分型如表 2-3-5 所示。光滑型均为肉眼不能识别的早期癌,糜烂型以早期癌占多数,结节型及溃疡型以晚期癌为多。

(二)宫颈癌的组织学分类

宫颈癌的组织学分类,主要以肿瘤的组织来源、细胞分化程度及细胞形态等进行分类。宫颈癌可分为鳞状细胞癌(包括疣状鳞癌、乳头状鳞癌、淋巴上皮样癌、梭形细胞癌、囊性基底细胞癌)、腺癌(包括乳头状腺癌、内膜样腺癌、透明细胞癌、黏液腺癌、浆液性乳头状腺癌)及混合癌(腺鳞癌)等。鳞状细胞癌占绝大多数,占 90% 以上;腺癌约占宫颈癌的 5% 左右;混合癌及其他罕见癌(包括小细胞未分化癌等)占 50% 以下。有少数宫颈癌由于细胞分化太差,无法辨认其细胞来源,不能归入上述几类者一般称为未分化癌。宫颈癌的组织学类型分布如表 2-3-6 所示。

表2-3-6 宫颈癌组织学类型分布

	例数	鳞癌(%)	腺癌(%)	混合癌(%)	未分化癌(%)
上海肿瘤医院	3100	95.2	4.1		0.7
医科院肿瘤医院	2131	97.1	2.1	0.7	0.1
济南西郊医院	883	98.9	1.0		0.1
武汉医学院二分院	840	97.2	2.8		
江苏肿瘤防治所	464	97.8	1.3	0.9	
广东省人民医院	448	94.7	4.9	0.4	
天津中心妇产科医院	442	97.3	2.4	0.3	

宫颈癌中最常见的是鳞状上皮细胞癌,其次是腺癌,腺鳞癌、透明细胞癌等较少见。

1. 鳞状细胞癌

宫颈鳞状上皮发生癌变即导致鳞状细胞癌。宫颈上皮发生癌变后,如突破基膜侵犯间质,即称为宫颈鳞状细胞浸润癌。一般浸润癌都是由 CIS 发展而来,但并不一定都经过原位癌阶段。有时上皮层细胞分化较成熟,但基底部分细胞生长活跃,不向表面生长而是向间质浸润,此时往往发病短,浸润灶多,早期浸润阶段不明显。由原位癌发展而来的浸润癌发展慢,有较明显的早期浸润阶段,治疗效果好,预后好。宫颈鳞状细胞癌又分如下:

(1)微灶浸润癌或早期浸润癌

Mest Werdt(1947)首先提出微灶浸润癌的概念,是指微灶突破基膜,浸润间质深度在5mm 内,后来又有学者提出其侵犯间质的深度应为 3mm。Rubio 研究了浸润间质 3mm 或5mm 患者的复发、转移和死亡率无明显区别。全国宫颈癌协作组于 1978 年曾将微灶浸润癌的诊断标准定为浸润深度为 3~5mm。1985 年国际妇产科协会(FIGO)根据浸润间质的程度将早期浸润癌又分为两种。

1)轻微的镜下间质浸润癌(临床为ⅠA1 期)指癌细胞突破基膜,浸润深度不超过 1mm。最早浸润的肿瘤组织可呈芽状,以后呈圆形、舌状或分叉状。有时在大块累及腺体的基础上,其病灶边缘出现浸润,在浸润灶周围间质中有很多淋巴细胞浸润。

2)可测的微小癌(临床ⅠA2 期)在显微镜下见可测量的病灶,其浸润间质的深度不超过5mm,水平播散范围不超过 7mm。病灶由小微灶融合,肿瘤细胞呈各种分化程度,有时由很多钉脚形成网状结构,有的呈团块状。在周围间质组织中有很多圆形细胞浸润,有时有巨细胞,间质纤维松弛或收缩。Creasman(1995)报道 FIGO(1994)对ⅠA 期又做了新的规定[43]如下。

Ⅰ期癌局限于宫颈。

IA 期肉眼看不见癌灶,仅在显微镜下见浸润癌。间质浸润最深 5mm,宽度在 7mm 以内。又分为ⅠA1 及ⅠA2 期。ⅠA1 期间质浸润深度≤3mm,宽度≤7mm。ⅠA2 期间质浸润深度>3mm,但不超过 5mm,宽度≤7mm。

（2）宫颈鳞状细胞浸润癌

宫颈鳞状细胞浸润癌（临床≥ⅠB期）是指鳞状细胞伸向间质内浸润的深度已超过可测的微小癌（IA期）的标准。可呈网状或团块状融合浸润间质。根据细胞的分化程度又分为3种类型。

1）角化型大细胞型肿瘤分化好，相当于鳞状细胞癌Ⅰ级。癌细胞大，胞质多，有角化不良，癌细胞巢内有角化珠形成，有时细胞由于糖原贮存而呈透明。细胞间桥存在，核大，不规则，染色质多、深染，有多个核仁，有大量角化物质形成，在细胞巢的边缘部见有正常及不正常和分裂象。

2）非角化型大细胞型肿瘤分化中度，相当于鳞状细胞癌Ⅱ级，是最多见的一种鳞癌，细胞异形明显，边缘间桥不明显，无角化珠，但仍有角化不良细胞，核分裂相当多。

3）小细胞型肿瘤分化差，相当于鳞状细胞癌Ⅲ级。细胞有两种类型，一种为细胞小，胞质少，核浅染，圆形，如同柱形细胞，核分裂相当多，正常或不正常，有时肿瘤细胞有异形明显的"奇怪核"。另一种细胞呈梭形，胞质少，核梭形而深色如同基底细胞。

（3）其他类型鳞状细胞癌

1）乳头状鳞状细胞癌（papillary squamous cellcarcinoma） 癌瘤外观呈乳头状或菜花状或疣状。显微镜下见乳头状结构，鳞状细胞呈复层，核明显异形，纤维中心血管柱位于乳头中央，癌细胞浸润中心柱间质。活检必须取整个乳头的厚度及其中心柱组织。本癌类似于女阴疣性癌。

2）疣状癌为一种分化很好的鳞癌。鳞状细胞保持成熟和有层次，细胞无明显不典型，也无纤维中心柱结构。肿瘤以膨胀性或推移性生长及浸润，常见直接浸润邻近器官，未见有淋巴结转移。

3）梭形细胞癌为一种低分化鳞状上皮癌，癌细胞呈梭形如肉瘤细胞，电镜下见有桥粒、张力原纤维。免疫组化检测，角蛋白呈阳性，波形蛋白则呈阴性。与恶性黑色素瘤内的梭形细胞鉴别则恶性黑色素瘤对S-100蛋白和HMB45皆为阳性，而梭形细胞癌则均为阴性。

4）淋巴上皮瘤样癌大体表现为界限清楚，肿块呈膨胀性生长，略隆起，切面均质，有浅溃疡。癌细胞大小形状一致，排列成索状；鳞状细胞大，胞质透亮或浅伊红色，或呈颗粒状，核分裂很多，见2个核仁，间质内见很多淋巴细胞和一些嗜酸性粒细胞浸润。

2. 腺癌

肿瘤细胞具有柱状上皮的特征，形成腺状结构，浸润间质。根据癌细胞的来源，可分为下列多种类型。

（1）来自宫颈内膜

又分以下组织来源

1）宫颈内膜柱状黏液细胞来源的腺癌 又称宫颈管黏液腺型或黏液腺癌（mucinous adenocarcinoma），来源于宫颈内膜柱状黏液细胞，为最常见的一种宫颈腺癌。按癌细胞的分化程度又可分为如下。①黏液腺癌中度分化型：较为多见，腺体结构形态正常。但轮廓不整齐，大小不一。腺上皮为复层上皮，由柱状、立方形或扁平细胞组成，内含黏液。细胞核形态不一，有卵圆形、杆形、不规则圆形或多角形，位于底部，增大，深染，核仁大。腺体分散，间质多，并有淋巴细胞及组织细胞浸润，常伴小部分功能分化较差的腺体，不含黏液，胞质呈伊红色。②黏液腺癌低度分化型：腺体结构消失，只见一片黏液。黏液泡中见细胞，核增大，深染等。细胞形态变化多,分裂象多,间质形成纤维带将上皮分割之。③黏液腺癌高度分化型:比较少见,细胞大小不一,形状多变,腺体多,常含点状突起。侵犯宫颈壁的深层并有间质反应包绕,肿瘤的腺上皮由高柱状细胞覆盖。分化最好的宫颈腺癌过去称为宫颈恶性腺瘤(adenomamalignum),现在称为微偏腺癌(minimal deviation adenocarcinoma)。

2)宫颈内膜柱状下细胞(即来源于储备细胞)腺癌　本类型比较少见,但恶性程度高,预后差。其癌细胞幼稚,常同时向腺癌和鳞癌方向发展,可分为如下。①鳞状腺上皮癌:又称腺鳞癌,宫颈内膜柱状下细胞同时向腺癌及不典型鳞状化生方向发展而成。两种上皮性癌在同一部位紧密结合,有时可见从一种上皮癌过渡到另一种癌。②黏液表皮样癌:腺癌成分是由黏液性立方形柱状上皮组成,腺腔内充满黏液,腺体周边有复层鳞状上皮细胞,还有呈立方形的中间细胞。核圆,大小一致,犹如储备细胞。③未分化腺癌:细胞小,为立方形或柱形,形态一致,密集成片,有时有围成腺腔的倾向。无腺体或鳞状细胞结构。

(2)来自残留副中肾管上皮的腺癌

可分为3种。①腺型腺癌:由残留的副中肾管上皮向子宫内膜腺癌方向分化而形成。也可发生于异位的子宫内膜。腺体上皮为单层或假复层柱状上皮,胞质呈伊红,无黏液产生。②乳头状腺癌:由残留的副中肾管上皮向输卵管腺癌方向分化而形成。其特点为乳头多,间质中心柱细。⑧透明细胞癌:病灶为一片胞质透亮的细胞或腺状结构,多与患者胚胎期其母服用己烯雌酚有关。

(3)来自残留中肾管的腺癌

残留的中肾管可形成腺癌、囊腺癌。癌细胞透亮,不含黏液,形如鞋钉向腔内突出,核圆、深染。腺腔圆形或低乳头状或呈实质一片。

(4)其他类型腺癌

1)乳头状腺癌　自宫颈表面上皮长出,形成乳头,乳头细,有间质中心柱。细胞为多层立方形或低柱状,胞质呈伊红,无黏液分泌,核深染,癌细胞小,有时可见钙化砂粒小体。

2)硬癌较少见,癌组织质硬,纤维组织多,腺癌小体分散于其中。

五、临床分期

宫颈癌的分期方法有很多,近年来都采用 FIGO 1994 年(蒙特利尔)修订的国际临床分期法(表 2-3-7)。

(一)分期规则

对患者进行 FIGO 修订的分期时,需遵照下列规则。

1. 分期必须根据认真仔细的临床检查,且需在治疗前确定。分期一经确立,不得再行变更。

2. 分期有疑问不能确定时,应列入较早期。

3. 确定分期需根据全身检查、妇科三合诊检查、阴道镜检查、子宫镜检查、膀胱镜及直肠镜检查、静脉肾盂造影、肺及骨骼 X 线检查,膀胱或直肠黏膜受累必须经活检组织学证实。

4. 淋巴造影、血管造影、超声探查、CT 扫描和 MRI 检查、腹腔镜检查所见不能作为更改临床分期的依据,但这些检查有助于制订治疗计划。

(二)分期注意事项

宫颈癌的临床分期标准已经多次修订,每次修订都有进步。为了减少临床分期上的人为

误差,规定了分期的注意事项,现综合如下:

1. 0 期包括上皮全层均有非典型细胞,但无间质浸润。

2. IA 期的诊断必须根据切除组织的显微镜检查结果确定。

3. 只有子宫旁组织增厚是结节状直接蔓延到盆壁,或肿瘤本身扩展到盆壁时,方能定为Ⅲ期。宫旁组织增厚,使肿瘤与盆壁间距离缩短,但子宫组织增厚为非结节状者,应定为ⅡB 期。

4. 即使根据其他检查为Ⅰ期或Ⅱ期,但因癌性输尿管狭窄而出现肾盂积水或肾无功能时应定为Ⅲ期。

5. 有膀胱泡样水肿者不能列为Ⅳ期,膀胱镜检查见到隆起及沟裂时,并同时通过阴道或直肠触诊证实该隆起与沟裂与肿瘤固定时,应视为膀胱黏膜下受侵,膀胱冲洗也找到恶性细胞时,应做膀胱镜取活检组织病理检查证实。在经手术治疗的病例中,病理医师检查切除的标本,病检结果是最确切诊断肿瘤侵犯范围的方法,但这些结果不能改变临床分期,可将这些结果记录在疾病的病理分期法则中,TNM 分期正适合这种情况。比较罕见的是,有的病例行全子宫切除术后,才发现术前未发现的浸润型宫颈癌,对此情况,不能作为临床分期,也不能包括在治疗的统计中,只能作为个例报道。因为所有的妇科肿瘤都是在首次诊断时确定分期,而且不能更改,即使复发时也是如此。只有在临床分期的准则严格执行时,才有可能比较各个临床单位和不同治疗方式的结果(表 2-3-8)。

6. 临床分期应由有经验的医师于治疗前确定,不能因治疗后有新发现而改变分期。

确定具体期别有困难时,应定为较早的期别。

表 2-3-7 子宫颈癌:FIGO 分期标准

分期	子期	描述
0 期		原位癌,宫颈上皮内瘤变Ⅲ(CINⅢ)
Ⅰ期		肿瘤仅局限于宫颈(不考虑肿瘤向宫体侵犯)
	ⅠA	仅能由显微镜诊断为浸润癌,任何大体所见病灶,甚至表皮浸润都属于ⅠB
		浸润限制于可测定的间质内浸润范围:最大垂直深度 5.0mm,最大水平宽度≤7.0mm
		垂直浸润深度应从表皮或腺体的基底层≤5.0mm,脉管(静脉或淋巴管)累及不改变分期
	ⅠA1	测定的间质深度≤3mm,宽度≤7.0mm
	lA2	测定的间质深度>3.0mm,但≤5,宽度≤7mm
	ⅠB	临床可见肿瘤限于子宫颈,或临床前肿瘤大小超出ⅠA 范围
	ⅠB1	临床可见肿瘤大小≤4.0cm
	ⅠB2	临床可见肿瘤大小>4.0cm
Ⅱ期		宫颈癌侵犯超出子宫,但未累及骨盆壁或阴道下1/3
	ⅡA	无明显宫旁侵犯

续表 2-3-7

	ⅡB	明显宫旁侵犯
Ⅲ期		肿瘤已侵犯盆壁。直肠检查发现宫颈肿瘤与盆壁之间无间隙;或者肿瘤已累及阴道下 1/3。
		所有的肾积水或无功能肾均包括在内,除非这些肾异常有已知的其他原因可解释
	ⅢA	肿瘤侵及阴道下 1/3,但未侵犯盆壁
	ⅢB	盆壁侵及,或肾积水,或无功能肾
Ⅳ期		肿瘤扩散的范围已超出真骨盆,或经活检证实膀胱或直肠黏膜受侵。这些黏膜泡状水肿不属于Ⅳ期
	ⅣA	肿瘤累及邻近器官
	ⅣB	肿瘤转移到远处脏器

表 2-3-8　子宫颈癌 FIGO 与 UICC 分期

FIGO	UICC		
	T	N	M
0	Tis	N0	M0
ⅠA1	T1a1	N0	M0
ⅠA2	T1a2	N0	M0
ⅠB1	T1b1	N0	M0
ⅠB2	T1b2	N0	M0
ⅡA	T2a	N0	M0
ⅡB	T2b	N0	M0
ⅢA	T3b	N0	M0
ⅢB	T1	N1	M0
	T2	N1	M0
	T3a	N1	M0
	T3b	任何 N	M0
ⅣA	T4	任何 N	M0
ⅣB	任何 T	任何 N	M1

注:FIGO,国际妇产科学联盟;UICC,国际抗癌联盟;T,肿瘤;N,淋巴结;M,转移。

六、蔓延和转移

(一)蔓延

宫颈原位癌发展浸润癌,平均病程(潜伏期)约5~20年。一旦形成浸润癌,则其在生长过程中即可向邻近组织和器官蔓延(图2-3-5)。

宫颈癌向下浸润至阴道穹隆至阴道。与原发肿瘤临近的阴道穹隆容易较早受累,前穹隆较浅,更易受侵,可较快蔓延至阴道前壁。后穹隆至原发肿瘤较远,因而阴道后壁常较晚受波及。肿瘤科经阴道黏膜、黏膜下层或肌层,单独或同时向阴道蔓延,亦可借阴道黏膜丰富淋巴管逆行播散,而在远离原发的阴道上出现孤立的肿瘤结节。癌在阴道黏膜下蔓延,则临床上多不易早期发现。

宫颈癌突破子宫峡部屏障后,可向上经子宫内膜、肌层和淋巴管呈连续或跳跃式的向宫体蔓延。

在宫体受侵后,肿瘤可以较久的埋藏在子宫肌层中,但最终还是要侵犯浆膜甚至波及邻近的组织和器官。宫颈癌侵犯宫体较晚,但非罕见,只是临床不易确诊。

宫颈癌在开始一个相当长的时间内,只是局限性的缓慢的发展。一旦穿过宫颈肌层即可通过淋巴管波及宫颈周围结缔组织,迅速扩展到盆壁组织。宫颈两侧的输尿管,可因肿瘤压迫以及浸润形成不同程度的梗阻,导致输尿管或肾盂积水。

膀胱三角区与宫颈及阴道前壁紧密相依,肿瘤扩展到阴道前壁,穿破肌层后,很容易侵犯膀胱,首先受波及的是膀胱三角区。

宫颈癌向后扩展,可侵犯子宫骶骨韧带,甚至直肠。因宫颈及阴道后壁距直肠较远,所以直肠受侵较晚。

(二)转移

淋巴管是宫颈癌最多见也是最重要的转移途径(图2-3-6)。宫颈癌向盆腔淋巴结转移,一般是由原发病灶通过附近的淋巴管首先向宫颈旁、闭孔、髂内、髂外等淋巴结向髂总淋巴结转移,进而转移到腹主动脉旁淋巴结。也可以经骶前淋巴结向腹主动脉旁淋巴结转移。晚期可以转移到锁骨上淋巴结及全身其他淋巴结。由于淋巴管道的互相交错,以及由于肿瘤扩展的情况不同,所以其淋巴转移的途径也非固定。

国内外文献报道的关于不同期别子宫颈癌盆腔淋巴结转移率的情况见表2-3-9,转移部位见表2-3-10,各期腹主动脉旁淋巴结转移情况见表2-3-11。淋巴结转移率与期别、原发灶的大小、癌浸润的深度及细胞分化程度密切相关。

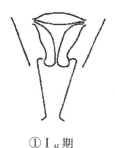
① I_{A1}期

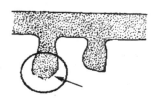
② I_{A1}期

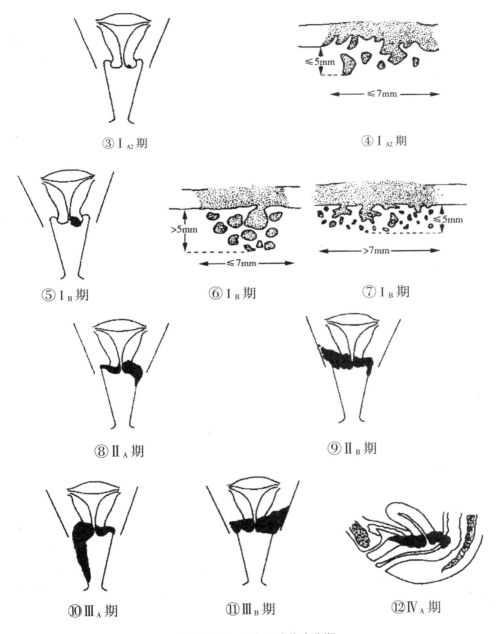

③Ⅰ$_{A2}$期　　　　　④Ⅰ$_{A2}$期

⑤Ⅰ$_B$期　　　⑥Ⅰ$_B$期　　　⑦Ⅰ$_B$期

⑧Ⅱ$_A$期　　　　　⑨Ⅱ$_B$期

⑩Ⅲ$_A$期　　　⑪Ⅲ$_B$期　　　⑫Ⅳ$_A$期

图 2-3-5　子宫颈癌临床分期

　　血行转移少见,约 4%左右。癌细胞侵犯静脉系统,也可通过胸导管或小的淋巴静脉交通支进入血循环而到远处脏器。最常见转移的脏器是肺、肝、骨等。

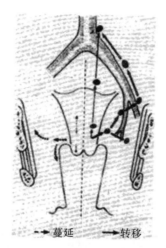

　　⤙--▶ 蔓延　　→ 转移

图 2-3-6　子宫颈癌蔓延及转移

表 2-3-9　子宫颈癌各期盆腔淋巴结转移率(%)

报告单位	报告时间	临床期别				
		总例数	I	II	III	IV
				AB	AB	AB
国内 16 各单位	1997	1775	0	5.7	25.9	
山东医科大学	1980	1376		11.6	33.3	
广州中山医科大学	1990	820		8.9	24.1	
天津	1992	2130	12.0~38.0	26.0~58.0	36.0~52.0	56.0~66.0
日本	1991		10.0	30.0	50.0	
Nagell 等	1992	1710	19.8	26.6~36.1	42.7	55.0

表 2-3-10　国内 8 个省 2619 例宫颈癌淋巴结转移部位(例次)

部位	淋巴结转移部位						
	闭孔	髂内	髂外	髂总	宫颈旁	腹股沟	其他
例数	141	74	49	22	34	18	8

表 2-3-11　子宫颈癌各期腹主动脉旁淋巴结转移率(%)

作者	总例数	临床期别				
		lb	II		III	IV
			II a	II b		
天津	2130	5~7.0	5.0~18.0		18~38	66.0
Nagell 等	3019	4.2	11.3~19.8		27.5	31.3

七、诊断

正确诊断宫颈癌有赖于详细了解病史，熟悉临床表现以及必要而细致的检查和周密的分析。

（一）症状

早期宫颈癌大多无任何症状，或仅有类似宫颈炎的表现，易被忽略。一旦出现症状，癌往往已发展到相当的程度。宫颈癌无特殊症状，最常见的是阴道不规则出血和白带增多，其他表现则随癌侵犯部位及程度不同而异。

1. 阴道出血　这是宫颈癌最常见的症状。在宫颈癌患者中81.4%有阴道出血，尤其是绝经后出血更应注意。开始常为接触性出血，多为少量出血，并经常自行停止，而后又出现不规则阴道出血。血管丰富的菜花型肿瘤或肿瘤晚期侵袭较大血管可引起大量出血，出血时间过久过多均可导致继发性贫血。阴道出血不是宫颈癌特有的症状，普查统计的资料表明，有阴道出血者由宫颈癌而引起者不足1%。

2. 白带增多　这也是宫颈癌最常见的表现。宫颈癌患者中82.3%有各种不同情况和不同程度的白带增多。起初可为浆液性或黏液性白带，随病程的进展白带可呈米汤样，或混有血液。由于肿瘤的坏死、感染，阴道排物就具有特殊的臭味。

3. 压迫症状　疼痛是最常见的压迫症状之一。癌侵及宫旁组织最初只有胀感，而后钝痛。若累及腹膜则有剧痛。癌侵及盆壁后进而压迫或侵犯神经干，这时可引起初为断续性腰痛、后为持续性向下肢放射性疼痛。癌压迫或侵犯输尿管引起肾盂积水，可有腰部钝痛。

宫颈癌向盆壁蔓延，压迫血管或淋巴管可造成循环障碍，可引起患侧下肢和外阴水肿。

宫颈癌向前扩展可压迫或侵犯膀胱，引起尿频、尿血，严重者可产生排尿困难、尿闭或尿瘘，甚至发生尿毒症，但少见。肿瘤向后蔓延可压迫直肠，出现里急后重、黏液便等症状，肿瘤侵犯直肠而发生阴道直肠瘘者极少。

癌在腹腔内破溃而引起癌性腹膜炎者罕见。

4. 全身症状　早期一般无明显的全身症状。但至晚期，除继发的全身症状外，还可以出现体温增高或恶病质。

5. 转移症状　宫颈癌的转移，一般是病变越晚转移的几率越高，但在较早期病变即发现转移者，亦非罕见。由于转移的部位不同，其症状亦各异。盆腔以外的淋巴转移以腹主动脉旁及锁骨上淋巴结为常见，表现为该淋巴部位出现结节或肿块。肺转移可出现胸痛、咳嗽、咯血等症状；骨转移可出现相应部位的持续性疼痛。其他部位的转移亦出现相应的症状。

（二）检查

1. 一般检查　除一般的系统查体外，尤应注意检查表浅淋巴结。淋巴结是宫颈癌远处转移的常见部位。正常妇女常可触及腹股沟淋巴结，但宫颈癌转移至腹股沟淋巴结者少见。癌转移的淋巴结一般表现为淋巴结增大，质地较硬而不平，进而可多个淋巴结融合、粘连、固定。腹腔与盆腔相通，所以腹部也应注意检查。

2. 妇科检查

（1）视诊应在充足照明条件下进行，包括直接观察外阴和通过阴道窥器观察阴道及宫颈。观察外阴应注意大、小阴唇、尿道口、阴道口及会阴其他部分有无癌侵犯表现及异常情况。观察阴道除一般观察外,要注意有无癌浸润,浸润范围。对宫颈的观察要注意肿瘤的位置、范围、形状、体积及与周围组织的关系。如做阴道细胞学涂片检查,则阴道窥器应以水为润滑剂,放置窥器时应注意避免碰伤肿瘤引起出血,以免影响涂片质量。

(2)触诊肿瘤的质地、浸润范围及其与周围的关系等,必须通过触诊来确定。有些黏膜下及颈管内浸润,触诊比视诊更准确。触诊应由外向内依次进行,首先对外阴、阴道及宫颈进行检查,尤其要注意检查视诊所见的异常的部位。然后进行双合诊检查子宫的位置、大小、质地、活动度等,再查两侧附件及宫旁组织有无肿块、增厚、结节及压痛等。必须注意检查所见与宫颈的关系。双合诊检查之后做三合诊检查,这是诊断妇科肿瘤不可缺少的一个步骤,三合诊检查主要了解旁组织(包括阴道旁、宫颈旁及子宫旁)有无浸润以及盆壁、子宫骶骨韧带、子宫直肠窝、直肠本身及其周围组织等的情况。

(3)宫颈/阴道细胞学涂片检查它是目前发现早期宫颈癌的主要手段,防癌普查中已广泛应用。特别是对临床不易发现的早期宫颈癌的诊断,细胞学涂片检查起着极其重要的作用。目前临床常用有常规巴氏涂片、液基(ThinPrep/Autocyte)等。为了保证涂片质量,在刮取标本时要先擦净宫颈上的黏液、分泌物,刮取部位要准确,避免出血,涂片要薄而匀,涂片后要立即固定,以提高阳性率。随着细胞学制片技术和阅片技术的提高,宫颈癌前病变及宫颈癌的检出率大大提高。

(4)组织学检查宫颈癌的诊断均应有活体组织学检查证实。根据不同情况,有下列几种宫颈活体组织采取方法:

1)咬取法 这是采取宫颈活体组织最常用的方法。绝大多数患者可以用此法得到确诊。此法可自一处或多处用特制的活检钳在病变部位咬取。如病变部位不明显,可用碘试验或行阴道镜检查提示咬取部位。

2)切取法 多次咬取活检仍不能确诊,需进一步采取较深部组织时可用切取法。此法是在可疑部位以锐利尖刀做楔状切取。

3)宫颈管内刮取法 宫颈表面活检阴性、细胞学涂片检查阳性或临床不能排除宫颈管癌时,可做宫颈管内膜刮取活检。

4)宫颈锥形切除 阴道细胞学检查多次异常,但上述检查方法均未得到证实,临床仍不能排除癌,或发现癌但不能确定有无浸润和浸润深度时临床上需要确诊者,可行宫颈锥形切除。一般情况下,建议在阴道镜下多点活检及宫颈管刮术仍未确诊时再采用手术。

活检时应注意尽量减少对组织的挤压破坏;标本应注明采取部位,多点标本应分别注明;标本应立即置于10%甲醛液中固定;活检后用带尾纱布压迫止血,6~8h后取出;锥形切除术后用纱布压迫,24h后更换;急性盆腔感染期间不宜活检。

(5)腔镜检查

1)阴道镜对早期宫颈癌的发现、确定病变部位有重要作用,可提高活检的阳性率。

2)膀胱镜阴道前壁受癌侵犯较深或临床可疑膀胱被累及者,应行膀胱镜检查。

3)直肠镜临床可疑直肠受侵犯者。

(6)影像检查

1)胸部透视这是治疗前常规检查项目。有胸部症状者尤应注意,必要时摄片检查。

2)B型超声检查可通过腹部、阴道或直肠途径进行检查,可显示盆腔及腹腔脏器的情况,有无肿块、肿物的位置、囊性或实性、有无腹腔积液等。

3)静脉肾盂造影主要检查输尿管及肾盂有无积水,同时可以了解肾脏排泄功能,以帮助临床分期。晚期宫颈癌可以选择进行。此项检查对治疗后宫旁复发的诊断有一定帮助。

4)淋巴造影及血管造影对盆腔及腹主动脉旁淋巴结转移的诊断可有帮助,但准确性尚有待进一步提高,目前尚未广泛应用。

5)计算机断层扫描(CT)及磁共振(MRI)可以测出肿块的从属性、结构、部位及大小;鉴定肿瘤向宫旁及盆壁播散情况;可以显示增大的淋巴结。由于淋巴结转移直接影响预后,现在有不少学者建议增加宫颈癌影像学分期。

(7)放射性核素肾图可以检查输尿管梗阻及肾脏排泄功能。

(8)其他检查如鳞状细胞癌抗原(SCC)、癌胚抗原(CEA)的检测可作为宫颈癌治疗后监测。

(三)鉴别诊断

宫颈癌的诊断一般并不困难,但有时也不容易。必须详细询问病史、细致检查病人,常需与下列疾病相鉴别。

1. 宫颈糜烂表现为宫颈外口附近及周围有鲜红色微小颗粒,亦可有小量多点出血,质地不硬。宫颈糜烂与早期宫颈癌肉眼观察很难区别,需借病理确诊。

2. 宫颈肥大宫颈明显增大、表面光滑或伴有糜烂,在光滑的表面上常可见多个灰白色带有光泽的宫颈腺体囊肿,刺破后有黏液溢出。

3. 宫颈息肉有蒂的扁圆形赘生物,表面光滑、色红润、质软。息肉常来自宫颈管内,突出在宫颈管外,应行息肉摘除术,并送组织学检查。

4. 宫颈结核表现多样。宫颈外观可以正常,亦可以肥大、糜烂、溃疡、乳头状或息肉样表现。好发于青年人,多有月经异常、结核病史及不育史。活体组织检查可以鉴别。

5. 妊娠期间的并发疾患如流产、前置胎盘等,经仔细检查可以区别。妊娠亦可合并宫颈癌,因此在诊断和处理时要特别慎重。

6. 宫颈肌瘤及子宫黏膜下肌瘤。肌瘤突出在宫颈或阴道,其表面伴感染、坏死者,可似宫颈癌,但仔细检查是可以区别的。宫颈肌瘤由于肿瘤呈膨胀性生长,可将宫颈口挤向对侧;黏膜下肌瘤常来自宫颈管或宫腔,亦可有蒂,光滑的宫颈被挤压变薄包在肿瘤四周,质地均匀,不脆不硬。

7. 宫颈乳头状瘤一般为局限性,呈乳头状,多无浸润表现,活检可以鉴别。

八、治疗的选择

宫颈癌的治疗,目前能达到较好疗效的是放射、手术及综合治疗。各种治疗方法,虽然有各自的适应范围,但根据肿瘤情况、一般状态、设备条件和技术力量的不同,适应范围亦略有差异。众多研究表明早期宫颈癌患者(I~ⅡA)单纯根治性手术与单纯根治性放疗两者治疗效果相当,5年生存率、死亡率、并发症几率是相似的。但其中一些具有不良预后因素的患者预后仍较差,5年生存率可下降至50%,甚或更低。影响早期宫颈癌术后预后因素是宫颈局部肿瘤体积大、淋巴结转移、切缘阳性、脉管瘤栓、宫旁浸润以及肌层浸润深度等。临床研究表明,手术、放疗和(或)化疗三者的合理应用,能有效地改善早期癌的疗效。对于ⅡB以上中晚期宫颈癌,在过去传统治疗中公认的首选方法是放射治疗。近年来,随着国内外大量的有关宫颈癌同步放化疗与单纯放疗的随机分组临床研究的开展,结果表明以顺铂为基础的同步放化疗较单纯放疗提高了生存率,降低了死亡风险,同步放化疗已成为中晚期宫颈癌治疗的新模式。

(一)放射治疗

这是宫颈癌的主要治疗手段,适用范围广,各期均可使用,疗效好。宫颈癌的放射治疗以腔内照射配合体外照射的方法应用最普遍。

1. 腔内照射主要照射宫颈癌的原发区域。

2. 体外照射主要照射宫颈癌的盆腔蔓延和转移区域。

(二)手术治疗

它也是宫颈癌有效的治疗手段,早期病例可一次清除病灶,治疗期短,年轻患者可以保持正常的卵巢和阴道功能。但手术治疗有严格的适应证,手术范围广,创伤大,手术可能有严重的并发症。

1. 广泛性子宫切除术适用于 0 期,IA 期及部分 IB 期患者。此种手术并发症少,疗效亦好。

2. 广泛性子宫切除加盆腔淋巴切除术适用于 IB 期及部分 ⅡA 期患者。

3. 盆腔脏器清除术分前盆、后盆及全盆清除术 3 种。它适用于癌侵犯膀胱和(或)直肠,无远处转移,不宜放疗而又可能切除者。此种手术损伤性大,疗效也不甚理想,需要输尿管移植和(或)结肠造瘘,不易为患者所接受,一般很少采用。

(三)综合治疗

恶性肿瘤的手术逐步发展到根治术甚至超根治术,疗效却未随手术范围的扩大而提高。由于手术范围广,创伤大,并发症多,早期癌淋巴转移少,切除太多的正常淋巴结可破坏免疫系统功能,手术切除并不能摆脱生物学行为的限制,增加原发器官的根治范围,并不能改善生存率。由于放射治疗技术及化疗药物的迅速发展,手术治疗走向个别化或缩小手术范围配合以放射治疗和(或)化疗,并已取得良好的效果。综合治疗是治疗恶性肿瘤的总趋势,是提高恶性肿瘤疗效的一个重要而有希望的途径。

术前辅助近距离腔内放疗,达到减少肿瘤负荷,创造手术条件,但远期生存率未见提高。对于具有高危因素的早期宫颈癌病人术后辅助放化疗仍被大多数人所采用。

早在 20 世纪 70 年代,国外临床已经将羟基脲(hydroxyurea)作为放疗增敏剂应用于宫颈癌治疗中。随后,有不少关于 5-氟尿嘧啶(5-fluorouracil)、丝裂霉素 C(mitomycin C)、顺铂(cisplatin)等药物作为放疗增敏剂的文献报道。近年来研究较多的是同步化疗和新辅助化疗。

同步放化疗即在放疗期间同时进行化疗,而放疗不间断。其作用机制是:①放化疗直接杀灭原发肿瘤和消灭微小转移病灶;②同步放化疗后使处于不同细胞周期的肿瘤细胞同步化,对放射线产生敏感;③化疗也能通过直接肿瘤细胞毒性、肿瘤细胞周期同步化和抑制亚致死放射修复来增加放射剂量反应曲线的梯度,以达到增加肿瘤细胞死亡。另外,同步放化疗避免了延迟盆腔放疗时间。

1999 年先后报道了由 GOG (the Gynecologic Oncology Group)、RTOG (the Radiation

Therapy On-cology Group)、SWOG(the South West Oncology Group)进行的 5 个以顺铂为基础的同步放化疗大样本前瞻性随机对照临床研究结果，尽管各研究组内临床期别、放射剂量、放射方法及含顺铂的化疗方案不尽相同，但结果都证明同步放化疗能明显改善生存率，使死亡危险下降 30% ~50%，因而奠定了同步放化疗在宫颈癌综合治疗中的地位，被美国 NCI (the National Cancer Institute)推荐为宫颈癌治疗的新标准(表 2-3-12，表 2-3-13，表 2-3-14)。

表 2-3-12　美国 5 组宫颈癌同步放化疗前瞻性随机研究

研究组	分期		病人例数	生存率(%)		
				药物		p
				CT+RT	RT	
放化疗与放疗						
RTOG 9001	*I B2~ⅣA	388	CF	73	58	0.004
GOG 123	*I B2	369	C	83	74	0.008
SWOG 8797	*I A2~ⅡA	243	CF	80	63	0.01
化疗方案比较						
GOG 85	ⅡB~ⅣA	368	CF versus H	55 CF	43 H	0.018
GOG 120	ⅡB~ⅣA	526	C versus H	66.4 C	49.7 H	0.004
GOC 120		CFH versus H	67.0 CFH	49 .7H		0.002

C:cisplatin;F:5-FU;H:hydroxyurea。* 具有高危因素。

表 2-3-13　以顺铂为基础的同步放化疗方案

研究组	方案	药物	剂量	用法
SWOG8797	CF	DDP	$70mg/m^2$	放疗第 1、29、43 和 64d
		5-FU	$4g/m^2$	96 小时持续静脉滴入,放疗第 1、29、43 和 64d
GOG 85	CF	DDP	$50mg/m^2$	放疗第 1 和 29d
		5-FU	$4g/m^2$	96 小时持续静脉滴入,放疗第 1 和 29d
RTOG 9001	CF	DDP	$75mg/m^2$	放疗第 1 和 29d
		5-FU	$4g/m^2$	96 小时持续静脉滴入,放疗第 1 和 29d
COG 120	C	DDP	$40mg/m^2$	放疗第 1、8、15、22、29 和 35d
	或 CFH	DDP	$50mg/m^2$	放疗第 1 和 29d
		5-FU	$4g/m^2$	96 小时持续静脉滴入,放疗第 1 和 29d
		Hydroxyurea	$2g/m^2$	口服,每周两次,共六周
COG 123	C	DDP	$40mg/m^2$	放疗第 1、8、15、22、29 和 35d
NCIC	C	DDP	$40mg/m^2$	放疗第 1、8、15、22 和 29d

表 2-3-14 美国 RTOG（9001）组研究结果（Eifel）

结果	同步放化疗组	单纯放疗组	危险比值	p
总生存率(%)			0.48	<0.001
5 年	73	52		
8 年	67	41		
无进展生存率(%)			0.49	<0.001
5 年	68	43		
8 年	61	36		
局部失败率(%)			0.42	<0.001
5 年	18	34		
8 年	18	35		
远处转移率(%)			0.48	0.0013
5 年	18	31		
8 年	20	35		
腹主动脉旁失败率(%)			1.65	0.15
5 年	7	4		
8 年	9	4		

表 2-3-15 宫颈癌新辅助化疗随机研究

作者	例数	方案	(%)	化疗反应率	生存率(%) CT/RT	p RT
Napolitano	192	80P	81	78.6	73.2	NS
Symonds	204	MtxP	49	47	40	NS
Tattersall	260	EpP	72	47	70	0.02
Sundfor	94	PF	53	38	40	NS
Kumar	177	BIP	70	38	43	NS
Tabata	61	80MP	72	43	52	NS
Souhanii	107	BOMP	47	23	39	0.02
C hiara	58	P	78	72	83	NS
Leborgne	130	80P	68	38	49	NS

B:bleomycin；P:cisplatin；Mtx:methotrexate；Ep:epirubicin；F:5-FU；I:ifosfamide，O:vincristine，M:mitomy-cin Co NS: 无统计学意义。

新辅助化疗是一种连续治疗方法,在放疗前或术前先给 1~3 疗程化疗,其目的是使肿瘤对化疗产生反应,减少肿瘤负荷和消灭微小转移病灶。化疗药物和放射线作用于肿瘤细胞的不同亚群,化疗后使肿瘤细胞周期同步化。从目前资料来看,新辅助化疗大多数有较高的近期反应率,而对长期生存无改善(表 2-3-15)。为什么新辅助化疗没有比单纯放疗取得更好的效果,目前尚不十分清楚,可能与延迟盆腔放疗时间有关,特别是对化疗无反应者,再者可能与化疗时间和剂量选择不当有关。

九、放射治疗

(一)放射治疗原则(见第二篇第一节)

(二)治疗计划的制订与实施

1. 放射治疗计划的制订

(1)治疗方针的决定　宫颈癌的治疗目前主要是手术、放疗及综合治疗。在制订治疗计划前要根据恶性肿瘤的类型,病变范围及病人的全身情况等决定采用哪种治疗手段。

对于决定采用单纯放射治疗者,还必须决定是根性治疗还是姑息性治疗。

1)根治性放射治疗病人在放射治疗后可望获得长期生存。行根治性放射治疗时,对存在肿瘤的全部组织给以根治剂量的照射,由于照射范围较大,照射剂量也高,因此对肿瘤附近的正常组织和器官,特别是一些对放射线敏感的组织和器官的防护,就成为治疗中的一个重要问题。如果放射治疗方案设计不当就容易引起严重的后遗症。

2)姑息性放射治疗其目的是为了减轻病人痛苦,延长病人的生存时间。姑息性放射治疗时,照射范围较小,甚至可以不包括全部肿瘤,而仅照射引发症状的部位,如引起梗阻或压迫症状的那部分肿瘤,照射剂量也较低。因此,所需的照射技术就比较简单。姑息性放疗虽较简单,但不能滥用,要以不增加病人痛苦为前提。

根治性治疗与姑息性治疗是相对的,在治疗过程中可根据肿瘤及病人情况而互相转换。若放射治疗作为与手术配合的综合治疗,要根据肿瘤情况及病人条件决定是术前放射治疗还是术后放射治疗。

3)术前放射治疗常是计划性的,其目的是通过术前放射治疗,降低癌细胞活力或减少种植和扩散的几率;缩小肿瘤范围,提高手术切除率;杀伤亚临床病灶,降低局部复发率。

4)术后放射治疗常是根据手术情况决定的,若手术切除的范围不够广泛,手术可疑有局部残存肿瘤,该肿瘤对放射线有一定的敏感性,可行术后放射治疗,以提高疗效。

(2)确定肿瘤位置、范围及与周围正常组织或器官的关系　放射治疗计划设计的基础,在于准确地定出肿瘤的位置、范围及与周围正常组织或器官的关系,在条件允许的情况下,尽可能精确地画出肿瘤体积,然后根据肿瘤的位置及其生物学行为确定靶体积。

1)肿瘤体积即已知的肿瘤侵犯的组织体积,其位置及范围可通过临床检查、X 线检查、放射性核素显像、电子计算机断层扫描(CT)、磁共振、模拟定位机、超声扫描及病理组织学检查等来确定。

2)靶体积包括肿瘤体积和其他可能受侵犯的组织。靶体积的确定主要从肿瘤的恶性程度、侵犯周围组织的范围以及区域淋巴结转移的可能性等方面考虑。所以,靶体积必须是有一定临床经验的医师确定。

3)治疗体积由于每次摆位时产生的微小体位差异、呼吸运动的影响,治疗过程中靶体积内组织的肿胀或皱缩造成靶体积的变化等因素的存在, 照射野必须包括靶体积以外的一部分组织,以保证靶体积内组织无遗漏地获得需要照射的剂量,这个范围就叫做治疗体积。治疗体积在治疗过程中可随肿瘤体积缩小而适当地缩小。

(3)解剖横截面图 该图用于设计照射剂量计划。横截面图应包括:病人躯体轮廓、参考点、肿瘤体积、靶体积及重要器官。作剂量计划时,肿瘤体积与周围组织和重要器官的相互关系,可以在一个或几个有代表性的解剖横截面图上显示出来。这种解剖横截面图,必须在治疗位置上,按实际大小画出。所选横截面图能最好地显示治疗体积的立体状态,以及与病人躯体轮廓的关系。在一般情况下,可以采用靶体积中心部分的横截面,宫颈癌一般以"A"点水平的截面为准。为了获得横截面所需资料,最简单的方法是在治疗位置上摄取互相垂直的正侧位 X 线片,通过在入射点和出射点中间的体表皮肤上放置标尺校正照相放大率后,即可得到肿瘤体积、位置以及与周围正常组织的关系。目前,可通过 CT、超声波扫描的应用,获得精确的横截面图。

(4)制定放疗剂量计划 通过所得的横截面图,结合治疗方针及其他有关因素,可以制定出一个适合其具体情况的放射治疗剂量计划。剂量计划可以通过手工操作的方法,把不同照射的剂量相加,给以相应的校正而获得,也可以用电子计算机进行。如腔内与体外联合照射,则把腔内与体外照射的剂量相加。使用电子计算机作剂量计划的优点是速度快,准确性高。如要对不均匀性组织进行校正,则计算机方法是为得到一个准确剂量的唯一可行的方法。

(5)治疗计划的选择 同一个病人,可以由于选用的治疗工具、治疗方法、照射途径等因素的不同,制订出几个不同的治疗计划。治疗计划制订以后,可以从中选出最理想的方案执行。最理想的放射治疗计划应该是最符合放射治疗原则的,即对靶区的照射剂量足够而且均匀,对癌组织起到最大的杀灭作用,以提高治愈率,而对正常组织和器官的照射剂量愈低愈好,照射体积愈小愈好,对正常组织和器官最大限度地保护,以降低并发症。宫颈癌肿瘤原发区(宫颈、阴道、宫体及宫旁三角区)的治疗,以腔内照射为主。盆腔转移区(子宫旁组织、宫颈旁组织、阴道旁组织及盆腔淋巴区)以体外照射为主。腔内照射与体外照射相互配合,在盆腔范围形成一个以宫颈为中心的有效放射区(图 2-3-7)。在精心处理的基础上,正确运用个别对待的治疗原则,以达到消灭癌组织,最大限度地保护正常组织和器官。

2. 放射治疗计划的实施

(1)治疗前的准备

作好对病人的解释工作说明治疗情况,解除思想顾虑,建立治疗信心,取得密切配合。

1)合并症的处理 肿瘤病人也常合并有其他疾病,如果合并疾患不影响肿瘤治疗,则应先治疗肿瘤。如果合并症影响肿瘤的治疗或疗效,则应尽快对合并症给予积极的处理,以使患者能在全身最良好的状态下进行放射治疗。例如,合并贫血,感染及营养不良等,应纠正贫血,控制感染及补充营养后再行放射治疗。如果合并心、肝、肾等重要器官的疾病,在急性发作期时,应待病人稍稳定后再行放射治疗。

2)治疗前的肿瘤处理 有些情况宜在正式放射治疗前对肿瘤进行处置后,再行放射治疗。例如,大菜花状的宫颈癌,可以先行局部肿瘤的组织间照射或局部照射,待肿瘤缩小后再行正规的放射治疗。

（2）放射治疗计划的执行

1）仔细检查，认真记录　放射治疗前要仔细查阅各种实验室检查情况、影像资料及有关的检查结果，特别要注意病理组织学检查结果，因为放射治疗前必须有病理证实。妇科检查对肿瘤的大小、范围、类型、与周围组织器官的关系等，要认真记录并绘图示意，以备治疗过程中及随诊检查时对照之用。

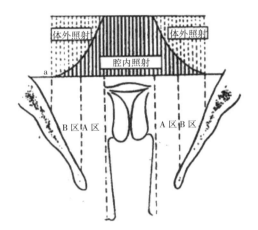
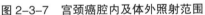

图 2-3-7　宫颈癌腔内及体外照射范围

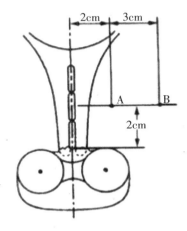

图 2-3-8　A、B 点位置

2）治疗体位　放射治疗是通过一系列的照射来完成的，治疗的准确与否在很大程度上与病人的体位及其重复性程度有关。为此，应该选择病人感到舒适而重复性好的体位，在某些情况下，还应采用固定体位的装置，以保证体位的准确。病人应在最少变动的位置上进行治疗，以免因体位的变动致内脏相对位置的改变而影响治疗的准确性。宫颈癌放射治疗，体外照射一般均取仰卧及俯卧位，俯卧位更好些，因俯卧位时的前后径最小，而且小肠向头部方向移动，可以减少腹腔脏器的辐射损伤。腔内照射均取截石位。

3）体外照射在实际进行治疗前，均应按照治疗体位在模拟定位机上，透视下按照剂量计划的要求，核对不同照射野和治疗体积及参考点，最后确定照射野的位置，然后开始治疗。每个照射野在体表的具体部位均应在治疗单上标明，以便在需要时可以重新画出，这对研究照射野与放射治疗疗效的关系是很有帮助的。对进行再程放射治疗时，应按照原照射野的标志，重新画出照射野，以避免因照射野重叠而超量照射引起的放射损伤。应尽量利用体表的骨性解剖标志作为照射标志，如剑突、肋骨、脊柱、髂嵴、髂前上棘、耻骨、坐骨结节等，并应注明照射野每边的具体尺寸、体位等，便于复制。

4）腔内照射　腔内治疗要严格无菌操作。根据宫腔深度、阴道宽窄及肿瘤的具体情况，决定选用容器的大小，将容器放好后填塞固定。有条件时可利用计算机计算出剂量分布曲线，如剂量分布不理想，可以调整放射源的组合至理想为止，然后送入放射源进行治疗。如无计算机设备，也需要在治疗前测出各种组合的主要参考点"A"点与"B"点（阴道穹隆垂直向上 2cm，与子宫中轴线外 2cm 交叉处为"A"点，解剖上相当于子宫动脉与输尿管交叉处。自"A"点水平向外延伸 3cm 处为"B"点，图 2-3-8），肠道及膀胱照射剂量的比例关系，以便在治疗中参考，避免出现严重的放射损伤。

5)有关人员的密切配合 放射治疗包括多个环节,内容复杂。在放射治疗过程中,放射治疗医师与放射物理和技术员间必须密切配合,共同负责放射治疗计划的制定与实施。

放射治疗医师除了必须具有一般临床知识外,还要熟悉和掌握有关放射物理、放射生物、照射技术及肿瘤学方面的知识。放射治疗医生的主要任务是精确定出要照射的范围,决定照射的剂量及分次方法。

放射治疗技术员是放射治疗计划的具体执行者,技术员工作的好坏直接影响到治疗效果。因此,对放射治疗技术员必须进行严格的训练。放射治疗医师也应与其他有关科室的医师密切配合,有计划地进行综合治疗。

(3)保证放射治疗计划准确执行的措施

1)腔内照射有条件时应每次均行放射剂量曲线的计算,并应与体外照射相配合。腔内治疗时对直肠所受照射进行剂量监测。

2)体外照射 第一次照射时主管医师应亲自参加摆位,在治疗过程中应定时摆位,并核对照射野的位置是否正确。

3. 体外照射

(1)盆腔大野照射应根据肿瘤范围而定。一般包括下腹及盆腔,前后各一野相对垂直照射,野上缘在髂嵴(第4、5腰椎)水平,下缘在耻骨联合下缘(盆底),两侧缘在髂前上棘(股骨头内1/3)附近,包括髂总1/2,髂外、髂内、闭孔、骶前等淋巴区,照射野大小在16~20cm×14~15cm,照射野的形状可以多种(图2-3-9)。每次"B"点照射180~200cGy,每周5次。单纯盆腔大野照射"B"点剂量可给到4500~5000cGy,5w,如果配合腔内照射时,其剂量根据设计安排,一般是"B"点剂量800~1000cGy,1w。

(2)盆腔四野照射一般采用8cm×15cm的前后各二野垂直照射,即20cm×15cm的前后两个大野,前野中间用4cm×15cm铅块遮挡,后野中央4~6cm×15cm的区域以铅块遮挡(用直线加速器照射时,铅块的两侧缘应为坡形,以防止体外照射与腔内照射交叉部位剂量低谷区的形成)。照射野上缘髂嵴水平附近,下缘在耻骨联合下缘水平,照射野外缘在股骨头内1/3,照射野的形状可以多种(图2-3-10)。每日两野轮流照射,每次180~200cGy,每周照射5次,"B"点剂量一般为4000~5000cGy,部分患者可在缩小照射野后增加到5500~6000cGy。体外照射野的大小、位置、剂量和疗程也要根据患者身体条件、子宫位置、肿瘤情况,以及腔内照射剂量的高低等因素进行调整。

(3)盆腔盒式照射(box technique) 即盆腔大野照射加两个侧野照射(图2-3-11),前后野上缘达第5腰椎水平(以覆盖髂总淋巴结),下缘在闭孔下缘(达阴道上1/2),前后野侧缘在骨盆边缘旁开1.5~2cm,前后野一般为16cm×16cm。两侧野前达耻骨联合(包括髂外淋巴结),后在第2~3骶椎交界水平(包括骶前淋巴结),如宫颈原发灶大,宫骶韧带受侵,后缘应达第3~4骶椎水平,两侧野一般为10~12cm×16cm。侧野照射要对小肠进行防护。每次照射剂量为175~180cGy。

(4)旋转照射 照射野为8cm×15cm。旋转照射分两个方式进行,一种是以宫颈为中心作3000。旋转避开直肠部分600(图2-3-12),每周照射5次,每次300cGy,宫颈剂量为7000~8000cGy。另一种是以两侧"B"点为各自旋转中心,各旋转160°(前后各避开10°,以减少对膀胱及直肠的损伤,见图2-3-13),每周照射5次,每次两侧各200cGy,宫颈区域总量为5900~

6700cGy。两种照射方式的"B"点剂量均在 6000cGy 以上,疗程为 8 周左右。旋转照射的患者中,近 80% 都补充了不同剂量的腔内照射,放疗并发症明显增高而且严重。因而,任何方式的体外照射也不能取代宫颈癌治疗的腔内照射。但对个别腔内照射有困难的晚期病例,可以采用旋转体外照射治疗。

（5）盆腔延伸野在盆腔野中央以 8cm 左右的宽度向上延伸至膈下（图 2-3-14）,此野包括盆腔及腹主动脉旁淋巴区。照射剂量在 4000cGy 左右,5 周左右完成。对腹主动脉旁淋巴区的照射,有的学者主张用四野交叉照射（见图 2-3-15）。照射时要注意保护肾脏。

（6）局部照射　是指对肿瘤残余或转移病灶进行小面积的照射。照射范围和剂量则根据不同需要而定。如对盆腔照射后的残留病灶,可用小野补充照射,剂量可加 1000~2000cGy。如锁骨上淋巴转移灶, 可以给 6000cGy 左右。如因骨转移而剧痛, 可给局部照射 2000~3000cGy。

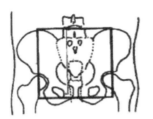

a 一般盆腔大野照射

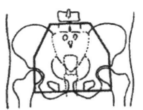

b 去掉大野的两上角
以减少照射体积

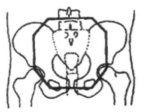

c 去掉大野四角
以减少照射体积

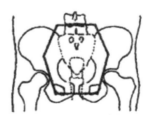

d 改成六角形大野
以减少照射体积

图 2-3-9　盆腔大野模示图

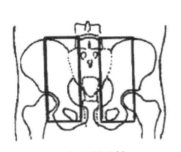

a 一般四野照射

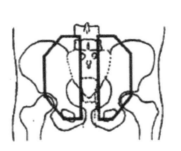

b 减少四个角照射

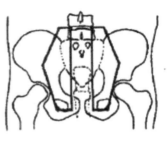

c 减少四角照射
以减少照射体积

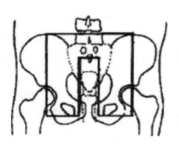

d 一般四野照射
加骶前照射

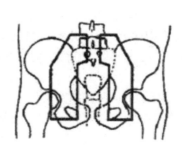

e 减少两上角照射

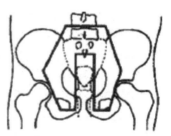

f 减少四角照射
增加骶前照射

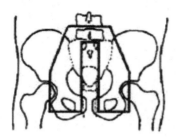

g 减少两角照射

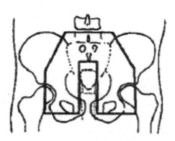

h 减少两角照射
增加骶前照射

图 2-3-10 盆腔四野模式图

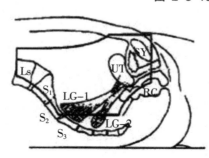

b 盆腔侧野

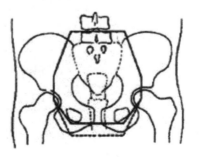

a 全盆照射野

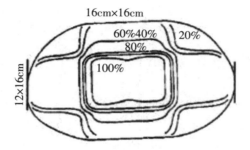

c 6MVx 线盆腔盒式照射剂量曲线

图 2-3-11 盆腔盒式体外照射

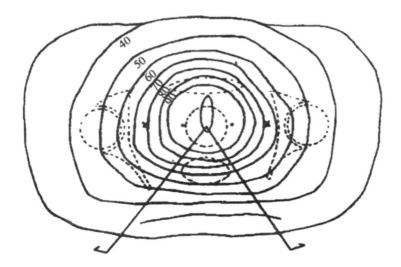

图 2-3-12　3000°旋转照射等量曲线图

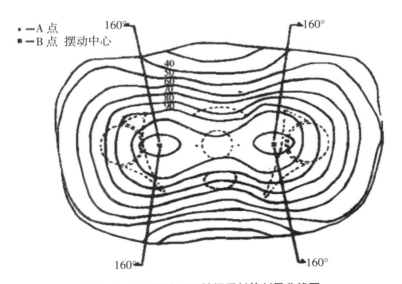

图 2-3-13　双侧 160°钟摆照射等剂量曲线图

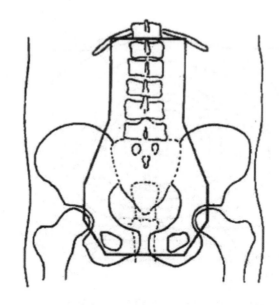

图 2-3-14 盆腔延伸野(盆腔及腹主动脉旁淋巴区)

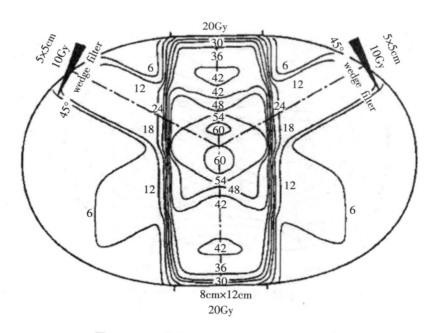

图 2-3-15 腹主动脉旁淋巴区的四野交叉照射

（7）体外照射剂量　参考点多年来一般均以"B"点为宫颈癌体外照射量的计算点。Fletcher 1980 年提出了淋巴区梯形定位法：从耻骨联合上缘中点至骶骨 1~2 之间连线，在此线中点平行向两侧延伸 6cm，此点为髂外淋巴区域。在第 4 腰椎中点平行向两侧延伸 2cm，此点为腹主动脉旁下方淋巴区域。髂外区与腹主动脉旁区连线的中点为髂总淋巴区（图 2-3-16）。Chassagne 等提出：以髋臼上缘最高点作一平行线与髋臼内缘的垂直线交叉为盆壁参考点，代表宫旁组织盆壁端及闭孔淋巴结的区域（图 10 2-3-17）。

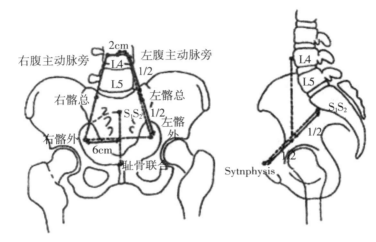

图 2-3-16　Fletcher 梯形淋巴区定位法

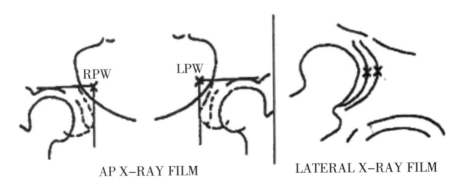

图 2-3-17　Chasssagne 宫旁盆壁定位法

（8）射线选择　射线能量越高，其穿透能力越强，需要的防护条件高，因此，一般前后二野照射选择 15~18MV，X 线，而多野照射可以选择 6~10MV，X 线。

4. 腔内照射与体外照射的组合　除少数早期宫颈癌只行腔内照射外，均需腔内及体外联合照射，在宫颈癌的靶区内组成剂量分布较均匀的有效治疗。

（1）传统腔内照射与体外照射的组合几种传统腔内照射方法的体外照射一般均为盆腔四野照射，Fletcher 方法的体外照射是以盆腔大野为主。一般腔内照射与体外照射都是同时交替进行，而疗程都是在最理想的 6~8 周内完成。盆腔内的主要部位的剂量见表 2-3-16（材料来自北京型腔内照射与体外照射的结果）。

个别因盆腔感染不宜腔内治疗者,可先行体外照射,适当时间再加上腔内治疗。个别肿瘤局部出血或肿瘤巨大,可先行阴道腔内照射以达到止血或消除肿瘤的目的。

表 2-3-16　盆腔主要区域放射剂量分布单位:cGy

主要受量区	来自腔内照射量	来自体外照射量	合计
宫颈旁区(A 区)	6000~6800	1400~2400	7400~9200
盆腔淋巴区(B 区)	950~1500	3000~4500	3950~6000
直肠最高受量区	3700 以下	2100 以下	5800 以下

(2)后装腔内照射与体外照射的组合

1)北京型铱-192 后装腔内治疗方案　高剂量率后装治疗,每周照射 1 次,"A"点剂量 700cGy,一般照射 5~6 次,"A"点总量 4000cGy 左右,5w,宫颈与阴道剂量比为 1:1 左右,体外照射为盆腔四野垂直照射,每日 1 次,每次"B"点剂量为 200cGy,"B"点总量 4500~5000cGy,5w,腔内照射与体外照射交替进行。10 年的临床实践证明,北京型后装腔内放疗容器完全能适应宫颈局部复杂的病变需要,而且取得了满意的效果。

2)日本方案见表 2-3-17。

综合文献上的治疗方案见表 2-3-18。

表 2-3-17　日本放射治疗研究会子宫颈癌治疗标准

临床分期及癌肿大小	体外照射(Gy)		腔内照射(Gy)	
	全盆腔	盆腔四野照射	高剂量率治疗 A 点总量	低剂量率治疗 A 点总量
Ⅰ	0	45	29,分 5 次	50,分 5 次
Ⅱ 小	0	50	29,分 5 次	50,分 5 次
大	20	30	23,分 4 次	40,分 3 次
Ⅲ 小~中	20~30	20~30,共 50	23,分 4 次	40,分 3 次
大	30~40	15~25,共 50~55	5,分 3 次~20,分 4 次	25,分 2 次~33,分 3 次
Ⅳ	40~50	10 ~15,共 50~60	15,分 3 次~20,分 4 次,	25,分 2 次~33,分 3 次

表 2-3-18　高剂量率后装腔内放疗的方案

著者	体外照射剂量(Gy)	高剂量率后装分次剂量(Gy)	次数	间隔(周)	后装与体照射时间
Utely(1984)	50	8~10	5	2	同时
Teshima1988)	42~60	7~5	3~6	1	同时
Joslin(1989)	24	10	4	1	同时
Cheri(1991)	44~58	5~8.5	3	2	外照后
Roman(1991)	30~64	8~10	1~3	1	同时
Arai(1992)	45~65	5~6	4~5	1	同时
Kataoka(1992)	30~60	6~7.5	4~5	1	外照后

（3）宫颈癌放射治疗时体外照射野的选择　宫颈癌的腔内照射与体外照射是各有分工的。原发灶以腔内照射为主（宫腔及阴道是天然的放射治疗容器，是它特有的使用近距离照射的优越条件），宫旁组织及盆腔淋巴区则以体外照射为主，这是已为大家公认的原则。宫颈癌的体外照射有 3 种选择：盆腔四野照射；盆腔四野照射加部分盆腔大野照射；全盆大野照射。不同体外照射与腔内照射组成的剂量曲线有明显的不同（图 2-3-18）。从图中看出体外盆腔大野照射的剂量越高，膀胱（膀胱全部及部分输尿管）及直肠（全部直肠及部分乙状结肠）受的照射剂量也越高。这证明宫颈癌的放射治疗以体外照射代替或减少腔内照射的做法是不符合放射治疗原则的，必然增加并发症。

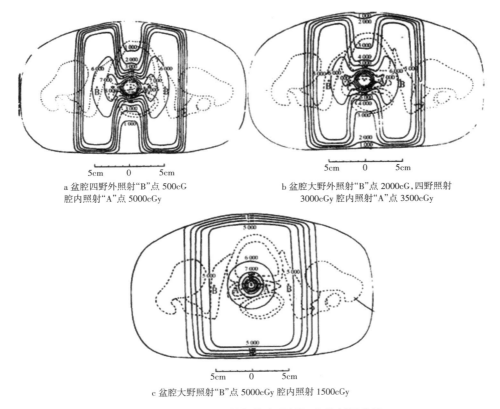

a 盆腔四野外照射"B"点 500cGy
腔内照射"A"点 5000cGy

b 盆腔大野外照射"B"点 2000cGy，四野照射
3000cGy 腔内照射"A"点 3500cGy

c 盆腔大野照射"B"点 5000cGy 腔内照射 1500cGy

图 2-3-18　腔内照射与体外照射组合的剂量曲线

5. 治疗中及治疗后处理　由于放射敏感性的差异及其他因素的不同，如照射剂量、照射范围等影响，放射反应可大不相同。放射治疗的反应主要表现在消化系统和造血系统。消化系统反应多表现为食欲不振、恶心、呕吐、腹泻等。造血系统的反应主要表现为白细胞减少、血小板减少等。对这些患者应积极处理，保证其充足营养（包括蛋白质、糖及维生素等）、水分及休息，一般都能够使患者在最大限度地保持在良好状态下，按计划完成放射治疗。治疗过程中应定期做化验检查及查体，一般情况下每周查白细胞 1 次。疗程中间、治疗结束及随诊时均应做全面查体、血、尿常规和胸部透视检查，其他检查根据需要进行。发现并发症应及时处理，以免影响疗效。自治疗开始起即应坚持阴道冲洗，每日或隔日 1 次，直至治疗后半

年以上，无特殊情况可改为每周冲洗 1~2 次，坚持 2 年以上为好，以减少感染、促进上皮愈合、避免阴道粘连。按计划完成治疗后，如检查局部肿瘤消失、宫颈原形恢复、质地均匀、硬度正常(如硬橡皮感属正常)、宫旁组织硬结消失、质地变软、弹性好转，则可认为治疗结果满意，可以结束治疗。治疗后恢复期，亦应保证营养和休息。治疗后 2~3 周行第一次随诊检查，6~8 周行第二次随诊检查，并决定是否需要补充治疗。以后根据检查情况 3~6 月随诊 1 次。治疗后 2 年以上者，6 月至 1 年随诊 1 次。如有可疑情况，可提前随诊。检查情况正常，患者居住外地，来往不便者，可在附近医院按要求项目进行随诊，检查后将结果寄回原治疗单位存档。

（三）放射治疗结果

随着放射物理学、肿瘤放射生物学在临床的应用，以及临床经验的积累和治疗技术的改进，宫颈癌的放射治疗效果虽有提高，但远非理想，尤其是晚期宫颈癌疗效尚差，仍需继续努力。

表 2-3-19　各期宫颈癌放疗的五年生存率

		I	II	III	IV	合计
	例数	35480	45844	36286	6195	123805
综合国外资料	5 年生存率(%)	79.2	58.1	32.5	8.2	54.1
综合国内资料	例数	616	5005	3767	82	9470
（13 单位）	5 年生存率(%)	86.2	66.6	48.7	19.5	60.1
中国医学科学院	例数	320	2028	5509	199	8056
肿瘤医院	5 年生存率(%)	93.4	82.7	63.6	26.6	68.7

1. 生存率综合国内外报道的材料，各期宫颈癌放射治疗的 5 年生存率见表 2-3-19，图 2-3-19，2-3-20。

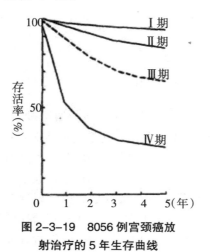

图 2-3-19　8056 例宫颈癌放射治疗的 5 年生存曲线

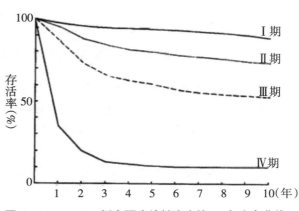

图 2-3-20　3570 例宫颈癌放射治疗的 10 年生存曲线

　　从治疗方法上看,以腔内加四野体外照射为最好(表 2-3-20,2-3-21),腔内照射是以小强度放射源,距肿瘤最近的位置进行照射,因而它可以使肿瘤得到最大限度的照射,正常组织和器官得到最大限度的保护。这是最符合放射治疗原则的治疗方法,应该取得较好的疗效。从表 2-3-19 看出中国医学科学院肿瘤医院的宫颈癌放疗疗效明显地高于其他报告,其原因有二:一方面是在治疗上比较精心,能够较好地运用个别对待的治疗原则,治疗后的随诊率高,这些是取得较好疗效的正常因素。另一方面是我们收治的病例是有选择的,平均收治率为 55%。分期标准掌握的尺度不一,部分病例分期过宽,这是高疗效的不正常因素。从宫颈癌的治疗结果可以看出,早一个期别,其 5 年生存率可提高 20%左右,说明宫颈癌的早期发现,早期治疗是当前提高疗效最有效的途径。

表 2-3-20　8056 例宫颈癌放疗 5 年结果

合计	单纯镭疗	腔内镭疗加四野外照	体腔管加四野外照	体外旋转照射
Ⅰ 生存/治疗例数 299/320	110/114	170/186	9/10	10/10
5 年生存率(%)93.4	96.5	91.4	90	100
Ⅱ 生存/治疗例数 1677/2028		1298/1556	173/204	206/268
5 年生存率(%)82.7		83.4	84.8	76.9
Ⅲ 生存/治疗例数 3502/5509		1817/2 721	185/336	1500/2452
5 年生存率(%)63.6		66.8	55.1	61.2
Ⅳ 生存/治疗例数 53/199		13/62	3/14	37/123
5 年生存率(%)26.6		18.6	21.4	30.1
合计　生存/治疗例数 5531/8056	110/114	3298/4525	370/564	1753/2853
5 年生存率(%)68.7	96.5	72.9	65.6	61.4

表 2-3-21　3590 例宫颈癌放疗 5 年结果

合计	单纯镭疗	腔内镭疗加四野外照	体腔管加四野外照	体外旋转照射
Ⅰ　生存/治疗例数 243.271	98/103	142/163	3/5	
5 年生存率(%)89.7	95.1	87.1	60	
Ⅱ　生存/治疗例数 960/1 298		836/1120	87/115	37/63
5 年生存率(%)74		74.6	75.7	58.7
Ⅲ　生存/治疗例数 1022/1907		688/1196	99/235	235/476
5 年生存率(%)53.6		57.5	42.1	49.4
Ⅳ　生存/治疗例数 9/94		4/33	1/9	4/52
5 年生存率(%)9.6		12.1	11.1	7.7
合计　生存/治疗例数 2234/3570	98/103	1670/2512	190/364	276/591
5 年生存率(%)62.6	95.1	66.5	52.2	46.7

图 2-3-21 表明,后装腔内放疗与传统腔内放疗的效果无明显差别。

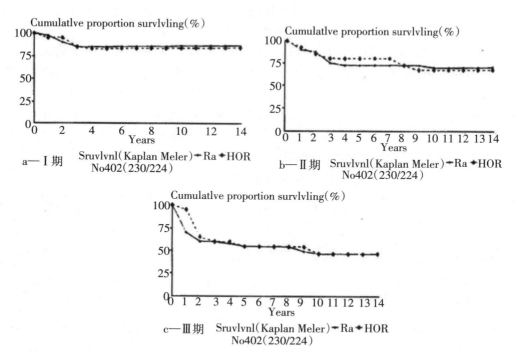

图 2-3-21 宫颈癌 I 期至Ⅲ期镭疗与高剂量率后装治疗的生存率比较

从放射治疗结果可看出宫颈癌的放射治疗能在精心处理的基础上, 正确地运用个别对待的治疗原则,给以充分而适当的首次治疗,可以得到可能范围内的最好疗效,就是晚期病人也不应放弃治疗,还可争取较好的结果(表 2-3-22)。

表 2-3-22 宫颈癌腹主动脉转移延伸野照射后 5 年生存情况

作者(年代)	病床例数	放射量(Gy)	5 年存活率(%)
Hughes (1980)	38	45~51	30
Te\dlk (1982)	23	50~55	22
Potish (1983)	81	43.5~50.75	40
Rubin (1984)	14	40~50	43
LOVecchio (1989)	36	45	50
PodCzask (1990)	35	42.5~51	39

中国医学科学院肿瘤医院统计表明, 宫颈癌放射治疗失败的患者中,70%是盆腔内复发,30%为远处转移,盆腔内复发者中 60%以上是宫旁复发,近 40%局部复发。远处转移以首先发现的部位计算,肺为第一位,其次是锁骨上淋巴结,以下顺序是腹主动脉旁淋巴结、脊柱、肝等(图 2-3-22)。

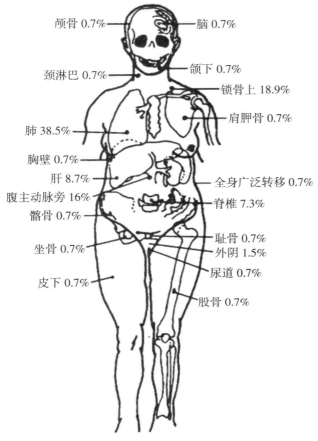

颅骨 0.7%　　　　脑 0.7%

颈淋巴 0.7%　　　　颌下 0.7%

锁骨上 18.9%

肩胛骨 0.7%

肺 38.5%

胸壁 0.7%

肝 8.7%　　　　全身广泛转移 0.7%

腹主动脉旁 16%　　　　脊椎 7.3%

髂骨 0.7%

坐骨 0.7%　　　　耻骨 0.7%

外阴 1.5%

尿道 0.7%

皮下 0.7%

股骨 0.7%

图 2-3-22　宫颈癌 5 年远处转移的分布

　　宫颈癌不经治疗预后不良。中国医学科学院肿瘤医院统计的各种原因未行治疗的 854 例宫颈癌资料表明,自症状出现开始计算,平均生存时间为 1 年 10 个月,即 22 个月(图 2-3-23)。宫颈癌Ⅲ期患者,自确诊后自然生存时间平均为 8 个月,生存时间最长者不超过 3 年,未见有宫颈癌自然消退的报道。

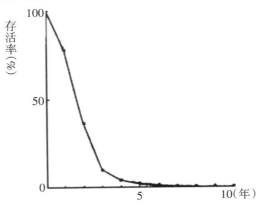

图 2-3-23　宫颈癌自然生存率(自症状出现计算)

2. 放射治疗并发症 由于放射源种类、放射方法、照射面积、照射部位、单位剂量、总剂量、总的分割次数及总治疗时间等因素的不同,以及病人对放射线敏感性的差异,放射治疗并发症的发生几率及严重程度也各不相同。放射治疗工作者一方面要了解放射治疗并发症,另一方面要熟悉腹、盆腔器官对放射线的耐受剂量,以减少放射治疗的并发症。

(1)腹部、盆腔器官对放射线的耐受剂量由于照射部位、照射体积、总剂量及总疗程的不同,各脏器对放射线的耐受剂量也不同,可参考表2-3-23。

(2)放射治疗的并发症

1)早期并发症包括治疗中及治疗后不久发生的并发症。

①感染 宫颈癌经常合并肿瘤局部感染,有部分患者合并有潜在盆腔感染,在放射治疗中加重或被发现,尤以腔内照射为著,也有由于腔内治疗时无菌操作不严而引起感染者,感染对放射治疗效果有明显的影响。因此,必须积极预防和治疗,除肿瘤不能控制,感染也不能控制的病例外,一般均应在感染控制后再行治疗。

②阴道炎 在放射治疗过程中,阴道都包括在放射区域内,必然受到辐射,特别是腔内照射,均可引起阴道物理性炎症反应,也可以合并感染,表现为阴道黏膜水肿、充血、疼痛及排物增多。在此期间应加强阴道冲洗,保持局部清洁;局部应用抗生素,控制感染;促进上皮愈合,避免阴道粘连。

③外阴炎 外阴是较潮湿的部位,由于阴道排物的刺激和辐射的影响,较易出现不同程度的外阴部放射反应。表现为局部充血、肿胀、疼痛,严重时可出现溃疡、感染。出现外阴反应后,应保持局部清洁干燥、保护创面、促进愈合。如在治疗中出现,则在不影响治疗的情况下适当调整照射的位置,减少对外阴的辐射影响。

④胃肠反应多发生在体外照射时,特别是腹部照射对胃肠道影响较多,经常出现食欲不振、恶心、甚至呕吐、腹痛及腹泻等。如有上述症状,轻者对症处理,重者调整放射治疗计划。

表 2-3-23 腹部、盆腔器官对放射线的耐受量(cGy)

器官	表现	损伤几率 1%~5%所需剂量	损伤几率 25%~50%所需剂量	照射体积(CI113)
皮肤	溃疡严重纤维化萎缩	5500	7000	100
肌肉			10000	全
骨	坏死骨折	6000	15000	100
软骨	坏死	6000	10000	全
脊髓	坏死	5000	6000	5cm
主动脉	粥样硬化	5000~6000		
毛细管	扩张,硬化	5000~6000	7000~10000	
淋巴结	萎缩	4500	7000	
淋巴管	硬化	5000	8000	

续表 2-3-23

器官	表现	损伤几率 1%~5%所需剂量	损伤几率 25%~50%所需剂量	照射体积（CI113）
小肠	溃疡,狭窄	4500	6500	100
结肠	溃疡,狭窄	4500	6500	100
直肠	溃疡,狭窄	5500	8000	100
肾	硬变	2300	2800	全
膀胱	挛缩,溃疡	6000	8000	全
输尿管	狭窄梗阻	7500	1000	5~10cm
卵巢	永久绝育	200~300	625~1200	
子宫	坏死,穿孔	10000	20000	全
阴道	溃疡,瘘	9000	10000	5
胚胎	死亡	200	450	

⑤直肠反应是腔内照射较常见的早期并发症。腔内照射的放射源距直肠很近,虽然可以设法减少其对直肠的辐射,但完全避免是不可能的,直肠反应的主要表现为:里急后重、排便疼痛、甚至有黏液便等;直肠镜检查,可见在宫颈水平附近的直肠前壁黏膜充血、水肿。有直肠反应者,应减少对直肠的刺激、避免便秘、保证供应充足的营养和水分、预防感染。直肠反应在治疗期间很少出现,如出现则应暂缓放射治疗,积极处理,待症状好转后再恢复照射,必要时修改照射计划。

⑥机械损伤主要发生在腔内照射的操作过程中,最多见的是子宫穿孔及阴道撕裂。如宫颈局部肿瘤较大或溃疡较深时,造成宫颈口显示不清,在探测宫腔或向宫腔内放置宫腔管时,可引起子宫穿孔。在宫腔操作时发现患者突然下腹痛或探宫腔已超过正常深度而无宫底感时,应考虑为子宫穿孔。这时应立即停止操作、严密观察、预防感染、严禁反复试探宫腔。如有内出血,应及时手术处理。行阴道腔内照射时,阴道狭窄或阴道弹性不佳者,由于阴道容器过大、操作粗暴,均可造成阴道裂伤。操作过程中如发现有突然出血或剧痛,应检查有无阴道损伤,如有裂伤应即刻中止治疗,充分冲洗阴道、局部用消炎药物、避免感染、促进愈合;如裂伤较深或有活动性出血,应及时缝合。

2)晚期并发症

①皮肤及皮下组织的改变　体外照射者最先影响的就是皮肤及皮下组织。由于放射物理条件、照射部位、照射面积、照射剂量及个体差异等不同,并发症的程度也有较大不同。例如,会阴及腹股沟区的皮肤比腹背部皮肤对放射线的耐受量低。皮肤及皮下组织的并发症出现较晚,常表现为照射区的皮肤,特别是皮下组织甚至肌肉纤维化挛缩。缺血造成组织坏死而形成溃疡者罕见。由于现代体外照射多采用高能射线如加速器的高能 X 线或电子束,有剂量建成区,皮肤剂量较低,而且多采用二个以上照射野,严重的皮肤及皮下放射损伤已很

少见。如果发生,则治疗极其困难,重要在于预防:要选择合适的放射源;正确掌握时间、剂量;照射范围要适当;在照射一定剂量后要根据肿瘤消退情况缩小照射野;避免照射的重叠而形成的超量区;注意保护照射区的皮肤,避免外伤及刺激。

②生殖器官的改变 盆腔部的体外照射和腔内照射对生殖器官都有影响。子宫颈、子宫体及阴道对放射线的高度耐受为放射治疗子宫颈癌、子宫体癌及阴道癌提供了极有利的条件。但也都会出现不同的放射反应,最多的是放射治疗后的纤维化,表现在阴道壁弹性消失、阴道变窄,在宫颈及宫体则表现为萎缩变小。若全子宫照射 10000cGy 则有不到 5% 的病人在 5 年内出现子宫组织坏死和穿孔,宫腔内发生溃疡。宫颈管引流不畅时,则可引起宫腔积液,合并感染后可造成宫腔积脓。卵巢受照射后可使卵巢功能消失而出现绝经期症状。盆腔纤维化严重者,可引起循环障碍或压迫神经导致下肢水肿或疼痛。

③肠道的改变 盆腹腔放射治疗受影响最多的肠道是小肠(主要是回肠)、乙状结肠及直肠。小肠是对放射线耐受量较低的器官之一,小肠在 100cm 范围内受照射 4500cGy,则在 5 年内有不到 5% 的病人发生小肠溃疡、狭窄。但由于小肠的活动性较好,所以减少了局部小肠所受的辐射剂量,因此,盆腔照射一般给予 4500cGy 是安全,给至 5000cGy 一般也未发现严重并发症。小肠的放射损伤使肠道纤维化,可引起肠粘连、溃疡、狭窄甚至梗阻,临床表现为腹痛、腹泻、血便等。乙状结肠及直肠虽然对放射线的耐受量略高,但由于其活动受到限制,所以也是易受放射(尤其是腔内照射)损伤的器官,常表现为里急后重感、肛门下坠疼痛、黏液便甚至血便,直肠镜检可见肠黏膜水肿、充血、溃疡甚至成瘘,尤以直肠为多见。放射性直肠炎 80% 在完成放射治疗后 6 月至 2 年间出现,大部分在 3 年内可望恢复。肠道的放射损伤很难治疗,主要是对症处理,重要的是预防,因此,在设计放疗计划时即应慎重,如有肠粘连史,或腹、盆腔手术后的放射治疗,就不能用过高的剂量,以防肠道的严重损伤。

④泌尿系统的改变 腹、盆腔的放射治疗对泌尿系统器官都有不同程度的影响。妇科放射治疗中,盆腔放疗居多,所以对膀胱及输尿管的影响较大。最多见的是放射性膀胱炎,由于其对放射线的耐受较直肠为高,所以其放射损伤的发生率大大低于放射性直肠炎者,仅为 3% 左右。其出现的时间也较放射性直肠炎为晚,2/3 患者在放疗后 1~6 年出现,大部分在 4 年内恢复。其主要表现为尿频、尿急、尿血甚至排尿困难。膀胱镜检查可见:膀胱黏膜充血、水肿、弹性减弱或消失、毛细血管扩张、甚至出现溃疡。处理也只能对症、预防感染、止血、大量补充液体等,出血严重者需在膀胱镜下电灼止血。需手术止血者罕见。放疗对宫旁组织及输尿管的影响均可导致输尿管不同程度的梗阻,进而出现不同程度的肾盂积水及输尿管积水。肾盂积水病人主诉常为腰痛,检查为患侧肾区叩痛,通过 B 超、放射性核素肾图或肾盂造影即可确诊。

⑤对骨骼的影响 宫颈癌放射治疗中盆腔体外照射可以影响骨盆及股骨上段。过去体外照射用低能射线时可见放射性骨炎,严重时可致股骨头坏死或股骨颈骨折等。体外照射改用高能射线后,基本上不存在严重的骨损伤。

⑥放射致癌 放射线也致癌,这已为大家所承认。宫颈癌的治疗,主要是放射治疗,由于治疗效果的不断提高,长期生存的患者逐年增加,因而得以观察到放射治疗的远期并发症——放射癌。于国瑞报告的宫颈癌放射治疗后发生恶性肿瘤的发生率为 0.52%。其发生部位最多的是子宫体,其次为直肠、膀胱、卵巢软组织及骨骼,这与该器官所受的放射剂量成正

相关。因为放射癌在组织学上没有任何特征,所以诊断比较困难。根据一些学者提出的放射癌的诊断原则,其诊断标准是:①有放射治疗史;②在原放射区域内发生的恶性肿瘤,并能排除原肿瘤的复发、转移;③组织学证实与原发癌不同;④有相当长的潜伏期。于国瑞等报道的潜伏期为5~27年,平均为14.4年。因此,凡恶性肿瘤经放射治疗的患者,应终身随诊检查,除及时发现原肿瘤的晚期复发或转移外,还可以早期发现放射癌。

高剂量率后装腔内照射初期阶段放疗并发症明显高于传统腔内放疗,20世纪80年代以后,由于个体化治疗的应用,放射并发症逐渐下降,从镭疗与后装治疗的并发症看,两者已无明显差别(表2-3-24)。

表2-3-24　宫颈癌近距离治疗(镭疗)高剂量率后装治并发症比较(n=1512)

并发症	发生率(%)			
	镭疗		高剂量率后装	
	1973~1979	1980~1988	1973~1979	1980~1988
膀胱溃疡	2.4	2.2	5.7	1.1
膀胱瘘	0	0	0	0
直肠溃疡	11.6	5.8	6.9	1.4
直肠瘘	1.2	0.2	1.5	0
总的并发症	15.2	8.2	14.1	2.5

3. 影响预后的因素　除临床分期对疗效有明显的影响以外,还有一些因素也不同程度地影响预后。

1)贫血　宫颈癌的长期慢性失血或急性大出血,均可导致贫血。治疗前的血红蛋白水平在一定程度上反映患者的体质和瘤床血氧供应情况, 血红蛋白的高低与放射治疗疗效直接有关。中国医学科学院肿瘤医院宫颈癌Ⅱ、Ⅲ期患者,放射治疗前血红蛋白在80g/L以下者,比120g/L以上者5年生存率各低30%左右(表2-3-25,图2-3-24)。文献上也有类似的报道。

这说明宫颈癌并发贫血是影响放射治疗效果的,贫血愈重,影响愈大。因此,治疗前积极纠正贫血,对提高放射治疗疗效是有益的。

2)宫腔积脓　主要是宫腔感染,宫体被肿瘤侵犯或宫腔局部放射反应等因素所产生的排物,由于肿瘤或放射造成的宫颈管阻塞,引流受到干扰而形成的。其中肿瘤原因占多数。于国瑞报道,宫腔积脓占宫颈癌放疗总数的2.5%。宫腔积脓者,其内膜有癌率为55.6%。宫颈癌合并宫腔积脓的5年生存率比无宫腔积脓者低10%左右, 宫腔积脓合并高热及子宫增大者预后不佳。宫腔积脓在宫颈癌放射治疗后仍持续不愈或放射治疗后出现者,则宫颈癌局部未控或复发的可能性极大,放射治疗后出现宫腔积脓者77.8%子宫内膜有癌,因而预后更差。放射治疗后如发现阴道排物增多、发热、腹痛及子宫增大者均应考虑宫腔积脓的可能,均要探宫腔,必要时适当扩宫引流,以明确诊断。宫腔积脓除感染系急性期者外,均应行子宫内膜及宫颈管刮取活体组织检查。如活检无癌则进行抗感染、引流。在放疗前或放疗中活检有癌则应适当增加宫腔或颈管的放射剂量。在最后一次腔内治疗时取子宫内膜活检阳性或放射治疗后取子宫内膜阳性者,均应考虑手术治疗。

3)盆腔感染包括附件炎、宫旁组织炎、盆腔腹膜炎及盆腔脓肿等。癌破坏宫颈及阴道的生理防御机制,加之盆腔检查、宫腔操作、较大压力的阴道冲洗、阴道内异物残留及阴道引流受阻等因素,都可以激惹原有的潜在感染急性发作,或引起新的感染。在宫颈癌放射治疗前及治疗中并发盆腔感染者占 6.3%。盆腔感染是影响宫颈癌放射治疗效果的重要因素之一,晚期癌尤为明显,Ⅲ、Ⅳ期宫颈癌合并盆腔感染者比无盆腔感染的放疗 5 年生存率低 18%。盆腔感染者体温增高持续的时间愈长、生存率愈低(图 2-3-25)。因此,对宫颈癌患者的盆腔检查和操作要特别注意,避免造成感染。如有盆腔感染史者,放射治疗前应行预防处理。如发现急性感染者,要积极治疗,争取在最短时间内得到控制,减少对疗效的影响。

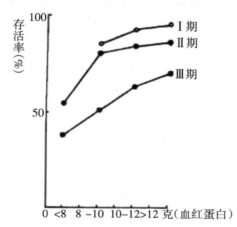

图 2-3-24 放射治疗前血红蛋白水平与 5 年生存率

表 2-3-25 宫颈癌患者血红蛋白(Hb/dlRBC)水平与 5 年生存率(%)

血红蛋白水平		80g/L	80~100g/L	100~120g/L	120g/L 以上	合计
Ⅰ期生存	数	12/14		58/63	124/129	194/206
	率		85.7	92.1	96.1	94.2
Ⅱ期生存	数	17/30	46/57	235/281	374/430	673/798
	率	56.7	80.7	84.0	87.0	84.3
Ⅲ期生存	数	32/83	75/147	240/381	349/498	696/1109
	率	38.6	51.0	63.0	70.1	62.8
Ⅳ期生存	数	0/3	1/6	2/7	0/2	3/18
	率					16.7
总生存率	数	49/116	134/224	536/732	847/1059	1566/2131
	率	42.2	59.8	73.2	80.0	73.5

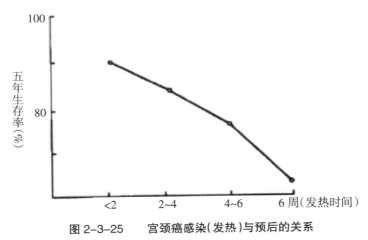

图 2-3-25　宫颈癌感染(发热)与预后的关系

表 2-3-26　宫颈癌合并肾盂积水的发生率

宫颈癌分期	宫颈癌例数	肾盂积水例数	肾盂积水发生率(%)
I	60	2	3.3
II	103	18	17.5
III	167	40	22.8
IV	10	4	40.0
合计	340	64	19.0

表 2-3-27　宫颈癌合并肾盂积水的 5 年生存率

	I–IV		III 、IV	
	存活例数	生存率(%)	存活例数	生存率(%)
合并肾盂积水者	37/64	57.8	35/58	60.3
无肾盂积水者	195/276	70.7	140/212	66.0

　　4)输尿管梗阻　宫颈癌向宫旁扩展,可压迫输尿管造成输尿管梗阻,继而发生输尿管或肾盂积水。宫颈癌愈晚,肾盂积水的发生率愈高,其总的发生率为 19%(表 2-3-26)。宫颈癌合并肾盂积水者预后较差,其 5 年生存率比无肾盂积水者低 13%,而病例最多的 III 、IV 期宫颈癌合并与不合并肾盂积水者,5 年生存率相差 6%(表 2-3-27)。宫颈癌合并肾盂积水者中,轻度肾盂积水者及肾盂积水治疗后好转者,其预后与无肾盂积水无异,而重度肾盂积水者、治疗后肾盂积水加重者或治疗后出现肾盂积水者预后不佳(表 2-3-28)。因此,不能将宫颈癌合并肾盂积水者,不分情况统称之为预后不良。

表 2-3-28　宫颈癌放疗前后肾盂积水变化与预后

肾盂积水变化	治疗例数	生存例数	5 年生存率(%)
放疗后好转者	35	29	82.9
放疗后无变化者	9	4	44.4
放疗后加重者	20	4	20

5)组织类别宫颈鳞状细胞癌与宫颈腺癌,对放射线的敏感性和疗效有无差异,意见不一。由于宫颈腺癌的病例少,有不同看法是自然的。一般认为腺癌对放射线的敏感性低于鳞状细胞癌,但有的学者认为宫颈腺癌对放射线的不敏感,主要是因为癌细胞侵犯肌层,距放射源较远,多数并非真正的不敏感;由于宫颈腺癌常在颈管内形成较大肿块,并易于向子宫下段及宫旁蔓延,放射治疗后常易残存,这些都是影响其疗效的因素。中国医学科学院肿瘤医院宫颈癌的治疗统计表明,腔内放疗在 10000mg·h 以上,腺癌占治疗总数的 18%,鳞状细胞癌只占 5.5%;宫颈腺癌的 5 年生存率比鳞癌低 20% 左右(表 2-3-29)。这支持宫颈腺癌对放射的敏感性较低,疗效也低的观点。因而有学者主张宫颈腺癌放疗后手术切除残余病灶,即采用放射和手术的综合治疗,可以提高疗效。

表 2-3-29　宫颈腺癌与鳞状细胞的 5 年生存率

分期		腺癌	鳞状细胞癌
I	生存数/治疗数	1/2	193/204
	生存率(%)	50.0	94.6
II	生存数/治疗数	12/23	660/775
	生存率(%)	56.5	85.2
III	生存数/治疗数	14/30	682/1079
	生存率(%)	46.7	63.2
IV	生存数/治疗数	0/1	3/17
	生存率(%)	0	17.7
合计	生存数/治疗数	28/56	1538/2075
	生存率(%)	50.0	74.1

6)剂量和疗程　适当的剂量和疗程可以提高"治疗比例",使放射线给肿瘤以最大的破坏,使正常组织的损伤减少到最低限度,因而放射治疗的剂量与疗程都可以影响疗效。剂量过小或疗程过长,达不到对肿瘤的最大破坏作用,当然影响疗效。剂量过大或疗程过短,可破坏肿瘤周围的屏障和局部组织的修复能力,也会降低治愈率。临床实践的结果表明,宫颈癌放射治疗的适当剂量和疗程是:腔内照射剂量 6000~10000mg·h("A"点剂量腔内加体外照射共 7000~8000cGy)(图 2-3-26),体外照射"B"点剂量不应低于 4000~5000cGy,在附近的组织

和器官能耐受的范围内应尽量提高宫旁的照射量,有益于提高疗效;总疗程以 6~8 周较为理想(图 2-3-27)。

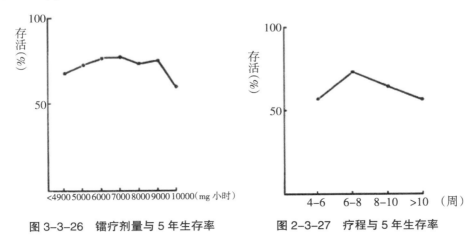

图 3-3-26 镭疗剂量与 5 年生存率　　　　图 2-3-27 疗程与 5 年生存率

十、化疗

(一)宫颈癌化疗现状

早期子宫颈癌采用手术或放疗,疗效满意,但对晚期和复发宫颈癌的疗效仍差。近年来,许多学者试用化疗作为常规治疗的辅助治疗(如术前新辅助化疗、术后化疗、同期放化疗),目的在于提高治愈率。已取得初步效果。对复发宫颈癌亦已取得一定疗效。用药途径有静脉给药或动脉介入化疗。chamber 采用顺铂(DDP)($80mg/m^2$,静脉滴注,d1)、博来霉素(BLM)($10mg/m^2$,静脉滴注,d2~5)、氟尿嘧啶($1000mg/m^2$,静脉滴注,d2~5)方案治疗 23 例复发宫颈癌和 17 例晚期癌,复发癌缓解率 30.4%,晚期癌缓解率 41.2%。Chang 采用化疗(DDP、VCR、BLM)、放疗同时应用,治疗晚期巨大宫颈癌。结果表明化疗、放疗同时应用,能提高局部病灶控制率。近年来,随着异环磷酰胺 IFO 的应用,宫颈癌化疗出现了一些可喜的效果。IFO 对局部病灶大、有盆腔外转移者有效率为 20%~40%。IFO 与 DDP、BLM、VCR 等联合应用,有协同作用,可提高疗效。

(二)目前常用化疗方案

1. 鳞癌　①PVB 方案(DDP、VCR、BLM);②BIP 方案(BLM、DDP、IFO)。

2. 腺癌　①FIP 方案(5-Fu、IFO、DDP);②PM 方案(DDP、MMC)。

1)新化疗方案 1)BIF。方案 IFO $1.0g/m^2$ 静脉滴注,d1~5(与美司钠合用)、DDP $50mg/m^2$ 静脉滴注,d1(水化)、BLM $15\ mg/m^2$ 静脉滴注,d1。第 4 周为 1 个疗程。

Kumar 采用 BIP 方案治疗复发和晚期宫颈癌 25 例,化疗最多用 4 个疗程,化疗结束后 15d 开始放疗。客观疗效达 67%,其中完全缓解为 19%,部分缓解为 48%,并认为肿瘤对 BIP 方案有效者对放疗更有效。

2)VIP 方案

VP-16　$75\ mg/m^2$ 静脉滴注,d1~3

IFO　$1.0g/m^2$ 静脉滴注,d1~3(与美司钠合用)

167

DDP 25mg/m² 静脉滴注,d1~3（水化） 每4周为1个疗程

Kredemser 报道采用 VIP 方案治疗晚期和复发宫颈癌,14 例中 8 例有效，缓解期 7~24个月。

3）IF0、奈达铂（nedaplatin）、培洛霉素方案

IFO 1.5g 静脉滴注,d1~5（与美司钠合用）

奈达铂 80~100mg/m²,静脉滴注,d1

培洛霉素 5mg,肌内注射,d1~6 每4周为1个疗程

Hirabayashi 报道用 IFO、奈达铂、培洛霉素联合化疗治疗晚期及复发宫颈癌取得较好疗效,37 例晚期宫颈癌有效率为 83.8%,23 例复发宫颈癌有效率为 60.9%。奈达铂是种新的顺铂衍生物,其水溶性高于顺铂 10 倍,动物实验及Ⅱ期临床试验证实,其抗肿瘤活性均高于顺铂和卡铂,肾毒性较顺铂轻。培洛霉素是博来霉素的衍生物,其肺毒性较轻。

4）GP 方案 Bumett 报道 17 例晚期和复发宫颈癌,采用吉西他滨 1250mg/m²,静脉滴注 d1。顺铂 50mg/m²,静脉滴注 d1,3 周为 1 个疗程,平均 5 个疗程。完全缓解（CR）1 例,部分缓解（PR）6 例,有效率 41%（7/17）。未放疗区有效率为 57%（4/7）。

5）伊立替康（CTP-11）+DDSuyiyama 对宫颈癌局部晚期病例采用 CPT-11,60 mg/m² 静脉滴注 d1、d8、d15,DDP 60mg/m² 静脉滴注 d1,4 周为 1 个疗程,共 2~3 个疗程,在 23 例中 CR 3 例、PR15 例,有效率 78%,不良反应腹泻为 10%,中性粒细胞降低 3~4 度为 75%。

6）紫杉醇+DDP Piver 对 20 例晚期或复发宫颈癌病例采用紫杉醇 135mg/m²,DDP 75 mg/m² 或卡铂（CBP）300mg/m²,4 周为 1 个疗程,治疗结果 CR 2 例、PR 7 例,有效率 45%。

（三）新辅助化疗

新辅助化疗主要用于局部晚期宫颈癌,使肿瘤缩小,以利于肿瘤切除。由于联合化疗对宫颈癌的有效率约为 50%,有一定局限性,因而新辅助化疗的意义有赖于化疗的有效性。新辅助化疗对预测肿瘤对化疗的敏感性有重要意义,如果肿瘤对化疗不敏感,则新辅助化疗反而延误适宜的治疗,且对患者带来化疗不良反应。

分析多项临床因素对选择新辅助化疗有一定帮助。Sardi 等经静脉给予 VBP 新辅助化疗（DDP、BLM、VCR）,结果宫颈癌患者 4cm 肿块的总反应率为 94%,而 5cm 肿块的总反应率为 82%,6cm 肿块的总反应率只有 50%。随着肿瘤的增大,淋巴结的转移率和复发率明显增高。随着病期的剧增,化疗反应率下降。其次组织学分级和细胞类型也对化疗反应有一定影响。影像学手段（CT、MRI、B 超、PET）对分期起重要作用。也有学者研究生物学指标来预测化疗疗效,如化疗前鳞状细胞癌抗原（SCC）≤5μg/ml 者,其化疗疗效明显优于 SCC>5μg/ml 者,也有认为不管是鳞癌或腺癌,高增殖细胞核抗原（PC—NA）指数（PI）≥40.2%,新辅助化疗后肿块体积缩小明显。化疗前凋亡指数高、野生型的 p53 阳性细胞数所占比例高者,以及 P-糖蛋白表达阴性者,化疗疗效明显。

由此可见,新辅助化疗治疗局部晚期宫颈癌适用于ⅠB2 期。病灶大小在直径 5cm 左右,影像学诊断无淋巴结转移者,以及一部分Ⅱ期患者。若病变超越以上范围,则应及时早行同期放化疗,否则延误有效治疗。因此,新辅助化疗尚不能作为常规应用。

（四）化疗与放疗的综合治疗

采用化疗合并放疗有可能提高晚期宫颈癌的治疗效果。其应用方法可以放疗前先化疗、

化疗与放疗同时应用、放疗后加用化疗等。放疗前先化疗的目的在于使肿瘤体积缩小,为放疗创造条件,并能控制远处转移的亚临床病灶。文献报道化疗与放疗同时应用能起协同抗癌作用,因此适用于:①宫颈肿瘤直径>4cm;②肿瘤分化不良或分级在Ⅲ级以上。放疗后化疗的目的主要是杀灭亚临床的转移灶,适用于较晚期和复发可能性大的病例。Twiggs证明顺铂可增加缺氧状态下细胞的放射敏感性。此外, 放疗后即给顺铂可阻止亚致死损伤细胞的修复,从而提高放疗的疗效。

近年来化疗, 尤其是同期放化疗作为高危宫颈癌或者中晚期宫颈癌的治疗手段之一备受关注,并取得一定成效。1999~2000年,由COG、RTOG、SWOG分别主持的5个同期放化疗大型随机对照临床研究的结果相继公布, 证实了同期放化疗在提高宫颈癌生存率等方面具有显著优势。NCI基于这5个临床研究的结果,建议对具有高危因素早期及局部晚期宫颈癌患者进行放疗时,应强烈考虑同期放化疗。然而何种化疗方案最佳、化疗药的剂量强度、如何与放疗同期配合等问题尚无定论。而且同期放化疗对于提高Ⅲ至Ⅳ期宫颈癌的治疗价值有限。因此,近年来仍有许多新的药物及方案用于宫颈癌的同期放化疗中,值得进一步研究。

十一、宫颈残端癌

宫颈残端癌是指子宫次全切除术后在残留的宫颈部分发现的癌。宫颈残端可有两种情况:一是子宫次全切除术前宫颈有癌未被发现,在术后较短时间(2~3年)内被发现者,称为隐性残端癌;另一种是子宫次全切除术前宫颈无癌,在术后较长时间被发现者,称为真性残端癌。

（一）发生率

文献报道宫颈残端癌占全部宫颈癌的0.33%~16.3%,多数报告在8%以下,占子宫次全切除患者的0~23%,一般为1%左右。于国瑞报道的宫颈残端癌占全部宫颈癌的0.55%。由子宫次全切除至发现残端癌的间隔时间, 最短的是3个月, 最长者为30年, 真性残端癌占70%。

（二）病理

宫颈残端癌的肿瘤大体分型及扩散途径,基本上与一般宫颈癌相同。但在组织学类型方面,宫颈残端癌的腺癌发生率比一般宫颈癌为高(4.1%~14.2%)。于国瑞报告的为6.5%,较一般宫颈癌所占的比例2.1%为高。

（三）治疗

与一般宫颈癌的治疗原则基本相同,各期残端癌均可行放射治疗。早期宫颈残端癌,若无手术禁忌证,亦可行手术治疗,术式与一般宫颈癌的手术相同。

宫颈残端癌的放射治疗也是采用腔内加体外照射的方法。腔内照射与一般宫颈癌相同,但宫颈管内照射剂量不宜过大,以避免直肠、膀胱受量过高。宫颈管放射源给"A"点剂量以不超过1500cGy为宜。阴道放射源给"A"点剂量2000~3000cGy,但阴道放射源要避免排列过于集中,使剂量分布尽量均匀。体外照射则根据肿瘤情况及腔内照射剂量,适当缩小体外照射野的间距,在情况允许时,也可适当提高剂量,以补充腔内照射对宫旁剂量的不足。

（四）预后

宫颈残端癌由于子宫体已被切除,膀胱及直肠直接粘连于宫颈残端上,其周围组织形成瘢痕和粘连。因此,给手术操作增加困难,使腔内照射剂量受到影响,而对直肠、膀胱的放射损伤的几率可能增加。所以,一般认为宫颈残端癌的预后比一般宫颈癌差,尤其隐性残端癌更坏。中国医学科学院肿瘤医院的资料表明,早期残端癌与一般早期宫颈癌的预后无明显差别,而晚期残端癌则较一般宫颈癌差(表2-3-30)。这说明宫颈残端的原发病灶其疗效与非残端癌无异,而关键在于蔓延和转移区的治疗。如果能较好地掌握和运用个别对待的治疗原则,适当的提高宫旁组织的照射剂量,治疗效果有可能提高。

表 2-3-30 宫颈残端癌放疗疗效

	I	II	III	IV	总计
宫颈残端癌的 5 年生存率(%)	100	67.9	41.7	0	58.1
一般宫颈癌的 5 年生存率(%)	93.4	82.7	63.6	26.6	68.7

十二、宫颈癌合并妊娠的处理

我国宫颈癌合并妊娠的病例,由于计划生育的开展已很少见。一般认为妊娠会促进宫颈癌的扩散和转移,因而,应及时诊断,尽快治疗。

宫颈癌合并妊娠的诊断与一般宫颈癌相同。在宫颈早期癌合并妊娠时应特别慎重,既要与妊娠期的宫颈改变、流产、早产、前置胎盘等相区别,又要注意不要把癌误诊为妊娠并发症。

宫颈癌合并妊娠的治疗,包括宫颈癌和妊娠两个方面。对妊娠的处理,除宫颈癌适于手术者可一并处理外,早期妊娠在放射治疗过程中自然流产。中国医学科学院肿瘤医院统计的宫颈癌合并早期妊娠者23例,全部在放射治疗中自然完全流产,绝大部分在放射治疗开始后2~4周排出胚胎。中、晚期妊娠者,虽有人主张从阴道分娩,但由于有招致宫颈裂伤、出血、感染及癌扩散的危险,一般都主张刮宫中止妊娠。除妊娠已近产期,胎儿可成活者外,有条件者可先行阴道腔内照射"A"点 1000cGy 左右,以抑制癌细胞活力和减少癌细胞扩散机会。腔内放射治疗后两周内行古典式剖宫术,手术时避免干扰和损伤癌组织。对宫颈癌的处理应在妊娠中止后尽快进行放射治疗,治疗原则及方法与一般宫颈癌相同。

合并妊娠的宫颈癌预后较不合并妊娠者差,而哺乳期宫颈癌预后更差(表2-3-31,图2-3-28)。

表 2-3-31 宫颈癌合并妊娠的放疗 5 年生存率

	妊娠期		哺乳期		一般宫颈癌	
	生存/治疗数	生存率(%)	生存/治疗数	生存率(%)	生存/治疗数	生存率(%)
I	8/9	88.9	10/11	90.0	179/190	90.4
II	39/48	81.3	30/47	63.8	628/739	85.0
III	24/59	40.7	39/106	36.8	648/998	64.9
IV	0/5	0	1/7	14.3	2/9	22.2
合计	71/121	58.9	80/171	46.8	1457/1936	75.3

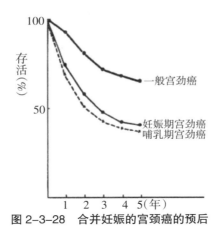

图 2-3-28　合并妊娠的宫颈癌的预后

十三、宫颈复发癌与重复癌

（一）复发癌

1. 复发癌的诊断　放射治疗失败的患者中,60%为盆腔内复发,40%左右为远处转移。盆腔内复发的患者中,1/2 以上是宫旁及盆壁复发。宫颈癌放疗后复发者中,80%在治疗后两年内复发,但治疗后 5~10 年间仍有 4%复发。

宫颈癌复发的表现,由于复发的部位不同,表现亦各异。宫颈、宫体、阴道的复发,常有阴道出血及排物增多。宫旁及盆腔壁复发,最常见的症状为疼痛及水肿,最多的是患侧下肢疼痛或伴有水肿,有的为腰或腰骶部痛,宫颈癌治疗后复发者有疼痛症状者占 44.2%。如累及其他组织和器官,则可出现相应的症状。早期复发可无症状,常在检查中发现。

宫颈、阴道或宫体复发,经临床及病理组织学检查常可证实。但对宫旁及盆腔壁复发的诊断,无特异的客观检查指标,主要靠病史及盆腔检查,临床能确诊者,均属晚期,早期诊断极为困难。因此,在有明显的下肢疼痛和不明原因的下肢水肿时,虽然盆腔检查无阳性体征,也要严密随诊,警惕复发的可能。肾盂造影及放射性核素肾图对宫旁复发的诊断有参考价值,宫旁复发患者肾盂造影的阳性率可达 66.7%。

2. 复发癌的治疗　复发的诊断困难,治疗更困难。对治疗后,特别是放射治疗后可疑复发者,在诊断不能肯定之前,切不可轻率地再做放射治疗,否则会造成不可恢复的放射损伤。复发若已确诊,则应根据首次治疗方法,结合复发的部位和时间,认真考虑再治疗的方针。如首次治疗为放射治疗,复发在宫体、宫颈、阴道或宫旁(孤立结节)等部位可以手术者,则以首选手术治疗为宜。不适于手术治疗者,可根据肿瘤情况,治疗后时间的长短及患者一般情况等因素,决定做放射治疗或药物治疗。如手术后复发可行放射治疗或药物治疗,少数可再行手术治疗。

宫颈癌复发放射治疗的具体设计,要根据复发的部位、范围来确定。如是阴道、宫颈、或宫体的局限性复发,可以考虑单纯腔内照射;若局部复发的范围较广,或伴有宫旁及盆壁复发,则应配合体外照射;如是单纯宫旁或盆壁复发,则可根据肿瘤范围设野,给以体外照射;若是术后复发,则按首次放疗处理。放射治疗后复发而再次放射治疗时,照射剂量的掌握较难。对距首次放疗 2~3 年以上者,可以根据具体情况考虑给以全量照射。但对首次放疗后较短时间复发者,决定剂量要慎重,严防盲目照射,否则既不能治愈肿瘤,又会造成严重的放射并发症。放射治疗后复发的患者,由于组织纤维化,放射敏感性降低,正常组织和器官经过一次放射损伤后再照射,并发症则明显增加。因此,照射时尽量采取可能的措施,以提高肿瘤剂量、降低并发症。例如照射面积要适当,避免过大;照射一定剂量后,随肿瘤缩小而缩小照射野;照射时在照射野部位加压,以缩短肿瘤深度,增加肿瘤照射剂量,又可推开肠管,减少反应;改变照射方向或照射时取头低足高位,尽量避开正常组织和器官,以减少对其影响;根据肿瘤深度选择适当的放射线,以减少对深部组织和器官的损伤;用药物或其他方法(如热疗等)提高肿瘤的放射敏感性,从而提高疗效。

3. 预后 复发后再治疗的效果极差,其5年生存率仅19.9%。复发后再治疗未愈者,平均生存23.4个月,比复发后未治疗者平均生存8.1个月多15个月。这说明当前对宫颈癌复发的治疗,大部分是姑息治疗,只能延长些寿命。因此,适当、充分的首次的治疗是非常重要的。

(二)重复癌

同时期或不同时期患两种以上的恶性肿瘤,各肿瘤都是独立存在的、又不是互相转移的,称之为多原发恶性肿瘤,亦称重复癌。

中国医学科学院肿瘤医院1958~1978年的20年间收治宫颈癌共12421例,随诊到1989年初,发现宫颈癌为第一癌的重复癌261例,占宫颈癌收治总数的2.1%,其中三重癌3例,占重复癌的1.15%。两癌间隔时间最长的为28年,平均11年。间隔时间在20年以内各年段的重复癌发生率是相似的(表2-3-32)。

表2-3-32 重复癌的间隔时间及发生率

间隔(年)	0~4+	5~9+	10~14+	15~19+	20~24+	25~29+	合计
例数	52	67	62	51	21	8	261
占重复癌的%	19.9	25.7	23.8	19.5	8.0	3.1	100
占宫颈癌收治疗总数的%	0.42	0.54	0.5	0.41	0.17	0.06	2.1

以宫颈癌为第一癌的重复癌中食管癌最多,占重复癌的20.69%,其次为支气管肺癌,占17.63%,胃癌占10.03%,子宫体恶性肿瘤占9.96%,直肠癌占8.82%,乳腺癌占3.45%(表2-3-33)。与日本报道的相似,欧美则以乳腺癌及支气管肺癌为多。

复发癌有增多趋势,因为宫颈癌的发病率随年龄的增长而增加。综合我国普查资料,宫颈癌各年龄组的患病率:30~39岁组为39.56/10万人口;40~49岁组为222.2/10万人口;50~59岁组为379.73/10万人口;60岁以上组为491.54/10万人口。随着寿命的延长,癌发病率增高,重复癌也必然增多。另外宫颈癌放射治疗的广泛应用,治疗效果不断提高,长期生存的患者大量增加,放射治疗的远期严重并发症之一的放射癌也得以发现。重复癌中放射致癌占23%,而在宫颈癌放射区域内的重复癌中,放射癌占82.2%,这些是重复癌增加的主要因素。

表 2-3-33　宫颈癌后的重复癌 261 例简介

第二癌	例数	%	平均年龄	平均间隔时间(年)	生存 5 年以上例数
舌	4	1.53	(65~76)68.3	(10~26)	14.5
鼻咽	3	1.15	(52~67)58.3	(2~13)6	
喉	4	1.53	(52~68)58.3	(5~18)11.8	1
上颌窦	2	0.77	(54~67)60.5	(0~56)3	
腮腺	4	1.53	(60~78)69	(4~22)11.8	1
眼睑	1	0.38	73	6	
甲状腺	1	0.38	57	1	
纵隔肉瘤	1	0.38	49	1	
肺、支气管	46	17.63	(44~79)55	(1~25)10	2
食管	54	20.69	(47~80)63.7	(1~24)14.5	1
胃及贲门	34	13.03	(47~78)63.5	(1~27)10	
结肠	7	2.68	(53~77)65.1	(1~28)9.3	
直肠	23	8.82	(43~81)60.6	(1~26)10	1
肛门	1	0.38	63	12	1
肝	9	3.45	(52~71)62	(1~25)9	
胆	2	0.77	(52~75)61.5	(1~13)7	
胰	1	0.38	56	5	
肾	4	1.53	(52~71)61.5	(3~12)9	
膀胱	6	2.3	(47~86)56.2	(13~28)18	1
乳腺	9	3.45	(50~70)59.8	(0~18)10	3
子宫	26	9.96	(47~74)62.6	(5~26)13	3
输卵管	7	2.68	(43~70)59.4	(0~24)7	1
卵巢	1	0.38	66	0	
外阴	5	1.92	(56~69)65	(0~13)5	2
骨肉瘤	2	0.77	(46~57)51.5	(8~14)11	
臀纤维肉瘤	2	0.77	(31~68)49.5	(6~22)14	
肠系膜	1	0.38	72	4	
足黑色素瘤	1	0.38	65	26	
合计	261	100	(31~86)61.2	(0~28)11	17

宫颈癌治疗后重复癌的治疗,除放射癌外,应按重复癌各自的治疗原则进行治疗。如果是放射癌,则应首选非放射疗法。如仍需放射治疗,应考虑重复癌的放射敏感性及其周围组织器官对再次放疗的耐受性,在放疗中采取措施提高放射敏感性,保护正常组织,以减少并发症。重复癌如果能得到完全而恰当的治疗,其疗效与单发癌不应有明显的差别。

十四、预防

因良性病变需行子宫切除时,要注意宫颈情况,应常规行阴道细胞学涂片检查,必要时行活体组织检查。如需要部分子宫切除时,宫颈检查必须是正常的。年龄较长者一般均应行全部子宫切除。妇女因妇科病需要做子宫切除术,特别是拟做次全子宫切除术保留宫颈者,医务人员必须先了解宫颈情况,常规做防癌涂片检查,必要时做阴道镜检查或宫颈活组织检查,排除恶变,以免漏诊。次全子宫切除术后也应定期检查以早期发现宫颈残端癌。宫颈残端癌治疗后与宫颈癌一样,应定期按常规随访。如有复发可疑,应进一步检查,如确实有复发,应积极进行治疗。

十五、展望

1928 年 Papanicoloau 医生首次发表了关于巴氏涂片论文,题目是《新的癌症诊断》,New York world 发表了如下评论:"Papanicoloau 医生目前还不愿意预测这种新的诊断方法在癌症的治疗中有多少实际价值,但似乎将会证明这种新方法在宫颈癌生长早期的诊断意义,这样患者更易治愈。甚至我们希望在癌前期病变即可得到发现和治疗。"事实证明,巴氏涂片每年挽救了成千上万妇女的生命,也成为人类与肿瘤斗争的成功典范。2006 年 6 月 FDA 首次批准了 HPV 疫苗上市,同样是人类防治宫颈癌的里程碑,它从根本上抑制宫颈癌的发生,可以预见在不久的将来宫颈癌将会是被人类首先征服的恶性肿瘤。

第四节 子宫内膜癌

子宫内膜癌是指发生于子宫内膜腺上皮的癌,占子宫体癌的 90%,也常被简称为宫体癌(下称宫内膜癌)。根据我国一份全国性调查资料,在我国女性生殖系统肿瘤患病位次排列中,宫内膜癌现居第三位。20 年来由于宫内膜癌患病率的上升、组织类型的变化、影像学诊断的发展、分期的修订和后装放射源腔内治疗的推广应用等,对宫内膜癌的认识和重视得以增强。

来源不同的报道较一致地说明宫内膜癌与宫颈癌的比例在变化。20 世纪 70 年代上海市居民发病率的比例为 1 VS 13.3/10 万人口,80 年代全国收治病例数之比为 1.59 万 VS 13.1 万,即 1 VS 8.3。中国医学科学院肿瘤医院 1958~1996 年收治的宫内膜癌与宫颈癌的比例变化为:60 年代是 1 VS 44.2,70 年代是 1 VS 21.2,80 年代是 1 VS 7.7,90 年代则为 1 VS 3.6。国内其他地区也有类似变化。宫内膜癌是英国最常见的妇科恶性肿瘤,1989 年报道宫内膜癌的年龄调整发病率,在 50~70 年代为 23.2/10 万,相对稳定至 70 年代,70 年代中叶以后很快达到 33.2/10 万,上升了 43%,1985 年又回降到相当于 50 年代水平,即 23.4/10 万。

分析认为，发病率的升降变化与 60 年代末期开始滥用雌激素和 70 年代末开始合并孕酮的合理应用有关，承认了雌激素的致癌趋势。

宫内膜癌的病因尚不明确。许多调查研究指出与发病有关的因素为：①年龄：中国医学科学院肿瘤医院 543 例宫内膜癌中，50 岁以上者占 73.2%，50~59 岁为高峰组，40 岁以下者占 8.1%~8.3%或更高；②不育症：宫内膜癌患者不育史者占 26.7%；③绝经迟：正常绝经年龄约为 47 岁，宫内膜癌患者 50 岁以上绝经者占 57.6%，绝经迟者患病机会高于生理性绝经者 2.4 倍；④肥胖症：超出正常体重 9~20kg 者危险性增加 3 倍，超出 20kg 以上者增加 10 倍，体重身高平方比值>30 者其危险性为比值<20 者的 7.56 倍；⑤糖尿病及高血压：糖尿病患者的危险性增加 2.8 倍，高血压患者增加 1.8 倍；⑥多囊卵巢及分泌激素的卵巢肿瘤：虽然中国医学科学院肿瘤医院的 543 例宫内膜癌中未见有分泌激素的卵巢肿瘤，但报道可有 21%~25%者；⑦外源性雌激素：认为单纯雌激素的长时间大剂量应用曾导致 20 世纪 70~80 年代宫内膜癌患病率上升。

一、病理

（一）大体分型

宫内膜癌可发生在子宫内膜的任何部位，但多发生于宫底部及子宫两角处，后壁多于前壁。其生长方式常为两种：局限型生长，为较小的孤立病灶，常为早期癌；弥漫型生长，累及子宫内膜面积较广，亦可蔓延至子宫颈管内膜。其形态可呈息肉状、菜花状、乳头状或绒毛状等。常侵犯子宫肌层，甚至穿透子宫肌层到达子宫浆膜层。

（二）组织学分类

1988 年国际妇科病理协会（ISGP）提出的宫内膜癌组织学分类：

子宫内膜样腺癌

亚型

1. 腺癌伴鳞状上皮分化

　腺癌伴鳞状上皮化生（棘腺癌）

　腺鳞癌

2. 分泌型

3. 纤毛细胞型

　浆液性腺癌

　透明细胞癌

　黏液性腺癌

　鳞状细胞癌

　未分化癌

　混合癌

综合我国 3 个报道的资料，总数为 1048 例宫内膜癌，其中腺癌占 88.2%（924 例），棘腺癌 9%（94 例）及腺鳞癌 1.5%（16 例）等。腺鳞癌的恶性程度较高，预后差。有报道，I、II 期宫内膜癌中乳头状腺癌占 35%，其中乳头状浆液性腺癌（UPSC）约占 13%；另 278 例报道，UPSC 占 8%；认为含乳头状结构者恶性程度高，UPSC 更甚。其行为可似卵巢浆液性乳头状癌,有侵袭淋巴倾向,早期即常深侵肌层、子宫外扩散及腹腔转移,复发率高、预后差。据报道5年存活率Ⅰ、Ⅱ期为35%~50%,Ⅲ、Ⅳ期为0~15%。

(三)扩散与转移

1. 蔓延　宫内膜癌可沿子宫内膜向四周蔓延,向下至子宫颈管内膜,向两侧可沿子宫内膜蔓延到输卵管,向深层可蔓延到子宫肌层,由浅至深,甚至可达子宫浆膜层。

2. 种植　是卵巢癌和宫内膜癌常有的一种扩散方式。宫内膜癌细胞通过宫颈管可种植到阴道内,通过输卵管可达盆腔,在腹膜、膀胱、子宫直肠窝、直肠等处种植。在手术过程中,如不严格预防可造成盆腔、阴道、伤口等处的种植扩散。

3. 淋巴转移　子宫底部的淋巴引流是沿卵巢血管转移至腹主动脉旁淋巴结,位于子宫角部的癌可经圆韧带转移至腹股沟淋巴结, 位于子宫下段或侵犯宫颈管的癌灶可沿宫颈癌的淋巴引流途径转移到宫旁、髂内及髂总淋巴结等。Ⅰ期的盆腔淋巴结转移率为0%~3%,腹主动脉旁淋巴结转移率为4.10%~9.3%, Ⅱ期的分别为0及17%。妇科肿瘤组(Gynecologic Oncology Group)报道Ⅰ期宫内膜癌盆腔淋巴结转移率为11%,腹主动脉旁淋巴结转移率为17%。影响淋巴结转移的主要因素是分期、组织分级及子宫肌层浸润(表2-3-34,2-3-35,2-3-36)。盆腔淋巴结转移中髂外淋巴结占61%~78%,其次为髂内、髂总、闭孔和骶前淋巴结。

4. 血行转移　宫内膜癌可经血管转移到肺、肝、骨、脑等部位,有时可在全身许多部位出现散在的病灶,这些都是宫内膜癌进入晚期的表现。

表2-3-34　宫内膜癌分期与淋巴转移

分期	例数	盆腔淋巴结转移率(%)	腹主动脉旁淋巴结转移率(%)	深肌层浸润(%)
Ia*	106	0	2.8	17
Ib*	66	3	6.1	34.9
Ⅰ期总数	172	1.2	4.1	23.8
Ⅱ期总数	17		17.6	23.5

*1971年分期标准。

表2-3-35　宫内膜癌分期、分级与淋巴转移

分期分级		例数	盆腔淋巴结转移		腹主动脉旁淋巴结转移	
			例数	%	例数	%
Ia	G1	101	2	2	0	0
	G2	169	13	8	6	4
	G3	76	8	11	5	7
Ib	Gl	79	3	4	3	4
	G2	119	12	10	8	7
	G3	77	20	26	12	16
	计	621	58	9.3	34	5.5

（四）子宫内膜不典型增生与宫内膜癌

子宫内膜不典型增生多是在内膜腺瘤样改变的基础上有细胞不典型改变，只要有细胞不典型改变均归属于不典型性增生，此类型的增生有明显的恶变倾向。不典型增生按病变程度分为轻、中、重三度。有的学者对子宫内膜增生过长病例进行平均 13.4 年的组织学检查随访，无腺上皮细胞不典型增生组仅 2%（2/122）发展为宫内膜癌，不典型增生组恶变率为 23%（11/48）。有些可自行消退仍是增生性内膜，有些经药物治疗恢复正常。子宫内膜不典型增生不应采用放射治疗。

表 2-3-36　宫内膜癌肌层浸润与淋巴转移

浸润深度	例数	盆腔淋巴转移		腹主动脉旁淋巴转移	
		例数	%	例数	%
宫内膜	87	1	1	1	1
浅肌层	279	15	5	8	3
中肌层	116	7	6	1	1
深肌层	139	35	25	24	17

二、诊断

（一）症状

1. 阴道出血　这不是宫内膜癌特异症状，但是宫内膜癌最多见、最重要的症状，特别是绝经后的阴道出血更应注意。宫内膜癌患者 80% 以上都有异常阴道出血，表现为淋漓性出血、不规则出血或持续多量出血。

2. 阴道排液　也是宫内膜癌的常见症状。有的患者单纯阴道排液，也有的是阴道排液并发阴道出血。

3. 下腹痛　早期患者无明显症状，在宫腔内有积血或积液时刺激子宫收缩而有下腹痛，合并盆腔感染时亦会有下腹痛。晚期癌压迫或侵犯输尿管或盆腔神经丛，可出现腰腿痛。

4. 其他症状　根据肿瘤扩散的部位而有相应的症状。如骨转移时在相应部位有压痛等。

（二）妇科检查

除一般查体要特别注意体表淋巴结外，主要靠妇科盆腔检查。早期患者盆腔检查常为正常，有时宫口可见血性分泌物或液体外溢。随病情发展有 2/3 患者可出现子宫增大，子宫最大可平脐，质地可软或是不均匀感。宫旁组织可因炎症或癌浸润而增厚。晚期癌可根据癌扩散的部位而有相应的体征。

（三）病理组织学检查

宫内膜癌的诊断必须有病理组织学证实。

1. 刮取活检用特制的很细的刮取器，先刮取颈管部分，然后探测子宫位置和深度，进入宫腔刮取前、后、左、右壁子宫内膜，最后咬取宫颈活体组织，分别送检。

2. 诊断性刮宫在刮取活检不能确诊而又不能排除宫内膜癌时用之。诊断性刮宫应分段进行，刮勺越细越小越好。先刮取颈管内膜，然后探测子宫位置和深度，略扩张宫口，在宫底、宫角及宫体下部分别刮取。如刮出物肉眼观察考虑为癌时，应停止刮宫。

（四）辅助检查

1. B型超声检查 对宫内膜癌的诊断有帮助，子宫内膜增厚超过10mm者，有10%~20%为癌。阴道超声对宫内膜癌肌层浸润的诊断准确率在80%以上。彩色超声还能观察子宫的血流情况。

2. 宫腔镜检查 宫内膜癌可以通过宫腔镜观察病灶的位置、范围及形态等。可在直视下活检，提高准确率。适于诊断性刮宫为阴性而仍不能排除内膜病变时用之。也可代替诊断性刮宫。

3. 磁共振成像（MRI）和计算机断层扫描（CT）检查 对宫内膜癌的分期以及诊断有无宫颈受侵、子宫肌层浸润的深度、有无子宫外扩散等均有帮助，MRI比CT更好。

4. 脱落细胞检查 因宫内膜癌细胞落入阴道内较少，阳性率不高（15%~20%）。取子宫腔吸取物作涂片行细胞学检查阳性率较高（70%）。负压吸引宫腔或宫腔冲洗吸取的标本行细胞学检查准确率可达80%~90%。

5. 其他检查 血清CA125、CEA及子宫内膜雌、孕激素受体检测等对治疗方案的制定，判断预后及随诊监测等均有所帮助。

（五）分期

反映肿瘤发展的临床分期依赖于准确、仔细的盆腔和病理检查。由国际妇产科联盟（FIGO）1970年建议、1971年开始使用的临床分期，1988年FIGO根据大量手术病理研究的资料进行了全面的修改，今后不再引用旧的分期。但以放射治疗为首选治疗的患者，仍采用1971年的临床分期，引用时注明之。两种分期法如表2-3-37。

按分化程度，宫内膜癌可分3级：

Ⅰ级（G1）为高分化腺癌：非鳞状或非桑椹状实质性生长类型成分<5%。

Ⅱ级（G2）为中分化腺癌：非鳞状或非桑椹状实质性生长类型成分为6%~50%。

Ⅲ级（G3）为低分化腺癌：非鳞状或非桑椹状实质性生长类型成分>50%。

病理组织分级中应注意：应重视细胞核的非典型性，若其与结构分级不相符合，应相应升高1级；浆液性乳头状腺癌、透明细胞癌、鳞状细胞癌，应更重视细胞核的级别，含有不同鳞状成分之腺癌，其分级均应根据腺体成分核之分级作决定。

表2-3-37 宫内膜癌的分期（FIGO）

宫内膜癌临床分期（1971年修订）	宫内膜癌手术病理分期（1988年修订）
0期 原位癌，组织学所见疑为癌	
Ⅰ期 癌局限于宫体	Ⅰ期 Ia G$_{1,2,3}$ 肿瘤局限于子宫内膜
Ia 宫腔深度8cm以下	Ib G$_{1,2,3}$、子宫肌层受侵少于1/2
Ib 宫腔深度超过8cm	Ic G$_{1,2,3}$、子宫肌层受侵多于1/2
Ⅱ期 癌侵犯宫体及宫颈	Ⅱ期 Ⅱa G$_{1,2,3}$ 仅子宫颈腺体受侵 Ⅱb G$_{1,2,3}$、子宫颈间质受侵
Ⅲ期 癌侵及宫体以外，但不超过真骨盆附件，和（或）（包括阴道）	Ⅲ期 Ⅲa G$_{1,2,3}$、肿瘤侵犯子宫浆膜和（或）腹腔积液细胞学阳性Ⅲb G$_{1,2,3}$、阴道转移Ⅲc G$_{1,2,3}$、盆腔淋巴结和（或）腹主动脉旁淋巴结转移
Ⅳ期 癌扩散至真骨盆外，或明显侵犯膀胱黏膜或直肠黏膜。泡样水肿不列入Ⅳ期	Ⅳ期 Ⅳa G$_{1,2,3}$、肿瘤侵犯膀胱和（或）直肠Ⅳb G$_{1,2,3}$、远处转移包括腹腔内和（或）腹股沟淋巴结转移

有关分期的规定：

1. 由于宫内膜癌现已采用手术分期，以前使用的分段诊刮来区分 I 期或 II 期方法不再应用。

2. 首选放疗的患者，仍采用 FIGO1971 年公布的临床分期法，但应注明。

3. 肌层厚度与癌侵犯深度一并测量。

三、治疗

宫内膜癌的治疗以手术、放射或手术加放射的综合治疗为主。

（一）手术治疗

宫内膜癌 I 期患者占 87.5%，手术治疗一向是主要首选手段。手术治疗的优点在于：可以直接切除癌灶及其周围浸润组织（全子宫及其关系密切的附件）；能发现临床检查不易发现的危险因素如腹腔和盆腔内的转移、淋巴结转移、子宫颈及子宫肌层受侵程度以及腹腔积液的有无等，便于术后放疗或化疗等综合治疗方案的设计；手术治疗对晚期癌的作用虽然有限，但在适当情况下，可根据综合放疗或综合化疗的需要，行减瘤术，减轻患者负担使之能更有效的接受术后治疗。

几十年来，全宫及双附件切除术（次广泛全子宫双附件切除及阴道切除 1~2cm）一直是宫内膜癌手术治疗的基本术式。虽然有些学者主张宫内膜癌的手术范围应该扩大到盆腔淋巴结清扫，甚至腹主动脉旁淋巴清扫，但都未得到广泛的认同和采用，其关键在于扩大手术范围，从理论上和实效上都不能为人们所接受。其理由：

1. 宫内膜癌原发在子宫底部者居多，其淋巴转移至腹主动脉旁淋巴结为主，只行盆腔淋巴清扫则无意义。

2. 宫内膜癌扩展到宫颈管者行盆腔淋巴结清扫。这是只做了继发病灶的区域淋巴结清扫，而未做原发病灶的区域淋巴结清扫，这种做法是主次不分。

3. 宫内膜癌盆腔淋巴结阳性者，70%以上（或更高）腹主动脉旁淋巴结阳性，有些盆腔淋巴结阴性者，腹主动脉旁淋巴结却为阳性。这样只行盆腔淋巴结清扫也无意义。

4. 腹主动脉旁淋巴结清扫，如果真正做到标准而彻底，其技术难度高、创伤大、并发症多，淋巴结阳性者预后极差，不能改善疗效，如此手术其价值就不言而喻了。

5. 当前的治疗方向是：适当的缩小手术范围，走与放射或（和）化疗的综合治疗之路。盲目扩大手术范围是不符合当前治疗趋势的。

（二）放射治疗

这是宫内膜癌有效的治疗手段之一。可以单独使用，也可以配合手术治疗。

1. 单纯放射治疗 适用于各期宫内膜癌的治疗，放射治疗包括腔内照射及体外照射两部分。

（1）腔内照射 用于宫内膜癌原发区的治疗，包括宫腔、宫颈及阴道，重点照射在宫腔。

腔内照射的方法如下：

1）传统的腔内照射方法

①传统的宫颈癌腔内照射方法 最早期对宫内膜癌的腔内放射治疗是采用宫颈癌传统的腔内照射方法，如斯德哥尔摩法、巴黎方法等，只是减少些阴道照射剂量，增加一些宫颈照

射剂量而已。由于不能形成宫内膜癌所需要的倒梨形剂量分布,治疗效果很不满意。

②传统的黑曼(Heymen)宫腔填塞法 一般的宫腔管照射不能使瘤床受到均匀有效剂量。1941 年瑞典的 Heyman 等报道宫腔填充法并发表 695 例宫内膜癌用宫腔填充方法的腔内放疗疗效,5 年生存率由原来的 45%提高到 65%。此后,宫腔填充法遂被推广应用。其特点是以囊状放射容器(当年盛有镭)将宫腔填满,放射源与肿瘤的间距短,放射源分散,剂量分布均匀。子宫腔因填满放射容器而被撑大、变薄,肌层的浸润或瘤床可得到有效的照射,较一般常用的单管优越。Heyman 式填充治疗分两次进行,间隔 3 周,其中一次并用阴道照射。每次照射时间 15~36h。镭囊数目与大小可根据宫腔容积调整,宫腔总剂量是 3000mg.h,子宫的浆膜面剂量达到 2600cGy。这符合测量离体标本所得的数据,即距放射源 1.5cm 处的剂量为 3000cGy。图 2-3-29 为 1 例宫内膜癌患者腔内填充法放疗的示意图,宫腔内镭容器位置根据实际 X 线照片描绘。宫腔镭囊填充法的主要缺点是防护要求高、宫腔置囊操作时间长、工作人员接受的放射剂量较大。

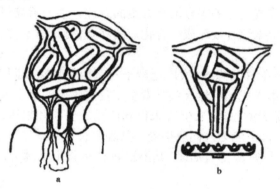

图 2-3-29 宫内膜癌宫腔填充法术前放疗

a. 第一次腔内放射 22 小时镭源共 50mg,宫腔填满镭囊,子宫被撑大,宫壁撑薄,标记小囊的线留在阴道内。b. 第二次腔内放射(1 周后)22 小时,宫腔镭 45mg,阴道镭 50mg,宫腔容积缩小,镭囊数目减少,阴道放射以防局部复发。

③其他宫腔容器为使放射源贴近癌瘤并达到剂量均匀,曾有人试行一些改进以弥补宫腔单管的不足,因而有呈 T 形、Y 形或倒三角形等腔内容器试用,也有用滚珠样、弹簧式容器者,甚至液体放射源也曾被考虑,但皆不及宫腔填充法应用广泛。

2)后装腔内放射治疗 后装技术的应用可为宫内膜癌腔内放射治疗提供较理想的适合需要的放射剂量曲线,因而为提高其疗效创造了有利条件。

①后装宫腔单管照射将宫腔容器置于宫腔内,根据宫腔深度及治疗需要决定宫腔放射源移动的长度,放射源在宫腔容器内根据计划在不同位置上停留不同时间,则形成治疗宫内膜癌需要的与子宫形态相近似的倒梨形剂量分布曲线(图 2-3-30)。宫内膜癌癌灶的位置、范围和深度均无法准确判断,肿瘤剂量就更无法计算。因此,固定某一个点作为宫内膜癌剂量计算点是不全面的,应该以实际不同大小的子宫肌层为剂量参考点可能更合理。可以用治疗计划系统计算出子宫肌层的剂量外,还可计算出膀胱、直肠及各主要区域的剂量分布情况,如不理想可以进行调整至理想为止。子宫肌层剂量应争取达到 50Gy 以上为好,每周 1 次,每次 l0Gy,分 4~5 次进行,同时要适当补充阴道腔内照射,以减少阴道复发。如阴道内有

明显的转移灶时,局部应按阴道癌进行照射。

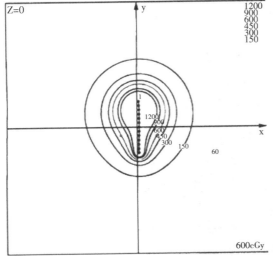

(北京科霖众医学技术研究所提供)

放射源:铱-192　源强(Ci):10000

伽玛因子:0.466 R/h/Ci.m²

重建与优化

重建间距(cm):0.50　优化方式:SVD 法

治疗管数目:1　时间梯度限制(秒):0.0

参考点数目:2　误差限制(%):5.0

驻留点数目:13

图 2-3-30　梨形曲线

②后装黑曼式宫腔填塞技术　Rotle 设计了 Micro-slectron HDR 遥控后装源囊填充技术(图 2-3-31)。铱-192 源直径 1.1mm。有效长 0.6mm,源囊外径分别为 4、5、6 及 8mm。依据宫腔大小充填不同数目的源囊,一般可填 6~10 个(宫颈管置一个,使剂量分布更合理)。治疗前用 B 超检查源囊位置的正确性,治疗计划系统计算出参考体积及参考点剂量。

参考点 My:从剂量分布中轴也就是宫腔中轴顶点向下 2cm、旁开 2cm。参考体积表面基本代表宫体浆膜层。

治疗方法:每次参考剂量 l0Gy,间隔 10d,共 6 次。每次直肠,膀胱最高受量不超过 7Gy(一般 3~5Gy),包括体外照射总量不超过 60Gy,6w。因直肠、膀胱距宫腔容器较远,与宫颈癌治疗相比超过此剂量者较少。

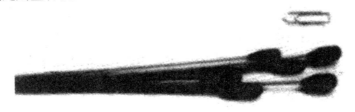

图 2-3-31　黑曼式后装宫腔源囊技术

③其他后装宫腔容器为了使宫内膜癌腔内照射的剂量分布更为理想,有的学者发明了双管技术(图 2-3-32)、伞装技术等。但仍不如宫腔填充技术。

(2)体外照射　宫内膜癌的体外照射主要负责其蔓延及转移区的治疗。由于不行手术,无法判断其蔓延和转移确切情况,宫内膜癌的体外照射只能凭理论和经验进行。除 Ia 期、Ib 期 G1G2 者外均应辅以体外照射。宫内膜癌体外照射的范围除盆腔淋巴区外,腹主动脉旁淋巴区是否需要照射意见不一。如果按宫内膜癌转移途径来看,如果需要体外照射就应该包括腹主动脉旁淋巴区。

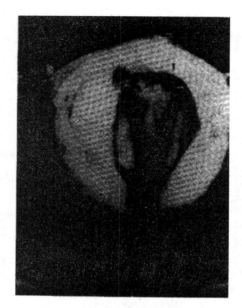

图 2-3-32 后装宫腔双管技术

1)盆腔照射应根据肿瘤的范围而定。一般包括下腹及盆腔,前后各一野相对垂直照射,照射野的上缘在腰五水平,下界在闭孔下缘,两侧缘在髂前上棘附近(骨盆最大径外约 2cm 左右。图 2-3-33)。单纯大野照射"B"点(图 2-3-34)剂量可达 50Gy,5w。大野中间前后用 41/2 半价层的铅块遮挡 4cm 左右即成为盆腔四野照射 (图 2-3-35),"B"点剂量一般给 40~50Gy,4~5w。各种形状的照射野其设计目的,都是为了减少照射体积,增加剂量分布的均匀度。可以根据病情的需要和个人理解,去选择适合自己要求的照射野。

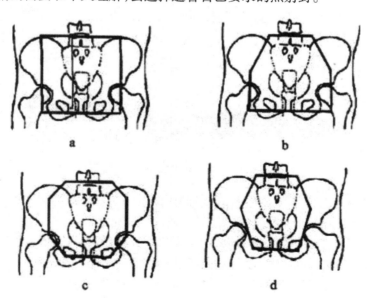

图 2-3-33 体外盆腔两野照射区

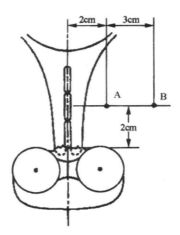

图 2-3-34　体外照射 A、B 参考野

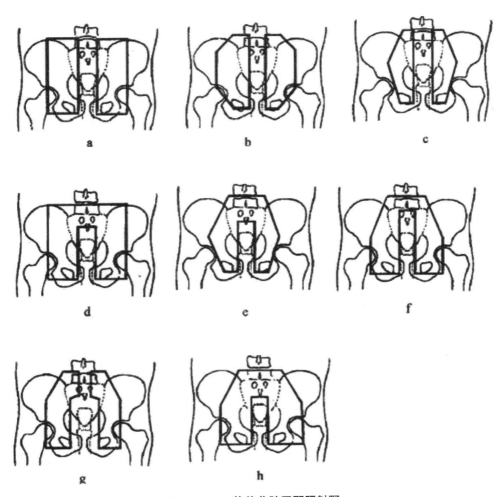

图 2-3-35　体外盆腔四野照射野

2)腹主动脉旁及盆腔照射　照射野是由盆腔大野上缘中央8cm宽向上延伸至膈下(图2-3-36)。照射范围包括腹主动脉旁淋巴区,髂总淋巴区及盆腔淋巴区。对腹主动脉旁淋巴区的照射剂量在40~50Gy,5~6w。

3)盒式技术(box technique)　由前后两野及两个侧野组成。前后两侧缘达第5腰椎上缘,以覆盖髂总淋巴结,下达阴道上1/2达闭孔下缘。照射野一般为16cm×16cm。两侧缘前达耻骨联合,包括髂外淋巴结,后达骶2~3交界处水平,包括骶前淋巴结,照射野一般为10~12cm×16cm(图2-3-37)。

4)局部照射及适形照射　前者是指对肿瘤转移灶的局部进行的照射。照射的范围和剂量则根据不同需要而定。如因癌的骨转移而剧痛,可对转移灶行局部照射,剂量为20~30Gy。后者对某些局部病灶或复发病灶行适形放疗,有时剂量可达根治量,正常组织受照射剂量小,减少并发症的发生。

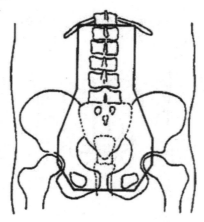

图 2-3-36　腹主动脉旁的盆腔照射野

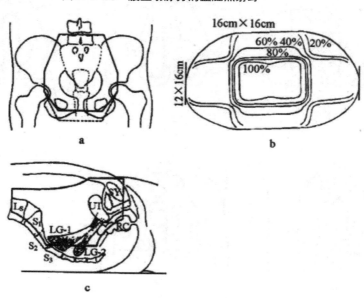

图 2-3-37　盒式技术

2. 术前放射治疗　术前放射治疗的目的是:降低癌细胞的活性,减少癌细胞种植和转移的几率;缩小肿瘤范围,提高手术切除率。术前放疗的适应范围:

(1)Ⅰ、Ⅱ期宫内膜癌术前给半量腔内照射(包括阴道腔内照射),照射后 2 周内手术。有的学者主张术前行全量放射治疗,6~8 周后再行子宫切除。术前全量放疗后手术,是用两种根治手段进行治疗,只能增加并发症,不能提高疗效。这有悖于放射治疗的初衷,似无必要。

(2)Ⅲ、Ⅳa 期宫内膜癌应以放疗为主,给予全量的腔内及体外照射,疗后 8~10 周仍有肿瘤残存有手术可能者,行手术探查,争取根治切除或减瘤术。

总的原则能直接手术则尽量不做术前放疗。

3. 术后放射治疗　其目的是:给可能潜在的亚临床病变区域进行预防照射,从而提高疗效;对有残留的病灶区域进行照射,以减少复发。宫内膜癌Ⅰ、Ⅱ期患者,根据手术中探查的情况及手术后病理检查结果,决定术后是否需要放射治疗,以及放射治疗方法、剂量等。这样使术后放射治疗的目标更为明确。

宫内膜癌 Ⅰa 期 G1、G2、G3 及 Ⅰb 期 G1、G2 者术后不需附加放射治疗。Ⅰb 期 G3 及 Ⅰc 期以及晚者、盆腔淋巴结阳性者应加盆腔大野照射 45~50Gy。有的主张 Ⅰa 期 G3 也加盆腔放疗及化疗。腹主动脉旁淋巴结阳性者应另加腹主动脉旁照射。Ⅱ期患者阴道切除不足者(不足2cm)应加阴道腔内照射、局部剂量不应低于 30Gy。Ⅳ期患者则根据病变情况采取个别对待的原则进行治疗。

(三)药物治疗

宫内膜癌药物治疗的发展,起步晚于手术治疗和放射治疗。近三十年激素类药物及非激素类药物的临床与实验研究,肯定了药物治疗对宫内膜癌的有效作用。对晚期癌和复发癌的单独应用和综合应用,缓解率约为 33%。

1. 激素类药物

(1) 孕激素类药物　从孕激素类药物治疗晚期宫内膜癌和复发癌 30 年的经验认识到:①高分化癌的缓解率高于低分化者,两者的缓解率可分为 30%~50% 和 0%~15%;②发展较慢的肿瘤缓解率较高,复发癌高于转移癌;③必须长时间用药,时间少于 7 周者看不出反应,至少超过 12 周才能观察到客观缓解;④一次用药剂量大者比小剂量效果好,以甲孕酮为例,每日 160mg 者优于每日 40~80mg 者;⑤肺转移癌药物治疗后的缓解率并不是像过去认为那样高于其他部位的转移癌;⑥按放射治疗加或不加孕激素治疗的随机分组临床对比,二者的缓解率及存活率无大差别, 不支持孕激素对放疗有增敏作用之说; ⑦甲孕酮治疗过程中,宫颈及阴道细胞学观察到,反映雌激素的细胞转为萎缩细胞者缓解率高,认为或可作为监测治疗方案的一个指标;⑧孕激素类药物也应对早期癌进行综合治疗的试用,如 20 世纪70 年代 Ⅰ 期宫内膜癌术前宫腔内注入甲地孕酮与术前腔内放疗者对比,观察局部效果,二者术后标本显示癌灶消灭者均为 60%,认为甲地孕酮的优点是无副作用,且从理论讲,药物吸收具有周身性作用。又如,80 年代报道,术前应用己酸氧基孕酮(oxyprogesterone capNate,OPC)的 112 例患者与 164 例术前不用 OPC 者对照,前者 5 年存活率为 85.7%,后者为 78.6%,而两组的分化不良者相比,用 OPC 者 22 例,5 年存活率为 90.9%,不用 OPC 者 49 例,5 年存活率 57.1%(P<0.002);⑨癌组织孕激素受体阳性者较阴性者缓解率高,所以用药前最好检测孕激素受体。

（2）常用孕激素类药物与治疗方案文献报道在药物选择、用药剂量与时间等多不一致，一种药物曾有较多不同的治疗方案或剂量与时间的考虑。原则上都主张大剂量用，约 4~8 周后继以维持量至少 12 周以上，可继续维持半年至 1 年。常用的药物为甲孕酮（肌注）每次 400mg，每日 1 次，1 周后每周 3 次，显效后每月 400~1000mg 维持。醋酸甲地孕酮（口服）每次 160mg，每日 1 次，己酸孕酮（肌注）每天 500~1000mg，1 月后改为每周 2~3 次或每日 250mg。孕激素药物可单独使用，也可用于与手术或放射的综合治疗和与非激素类药物综合治疗。

（3）抗雌激素药三苯氧胺（tamoxifen）虽不是激素类药物，因其抗雌激素作用而被列入激素类药物。一般用于孕激素受体阳性的患者，用药量为 10mg，每日 2 次；必要时可增加至 20mg，每日 2 次，长期服用。

2. 非激素类药物 非激素类抗癌药物常用于分化差的、激素治疗失败的、晚期的及复发的宫内膜癌患者。也用于放疗增敏。CP（环磷酰胺、顺铂）或 CAP（环磷酰胺、阿霉素、顺铂）方案为宜。阿霉素有效率约 26%，完全缓解率为 8%，联合应用顺铂是最有效的治疗方案，有效率 45%，完全缓解率 22%。GOG Ⅱ 期试验显示：28 例复发或晚期宫内膜癌应用紫杉醇 250mg/m²，完全缓解率 14.3%，部分缓解率为 21.4%。紫杉醇联合应用铂类效果更好。

（四）随诊

治疗后应定期随诊。结束治疗后第一年宜每 3~4 月随诊检查 1 次，第 2~3 年中每半年 1 次；第 4 年以后，每年 1 次。根据诊断要点和采用辅助诊断的临床检查及实验措施，可以早期发现近期及远期放射性并发症、复发灶和转移灶，以便于考虑适当的个别对待的再治疗手段。

四、预后

（一）5 年生存率

自 20 世纪初开始，宫内膜癌的治疗就是手术、放射和手术加放射的综合治疗。经过近一个世纪的临床实践，对宫内膜癌的发展规律得到进一步的认识，放射技术的发展与进步，手术技术的提高与改善，手术范围的扩大等均未能明显地提高生存率（表 2-3-38）。

表 2-3-38　宫内膜癌 5 年生存率（年报 16~21）

卷	年代	治疗例数	5 年生存率（%）
16	1962~1968	14506	63.0
17	1969~1972	10720	65.4
18	1973~1975	11501	66.6
19	1976~1978	13581	67.7
20	1979~1981	14906	65.1
21	1982~1986	19402	69.7

宫内膜癌解剖和生物学的特点为生长缓慢、扩散和转移较晚、出现症状较早,确诊比较简单容易。所以,宫内膜癌就诊时早期癌占 80% 以上,总的疗效比较好。

(二)影响预后的因素

宫内膜癌的疗效几十年间无突破性的提高。影响其预后的因素如下:

1. 内膜癌的分期与预后　分期是影响预后普遍而重要的因素(表 2-3-39)

表 2-3-39　宫内膜癌分期(FIGO)与五年生存率(1979~1981)

临床分期	治疗		5 年存活	
	人数	%	人数	%
I	11 035	74.0	7 976	72.3
II	2 014	13.5	1 135	56.4
III	921	6.2	290	31.5
IV	409	2.8	43	10.5
未分期	527	3.5	253	47.8
总计	14 906	100.0	9 697	65.1

从表中看出每个期别间的 5 年生存率相差 20% 左右。期别越晚扩散转移率越高则预后越差。

2. 宫内膜癌的组织分级与预后　宫内膜癌的组织分级,已是公认的判断预后的重要指标。组织分级对预后的影响是明显的(表 2-3-40)。由于组织分化越低,淋巴转移、深肌层浸润及阴道复发的几率越高(表 2-3-41),预后越差也是必然的。

表 2-3-40　I 期宫内膜癌分级与预后

分级	手术治疗			综合治疗		
	治疗例数	存活例数	5 年存活率(%)	治疗例数	存活例数	5 年存活率(%)
1	734	601	82	1 540	1 314	85
2	324	253	78	891	716	80
3	114	69	61	319	205	64

表 2-3-41　宫内膜癌分级与淋巴转移、肌层浸润、阴道复发

分级	淋巴转移(%)	深肌层浸润(%)	阴道复发(%)
1	5.5	20.6	1.1
2	10	34.1	1.4
3	26	53.4	13.2

3. 宫内膜癌的肌层浸润深度与预后宫内膜癌肌层浸润愈深,其预后愈差。由于肌层受侵犯的愈深,淋巴转移的几率愈高,尤其深肌层受累的 5 年生存率明显降低(表 2-3-42)。

表 2-3-42　宫内膜癌肌层浸润与预后

肌层浸润深度	阴道复发率(%)	5 年生存率(%)
内 1/3	1.2	77.2
中 1/3	6.6	73.3
外 1/3	13	15.2

4. 宫内膜癌的淋巴结转移与预后宫内膜癌有无淋巴结转移,其预后是有明显差别的。有淋巴结转移的 5 年生存率为 36.4%~46.5%,而无淋巴结转移的 5 年生存率为 74.4%~81.3%,两者相差一倍左右。其原因可能是因为宫内膜癌的腹主动脉旁淋巴结转移率较高,而对腹主动脉旁淋巴结的治疗效果不如对盆腔淋巴结的疗效好。

5. 宫内膜癌的治疗方法与预后宫内膜癌的治疗方法对预后的影响也是明显的(表 2-3-43)。从表中可以看出单纯手术治疗与手术加放射综合治疗的差别主要是后者的阴道复发率明显低于前者。单纯放射治疗疗效明显低于前两者。其原因是:单纯放疗一般均为不宜手术的晚期患者;宫内膜癌的放射剂量很难掌握;原发肿瘤的放疗效果无法观察。这些都是影响放疗效果的因素。宫内膜癌的腔内放射治疗,用传统的腔内放疗与高剂量率后装腔内放疗的效果无明显区别(表 2-3-44)。

6. 宫内膜癌的病理类型与预后近些年来通过病理学的研究及临床的实践证实,宫内膜癌的病理类型与预后关系密切(表 2-3-45)。

表 2-3-43　宫内膜癌的治疗方法与预后

治疗方法	5 年生存率(%)	平均 5 年生存率(%)	阴道复发率(%)
手术	47.4~92.9	76.5(1 383 例)	4.3~21.4
手术加放疗	54~92.9	76.5(1 140 例)	0~4.5
单纯放疗	35~56.7	0~13.8	

表 2-3-44　传统腔内放疗与后装放射源腔内放疗比较 I 至 III 期宫内膜癌的 5 年存活率(1972~1985)

分期	传统剂量率(镭-226)		高剂量率(后装铱-192)	
	例数	%	例数	%
I	30/39	76.9	82/103	79.6
II	34/46	73.9	81/109	74.3
III	6/71	28.5	5/15	33.3
合计	70/106	66.03	168/227	74.0

表 2-3-45　宫内膜癌的病理类型与预后

病理类型	例数	5 年生存率(%)
内膜腺癌	192	87.5
腺癌	501	79.8
乳头状腺癌	34	67.6
腺鳞癌	49	53.1
透明细胞癌	43	44.2

从表 2-3-45 中看出:乳头状腺癌、腺鳞癌及透明细胞癌的 5 年生存率明显的低于内膜腺癌和腺癌。

7. 宫内膜癌的扩散部位与预后宫内膜癌的扩散部位与预后也有明显关系(表 2-3-46)。卵管受累的 5 年生存率明显地高于卵巢及盆腔淋巴结转移的 5 年生存率。其不同就是卵管受累是内膜癌直接蔓延的结果,而卵巢及淋巴结受癌侵犯是转移的结果。

表 2-3-46　宫内膜癌扩散部位与预后

扩散部位	5 年生存率(%)
输卵管受累	86.3~92.9
卵巢转移	28~33.2
盆腔淋巴结转移	30 左右

8. 宫内膜癌的腹腔细胞学检查结果与预后宫内膜癌手术时应常规进行腹腔冲洗液或腹腔积液的细胞学检查,其阳性率在 15%左右。阳性者其 5 年生存率为 49.8%,阴性者可达 81.4%(根据 FIGO 国际年报统计的宫内膜癌 1495 例)。

(三)放射治疗并发症

宫内膜癌放疗后并发症以涉及膀胱和直肠者为主(表 2-3-47)。一般严重并发症是比较少的个别现象。下表对比不同报道中较为常见的,经过一般性对症处理可获好转或痊愈的并发症。

表 2-3-47　宫内膜癌单纯放射后并发症

资料来源	膀胱炎及出血	瘘	直肠炎及出血	瘘
		治疗例数		
	例数(%)	例数(%)	例数(%)	例数(%)
1.北京型容器(镭、钴-60、铯-137)	90	4(4.4)	17	(18.9)
2.宫腔管、卵圆容器(镭)	74	9(12.2)	11	(14.9)
3.Heyman 式容器(镭)	106	2(1.9)	6	(5.7)

1. 1958~1972 年收治;2.1975~1985 年收治;3.1972~1985 年收治。

五、复发和转移

宫内膜癌治疗后复发指肿瘤达到控制 6 个月后,于原发部位再出现的肿瘤;转移是指治疗后出现的超出原发部位以外的癌灶。表 2-3-48 示两组病例的复发和转移部位及百分比。两组病例复发和转移的时间在治疗后 1 年内者均为 60%,3 年内各为 74.2% 及 75.0%,5 年内者各为 86.4% 及 85%。5 年以后者各为 13.6% 及 10%,个别的复发出现在治疗 16 年后。

表 2-3-48　治疗后的复发和转移部位(%)

	阴道	子宫	宫旁+阴道	盆腔内	肺	淋巴结	骨	未肯定其他
1.I 至Ⅲ期.66/395 例	15 (22.7)	13 (19.7)	6(9.1)	1(1.5)	12 (18.2)	7(10.6)	1(1.5)	11 (16.7)
2.2.I 至Ⅳ期.379/3393 例	84(22.2)	28(7.4)	29(7.7)	49(12.9)	40(10.6)	3(0.8)	14(3.7)	51 (13.5)

对宫内膜癌治疗后的复发和转移的处理,需考虑首次治疗的手段和复发转移部位。如果患者的首次治疗为手术治疗,其复发部位在阴道残端,根据患者情况,选择再手术、腔内放疗或腔内放疗加手术皆可,再放疗的 5 年生存率为 35%~40%。若为阴道下段复发,视需要补充阴道照射可获 27% 的 5 年存活。盆腔中心复发,则应行全盆放疗,如可能争取手术切除,5 年生存率可达 21%~31%。如果患者的首次治疗为放射治疗,复发癌位于曾行根治性放射区域内,再次根治性放射很可能导致较严重的并发症,因此,应以首选手术治疗。即使进行再放疗,以对首次放疗 5 年以上出现的复发癌,效果尚可。Barber 及 Brunschwig 曾报道中心复发癌的脏器清除术 36 例中,5 例存活 5 年(13.9%)。但并发症高达 61%。1987 年 Russell 报道位于首次放射区域内的妇科肿瘤放疗后的复发癌 13 例及重复癌 12 例(表 2-3-49),25 例再次根治性放射治疗后,14 例存活 10~61 个月。这 14 例中、7 例伴有严重并发症:慢性放射性直肠炎 2 例、放射性膀胱炎 1 例、直肠阴道瘘 1 例、小肠梗阻需手术处理者 1 例及股骨颈坏死 2 例。首次放射曾有并发症者,再放射更较易出现并发症,因此,对原放射区域进行再照射应慎重。放疗前必须了解患者首次放射方案细节及其对放射治疗的反应,进行仔细的胃肠造影、钡灌肠及泌尿系统的检查等,以排除可能因首次放射治疗引起的粘连或器官移位等。对少数适宜的患者,再放疗可使肿瘤达到控制。若发现首次放疗有后遗症,则不宜进行再放疗。对多部位的复发或转移较广泛者,宜给以抗癌药物及孕激素类药物治疗。

表 2-3-49　根治性盆腔放射后再放射效果

资料	肿瘤	再放射（体外、腔内、体外+腔内）		
		存活例数/再放射例数%	存活期	远期并发症（%）
Jones (1971)	宫颈复发癌	8/53	15.1	3 年 32.0
Puthwala (1982)	妇科肿瘤复发	16/26	61.5	2 年 15.0
RuSSell (1987)				
复发癌	宫内膜癌 5	6/13	46.2	10~45 月
	宫颈鳞癌 5			
	宫颈腺癌 1			
	外阴癌 2			
	阴道鳞癌 10	8/12	66.7	10~45 月
重复癌	外阴癌 1			
	宫颈腺癌 1			

第五节　卵巢癌

一、组织学分类

根据世界卫生组织（WHO）有关卵巢癌的分类，WHO 卵巢肿瘤分类见表 2-3-50。

表 2-3-50　卵巢肿瘤组织学分类

A 上皮性肿瘤（近似发生率）	B 生殖细胞肿瘤
浆液性囊腺癌（75%~80%）	无性细胞瘤
黏液性囊腺癌（10%）	内胚窦瘤
子宫内膜样癌（10%）	胚胎癌
透明细胞癌（中肾样肿瘤）（<1%）	多胚瘤
未分化癌（<10%）	绒毛膜癌
移行细胞肿瘤（<1%）	畸胎瘤
混合性上皮肿瘤	混合性生殖细胞肿瘤
未分类的上皮性肿瘤	

续表 2-3-50

A 上皮性肿瘤（近似发生率）	B 生殖细胞肿瘤
C 性索间质肿瘤	D 其他肿瘤
支持一间质细胞肿瘤	脂肪细胞肿瘤
颗粒一间质细胞肿瘤	性腺母细胞瘤
两性母细胞瘤	非特异性软组织肿瘤
男性母细胞瘤	未分类

注：常见卵巢上皮肿瘤每种均分为良性、交界性和恶性 3 种。

二、蔓延与转移

（一）种植转移

肿瘤种植转移是卵巢癌的主要转移途径。肿瘤穿透包膜，广泛种植在盆、腹腔内，即种植在腹腔壁层腹膜及腹腔脏器浆膜。根据中国医学科学院肿瘤医院 143 例原发卵巢癌统计，有盆、腹腔内广泛种植者占 62%。

（二）局部蔓延

肿瘤局部蔓延生长至子宫、输卵管及盆腔其他组织。

（三）淋巴转移

近年来发现腹膜后淋巴转移也是卵巢癌的主要转移途径。根据国内外淋巴清扫的资料报道，腹膜后淋巴结转移率达 50%~60%，Ⅰ 至 Ⅱ 期为 10%~20%，Ⅲ 至 Ⅳ 期为 60%~75%。据中国医学科学院肿瘤医院统计，卵巢癌的体表淋巴结转移也并非罕见，占 5.6%，常见部位为锁骨上及腹股沟淋巴结转移。

（四）血行播散

肿瘤可通过血行播散至肺、肝、骨、脑等。

三、症状与诊断

（一）症状

早期卵巢癌常无任何自觉症状，往往难以发现。随着肿瘤的增长和播散，可出现下列症状：

1. 肿块　下腹肿块是常见的主诉之一，肿块迅速增长是其特点。

2. 腹胀　多由腹腔积液引起，卵巢癌患者因腹胀首次就诊者亦不少见。

3. 压迫症状　肿瘤达到一定体积、或侵犯直肠和膀胱，可出现直肠或膀胱的刺激或压迫症状。

4. 胃肠道症状　因肿瘤压迫或侵犯胃肠道引起，常出现肠道梗阻症状，应注意和胃肠道原发肿瘤鉴别。

5. 合并症　卵巢癌和卵巢良性肿瘤一样，可发生肿瘤扭转、破裂、出血、感染等急腹症症状。

（二）诊断

卵巢癌的诊断主要依据病史、症状和检查。一般有下腹肿块迅速增长的病史。妇科检查，肿瘤为实性或囊实性，表面结节不平，可侵及邻近的器官，甚至与子宫界限不清，有时可扪到盆腔转移结节或伴腹腔积液。最后诊断依据剖腹或腹腔镜探查的病理结果。

卵巢癌的辅助诊断有以下方法：

1. 细胞学检查经腹腔或阴道后穹隆穿刺抽取腹腔积液，沉渣涂片行细胞学检查，大部分上皮癌可发现腺癌细胞。

2. X线胃肠道检查了解肿瘤的侵犯范围并和原发胃肠道肿瘤鉴别。

3. 细针穿刺活检为明确诊断，可做肿瘤细针穿刺组织学检查，多采用B超引导或经阴道后穹隆穿刺。

4. 腹腔镜检查直接了解肿瘤的来源和病变范围，并可取活检明确诊断。

5. 肿瘤标志物测定CA125为血清卵巢上皮癌相关抗原，在约80%~90%的上皮癌尤其是浆液性腺癌中升高（正常值为≤35 U/ml），且常随病情的进展或好转而出现升高或降低。复发病例有可能先于临床复发数月而出现升高。因此，临床上常作为卵巢癌病情诊断监测和判断疗效的一个指标。值得注意的是，CA125在一些妇科良性病变如内膜异位症、结核、炎症等也可轻至中度升高。甲胎蛋白（AFP）是卵巢内胚窦瘤良好的肿瘤标志物，在肿瘤未切除之前，其血清含量大多数为1万或数万纳克每毫升，成年人正常值<20ng/ml。AFP在部分混合性生殖细胞肿瘤和未成熟畸胎瘤中也可升高，但其血清浓度只是轻至中度升高。人体绒毛膜促性腺激素（HCG）是卵巢绒癌和含绒癌成分生殖细胞瘤的标志物。CA19.9和CEA在黏液性腺癌中常常升高。

6. B型超声、CT扫描及磁共振等影像检查B型超声是辨认体内软组织影像最敏感的，应用最广的方法，其图像可分辨肿物的大小、位置及囊实性。CT扫描和磁共振检查可以勾画出清晰的解剖影像，能了解肿瘤的大小、位置、密度、并可推测肿瘤的性质，但准确鉴别良恶性尚属困难。

7. 剖腹或腹腔镜探查和肿瘤的组织学检查是最后的诊断及分期依据。

四、分期

现采用的国际分期法（1988年FIGO），标准如下：

I期：肿瘤局限于卵巢

I a：肿瘤局限于一侧卵巢，无腹腔积液，包膜完整，表面无肿瘤

Ib：肿瘤局限于双侧卵巢，无腹腔积液，包膜完整，表面无肿瘤

Ic：Ia或Ib病变已穿出卵巢表面；或包膜破裂；或在腹腔积液或腹腔冲洗液中发现恶性细胞

II期：病变累及一侧或双侧卵巢，伴盆腔转移

IIa：蔓延和/或转移至子宫和/或输卵管

IIb：蔓延至盆腔其他组织

IIc：IIa或IIb期，肿瘤已穿出卵巢表面；或包膜破裂；或在腹腔积液或腹腔冲洗液中发

现恶性细胞

  Ⅲ期:肿瘤侵及一侧或双侧卵巢,且伴盆腔外腹膜转移或区域淋巴结转移,肝脏表面转移为Ⅲ期

  Ⅲa:肿瘤局限在真骨盆未侵及淋巴结,但有腹腔腹膜面镜下转移

  Ⅲb:盆腔外腹腔转移灶最大径≤2cm,无淋巴结转移

  Ⅲc:盆腔外腹腔转移灶最大径超过2cm或伴区域淋巴结转移

  Ⅳ期:肿瘤侵及一侧或双侧卵巢并有远处转移,胸腔积液存在时需找到恶性细胞,肝转移需累及肝实质

  为了更准确地估计预后,对Ⅰc或Ⅱc期的病例应注明肿瘤囊肿壁系自发破裂或在手术中破裂,对阳性细胞学发现也应注明系来自腹腔冲洗液或来自腹腔积液。

五、治疗

  卵巢癌的治疗目前主要是手术、化疗和/或放疗的综合治疗。具体治疗措施需根据病变早晚、分化程度、组织学类型等而定。手术切除仅能根治切除少数病变局限的早期肿瘤。但临床上早期病人尚不到1/3,且其中10%~20%有淋巴转移。大部分病人在就诊时已有盆、腹腔内的广泛转移,手术难以切净。为清除或继续杀灭残存的肿瘤病灶,多数病人需术后辅助治疗。药物治疗和放射治疗是目前治疗卵巢癌的两大辅助治疗手段。多年来在辅助治疗方法上曾做过多种尝试,但到目前为止,尚无一套成熟的、行之有效的综合治疗方案。

  (一)手术治疗

  无论病情早晚,手术切除在卵巢癌的综合治疗中都占有十分重要的位置。卵巢癌手术的目的是:①明确组织学诊断;②进行盆腹腔内的全面探查,了解病变范围,进行准确的分期;③最大限度地减少肿瘤负荷。

  卵巢上皮癌手术范围一般应包括全子宫、双附件、大网膜切除,黏液癌患者同时行阑尾切除。如盆腹腔已有肿瘤广泛转移,尽量彻底切除原发肿瘤、所有的转移灶及部分受累的脏器如膀胱、肠管等。这种尽量彻底切除肿瘤的手术,称为肿瘤减灭术或大块肿瘤切除术。对早期年轻患者,在重视肿瘤恶性程度的基础上,应适当地考虑内分泌及生育功能。若术中盆腹腔探查、腹腔冲洗液细胞学检查及对侧卵巢探查均阴性,对包膜完整、无腹腔积液、无粘连的单侧卵巢肿瘤,可考虑患侧附件切除。

  卵巢恶性生殖细胞肿瘤大多发生于儿童和年轻妇女,保留生育功能是在治愈肿瘤的同时,必须考虑的问题。由于近二十年抗肿瘤药物的发展,以顺铂为主的联合化疗对恶性生殖细胞肿瘤高度有效,且绝大多数肿瘤来源于单侧卵巢,为保留生育功能提供了有利的条件。早期患者的手术治疗:经过盆腹腔全面探查分期为早期患者,可行单侧附件切除,对侧卵巢外观正常可不必剖探,但值得注意的是,10%~15%的卵巢无性细胞瘤患者有双侧镜下或肉眼见肿瘤,故应行对侧卵巢切开探查。Ⅱ期以上(包括Ⅲ~Ⅳ期)患者,一般应行全宫、双附件、大网膜切除术及尽可能切除盆、腹腔播散的肿瘤。但对年轻、未生育患者,不管病变期别早晚,在对侧卵巢和子宫正常的情况下,可只做患侧附件切除而保留生育功能,术后及时给予化疗。由于生殖细胞瘤对化疗敏感,减瘤术应以安全和可行为主,一般不主张做脏器切除术,如肠切除、脾切除等,一般也不做腹膜后盆腔及主动脉旁淋巴清扫术。如腹膜后可触及肿大

淋巴结,则可取活检以证实诊断。

卵巢性索间质肿瘤,早期患者、年轻并有生育要求者,如为单侧肿瘤,包膜完整,对侧卵巢正常,可行单附件切除,保留生育功能,术后严密观察。对年长、无生育要求,应行全宫双附件切除术。Ⅱ期以上病例应按卵巢上皮癌处理,行肿瘤细胞减灭术,术后辅以化疗。

卵巢癌的疗效和第一次手术切除的彻底性有关,若能将残存肿瘤减小至 2cm, 甚至 0.5cm 直径以下,可改善病人的生存率,并可提高术后放疗或化疗的敏感性,进而增加辅助治疗的疗效。对肿瘤复发病人,应争取做二次或多次肿瘤减灭术,术后辅助放疗或化疗,仍可延长部分病人寿命,甚至使少数病人得以根治。

近十余年来许多肿瘤治疗中心,对手术和多疗程化疗后,临床查无肿瘤证据的卵巢癌病人,进行二次剖腹探查手术。通过盆腹腔的探查,腹腔冲洗液的细胞学检查、多点活检等,评价腹腔内的化疗反应。如二次剖腹探查阴性,考虑中止化疗,如发现肿瘤,除尽可能行再次肿瘤减灭术外,术后给予挽救治疗。

（二）药物治疗

卵巢癌的化疗开始仅作为放疗失败后的二线治疗,但由于腹腔脏器对放疗的耐受量低及其严重的副反应,使放疗的应用受到限制。化疗不需特殊设备,使用简便,在掌握药物剂量和毒性的基础上,可反复应用多疗程。

卵巢癌是化疗敏感肿瘤,20 世纪 80 年代前采用单药烷化剂如噻替派、环磷酰胺、瘤可宁等治疗,其客观有效率达 33%~65%。非烷化剂药如顺铂、阿霉素、六甲蜜胺,以及抗代谢类药氟尿嘧啶、甲氨蝶呤等也是治疗卵巢癌的有效药物。80 年代后联合化疗的应用,其疗效明显优于单药化疗,特别是顺铂为基础的联合化疗有效率高达 60%~90%。目前,顺铂联合化疗已成为被全世界广泛接受的治疗上皮癌的术后常规化疗。80 年代后期顺铂的二代衍生物卡铂研制成功,它具有与顺铂疗效相同,毒性小的优点,采用卡铂代替顺铂更拓宽了铂类化疗的应用范围。1989 年细胞毒抗癌新药紫杉醇应用于临床,紫杉醇与顺铂和阿霉素等无交叉耐药。90 年代初被广泛用于复发卵巢癌的治疗。1996 年 McGuire 等报道美国妇科肿瘤组采用紫杉醇联合顺铂或顺铂联合环磷酰胺治疗晚期卵巢癌的研究, 发现前者的疗效明显优于后者。目前国内外已广泛采用紫杉醇与卡铂(顺铂)联合化疗代替以往的顺铂联合化疗,成为初治卵巢癌术后的一线标准化疗。

恶性生殖细胞瘤过去被认为是预后最差的肿瘤, 现已被认为是继子宫绒癌之后第二种可用手术、化疗治愈的肿瘤。目前认为恶性生殖细胞瘤中,除Ⅰ期Ⅰ级未成熟畸胎瘤不需化疗外,其余各期的未成熟畸胎瘤、内胚窦瘤、保留生育功能的无性细胞瘤都应手术后辅助化疗。BEP 方案已成为 90 年代以来,国际上治疗各期卵巢恶性生殖细胞肿瘤的标准一线化疗方案(作为术后辅助化疗或术后诱导化疗),而 VAC、PVB 方案因其疗效不如 BEP 目前很少应用。

卵巢癌化疗的适应证比较广,主要用于术前、术后及晚期病人的姑息治疗。术前化疗可控制腹腔积液、改善病人的一般状态、使肿瘤缩小,提高肿瘤的切除率。术后化疗除可作为早期病人的预防性治疗外,主要用于晚期病人的术后辅助治疗,继续杀灭残存肿瘤,使部分病人得以根治。对肿瘤不能切除的晚期或复发病人,采用姑息化疗可改善症状,延长病人的寿命。

（三）放射治疗

放射治疗作为卵巢癌治疗中的辅助治疗已有 50 余年的历史,开始它仅用于肿瘤不能切除的病人,后很快就普遍用于各期病变的术后治疗。放射治疗是局部治疗手段,主要通过全腹和/或盆腔体外照射、腹盆腔放射性核素灌注等,达到杀灭和控制肿瘤的目的。虽然铂类和紫杉醇联合化疗已成为卵巢癌病人术后的标准治疗,一些研究表明,谨慎的应用盆腹腔放疗选择性地治疗卵巢癌病人,仍不失为有效的术后治疗。对放射线高敏感的无性细胞瘤、颗粒细胞瘤的放疗效果很好。

1. 放射治疗的剂量和方法

（1）盆腔照射在过去几十年中,盆腔照射是卵巢癌术后治疗的主要方法。目前,多和腹部照射和/或化疗综合应用。盆腔照射范围包括下腹和盆腔,前后对称垂直照射,肿瘤量 4000~5 000cGy,6~8 周完成。

Schray 等采用下腹照射(上界第 4~5 腰椎,下界盆底)治疗 I、II 期和选择性 III 期病人(残存肿瘤小) 共 82 例, 肿瘤量为 4000~6000cGy, 多数病人采用 5000~5500cGy, 每周 900~1250cGy,4~7 周完成,取得较好疗效,10 年 I、II 和 III 无瘤生存率各为 78%、60% 和 24%。

（2）全腹加盆腔照射 卵巢癌无论病期早晚,术后都主张采用全腹加盆腔照射,其原因有三,一是病人多有盆、腹腔内广泛种植和/或腹腔积液,部分肿瘤细胞是游离的;二是即使 I 和 II 期病人上腹也可能有潜在的播散,或腹膜后淋巴结转移;三是卵巢原发肿瘤在盆腔,盆腔可能有潜在的,或较多的肿瘤残存,尤其是晚期病人。全腹加盆腔照射多用于早期病人的术后预防治疗,或有小的残存肿瘤(<2cm,甚至<0.5cm)中晚期病人的术后治疗。

全腹照射上始于膈上 1cm 下至盆腔闭孔下缘,包括腹膜在内的盆腹腔(图 2-3-38)。照射技术现均采用全腹开放大野照射,曾一度应用的腹部移动条形野技术,后经临床随机分组研究比较,全腹开放大野较移动条形野有较低的并发症。

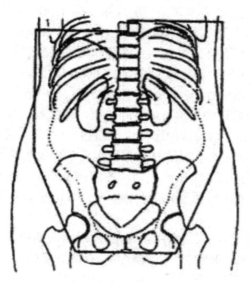

图 2-3-38　全腹照射范围

且肿瘤的控制率相同,因此目前腹部照射开放大野技术已基本代替腹部移动条形野技术。

照射剂量:一般全腹照射的肿瘤剂量为 22~28Gy,6~8w,前后垂直照射。为减少肝肾损伤,从后方挡肾,剂量限于 15~18Gy;从前方挡肝,剂量限于 22~25Gy。增加盆腔野照射剂量,使盆腔野总量达 45~50Gy。

全腹加盆腔照射的疗效受很多因素影响,为取得较好的疗效,Dembo 等(1992 年)对选择盆腹腔放疗为术后唯一辅助治疗的病人,制定了以下原则:

1)上腹部无肉眼可见肿瘤,且盆腔肿瘤<2~3cm,或无肉眼见肿瘤。

2)整个腹腔必须包括在照射野内,放疗前模拟定位。

3)肝脏不予遮挡(防护),但上腹部剂量因此限制在 2500~2800cGy,每日量 100~120cGy。

4)肾脏采用部分遮挡保护,使其受量不超过 1800~2000cGy

5)盆腔野每日照射量 180~220cGy,总量达 4500cGy。

6)前、后野对称照射,确保前、后野剂量相差不超过 5%。

7)照射野必须在髂嵴外。

8)照射野必须达腹膜外。

9)上缘应在呼气时横膈上 1~2cm。

全腹照射的病人放疗反应较大,可有恶心、呕吐、腹泻等胃肠反应,白细胞、血小板减少等骨髓抑制以及不同程度的肝肾损伤,甚至放疗可能因此被迫中断。肠粘连和肠梗阻是主要的晚期放疗反应,据报道肠梗阻的发生率在 4%~12%不等,大多数为 10%左右,需手术解除的肠梗阻则相对少见,晚期并发症还偶有放射性膀胱炎、严重的吸收不良等。

(3)腹腔内放射性核素的应用　腹腔内灌注放射性核素胶体金-198 或胶体磷-32 治疗卵巢癌已有 30 余年的历史。因放射性物质在腹腔内常分布不均,可引起严重的肠道并发症,并对腹膜后淋巴结无作用,目前多被腹腔化疗代替。但腹腔内放射性核素治疗有其独特的优点,在它接触到的体腔表面有限的深度内,可受到高剂量的照射。同时也有给药方法简便和治疗时间短的优点。胶体金-198 的 β 线的能量为 0.32MeV,射程不到 4mm,其 γ 线易引起肠损伤。近年来多使用胶体磷-32,磷-32 发射纯的 β 线,平均能量为 0.69MeV.射程约 8mm,半衰期较长为 14.3d,肠道损伤小。

放射性核素的腹腔内灌注主要用于早期病人如肿瘤破裂、有腹腔积液等的预防治疗,及腹腔内有小的散在的残存肿瘤的术后治疗。这些射线穿透软组织的深度<1~2mm,因此对有大的残存肿瘤患者并不适合。如腹腔内有粘连,则影响了 32p 灌注液体的流动,既影响疗效,又增加并发症。在腹腔灌注 32p 之前,最好能先用 99Tc-sulfur colloid 腹腔扫描了解腹腔情况,如分布良好,则用 10~20mCi 铬 32p 加生理盐水稀释灌入腹腔,并改变体位,使其分布均匀。Ott 等评价 10~20rrlCi32p 给腹膜表面 20~40Gy 的治疗,但当分布不均时,局部浓度差异可相差 10 倍以上。

32p 腹腔治疗最常见的并发症是腹痛,发生率为 15%~20%。化学性或感染性腹膜炎为 2%~3%。最严重的晚期并发症是小肠梗阻约 5%~10%。

(4)其他方法　Adelson 等报道,采用高剂量单次分割照射治疗晚期卵巢癌,取得姑息疗效。共治疗 42 例肿瘤主要限于盆腔的病人,盆腔照射肿瘤量 1000cGy,一日完成,每月 1 次。认为照射 1~2 次是安全的,超过 2 次有严重放射反应。25/34 人肿瘤缩小,15/21 人阴道出血减少或停止，11/20 人疼痛缓解。中国医学科学院肿瘤医院采用此法治疗少数几例晚期病人，也取得短期姑息疗效。

膈及腹主动脉旁是卵巢癌常见的转移部位，Schray 等提出在全腹放射治疗时，应增加腹主动脉旁和膈下区照射野。腹腔、膈区、腹主动脉旁区及盆腔的剂量分别增至 3000、4200、4200、5l00cGy。

Morgon 等采用高分割全腹照射技术治疗Ⅲ期卵巢癌，这些病人都接受了手术和多疗程化疗，后经 2 次或 3 次剖腹探查证实无或有小的残存肿瘤。放疗采用全腹大野前后垂直照射，每日上下午各照射 1 次，每次肿瘤量 80cGy，总量 3040cGy/19d，并加盆腔照射，认为近期及远期的放疗反应小，优于一般全腹照射方法。中国医学科学院肿瘤医院采用此法治疗 6 例晚期经手术化疗后，二次剖腹探查残存肿瘤<2cm 的病人，2 年后 2/6 人仍无癌生存。

2. 放射治疗在卵巢癌综合治疗中的应用

（1）卵巢上皮癌

1）卵巢上皮癌的放射治疗适应证　放射治疗主要用于术前术后的辅助治疗及晚朔、复发病人的姑息治疗。放射治疗的部位常有：盆腔、全腹、腹主动脉旁、限局性复发和转移灶。

术前放疗可使肿瘤缩小、粘连松解，提高手术切除率。随着化疗的不断进展，目前术前放疗多被化疗代替，但仍可用于孤立的、限于盆腔手术切除困难的肿瘤，特别是不宜化疗的病人。术前放疗如给肿瘤量 2 000cGy，休息两周可手术；如给 4 000cGy，应等放疗反应过后，即休息 6~8 周后再手术。

术后放疗是临床经常应用的治疗方法。可用于初次手术无残存肿瘤，镜下残存瘤或<2cm+残存肿瘤的患者，以及二探阴性病人的术后巩固治疗和二探阳性病人的术后挽救治疗，其目的是继续杀灭残存肿瘤。术后放疗一般始于术后 7~10d。

2）治疗方法目前临床应用的方法有术后单纯辅助放疗及术后放、化疗的联合应用等。治疗方法多选择全腹加盆腔放疗。至于磷-32（32p）腹腔灌注，主要用于具高危因素的早期癌，其疗效和应用仍有争论，除极少数单位外，目前大多不采用。一般主张即使是早期癌，也应采用全腹照射，因单纯盆腔照射有较高的盆腔外肿瘤复发率，不宜作为早期病人术后唯一的辅助治疗。全腹加盆腔照射作为早期病人术后唯一的辅助治疗其疗效已得到肯定。晚期卵巢上皮癌的放疗主要应用于肿瘤切除彻底患者（残存肿瘤≤2cm）的根治性治疗或晚期患者的姑息性放疗。治疗效果主要与残存肿瘤大小、分期及分化程度相关。

表 2-3-51　临床预后因素分类

分期	残存瘤	高分化	中分化	低分化
Ⅰ	0	低危组		
Ⅱ	0			
Ⅱ	<2cm		中危组	
Ⅲ	0			高危组
Ⅲ	<2cm			

Ⅰ 至Ⅲ期无残存瘤或小残存瘤卵巢癌患者据分期、残存肿瘤和分类的预后因素而分的预后分组。

①术后单纯辅助放疗 许多已发表的文献可以看出术后单纯全腹放疗在一些特定的卵巢癌病人中具有肯定疗效。加拿大多伦多 PMH 医院根据分期、贱存肿瘤大小和分级,将病人分为高、中、低危三个组,如表(2-3-51),经过多年临床研究,表明中危组患者术后单纯全腹加盆腔放疗可取得良好疗效。

②术后放、化疗联合 应用术后放、化疗联合应用主要问题在于联合应用放、化疗是否优于单纯术后放疗或化疗,其副作用能否耐受,放、化疗如何联合应用等。从已有的文献报道可以看出,术后放、化疗的联合应用及其疗效仍有争议。一些作者认为术后联合放、化疗较单纯术后放疗或化疗疗效好,但副作用大,肠梗阻的并发症在 10% 左右,且一些患者需手术解除肠梗阻。另外骨髓抑制亦较常见。也有研究表明,术后联合应用放、化疗,虽然副作用可以接受,但并未改善生存率。Pickel 等(1999)采用前瞻性随机分组研究了 64 例 Ic 至 IV 期卵巢癌患者的治疗,64 例患者均接受根治性切除术,及术后卡铂+表阿霉素+松龙苯芥化疗,32 例被随机分组接受全腹放疗(30Gy),并增加盆腔放疗剂量达 51.6Gy,腹主动脉旁达 40Gy。总的 5 年生存率分别为:单纯化疗组为 26%,而化疗加放疗组则为 59%,差异显著,且治疗的副作用均可接受。而 Wong 等研究发现全腹放疗加化疗并没有较术后单纯全腹盆放疗改善总的生存率,综合分析后得出临床预后因素分类是唯一影响无瘤生存的因素。

临床上如何联合应用放、化疗仍是有待进一步探讨的问题。目前采用的方法有:①序贯疗法即先手术±化疗±二探术±放疗;②夹心疗法即手术±化疗±放疗或化疗±二探术或其他,或手术±放疗±化疗±放疗;③放、化疗同时进行。有关放、化疗同时进行,因副作用大,且疗效无明显改善,临床较少采用。但在放疗和化疗剂量和方法上的改进,能否增加疗效有待进一步探讨。

③复发卵巢癌的放疗 主要应用于以下两个方面:①经过初次手术,足够的术后化疗及二次探查术阳性的患者的挽救治疗;②术后化疗后局部肿瘤进展或复发患者的姑息治疗。

复发卵巢癌的挽救治疗:Sorbe 等(1996)报道,III~IV 期二次探查术切除理想者 172 例,前瞻性多中心研究结果表明,二探阴性者放、化疗组较不治疗组可延长复发时间,但长期生存率无区别。对二探时有镜下癌者,放、化疗疗效相似,治疗的副作用可接受。

进展或复发卵巢癌的姑息性放疗:对化疗进展的患者,放疗可起到姑息性治疗作用。2006 年 Quon 等报道加拿大采用放疗作为复发或晚期有明显症状病人的姑息治疗,1990~2003 年共收治 53 人,主要症状出血(40%),疼痛(37%)和其他症状(23%)。最常用的局部放射剂量为 30Gy,10 次(从 5Gy,1 次至 52.5Gy,20 次),53 人共给 62 个疗程。总症状控制率为100%,68% 达到完全缓解,对出血、疼痛和其他症状的完全缓解率分别为 85%、65% 和 36%。中位有效时间为 4.8 个月。常见的毒性反应是 I 度胃肠反应。本研究表明放疗对控制症状明显有效。在距末次治疗 6 个月以上的复发患者,如为广泛转移者,化疗仍是首选,但对孤立而较小的病灶或转移灶放疗也许可取得较好效果。

一般认为,如果肿瘤对铂类或紫杉醇为基础的联合化疗耐药,常对放疗也同样不敏感。但一些临床资料表明,体外放疗对顺铂抗拒的卵巢癌患者仍能起到有效的姑息治疗作用。Corn 等(1994)治疗 33 例复发卵巢癌 47 个部位,采用高分割治疗方案,总的症状改善率为90%,但中位生存时间仅 4 个月。Gelblum 等(1998)报道 47 例顺铂耐药病人进行姑息性放疗。33 例(70%)可评价疗效,23 例(69.7%)症状完全缓解,8 例(24%)部分缓解,另 2 例因其他原因未评价。平均反应(缓解)的时间是 11 个月,接近生存期。39c/o (13/33)的病人症状缓解期>12 个月,仅 30%(10 例)缓解期较短为≤6 个月。另有资料显示,在极少数病例高剂量姑息放疗可以获得长期生存,甚至治愈。

姑息治疗盆腔较大肿块时,为增加疗效,减少放射损伤,可针对肿瘤缩小照射野,追加剂量至总剂量 5000~6000cGy。近年来放射治疗技术有明显进展,特别是三维适形和调强放射治疗的临床应用,明显地提高治疗靶区剂量强度和减少周围正常组织损伤,对卵巢癌的放疗、特别是局部肿瘤复发将提供有希望的治疗前景。

(2)卵巢无性细胞瘤 卵巢无性细胞瘤(单纯型)对放射治疗高度敏感,直到 20 世纪 80 年代中,常常采用手术及术后放疗,疗效好,生存率达 83%。放射治疗的方法和剂量基本同卵巢上皮癌。一般有术后单纯盆腔放疗或全腹盆放疗等, 单纯盆腔放疗剂量 40~50Gy, 全腹 22~26Gy 且盆腔野加至 40~50Gy。近年来,大量的临床研究表明单纯型无性细胞瘤对顺铂为基础的联合化疗高度敏感,在晚期和复发性患者中,亦取得了高的治愈率。中国医学科学院肿瘤医院 1959~1992 年共收治卵巢无性细胞瘤(单纯型)60 例,除 1 例单纯手术治疗外,其中 39 例接受手术加化疗,5 年生存率为 76.9%, 而 20 例接受手术加放疗患者 5 年生存率为 95.0%。因为放射治疗只是一种局部治疗,对病变广泛的晚期和复发患者疗效不佳,且全盆放射治疗使患者永久牲丧失生育功能。因此,目前临床上无性细胞瘤术后首选 BEP 或 EP 方案化疗。对化疗耐药者,也许可通过手术和放疗治愈。

3. 放射治疗疗效的影响因素 影响疗效的因素较为复杂,主要包括肿瘤的病变范围(分期)、组织学分类、术后残存肿瘤的大小及肿瘤分级等。

(1)病变范围即分期对放疗疗效的影响 Coppleson 收集有关卵巢癌各期单纯手术和手术加放疗的疗效见表 2-3-52。中国医学科学院肿瘤医院妇科 1958~1972 年间,对 54 例卵巢癌病人采用盆腔和/或全腹照射,盆腔肿瘤量 3000~4000cGy,腹腔为 1500~2500cGy,放疗组和非放疗组的疗效见表 2-3-53。又该院于 1978~1986 年,采用全腹移动条形照射技术治疗卵巢癌 39 例,其中 31 例为上皮癌、4 例晚期无性细胞瘤,多数病人曾接受化疗,34 例放疗前残存肿瘤为 0~2cm。全腹照射的肿瘤剂量为 2300~2600cGy,19 人加盆腔照射 2000cGy,中数生存 49 个月,其疗效见表 2-3-54。

表 2-3-52　卵巢癌单纯手术及手术加放疗的疗效

分期	手术			手术加放疗		
	总人数	5 年生存数	%	总人数	5 年生存数	%
I	460	311	67.6(49~84)	401	243	60.6(41~82)
Ia	292	198	67.8(44~83)	204	131	64.2(40~87)
Ib	58	32	55.2(25~91)	77	42	54.5(0~72)
II	115	27	23.5(0~33)	303	112	37.0(17~35)
III 和 IV	498	20	4.0(0~11)	674	75	11.1(0~30)

表 2-3-53　放疗与非放疗组疗效(中国医学科学院肿瘤医院)

分期	放疗组		非放疗组	
	5 年生存数/总数	5 年生存率(%)	5 年生存数/总数	5 年生存率/(%)
I	7/13	53.9	32/41	78.0
II	3/4	75.0	7/11	63.6
III	3/15	20.0	5/55	9
IV	0/2		1*/2	
复发组	6/20	30.0	3/20	15.0
总计	19/54	35.2	48/129	37.2

* 一浆液乳头腺癌病人,术前经病理证实有右腋下淋巴结转移,经术前化疗,全宫双附件切除,术后化疗及腋下区放疗。12 年后仍无瘤生存。

表 2-3-54　39 例全腹照射(移动条形照射技术)的疗效

期别	1 年生存(%)	3 年生存（%）	5 年生存（%）
I*	22/23（96）	16/17（94）	11/12（92）
II	5/5（100）	1/2（50）	1/2（50）
III-IV	3/5（60）	1/3（33）	1/3（33）
复发	3/6（50）	1/4（25）	0/4（0）
合计	33/39（85）	19/26（73）	13/21（62）

* Ic 19 例

　　从表 2-3-52 及 2-3-53 不难看出 I 期病人术后辅助放疗和单纯手术组比益处不大,5 年生存率各为 53.9%~60.6% 和 67.6%~78%。但中国医学科学院肿瘤医院术后采用全腹移动条形照射技术,主要治疗 Ic(有腹腔积液和/或包膜受侵或破裂)或 I 期肿瘤分化差的病人,5 年生存率为 92%(11/12),说明提高了这部分 I 期病人的疗效。II 期病人术后辅助放疗也明显受益,5 年生存率由 23.5% 提高到 37%。生存率提高的主要原因是 II 期肿瘤限于盆腔,盆腔脏器对放疗的耐受量较高,故能达到一定的治疗剂量。III 期病人的全腹照射受其敏感器官耐受量的限制,特别是肝肾区常需防护,而这些部位又常是肿瘤转移的好发部位,不易达到治疗剂量,故 III 期辅助放疗,生存率无明显改善。近年来,国外的一些研究表明经严格选择的 I 至 III 期卵巢癌患者,术后辅助放疗均可取得满意疗效。

　　(2)术后残存肿瘤对疗效的影响　以前将卵巢癌归于低度放射敏感肿瘤,近年来多认为是放射中度敏感肿瘤,因此渴望高剂量照射能获得较好的疗效。但由于照射面积大,并包括腹腔内的敏感器官如小肠、肝、肾等,故照射前肿瘤的体积成为影响疗效的主要因素。Rubin 提出卵巢上皮癌的放射致死量:<1cm 直径的原发肿瘤为 5000cGy,<5mm 的转移灶需 4500~

5000cGy，1mm转移灶为2500cGy。临床实践也证实肿瘤体积大，疗效差。Dembo认为残存肿瘤>2cm时，放疗后很少病人能长期生存。Schray研究表明，放疗前无残存肿瘤、残存肿瘤<2cm和≥2cm病人的10年无癌生存率不同，各为79%、49%和24%。中国医学科学院肿瘤医院采用全腹移动条形照射治疗39个病人结果表明，残存肿瘤0~2cm和>2cm者预后不同，生存率各为88.2%（30/34）和20%（1/5）。残存肿瘤的大小是影响晚期病人放疗疗效的主要因素。

（3）肿瘤组织学分类对放疗疗效的影响　卵巢无性细胞瘤（单纯型）是放射高度敏感的肿瘤，直到20世纪80年代中，常常采用手术及术后放疗，疗效好，生存率达83%。卵巢颗粒细胞瘤对放疗也较敏感。I期患者术后辅助放疗的作用，目前因缺乏随机对照研究，尚无定论。有作者认为可改善生存率，但大部分作者认为无明显优势。可能因为大多数I期患者术后复发的危险性较小。晚期和复发卵巢颗粒细胞瘤患者的放疗资料较少。卵巢上皮癌为放射中度敏感的肿瘤，结合手术、化疗综合应用，可取得较好疗效。卵巢生殖细胞瘤中，除无性细胞瘤外，其余的卵巢生殖细胞瘤如卵巢内胚窦瘤、未成熟畸胎瘤等对放疗不敏感。

（4）肿瘤组织的分级对放疗疗效的影响　一般认为组织分化越差对放射治疗越敏感，但因分化差恶性程度高，总的预后不佳。

（何　婧）

第四章　妇科肿瘤其他治疗方法及选择

第一节　新辅助化疗

新辅助化疗或先期化疗（Neoadjuvant chemotherapy）是指恶性肿瘤诊断明确后，由于肿瘤情况较重或广泛，使用常规主要的治疗手段（通常是手术或放疗）不能达到理想的治疗效果，先给予一定疗程的化疗，使得肿瘤缩小，患者病情有所改善，再进行常规治疗。新辅助化疗的主要目的是：改善手术质量，提高治疗有效率。新辅助化疗在妇科肿瘤的治疗中应用近年来受到关注，尤其对宫颈癌和卵巢癌的治疗价值较大，但也存在一些问题，本章主要讨论宫颈癌和卵巢癌新辅助化疗的意义、可行性、使用的指征及注意事项。

一、先期化疗在宫颈癌治疗中的应用

宫颈癌目前是我国最常见的妇科恶性肿瘤，在各地区均有相当多的发病。对于宫颈癌的处理，现在基本上有个统一的认识，即对于早期的宫颈癌，更具体地来说就是Ⅰ期和Ⅱa期的颈癌通过手术来治疗是主要的治疗手段，而对于Ⅱb期至Ⅳ期的患者基本上采用放疗的方式治疗，也有人认为对于各期的宫颈癌采用放疗也是可行的。但对于局部晚期的巨块型宫颈癌不论是手术还是放疗，效果都不好。新辅助化疗可使局部肿瘤缩小，提高手术和放疗的效果。

（一）先期化疗的目的

在进行先期化疗之前，必须明确先期化疗的目的，总结起来主要有以下几点

1. 使宫颈的肿瘤（直径>4cm）体积缩小。

2. 使Ⅱa期至Ⅳa期（局限性晚期）的肿瘤缩小。

3. 根据化疗的结果判断患者的预后，并对于患者以后的治疗提供依据。

4. 增加放疗的敏感性。

5. 改善患者的预后，延长无瘤间期，提高生存率。

先期化疗是否可行？这主要取决于以下几个方面。首先是这种化疗必须得有效，可以使肿瘤明显缩小，甚至消失，当然病理学意义的完全缓解更加理想；其次是毒性应该是可以耐受，不会影响下一步治疗；最后应该具备化疗效果不佳的补救措施，这点十分重要。

对于宫颈癌，尤其是所谓的局限性晚期宫颈癌（Locally advanced cervical cancer）来讲，如果给予一定疗程的化疗，效果明显，肿瘤明显缩小，甚至消失，提高了肿瘤的手术率。通过这样的治疗，相当部分的本来已经丧失手术机会的局限性晚期患者又重新获得了手术机会。

但是,并不是所有的患者通过化疗都有手术的可能,对于那些效果不够理想,结束化疗时仍然不能达到手术要求的患者,放疗也许是最佳的选择,部分患者仍可获得很好的疗效。

(二)先期化疗的适应证

究竟什么样的患者才适用于先期化疗,虽然目前尚存在一定的争论,但是基本上可以归纳为以下几点:

1. Ib2 期宫颈癌(宫颈的肿瘤直径>4cm)。

2. Ib 期及Ⅱa 期宫颈癌,但是伴有不良的预后因素。

3. 局限性晚期宫颈癌的降分期(Ⅱb 至Ⅳa 期)。

多年来对于 Ib 期宫颈癌的治疗常常存在着一些争论,尤其是对于宫颈肿瘤直径>4cm 时(即 Ib2 期)的患者的治疗,因为对于这样的肿瘤有时处理上非常棘手,即使您的手术技术非常娴熟,能够把手术非常干净利落地完成,也常常因为术后病理存在着不良的预后因素而不得不接受盆腔局部的照射,而这种照射通常对于预后的影响不大,不能控制宫颈癌发生远处转移,只是对于盆腔局部的控制有利,况且由于此类治疗又会给患者带来相应的并发症,同时手术时尝试着保留的卵巢也将毁于一旦。因此,对于这种情况目前较明智的处理应该是首选放射治疗,或者给予先期化疗,随后进行手术治疗。近年来很多临床研究表明,先期化疗是可行的,它可以明显地缩小宫颈的肿瘤,使宫旁的转移情况缩小或消失,这给手术创造了机会,使得那些本没有手术机会的患者重新获得手术之可能,这也就是先期化疗的目的之所在。所以,对于 Ib 期和Ⅱa 期的宫颈癌患者,尤其是当宫颈肿瘤的直径超过 4cm 时,较明智的治疗应该是给予 2~3 个疗程的先期化疗,这样可以使原发瘤明显地缩小,手术的质量以及手术的舒适性得到改善,同时遏制或减轻由于诸多预后不良因素可能造成的不良影响。

(三)先期化疗常用的方案

综合目前国际上研究现状,我们选择了一些比较有代表性的化疗方案介绍如下。

根据目前的研究情况,在宫颈癌的先期化疗中应用最广泛的药物是顺铂、博来霉素、阿霉素、长春新碱等,这些药物的联合应用可以获得 80%左右的有效率,这也就意味着接近这个数字的患者有机会在先期化疗后接受手术治疗,而且副反应相对不重,耐受性也较好。因此,应该说,先期化疗是可行的。但是,在应用时需注意博来霉素的肺纤维化问题和阿霉素的心脏毒性问题,注意它们的累积剂量和辅助检查的变化。有代表性的化疗方案:

1. PF 方案　Marth 等对于 15 例Ⅰb 期(宫颈直径>3cm)和Ⅱa 期的宫颈癌患者进行了 PF 方案先期化疗研究,结果 4 例患者为完全缓解,10 例患者为部分缓解,总有效率达 93%,中位肿瘤体积在诊断时和化疗后分别为 78.5cm³ 和 2.5cm³(p<0.001),这说明先期化疗是非常有效的,它可以使肿瘤体积大约缩小了 97%。

2. PVP 方案　Aoki 等对于<50 岁局限性晚期宫颈癌患者进行了 PVP 方案的先期化疗研究,结果表明:先期化疗的有效率达到 86%(18/21),副反应轻微。作者认为 PVP 作为先期化疗是安全的,且其耐受性好。

3. PEC 方案　D'Agostino 等研究了表阿霉素/泰素/顺铂联合联合化疗在局限性晚期宫颈癌的应用,目的是为了了解先期化疗是否可以改善手术情况以及肿瘤对于化疗的反应。42 例 Ib2 期至Ⅳa 期的局限性晚期宫颈癌患者,接受了 21d 周期的 2~3 疗程的化疗。结果发现 33 例 78.5%的患者有效,其中 8 例完全缓解,25 例部分缓解,42 例患者中,32 例(76.2%)化疗后接受了根治性手术,通过病理检查 8 例完全或显微镜下完全缓解,17 例部分缓解。但是有 3 例由于血液毒性而减量,15%的患者发生了 3~4 级的白细胞减少,半数的患者需要 G—CSF 支持,非血液毒性包括 3 级的脱发(100%)和 3 级的恶心呕吐(40%),作者认为对于局限性晚期宫颈癌进行先期化疗的效果较好,毒性反应也是可以接受的。

(四)先期化疗对预后的影响

先期化疗目的在于通过化疗使肿瘤缩小,使那些不适合手术或根本没有手术机会治疗的患者又重新地获得了手术的可能性。但是,这样做是否对于患者有利? 这样做是否能够改善患者生存质量? 这样做是否可以改善预后? 这些问题是有必要得到解决的。

许多作者对于先期化疗对于宫颈癌患者预后的影响进行了一系列的研究,很多的研究结果是非常有意义的,尤其是其中有一些非常有价值的前瞻性研究。

1. Sardi 等前瞻性随机研究:205 例 Ib 期宫颈癌患者随机分为两组,先期化疗组(102 例,其中肿瘤超过>4cm 的有 61 例)和对照组(103 例,其中肿瘤超过>4cm 的有 56 例),前者首先给予 PVB 化疗,10d 为一个疗程,计划给予 3 个疗程,化疗后即进行根治性子宫切除,如果边缘未切净则术后给予放疗,而后者即直接手术,若边缘未切净,术后也给予放疗,若肿瘤无法切除,手术探查后即开始放疗,平均随诊了 7 年。结果发现先期化疗可以明显改善预后,先期化疗组的生存率为 80%,而对照组仅为 61%(P<0.01);对于 Ib2 期(>4cm)的患者,经过先期化疗后肿瘤明显缩小,赢得了手术机会,100%的患者都接受了手术,先期化疗组的生存率达到了 81%,而对照组 85%的患者能够手术(P<0.05),生存率仅为 69%(p<0.001);从术后病理结果来看先期化疗组的危险因素明显减少,如宫旁受累、淋巴结转移、肿瘤大、淋巴血管间隙受累,两组也存在着非常显著的差别(P<0.001)。另外,从对照组的材料可以看出,手术切除的患者生存率可达 69%,而那些无法手术切的患者其预后非常差,仅有 14%的患者存活(P<0.001)。

2. 法国曾进行过一项非常有价值的包括 15l 例局限性晚期宫颈癌患者的前瞻性的、多中心的随机性研究,将患者随机分为先期化疗—放疗组和单纯放疗组,随诊了 5~10 年,两组的有效率(CR+PR)分别为 96%和 93%,无瘤生存率分别为 40%和 35%,中位生存时间分别为 45 个月和 42 个月, 作者总结他们的研究结果时指出先期化疗组的生存率和生存时间均较单纯放疗组略好(P<0.05)。

3. Kigawa 等为了明确先期化疗对于局限性晚期宫颈癌患者预后的影响进行了一项前瞻性的研究,将 50 例患者随机分为两组,即先期化疗-手术组和对照组(单纯放疗组),先期化疗手术组的患者首先须接受动脉先期化疗, 如果化疗有效则化疗结束后即接受根治性子宫切除和淋巴结的切除,如果化疗无效,则化疗结束后即开始放射治疗。两组在年龄、分期、组织学类型等均没有区别,两组的结果具有可比性。通过 3 个疗程的化疗,先期化疗组中 20 例(80.0%)有效,其中 18 例接受了手术治疗,3 年生存率为 85.7%,化疗无效的患者,3 年生存率为 42.9%;而对照组的患者 3 年生存率仅为 49.5%。作者认为先期化疗随后手术的局限性晚期宫颈癌患者的预后比单纯放疗明显改善。

4. 最近, 意大利的 Benedetti-Panici 等报告了从 1990 年就开始进行了一项包括 441 例局限性晚期宫颈癌患者的 III 期临床试验的结果,目的在于比较对于局限性晚期宫颈癌先期化疗-手术和单纯放疗之间的效果,以及先期化疗对于预后的影响。结果发现先期化疗随后手术治疗患者预后较单纯放疗好得多，先期化疗组和放疗组总的 5 年生存率分别为 58.9% 和 44.5%（P=0.007），无瘤生存率分为 55.4% 和 41.3%（P=0.02）；对于 Ib2 期至 ⅡB 期的患者，5 年生存率分别为 64.7% 和 46.4%（P=0.005），无瘤生存率分别为 59.7% 和 46.7%（P=0.02）；而对于 Ⅲ 期的患者，两组的 5 年生存率和无瘤生存率都无差别（P>0.05），均在 40% 左右。因此，作者认为先期化疗随后手术治疗可以明显地改善 Ib2 期至 Ⅱb2 期患者的预后。

但是，也有些回顾性研究报告发现虽然先期化疗可以带来非常高的临床缓解率，但是却不能明显的改善预后，甚至还有人认为先期化疗随后给予放疗的效果并不比单纯放疗好。

综上所述，在没有得到更多、更有价值的前瞻性、随机研究报告以前，对于 Ib2 期和 Ⅱa 期的宫颈癌患者来讲，先期化疗可以明显的使原发瘤缩小，有利于手术的顺利进行，可以明显地减少预后不良因素（如宫旁受累、淋巴结转移、肿瘤大、淋巴血管间隙受累），减少术后复发，可能会在一定程度上改善患者的预后；而对于局限性晚期宫颈癌患者来讲，先期化疗可以使肿瘤明显缩小甚至消失，使得本没有手术机会的患者又重新地获得手术之可能，可以明显减少预后不良因素，减少术后复发，改善长期的生存率和无瘤生存时间。

二、先期化疗在卵巢癌治疗中的应用

大量的临床研究证实，先期化疗是晚期卵巢癌的重要治疗手段之一，它也是目前的卵巢癌治疗的研究中的研究热点问题，应该说目前国际上知名的研究机构均在进行相关研究，尤其是前瞻性的、随机的临床研究，希望在不久的将来我们可以给同道们一个非常明确的答复。下面仅就先期化疗在卵巢癌治疗中的应用，介绍一下目前国际上在此方面的研究现状。

（一）先期化疗的适应证

先期化疗的适应证主要包括

1. 大块的肿瘤。

2. 大量腹水，即超过 500ml。

3. 肿瘤固定于盆腔。

4. 肿瘤累及重要器官。

5. 转移瘤负荷超过 1000g。

6. 转移瘤为弥漫粟粒结节>100 个。

7. 超过 10 克的腹膜转移灶。

8. 生活状态评分较差的，WHO Ⅱ 或 Ⅲ。

9. 合并有严重内科并发症的。

10. Ⅳ 期卵巢癌患者，尤其是有胸水。

11. 营养状况差。

对于原发性卵巢癌来讲，肿瘤越大，通常伴有更多的腹盆腔转移，更严重的腹盆腔浸润，更多的胸腹水，更多的肿瘤负荷，更差的一般状况，更多的侵犯重要器官的机会，并且手术时伴有更多的失血量，因此，如果术前能够通过化疗将肿瘤的体积缩小的话，势必给手术创造了更好的机会，提高手术质量，同时可以减轻手术所致的创伤；腹水的多少直接反映了肿瘤的状态，同时也直接关系到术后恢复以及治疗，术前通过化疗对于腹水加以控制非常必要；当治疗对于盆底或骨盆的侧壁浸润较重时，常常累及重要的器官，如输尿管、肠管等，手术通常十分困难,这也是手术不能达到理想的一个重要原因,但是术前给予一定疗程的化疗,治疗常可以缩小,甚至松动,给手术创造了机会;许多的研究发现,转移瘤的负荷越大,手术将越困难,累及重要器官的机会就越高,手术切除干净的机会就越少,所以,当肿瘤的负荷量超过 1000 克时,化疗将会对手术有所帮助;当盆腹腔内的腹膜表面存在有大量粟粒结节时,手术切除干净的机会是不可能的,虽然现在手术技术方面有了很大的进步,如 CUSA、氩气刀等,但是对于弥漫的结节仍然是非常困难的,相反,这些结节却完全可以通过化疗将其完全消灭;虽然手术对于卵巢癌的患者是必需的,但是并不是所有该手术的患者均能耐受手术,有些患者就是因为一般状况非常差,或者伴有某些内科合并症,或者过于广泛的转移,如 IV 期卵巢癌,而错过了手术的机会,但是如果此时给予一定疗程的化疗,可以明显的改善一般状况,并且对于重要器官的负担也会相应的减少,为手术创造了机会。

(二)先期化疗前的评价

先期化疗前需要对于患者进行全面的评价,除了对于患者的血常规和血生化进行检查外,心脏、肝、肺、肾功能也需要全面评价,影像学检查也是非常必要的。但是更重要的是对于肿瘤的状况进行全面的评价,以决定患者的治疗方式是先手术还是先化疗。

目前国际上对于先期化疗患者的评价主要采用以下手段:

1. 剖腹探查

2. 腹腔镜检查

3. 综合评价(CT 或 MRI、盆腔检查、B 超或 CT 下活检、腹水查瘤细胞)

剖腹探查曾经是非常常用的方法,手术时对于患者的情况进行全面的评价,对于那些肿瘤直径较大(直径>10cm)、固定于盆腔、累及重要器官、转移瘤负荷超过 1000g、弥漫粟粒结节等情况的患者手术较困难,即使手术也难以达到满意的肿瘤细胞减灭术的患者,可以取活检后关腹,随后予以先期化疗,以后择期手术,手术质量会得到明显提高。

腹腔镜作为微创的检查手段,大大地丰富了妇产科尤其是妇科肿瘤的诊断技术,利用它对于肿瘤患者的情况进行全面细致的评价,决定合理的治疗方式,同是对于肿瘤以及转移瘤进行活检,以达到病理诊断的目的,同时有创伤小、并发症少的特点,它是目前国际上最常用的手段。当然,腹腔镜手术可以采用闭合或开放式均可,这点根据手术者的习惯和水平来决定,一般认为闭合式腹腔镜检查是非常安全的。

如果不具备腹腔镜检查技术,虽然通过腹水查瘤细胞可以得到初级的诊断,但是有条件的话还是应该通过 CT 或 MRI 对于肿瘤的情况进行全面的评价,并且通过 B 超和/或 CT 引导下进行穿刺,获得足量的肿瘤组织以得到病理诊断,这点十分重要,因为在没有获得病理诊断以前是不允许进行化疗的。

(三)先期化疗组的治疗计划

目前国际上最常用的治疗计划为 1~3 疗程先期化疗,化疗后如果有效的话,则行中间型肿瘤细胞减灭术,术后继续给予 6 疗程化疗(图 2-4-1)。如果化疗无效,则说明化疗开始即耐药,对于这样的患者尽管给予积极地治疗,但仍然会获得较差的预后,这样的患者手术效果也不会太满意,通常采取综合性治疗,以免过度治疗,当然此类患者应该进行临床试验。

另外,也有一种比较常用的治疗方式,即首先 3 疗程化疗,如果有效的话,则施行中间型肿瘤细胞减灭术,术后再给予 3 疗程化疗即可。这种治疗方法也获得了较好的结果。

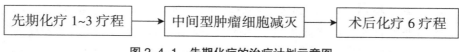

图 2-4-1　先期化疗的治疗计划示意图

（四）先期化疗常用的化疗方案

先期化疗最常用的方案是以顺铂为主的化疗,其中顺铂/环磷酰胺的组合较常见,而近年来随着紫杉醇在卵巢癌中取得的成功,使得以紫杉醇为主的先期化疗临床试验越来越多,最常用的方案是紫杉醇/卡铂的联合化疗,当然紫杉醇/顺铂的联合也较多。以上三种化疗案多可取得较好的疗效,有效率可达 77%~89%。另外,有的作者发现不同的肿瘤类型化疗反应不同,各种组织学类型中以浆液性乳头状囊腺癌和子宫内膜样腺癌效果相对较好,而透明细胞癌黏液性囊腺癌化疗效果相对较差。具体方案及用法见表 2-4-1。

表 2-4-1　常用的先期化疗的方案

方案	药物	计量	用法
顺铂/环磷酰胺	顺铂	$70mg/m^2$	ivdrip
	环磷酰胺	$700mg/m^2$	ivdrip
紫杉醇/卡铂	紫杉醇	$175mg/m^2$	ivdrip
	卡铂	AUC=5	ivdrip
紫杉醇/顺铂	紫杉醇	$175mg/m^2$	ivdrip
	顺铂	$70mg/m^2$	ivdrip

（五）先期化疗的作用

目前认为先期化疗主要有以下作用:

1. 明显地改善肿瘤细胞减灭术的手术质量

2. 可能延长无瘤间期,推迟肿瘤的复发

3. 可能改善晚期卵巢癌患者的预后,延长生存时间,提高生存率

无论是前瞻性还是回顾性研究均证实先期化疗能够明显地改善中间型肿瘤细胞减灭术质量,并且不同程度地推迟了术后卵巢癌的复发。德国的 Kuhn 医生对于先期化疗进行了一项前瞻性、非随机的研究,目的是为了研究先期化疗对于晚期卵巢癌患者手术和预后的影响,结果发现先期化疗组理想的肿瘤减灭明显高于非先期化疗组（P=0.04）,而且先期化疗组非先期化疗组的中位生存时间分别为 42 个月和 23 个月（P=0.007）,因此作者认为先期化疗可以明显地改善手术质量,并且获得相对长的中位生存时间。比利时的 Vergote 医生回顾分析了从 1989 年到 1998 年收治的 338 例卵巢癌并进行了先期化疗患者情况,并且与 1988 年收治的没有进行先期化疗的卵巢癌患者相比,结果发现先期化疗组的 3 年生存率明显高于非先期化疗组的患者,分别为 42% 和 26%（P=0.0001）,并且术后死亡率也明显低于后者,分

别为 0% 和 6%。法国的一项多中心的回顾性研究发现先期化疗后,91% 获得了理想的肿瘤细胞减灭(P<0.001),作者认为对于初次手术无法切除的患者给予先期化疗,如果化疗敏感的话可以使理想的肿瘤细胞减灭的机会大大增加。美国的 M.D.Anderson 癌症中心也进行了一项研究,结果发现先期化疗组 77% 的患者达到了理想的肿瘤细胞减灭术,而非先期化疗组仅有 39% 达到理想的肿瘤细胞减灭(P=0.02),但是中位生存时间没有区别,作者还发现先期化疗组的患者中,达到理想的肿瘤细胞减灭术患者的预后较不理想的患者预后好得多,分别为 18.1 个月和 7.5 个月(P=0.02)。总之,就目前的研究来看,几乎所有的研究均证明先期化疗可以明显的改善晚期卵巢癌的手术质量。

　　但是,先期化疗能否改善晚期卵巢癌患者的生存时间,提高生存率? 目前还没有明确结论,这仍需大量前瞻性、随机性研究来证明。Kuhn 的回顾性研究发现对于 III 期卵巢癌患者先期化疗组中位生存时间较非先期化疗组明显延长 (P=0.007),先期化疗可以改善手术质量,并且获得相对长的中位生存时间。日本的一项回顾性研究发现,先期化疗组和非先期化疗组达到理想的肿瘤细胞减灭后,其 5 年生存率分别为 66% 和 42%,中位生存时间分别为 82 个月和 38 个月(p=0.001);但是如果手术不理想,两者的预后均较差。法国的一项回顾性研究证实,先期化疗后进行了理想的肿瘤细胞减灭术。其中位生存率时间较非先期化疗组长(p<0.001)。但是,美国的一项回顾性研究也表明,先期化疗可以明显的改善手术质量,但是丝毫不能改善预后。英国的一项回顾性研究也表明,先期化疗组患者的中位生存时间明显的较非先期化疗组的长。另外,以上的研究均为回顾性和前瞻性非随机的研究,为了证实先期化疗对于预后的影响,目前在世界范围内正在进行着大规模的前瞻性随机的研究,我们将拭目以待。

第二节　化疗

　　化疗在妇科恶性肿瘤的治疗中占有重要地位。长期以来,手术、放疗和化疗一直被视为妇科恶性肿瘤三大主要治疗手段。随着新的有效化疗药物的不断问世和医学模式的转变,化疗在妇科恶性肿瘤治疗中的价值也发生了很大的变化。化疗作为全身性的治疗措施能有效控制肿瘤的生长、扩散和转移,对一些化疗高度敏感的妇科恶性肿瘤化疗可以达到治愈疗效。另外,化疗所导致的不可逆严重毒副反应与手术和放疗相比,相对较小,这对保护患者的器官和功能,提高患者的生存质量有非常重要的意义。化疗已开始从妇科肿瘤辅助性治疗向主导性治疗过渡,化疗与手术,放疗和免疫治疗相结合的综合治疗是妇科恶性肿瘤治疗的发展趋势。在妇科恶性肿瘤的治疗中,如何合理使用化疗,充分发挥其治疗作用,减少其严重毒副反应,是临床极为关注的问题。掌握化疗原则,制定有效策略,是合理使用妇科恶性肿瘤化疗的关键。

一、掌握化疗的指征　明确化疗的目的

化疗主要用于妇科恶性肿瘤的治疗,对妇科的良性和交界性病变一般不应该使用化疗。因此,化疗的患者诊断必须明确,原则上应获得恶性肿瘤的组织病理学诊断,肿瘤标记物和影像资料对诊断也有很大的帮助。只有根据肿瘤的组织病理学诊断,才能有针对性选择正确的化疗方案。不主张在诊断并不清楚的情况下就给患者进行所谓"实验性化疗",这样不但会延误病情,而且还会导致肿瘤对化疗耐药,影响治疗结果。明确肿瘤的临床分期,对制定化疗方案也有决定性的意义。肿瘤的组织学类型和临床分期决定着化疗的目的。对妊娠滋养细胞肿瘤和卵巢癌的目的是治愈,而对复发卵巢癌化疗的目的是姑息。化疗的目的不同,制定的策略和方案也就不同。有的放矢的治疗才能达到最佳疗效。

二、理解化疗的作用　选择合适的途径

化疗在妇科恶性肿瘤治疗中的作用近年来也有很大变化,可以用于治疗过程中的不同阶段。例如:①新辅助化疗(又称先期化疗,neoadjuvant chemotherapy),大多用于手术之前,主要作用是缩小肿瘤体积,为完成高质量的手术提供必要的条件。②辅助化疗(adjuvant chemotherapy)大多用于手术后,主要作用是消灭手术残余的微小肿瘤,达到肿瘤缓解。③巩固性化疗(consolidation chemotherapy),主要用于肿瘤达到临床和/或病理完全缓解后的补充治疗,其作用是强化疗效,防止复发。④补救性化疗(salvage chemotherapy),主要用于肿瘤复发的治疗,其作用是控制肿瘤生长,改善患者生存质量,延长生存期。⑤根治性化疗,主要用于对化疗高度敏感的妇科恶性肿瘤,如妊娠滋养细胞肿瘤和卵巢恶性生殖细胞肿瘤,这些肿瘤通过化疗可以达到根治的疗效。理解化疗在妇科恶性肿瘤治疗过程中不同阶段的作用,可有利我们制定相应的策略,来保证治疗的最佳效果,避免对患者的治疗不足或过度。化疗的给药途径很多,不同的患者,不同的病变应选择不同的化疗途径。静脉化疗是最经典,最常用的化疗途径,适用于所有妇科恶性肿瘤的化疗。动脉化疗主要用于局部有大块病灶的患者,如局部晚期的巨块型宫颈癌,病灶主要在盆腔的卵巢癌和肿瘤的肝转移等。腹腔化疗主要用于治疗卵巢癌的腹水和腹腔弥漫转移病灶。淋巴化疗主要用于妇科恶性肿瘤淋巴结转移。口服化疗主要用于早期患者的辅助治疗或晚期患者的姑息治疗。选择合适的化疗途径是影响化疗效果的重要因素。

三、科学制定方案　及时评价疗效

一个成功的化疗方案的制定不仅需要对妇科恶性肿瘤临床特点的了解和细胞动力学知识,还需要具有对相关药物的生化作用机制、药物在体内代谢的特点及机体对药物的反应情况等方面的了解,更需要掌握当前最新的循证医学证据。化疗时还必须考虑药物、肿瘤和病人三方面之间的相互关系。肿瘤的恶性程度如何?肿瘤是否对化疗药物敏感?患者的身体情况是否能进行化疗?这些都是在制定化疗方案必须回答的问题。将各方面的情况进行整合分析,根据患者的具体情况,结合当前认为最有效的规范化化疗,才能制定出行之有效的化疗方案。化疗实施后还要对患者进行及时的评估.一般来说,在化疗 3~4 个疗程后进行评估比较合理。评估内容应包括治疗肿瘤的疗效和化疗毒副反应两个方面。化疗对妇科恶性肿瘤的

疗效判定应根据 WHO 实体肿瘤疗效评判标准，但特异性肿瘤标记物的变化也具有决定性的意义。要重视化疗毒副反应的评估，及时的发现，治疗和预防严重的毒副反应是完成整个化疗计划的基本保证。通过评估要及时调整化疗的剂量和方案，使化疗能以最大效果来治疗肿瘤，降低其毒副反应对患者的影响。

四、妇科恶性肿瘤化疗的发展方向

不断寻找治疗效果好，毒副反应小的化疗药物和方案始终是妇科恶性肿瘤化疗的研究目标。近年来细胞生物学和分子生物学研究的发现为化疗药物的高效低毒研究提供了很多新靶点，如微管蛋白、DNA 拓扑异构酶、癌基因、抑癌基因、肿瘤细胞诱导分化、细胞凋亡、信号传导、线粒体能量代谢酶、肿瘤耐药基因和肿瘤新生血管等。根据这些靶点研制新的靶向治疗药物有：癌细胞分化诱导剂，生物反应调节剂，化疗增敏剂，光敏剂，血管生成抑制剂等。很多靶向治疗药物已开始进入了临床前或临床研究阶段，但还需要循证医学的证据来证明这些药物的有效性和安全性。另外，探寻新的有效药物的联合和多途径给药也是妇科恶性肿瘤化疗的研究方向。对化疗毒副反应的防治开始引起临床的重视，近年来不断有新的药物和方法用于临床。骨髓抑制是最常见最重要的剂量限制性毒性，特异性的细胞因子如促进粒细胞增殖因子（GM-CSF，G-CSF），血小板生长因子（TPO/IL-11），红细胞生长因子（EPO）等的临床应用，基本解决了化疗导致的严重骨髓抑制问题。肝肾功能的损害也是化疗引起的严重毒副反应，通过改变药物剂型和结构及化疗保护剂的应用，使化疗导致肝肾功能损害的情况大为改观。化疗保护剂是一种通过为正常组织细胞提供位点特异性保护，而又不影响抗肿瘤效应来减轻细胞毒性药物相关毒性的药物，与化疗药物联合应用可以达到"高效，低毒"的效果。化疗保护剂的临床试验必须包括剂量限制性实验，对细胞毒性药物相关毒性的保护作用评价及对化疗药物抗肿瘤作用的影响等三方面内容。在治疗肿瘤的同时要减少治疗的毒副反应，保持组织器官的功能，提高患者的生存质量是妇科恶性肿瘤的治疗趋势。规范化，个体化，人性化，高效低毒是妇科恶性肿瘤化疗的发展方向。

第三节　介入治疗的指征和原则

随着介入治疗技术的发展，它在妇科恶性肿瘤治疗中的价值越来越受到重视，应用的范围也越来越广。介入治疗技术在妇科肿瘤临床中的应用主要表现在三个方面：①用于妇科恶性肿瘤的局部化疗；②作为妇科恶性肿瘤出血的治疗方法；③作为妇科恶性肿瘤治疗并发症的处理手段。在应用介入治疗时，应理解介入治疗的原理，正确掌握适应证，及时预防和处理各种并发症；同时也要看到介入治疗存在的问题和它的局限性，避免滥用。

一、子宫颈癌介入治疗

流行病学的调查指出，20 世纪 50 年代以来，尽管由于阴道细胞学的广泛应用，全球子宫颈癌的发病率明显下降，但在发展中国家仍居妇科恶性肿瘤首位。在过去 50 年，中国的发病率虽也有所下降，但随着社会生活的变化，HPV 感染率在某些地区上升，宫颈癌发病率在某些地区又有增高趋势,发病年龄在近二十年来也有明显年轻化倾向。与此同时,宫颈癌病理类型也由过去对放疗较为敏感的鳞癌为主(>90%以上),腺癌和非鳞癌为辅(<10%),改变为现在的鳞癌只占74%,腺癌等占25%以上,鳞腺癌之比由10:1降到4:1。患者年龄和病理类型的变化对选择治疗方案带来很大的影响。随着医学治疗模式的改变,在制定治疗计划时要尽量考虑保留患者卵巢和阴道功能,维持女性内分泌功能和正常的性生活。这些都是宫颈癌诊治中出现的新问题。

放射治疗及手术治疗宫颈癌是最主要的2种传统治疗手段。虽然近十年来,放疗技术不断改进,但都没有改善生存率。只在提高腔内放疗的剂量比例和缩短总疗程方面取得了一些成绩。由于国内初诊时已为晚期子宫颈癌的比例仍然很高。而放疗达到需要的肿瘤致死剂量因受到盆腔正常组织的限制,故局部肿瘤控制率偏低,单独放疗的效果差,复发率高。特别是大剂量放疗导致卵巢功能损伤,生殖道纤维化、挛缩,严重影响中青年女性正常性生活。手术虽然是根治宫颈癌的主要手段,但由于巨块型宫颈癌肿瘤负荷大,手术切净的可能性小,巨块型和中晚期病例的5年生存率明显下降,尽管采取根治术后再放疗,并未提高生存率。

近来,新辅助化疗(Neoadjuvant Chemotherapy,NACT),即手术前或放疗前进行化疗,在子宫颈癌的应用得到重视。主要是由于新辅助化疗可使局部肿瘤缩小,清除或抑制可能存在的亚临床转移灶等其他高危病理因素,为根治手术创造条件,并提高放射治疗的局部控制率。有助于改善宫颈癌的预后。随着介入治疗技术的发展,超选择动脉插管灌注化疗成为新辅助化疗的途径之一,它能更有效缩小肿瘤,增加手术切除率,提高癌患者的治疗水平。子宫颈癌的动脉灌注化疗最早可追溯到20世纪50年代,受其他疾病动脉灌注或动脉化疗的启发,1952年Cromer等人首次将动脉灌注化疗技术应用于宫颈癌的治疗,为宫颈癌的治疗开辟了新的途径。当时介入治疗主要应用于无法手术的中、晚期病例或复发病例的姑息治疗;后来发展到用于中、晚期子宫颈癌出血或放疗后出血的止血;20世纪80年代末期,介入技术开始对具有高危因素宫颈癌(局部晚期,或巨块形宫颈癌)进行术前辅助介入化疗,即所谓新辅助化疗。

(一)子宫颈癌动脉化疗的适应证和禁忌证

子宫颈癌局部化疗的主要适应证包括:

1. Ib2至Ⅱa期局部晚期巨块型宫颈癌,作为术前化疗(新辅助化疗),或作为放疗前的新辅助化疗。

2. Ⅱb期巨块型宫颈癌的术前治疗以创造手术的可能性,提高手术切除率。

3. Ⅲ期以上晚期宫颈癌姑息性化疗。

4. 复发性子宫颈癌姑息治疗。

术前新辅助化疗主要是针对"局部晚期宫颈癌"。所谓局部晚期宫颈癌是指一组具有不良预后因素的高危宫颈癌,局部肿瘤直径≥4cm的早期宫颈癌(Ib2期与Ⅱa期)。作为宫颈癌局部化疗的适应症,这类宫颈癌由于局部肿瘤体积大,容易发生盆腔淋巴结及宫旁转移,常与低分化、腺鳞癌、小细胞癌、黏液腺癌等不良预后病理因素相伴。因此预后差,5年生存率低。

术前动脉化疗通常只适用于局部肿瘤直径≥4cm的局部晚期宫颈癌(Ib2期与Ⅱa期)。但也有为数不少的学者主张除此之外,还可用于Ⅱb期甚至Ⅲ期的患者,使这些根本不能实施手术病例,在动脉灌注化疗后使宫旁脏器侵犯,肿瘤周围脉管浸润减轻或消失,而有接受根治性手术治疗的可能性。但资料显示,5 年生存的优势在 Ib2 至 IIb 期更突出,而在 III 期则无显著差异。依照现在的文献分析,动脉灌注化疗加手术应主要适应于 Ib2-IIa 期的巨块型宫颈癌患者,对于年轻患者可根据情况适当放宽至 IIb 期患者,以便化疗后实施保留功能的宫颈癌切除手术,免除放疗对阴道及卵巢的损伤。

复发性宫颈癌是指经根治性手术或放射治疗后在原病变范围内又出现与原肿瘤相同类型的肿瘤。宫颈癌术后或化疗后复发的患者,绝大部分已失去再次手术的机会,而全身的静脉化疗由于副作用重、疗效欠佳而不被患者和临床医师接受,至今尚无理想的治疗方法。区域性的动脉灌注化疗和(或)栓塞可以有效地杀灭复发的癌细胞,缩小肿块,减轻化疗副作用,提高生存质量,并有可能创造第二次手术机会。有报告对于不能手术的复发性宫颈癌,经动脉化疗可以得到明显的缓解。

(二)术式的选择和手术时机的选择

动脉灌注化疗方法目前多采用经皮穿刺法,在 DSA(数字减影血管造影)指导下,依病变部位的滋养动脉不同选择不同动脉进行灌注化疗。又根据导管所到动脉不同,动脉灌注化疗分为非选择性、选择性、超选择性三种。非选择性动脉灌注化疗指的是导管头端孔在髂动分叉以上,腹主动脉末段。选择性动脉灌注是指导管头端孔在髂内动脉水平;超选择性动脉灌注化疗是指导管头端孔在子宫动脉内或更末梢的分支。要求超选择至越接近肿瘤供血的动脉越好。实际工作中,还有时需要采用双髂动脉灌注,或者超选择的双子宫动脉颈支灌注。

常用的动脉灌注化疗方式有:①一次性动脉灌注:适用于选择性或超选择性动脉灌注化疗,插管成功后一次注入大量抗癌药,此方法虽然可以短时间内在肿瘤局部产生较高的药物浓度,但药物和肿瘤有效接触时间短,理论上其疗效不如持续灌注化疗;②持续动脉灌注化疗:此方法可以间断多次灌注化疗,保留动脉导管数天,以外接动脉泵持续灌注化疗,其优点是在保持相对较高的药物浓度下,相对延长抗肿瘤药物和肿瘤接触的时间以提高疗效;③皮下植入储液盒进行动脉灌注化疗,此储液盒通过导管和肿瘤的滋养动脉相连,通过该盒定期给药实现动脉的局部灌注化疗。此法手术简单,被植入皮下的储液盒不影响日常生活。在多疗程化疗的情况下,由于免去再次穿刺和造影,费用相对降低。但有易发生感染和导管不通的缺点,需要定期肝素封管维护。④在化疗后栓塞子宫动脉,又被称为化疗性栓塞,指在行动脉灌注化疗的同时可根据需要选择性阻断肿瘤的供血动脉,使癌细胞缺血缺氧变性坏死,使细胞膜通透性增加,抗癌药物更容易进入癌细胞内起到杀伤作用。同时栓塞可使组织内药物维持更长时间的高浓度,进而达到更好效果。

术前动脉化疗术式的选择,应根据医生的操作技术水平和患者的病情来决定。对于 I B2 与 II A 期患者,主要针对宫颈局部肿瘤体积较大,应行双侧子宫动脉灌注化疗栓塞术。而对于中晚期患者,由于肿瘤常累及宫旁组织及阴道,此时,单纯的双侧子宫动脉灌注化疗所能控制的病变范围就已显得不够,还应行双侧髂内动脉灌注化疗,才能有效地控制病变,从而达到术前化疗的目的。此时为了避免肿瘤滋养动脉以外的动脉灌注,根据盆腔动脉造影的情况,在动脉灌注以前用弹簧栓子选择性栓塞,如膀胱动脉,阴部内外动脉,臀下动脉等动脉,使血液主要流向肿瘤,避免不必要的并发症,造成非肿瘤组织的损伤,和皮肤肌肉坏死。需要注意的是避免在肿瘤滋养动脉的近端释放弹簧栓子。

动脉化疗的用药选择首先考虑选择敏感药物,浓度依赖型药物和该药物原型直接参与对癌细胞的毒性作用,而非其代谢产物作用于癌细胞。目前常用的化疗方案多是以顺铂为主的联合化疗方案。

术前新辅助化疗的目的是为手术作准备。以化疗的观点,新辅助化疗应术前连用 3 个疗程,但考虑到子宫颈癌的动脉灌注化疗只是一个辅助手段,它的近期疗效虽然均较显著,但却不能把它作为宫颈癌的单独治疗手段,因为盆腔脏器有着广泛的侧支循环,当肿瘤的主供血管被阻断,只能暂时使肿瘤组织缺血坏死,但广泛的侧支循环又会很快建立,形成新的肿瘤供血血管,肿瘤细胞又继续生长,所以动脉灌注化疗不可能完全杀灭癌细胞,继续延长化疗时间,疗程数过多,势必影响以根治为目的的手术切除的治疗。

动脉疗程数偏少,可能达不到所期待的新辅助治疗的治疗目的,反而延误患者的治疗,故一般以采用 1~3 疗程为宜。所以只要化疗有明显效果,继续第二程化疗,一般不超过三程化疗,化疗后考虑手术。而且选择的手术时间在最后一次化疗后 15d 左右,既避开了骨髓抑制期,也避免动脉灌注化疗后距手术时间太近,组织水肿明显,术中渗血渗液严重,手术操作困难。有作者主张,单程化疗有效,即考虑手术,抓住动脉灌注化疗后肿瘤缩小的有利时机适时进行手术,以免错过最佳手术时机,也避免了化疗后长时间引起的组织机化给手术带来困难。

(三)术前准备

根据病史、临床表现和影像学或病理在明确子宫颈癌的诊断和分期后,在动脉局部化疗术前需要常规检查患者的心、肺、肝、肾功能和血常规、凝血酶原时间和活动度,以评估手术和化疗的安全性。前期准备还包括向患者及其家属解释此手术的必要性,手术过程以及可能发生的情况,并获取患者或委托人的知情同意书。

使用顺铂方案时要考虑术前水化,必要时考虑使用镇静剂以缓解患者对介入手术的恐惧心理。

(四)宫颈癌介入治疗的疗效评估

子宫颈癌介入治疗后的判定主要根据近期疗效,包括症状缓解率,实体肿瘤的缩小和远期生存率。判定的主要方法是妇科检查、妇科 B 超和手术本身检查,以及手术后的随访。因此,每次治疗后的病情评估是十分重要的。

根据报道,早期宫颈癌单纯的放射治疗或手术治疗预后很好。早期巨块型宫颈癌(1b2 与 IIa)患者盆腔淋巴结转移和盆腔复发的发生率是局部肿瘤直径<4cm 者的 2 倍,5 年生存率也相应降低(分别是 82.7%,64.9%);Yamakawa 等对局部晚期宫颈癌应用新辅助介入化疗(动脉灌注化疗),术后病理发现,其盆腔淋巴结转移率、宫旁转移率、血管间隙受侵率和阴道受侵率均低于未行新辅助介入化疗者(表 2-4-2)。

表 2-4-2 新辅助介入化疗的疗效比较

组别	盆腔淋巴结转移率	宫旁转移率	血管间隙受侵率	阴道受侵率	生存率
新辅助介入化疗	13.3%	6.7%	13.3%	20%	80%
未行新辅助介入化疗	54.2%	43.8%	60.4%	41.7%	59.6%

说明动脉灌注化疗不仅能有效地缩小肿瘤的体积,使手术易于规范切除,而且还能消除或减少上述不良病理预后因素,提高患者的生存率,动脉灌注化疗加手术患者的 5 年生存率为 80%,而未行动脉化疗者仅为 59.6%(P=0.004)。

相当数量的作者主张对Ⅱb 至Ⅲb 期患者也实施动脉灌注化疗加手术治疗,疗效也明显优于单纯放疗者。从而使这部分按国际妇产科联盟(FIGO)分期由于宫旁转移而不能接受手术治疗的患者,在动脉灌注化疗后宫旁转移消失而有可能接受手术治疗,化疗后可手术率可达 48%~100%。Sugiyama 报道 64%的ⅢB 期患者在动脉灌注化疗后可行手术治疗,且 4 年无瘤生存率为 75.2%,明显高于单纯放疗者。

(五)并发症防治

子宫颈癌局部化疗并发症主要为导管治疗相关并发症和药物相关并发症;又分为常见并发症,少见并发症以及轻微并发症和严重并发症。

宫颈癌患者动脉灌注化疗栓塞术后,病人可出现一般常见的化疗后综合征,如发热、恶心、呕吐、乏力、骨髓抑制等。但较全身的化疗明显轻微。通过术后的抗炎及对症处理后,绝大部分可立即缓解,骨髓抑制(如白细胞减少)可以在短期内恢复。不同的是,它还可以发生局部疼痛。局部疼痛是由于化疗药物对髂内动脉分布区域的组织刺激,一般持续 2~5d,用哌替啶(度冷丁)后逐渐缓解,或使用一般镇痛剂缓解。疼痛有时还伴有腹坠胀感,且大便时下腹疼痛,持续 2 周自行消失。恶心呕吐,一般持续 1~4d,镇吐剂选用恩丹西酮 8mg,4mg 术中动脉内用药,4mg 于术后静脉用药;或用胃复安 20mg,10mg 于术中动脉内用药,10mg 于术后静脉滴注。发热,均在 38℃以下,不经特殊处理,症状在 1 周内消失。

动脉灌注栓塞介入治疗的并发症,除上述常见的一般化疗并发症外,还可出现其他较重的少见并发症,如:皮肤坏死、溃疡、局部疼痛、局部神经损害,以及盆腔脏器的损害等。主要原因是导管靶目标以外血管灌注,超选择性插管是避免上述并发症的关键;其次要避免使用液性栓塞剂和粉末性栓塞剂,如酒精和吸收性明胶海绵粉末等。

动脉灌注化疗栓塞术前应进行 DSA 检查,分析局部的血供情况,并尽可能避开正常器官的供应动脉;注药时尽可能超选择插管,缓慢注入经稀释的药物;栓塞治疗更应慎重,避免误栓,以减少并发症的发生。对于灌注化疗实在不能避开的正常血管,力争采用弹簧圈、微弹簧圈栓塞非肿瘤滋养动脉,将血流导向肿瘤,既提高疗效也减少并发症。

特别是对于复发性宫颈癌的局部化疗灌注,因为宫颈癌经手术结扎或化疗后的药物刺激盆部血管解剖将发生改变。化疗后,局部侧支循环减少,部分病例复发病灶的供血动脉,将由其他正常器官供血动脉的侧支循环替代,二者常有交通支的存在,介入治疗时在不能或不够超选择插管到肿块的供血动脉时,短时间内灌注高浓度的化疗药物及栓子,将对正常的器官血液循环造成较重的损害,导致少见或较重并发症的发生。如局部皮肤黏膜坏死、溃疡形成,甚至盆腔脏器的缺血坏死等,要特别谨慎。下肢动脉栓塞也是少见并发症之一,要避免栓塞材料注入过量而造成反流。

(六)结论

1. 介入治疗妇科恶性肿瘤操作简单,不良反应小,可使癌组织局限,缩小肿瘤病灶,降低瘤细胞活性,为某些晚期、手术不能切净的妇科恶性肿瘤手术治疗创造了条件,尤其在巨块型或局部晚期宫颈癌疗效显著,但对其远期疗效有待进一步观察比较。对有远处转移或腹膜后淋巴结转移者,应同时结合静脉或腹腔化疗。

2. 单纯介入化疗只能取得较好的近期疗效,还应结合手术或放疗才能提高总体的远期疗效。

3. 多个关于动脉灌注新辅助化疗治疗宫颈癌的前瞻性临床研究提示动脉灌注新辅助化疗对局部病灶控制有效。动脉灌注新辅助化疗治疗宫颈癌对生存率的影响如何,目前暂时未见关于临床随机对照研究的报道。

4. 尽管近10多年来,对宫颈癌动脉化疗的研究较多,但多为小样本的回顾性研究。多数研究趋向于术前应用1~3个疗程以铂类药物为基础的联合化疗能改善宫颈癌的治疗效果。但是,对适合动脉灌注化疗患者的筛选、动脉灌注化疗的化疗方案,给药途径、灌注化疗的最佳间隔时间、栓塞剂的选择、治疗的长期疗效等,尚需要大规模的前瞻性的临床试验进一步深入研究。

二、卵巢癌的介入治疗

卵巢癌是妇科恶性肿瘤中恶性程度最高、治疗效果最差的肿瘤。由于卵巢癌早期缺乏明显的症状和体征,从血清学、影像学以及人群普查等方面,缺少早期诊断的有效手段,故70%患者首诊时已是晚期。手术治疗仍是目前能够完全彻底的根治卵巢癌的唯一途径,而晚期卵巢癌病例又大多丧失了手术的机会,致使卵巢癌的总体疗效不高,往往需要借助先期化疗来缩小肿瘤体积,减少腹水,提高手术的彻底性。化疗在中晚期卵巢癌综合治疗中占有重要的地位。

卵巢癌化疗主要分为静脉化疗和腹腔化疗。但传统的静脉化疗和腹腔化疗副作用大,骨髓抑制和胃肠道反应明显,患者难以耐受,且部分患者对静脉化疗及腹腔化疗并不敏感。近十几年发展起来的动脉灌注化疗给卵巢癌治疗提供一个崭新的方法。动脉灌注化疗是在肿瘤的滋养动脉内注射抗癌药物,药物首先由血浆分布至靶组织,然后进入循环系统,再分布到其他组织中去。这使得靶组织内有较高的药物峰浓度和较长的药物接触时间,而血浆中的药物峰浓度及单位时间内的药物浓度相对较低,故局部疗效明显提高,全身毒性作用相对较低。达到最佳的治疗目的。特别是对于晚期卵巢癌腹腔转移,呈冰冻骨盆和卵巢癌患者近年来,利用介入治疗,超选择髂内动脉插管化疗,可使高浓度的抗癌药物在局部消灭大量的肿瘤细胞。

(一)卵巢癌局部化疗的适应证

卵巢癌局部化疗主要应用在:

1. 新辅助化疗(新辅助介入化疗)。

2. 晚期卵巢癌辅助化疗。

3. 复发性卵巢癌的姑息化疗。

新辅助介入化疗的一个主要的目的之一是如何通过局部化疗使盆腔局部尽量恢复正常的解剖关系。晚期卵巢癌由于腹腔广泛粘连,初次手术往往不能行满意的肿瘤细胞减灭术。而术前新辅助化疗能改善肿瘤局部的解剖关系,使肿瘤缩小、局限、松动,为后来的手术创造条件,有效提高肿瘤减灭术的成功率。新辅助化疗还可以缩短手术时间,减少术中出血。尽管卵巢癌患者术后常规需进行6~8个疗程的辅助化疗,大多数晚期卵巢癌患者最终将会复发。复发患者继续全身或腹腔化疗,难以保证病灶局部达到有效的浓度。经动脉灌注化疗可以增加肿瘤局部的药物浓度,可更有效地发挥药物的抗肿瘤作用。

（二）卵巢癌局部化疗的术式及方案的选择

在动脉灌注插管技术、选择术式方面,首先将导管头端置入髂动脉分叉上的腹主动脉下端行双侧髂动脉造影,尽量寻找肿瘤的优势动脉供血,这些动脉包括子宫动脉、髂内动脉、肠系膜下动脉,甚至卵巢动脉,进行双侧选择行动脉插管,现代动脉插管技术可以保证绝大多数病例获得技术成功。卵巢癌的动脉灌注化疗的方案选择上,可以考虑联合其他治疗。包括减灭术后进行动脉灌注化疗,动脉化疗联合腹腔化疗,放疗联合动脉化疗,动、静脉联合化疗。除了化疗外可以考虑化疗性栓塞。动脉灌注化疗的药物选择主要为铂类药物或其联合方案。

（三）卵巢癌局部化疗的疗效

卵巢癌介入化疗的疗效判定主要包括血清学肿瘤标记物（CA125,CA199,CEA）、妇科检查、影像检查和术后的长期随访。

赵增虎等报告动脉介入联合腹腔化疗治疗中晚期卵巢癌化疗前后 CEA、CA125 变化有显著意义。（表 2-4-3）

表 2-4-3　化疗前后 CEA、CA125 平均值比较

	CEA（μg/l）	CA125 （U/ml）
动脉化疗前	28.4±7.83	245±59.5
动脉化疗后	9.8±6.94	105±50.93
T 值	2.68	2.67
P 值	<0.05	<0.05

多数报告认为初次手术往往不能行满意的肿瘤细胞减灭术。而术前新辅助动脉化疗能改善肿瘤局部的解剖关系,提高手术的质量和手术的可切除性。成佳景等报告 28 例晚期卵巢癌实施术前动脉化疗,化疗后 2~3 周腹水明显消退,增加了病人对治疗的信心,减轻了手术难度,手术切净率达 60.0%,近期有效率达 80.6%。

复发卵巢癌患者的动脉介入化疗效果文献报告不一。据中山大学肿瘤医院报道 19 例未受控制或复发的卵巢癌采用盆腔动脉介入化疗,总有效率为 69%,其中完全缓解 48%,部分缓解 21%,其中 7 例成功再次手术。而 1997 年黄金华等报道双侧髂内动脉介入化疗加栓塞治疗复发性卵巢癌 18 例,其总有效率为 47%（完全缓解 7%,部分缓解 40%）。黄英昌等对 110 例复发性卵巢癌进行随机分组研究,显示动脉化疗加放疗与静脉化疗加放疗相比较,在近期疗效,一二年生存率要明显提高。但是,因为缺乏循证医学的证据,动脉介入化疗不作为复发卵巢癌的常规治疗。

（四）并发症

主要分为化疗药物引起的副作用和动脉插管引起的并发症。卵巢癌新辅助动脉化疗毒副作用依用药不同而不同,如:发生造血系统反应,患者出现白细胞及血小板减少等骨髓抑

制,红细胞较少受影响。再如发生消化道反应:如恶心、呕吐约占 60%~70%,口腔及消化道溃疡,但均较静脉化疗反应小,一般经补液及胃复安等药物治疗 2~3d 后即好转,严重者可用枢复宁,一般一次即可。还可肝功能损伤,肾脏损害,出血性膀胱炎。神经毒性反应:周围神经炎。

术前动脉介入新辅助化疗的并发症主要有栓塞导致膀胱壁、局部皮肤、臀肌坏死,偶尔发生膀胱阴道瘘。患者出现体温升高。局部疼痛。疼痛亦为较常见的反应,主要与药物刺激反应有关。尤以药物微球较多见,疼痛主要在臀部,由于导管局部灌注对周围组织药物引起,刺激疼痛时可给以凯扶兰等止痛剂。一周内多可缓解。

(五)存在的问题

辅助介入化疗作为卵巢癌治疗的一种新方法的研究已经取得一定成绩,尤其是术前动脉介入治疗以其独特的治疗优势为临床医师所推崇,但仍有许多问题需要解决,如:采取哪一种治疗途径,行多少疗程才能够在短期内达到目的,化疗后何时手术等问题仍然值得探讨。

选择何种动脉灌注化疗药物,动脉灌注条件下抗癌药物推注时间以及癌组织经动脉途径对抗癌药物的吸收饱和度等。最为迫切的是对标准化疗法的随机分组的大样本研究。相信随着对卵巢肿瘤生物学行为特点认识的不断深入及新技术的不断开发应用,终将攻克这一危及女性生命的顽症。

三、作为妇科恶性肿瘤出血的治疗方法

介入治疗在控制妇科恶性肿瘤出血方面也有重要作用。尽管,栓塞用于治疗创伤造成的血管破裂已经有很长时间,但近年来关于栓塞治疗妇科恶性肿瘤导致的出血疾病的报道越来越多,同时在治疗良性疾病方面,例如先天性和获得性动静脉畸形(AVMs)和假性动脉瘤栓塞处理也不乏报道,它们处理的原则是基本相同的。此处将主要讨论经导管动脉栓塞在治疗肿瘤出血方面的应用。

经导管动脉栓塞是一种安全和有效的治疗盆腔出血类疾病的方法。栓塞治疗相对于手术治疗的优点包括:①探查出血血管能力更强;②在出血血管特殊的情况下也能有效控制出血;③如果需要,可以栓塞多根血管;④不需要复杂的全身麻醉;⑤能够闭塞更远端的血管,并因此限制永久性出血的侧支循环供血。尽管妇科恶性肿瘤导致的大出血在临床上并不常见,但通过栓塞快速控制出血的能力经常是戏剧性的并令人非常满意。介入栓塞控制出血的成功率非常高,并发症率较低。在没有其他治疗手段可以选择的情况下,这种治疗经常可以救生,是医师抢救垂死的病人的关键武器。

妇科恶性肿瘤相关出血最常见的原因是宫颈癌、其次为子宫内膜癌和绒毛膜癌。从这些恶性病灶的出血通常是缓慢和长期的,但偶尔也可能是大量的,难以控制的,处理起来相当棘手。出血通常发自小血管和静脉,是溃疡或者肿瘤坏死的结果。肿瘤侵犯大血管导致的大出血是罕见的。但是,大量出血可能是传统治疗例如放疗或手术的并发症之一。这些治疗可能导致脆弱、炎性和/或坏死的周围组织和大血管产生大出血。在恶性肿瘤病人中进行栓塞止血可能要比处理其他妇产科疾病导致的出血更加复杂。女性生殖道中导致出血的血管通常可以估计到,供应子宫和宫颈的血管出血,子宫动脉通常是出血的主要来源。但是,由于肿瘤常侵

犯到盆腔的组织,其他下腹部动脉的前支也会返回供应肿瘤。因此,栓塞可能比典型的产后出血栓塞更广泛。

常规的介入栓塞止血可总结为三步曲即:①诊断出血,明确出血点;②向动脉内注射栓塞剂;③血管造影评估止血是否成功。但是,临床上也可常有并不能明确发现出血点的情况,为了谨慎起见,也要进行必要的介入栓塞治疗。

下面以宫颈癌患者并发阴道流血为例,介绍介入栓塞止血的步骤如下:

1. 病人有宫颈癌的病史,并有慢性复发性阴道流血。盆腔动脉造影在动脉早期显示在左下盆腔有高血管密度区,但没有辨认出出血源。

2. 动脉晚期确认了没有活动性出血。双侧使用聚乙烯酒精颗粒和螺圈进行栓塞。

3. 栓塞后前支具有部分无血供区。

多年来一系列栓塞材料被用于恶性肿瘤病人出血治疗,包括 Gelfoam,聚乙烯酒精颗粒和金属丝螺圈。不同材料被用于经导管栓塞,要根据目标血管的大小,栓塞时间是永久、半永久或者短期来选择。前面提到在肿瘤病人中不引人注意的特殊出血点并不少见。在这些情况下,所有下腹部动脉的分支都需要栓塞。选择栓塞材料因此就很关键。颗粒大小和持久性必须保证栓塞于毛细血管前侧支循环小动脉的近端以保证器官不会发生缺血性坏死。Gelfoam是一种非常有用的材料,适用于暂时栓塞。通常用小块或匀浆形式。尽管整块可以变为碎片,毛细血管前侧支血流可以保存。Gelfoam 粉末,相反会栓塞毛细血管床而导致梗死。它们更容易破碎并在遇到液体后膨胀楔入血管,因此可以有效栓塞毛细血管前小动脉并保留毛细血管前侧支循环。为了永久闭塞大动脉,例如下腹部动脉,可以使用金属丝螺圈。结合使用螺圈和其他栓塞材料在毛细血管床水平也可以发生伴随的闭塞。

尽管没有大型试验的报道,较小规模的案例报道说明栓塞控制恶性肿瘤出血是安全和有效的。1981 年,Lang 报道了 23 个有盆腔肿瘤的病人,12 人有宫颈癌伴有威胁生命的出血。出血的原因依次是:肿瘤侵犯膀胱(7/12 个病人),肿瘤侵犯阴道(3/12 个病人),由于放射性膀胱炎(2 个病人)。在所有病人中都使用了 Gelfoam,在一个病人中还需要螺圈,威胁生命的出血立即得到控制,止血的成功率为 100%。但是在总共 23 个病人中,21.7%的患者有延期的并发症,原因可能是肿瘤进展。两个有宫颈癌的病人在大约两个月后发生了膀胱瘘,三个病人膀胱体积缩小。1993 年,Yamshita 等报道了 17 个宫颈癌病人发生了恶性肿瘤相关的出血。在这些病人中,12 人有进展期原发性宫颈癌,5 人有复发性宫颈癌。急诊栓塞治疗用于治疗难治性大量阴道流血。首次使用标准技术的血管造影显示 17 人中仅有 2 人子宫动脉有明确的出血,17 人中有 12 人没有新生血管。新生血管的存在并非少见,很大程度上归结于恶性肿瘤有髂内动脉的多发小分支供应。因此,髂内动脉的多个小分支或者主干都需要栓塞。所有病人初次治疗都使用了 Gelfoam 颗粒(1mm),4 人需要另外使用钢螺圈。作者认为一般不推荐使用螺圈,因为它们会妨碍其他任何进入血管的尝试;但是在这 4 个病例中使用是因为在大动脉中有出血,使用大量吸收性明胶海绵不能起到栓塞作用。在这些病例中,由于大量出血。设想可能有少量颗粒进入了血管外间质。立即反应率为 100%。但是,7 个病人(41.1%)在 2 周后有复发的出血,其中 3 人需要重复的栓塞。在使用栓塞控制出血后,所有病人进行了放射治疗,化疗或者手术治疗。总体上报道了两种并发症。一个病人有下肢的暂时性麻木,另外一人在臀部发生了皮肤溃疡。

四、淋巴囊肿的介入穿刺引流

(一)适应证

1. 已感染或体积不断增大的囊肿直径超过 5cm。

2. 输尿管梗阻。

3. 肾同种异体移植血管外压。

4. 局部疼痛或不适。

5. 肠梗阻或有里急后重感。

6. 下肢肿胀。

7. 深静脉栓塞。

(二)禁忌证

1. 绝对禁忌证。

a. 无法获得安全引流积液的通路。

b. 淋巴囊肿与邻近器官或腹膜腔相通。

2. 相对禁忌证:凝血功能障碍。

(三)淋巴囊肿诊断和鉴别诊断

1. 必须抽取积液进行化验诊断以获得明确的诊断。

2. 淋巴囊肿包含淋巴细胞。也可包含乳糜微粒和甘油三酯。相反,血清肿和尿性囊肿不含有淋巴细胞、甘油三酯或乳糜微粒。

3. 抽出积液的颜色不是可靠的鉴别诊断指标。

4. 血清肿和淋巴囊肿的肌酐浓度都与血液肌酐浓度相等,因而在肾功能减低的病人肌酐会升高。相反,尿性囊肿的肌酐浓度会比血清肿的肌酐浓度高而与尿液的肌酐浓度相等。

5. 除非淋巴囊肿被感染,否则中性粒细胞计数不应升高。这同样适用于病程超过 2 周已超过急性炎症期的未感染的血清肿和尿性囊肿。

6. CT 和 US 对淋巴囊肿的诊断和引导引流都非常有用。淋巴囊肿在超声图像上常常表现为低回声或无回声团块并且后方回声增强。悬浮的碎屑和隔膜也很常见。CT 影像特征为低密度团块,CT 值可低至-18。

7. 已感染的或复杂的淋巴囊肿很可能 CT 值升高并且在超声图像上可见更多的隔膜。

(四)术前检查

1. 在对可疑的淋巴囊肿开始抽吸、引流、并可能进行硬化治疗之前应询问临床病史并进行物理检查。

2. 应该确立一个相关妇科肿瘤医生、介入放射科医生、和患者三方共同认可的明确的治疗方案。

3. 应回顾分析以前的影像学检查以帮助制订手术计划并确保建立一条安全的经皮手术通路是可能的。

4. 在抽吸或引流腹膜后切除术后卵巢囊肿积液时应格外小心,因为它可能是应该外科手术治疗的囊性肿瘤。这时置入引流导管或抽吸囊性卵巢积液或不小心造成肿瘤腹膜种植。

5. 抽吸和引流前应检查基本实验室项目包括 CBC、电解质、BUN、肌酐、PT、PTT 和 INR。

任何提示凝血异常的指标都应在抽吸前纠正。

6. 术前病人应禁食约 4h。

（五）操作程序

淋巴囊肿抽吸和引流

1. 可在 US 或 CT 引导下经皮抽吸和经导管引流淋巴囊肿。

2. 实时超声引导适用于明显的表浅积液,而较深的、操作困难的积液则需要 CT 进行引导。

3. 根据积液的大小和部位,可应用 Seldinger 技术或直接套管穿刺技术穿刺。

4. 对于容易穿刺进入的实验室检查尚未确诊的临床无症状积液可先不插入导管,而直接用一根 21GChiba 或 18GSheathed Yueh(Cook,Inc,Bloomington,IN)针抽出液体 10~20ml。

5. 如果积液有临床症状或难以进入,可留置一根 8~12Fr 全功能引流导管在积液内,导管置入时可用透视或 CT 定位。

6. 在导管置入并抽出足够量的用于实验室检查的液体后注入造影剂以确保导管位置合适并明确积液与其他任何邻近器官或腔隙都不相通。

7. 如果发现与邻近结构(腹膜腔,移植肾)相通,则不能进行硬化治疗,同时与相关科室医生联系探讨最佳的治疗方案,常规需要将导管留置在原处。

8. 大多数病例未发现与邻近结构相通,此时可将内置导管与引流袋相连并监测每日引流。

9. 术后常规监护 2~3h 后,在检验科未报告结果前病人可先出院。

10. 抽吸液体的检查项目包括:BUN、肌酐、CBC、淋巴细胞、甘油三酯、乳糜微粒、和细胞学检查。此外,可行革兰氏染色、细菌培养和敏感度检查。

11. 一旦实验室明确了淋巴囊肿的诊断,可经留置导管再次注入造影剂明确与临近结构或腔隙没有交通,然后即可进行硬化治疗。

硬化剂注射

1. 有多种硬化剂可供选择,没有哪一种具有明显的优越性。

a. 介入放射科医生最熟悉的硬化剂是聚烯吡酮–碘 (Betadine;Purdue–Frederick, Norwalk,CT)和无水酒精(100%乙醇,U.S.P.)。

b. 不太常用的硬化剂是 1% 或 3% 的十四羟基硫酸钠(Trombovar,Therapex,Montreal, Canada);强力霉素(Vibramycin,Hyclate;Pfizer,NewYork,NY);和 76% 的 sodiumamidotrizoate (Renografin–76,Squibb Diagnostics,New Brunswick,NJ)。

2. 所有硬化剂的作用原理都是通过使内皮细胞剥离切断流入淋巴囊肿的淋巴管。

3. 手术操作

a. 用聚烯吡酮,注入量是通过注入的造影剂然后从淋巴囊肿引流出的液体量的一半,最大量为 100ml。聚烯吡酮注入后关闭导管 30~120min 使聚烯吡酮留在囊腔内浸泡淋巴囊肿,每日进行两次。留置导管接引流袋引流(12,13,15)。

b. 无水酒精的用法与聚烯吡酮相似。注入的无水酒精的量约为淋巴囊肿容积的 30%~50%,最大量为 60ml。对于小的积液,注入的无水酒精量可以等于囊肿的容积。无水酒精注入的内置导管,然后封住导管口 5~10min。然后嘱病人翻身打滚使淋巴囊肿的整个内表面都与硬化剂接触。然后将无水酒精全部抽出,导管留置接引流袋引流。在硬化治疗期间,这样的操作每周重复 2~3 次。

4. 硬化可在门诊进行,病人也可考虑在家中进行硬化治疗。硬化开始的几个疗程应在医院或诊所进行以确保没有意外情况发生同时病人可在此阶段熟悉手术操作。

5. 应该每天监测导管引流出的液体量。每日导管引流量可在 25~400ml/d 之间,导管留置时间可为 5~7d。

6. 有趣的是,淋巴囊肿存在感染并不意味着需要增加引流和硬化的次数。

7. 当每日经导管引流量为 10ml 或更少同时造影发现囊腔已塌陷, 在夹闭引流管数天后则可撤除导管。

(六)并发症

1. 严重并发症:没有报道发生。

2. 轻微并发症。

a. 导管引起的感染:9%。

b. 复发:6%。

导管脱出:6%。

治疗结果

1. 导管引流和硬化淋巴囊肿成功率约为 95%。

2. 淋巴囊性引流和硬化治疗优于单纯反复抽吸或导管引流,单纯反复抽吸或导管引流治疗成功率约为 50% 且感染的风险增加。

3. 淋巴囊肿外科开放手术治疗或腹腔镜袋形缝术是历史上曾选择的治疗方法,但治疗风险很大而且在有效、安全方面不如导管引流硬化治疗。

(赵凤菊,张 强)

第四节 中医治疗

一、中医对癌症的认识

(一)中医典籍对癌症的记载

中医文献提出了许多有效治疗原则。有些记载和现代医学的恶性肿瘤、癌症十分相近。

《内经》所述的肠覃、石瘕,以及《难经》中对积聚,隋巢元方在《诸病源候论》中对癥瘕所描述的病因、病机、症状体征与现代医学的胃肠、肝、脾、胰、子宫、卵巢及甲状腺等器官的肿瘤的有关论述极相类似。因恶性肿瘤(癌)初起时形如结核,后则坚硬且凹凸不平如岩石,故在中医学又称为"岩",如乳碉即乳腺癌。宋代东轩居士增注的《卫济宝书》第一次用"癌"记载肿瘤之类疾病。从明代开始就普遍采用"癌"来统称乳癌和其他恶性肿瘤古人之癥瘕积聚,泛指腹内之肿物,按之有不同手感,与现代医学中某些腹腔肿瘤极为相似;症状性命名,如反胃(胃癌),因"朝食暮吐,暮食朝吐,宿谷不化,名曰反胃"。再如噎膈(食管癌、贲门癌),因"膈塞不通,食不能下,故曰噎膈";辩证性命名,如肺痿(肺癌),宋代陈言的《三因极一病症方论》曰:"肺为五脏华盖,百脉取气,运动血脉,已养脏腑,灌注皮毛。讲理失宜,气与血乱,则成肺痿痛矣。"汉代名医张仲景也说"咳唾脓血,脉数虚者为肺痿"。中医对肿瘤的命名,主要有以上几点,但值得注意的是,中医所指的病名,往往包括现代医学中其他疾病,如上述肺痿病,除包括肺癌外,尚包括相当一部分肺部良性疾病,如肺炎、肺结核、气管炎等。所命名的病名中,除恶性肿瘤以外,还包括许多良性肿瘤,这是必须提及的。

（二）中医理论对癌症致病因素的研究

中医对致病的原因有外因、内因、不内外因以及病理产物等。肿瘤的病因也不例外。外因指六淫——风、寒、暑、湿、燥、火;内因指七情——喜、怒、忧、思、悲、恐、惊;不内外因指饮食、劳倦、痰饮、淤血;病理产物如结石等,这些病因作用于人体,或留滞于体表,或通过经络传导,或通过脏腑之间影响,或影响人体气、血、津、液,导致阴阳失调、脏腑功能失衡、气血虚弱等。但具体到每一种病,又有具体的病因、病理过程。

1. 外感六淫能使人发生癌吗

六淫指风、寒、暑、湿、燥、火六种外感病邪的统称。风、寒、暑、湿、燥、火在正常情况下称为"六气",是自然界六种不同的气候变化,对人体无害。人体生长在自然界中,对六体产生了一定的适应能力,所以正常的六气不易使人致病。当六气发生太过或不及,或非其时而有其气,以及气候变化过于急骤,在人体的正气不足,抵抗力下降时,六气才能成为致病因素,肿瘤的发生与六淫致病密切相关,现代医学研究的所谓化学的、物理的 以及病毒的等致癌物质,不外乎古人用六淫邪气或疫疠之气所概括的外在的致癌物质。六淫邪气侵及人体,客于经络,扰及气血,使阴阳失调,气血逆乱,日久成积,变成肿块,或为息肉,或为恶核,或为疽、瘤等坚硬如石,积久不消之肿瘤。因此,六淫邪气在肿瘤的发病中,是外界主要的致病因素。

2. 内伤七情能使人生癌吗

七情指喜、怒、忧、思、悲、恐、惊,属于人体正常的情志活动,与脏腑、气血有着密切的关系。心主血藏神,肝藏血主疏泄,脾主运化而位于中焦,是气机升降的枢纽,又是气血生化之源。故情志所伤的病证,以心、肝、脾三脏和气血失调为多见。中医学认为,七情内伤在肿瘤的发病及发展上有着十分重要的意义。如明代李中梓在《医宗必读·反胃噎膈》这本书中对食管癌的认识中说:"大抵气血亏损,复因悲哀忧思,则脾胃受伤,血液渐耗,郁气生痰,痰则塞而不通,气则上而不下,妨碍道路,饮食难进,塞所由成也。"这些都说明肿瘤的发生与精神情志密切相关,七情伤则主要表现为:暴怒伤肝,过喜伤心,忧思伤脾,过悲伤肺,惊恐伤肾。七情内伤,扰及气血,可致气郁、气滞、血虚、血瘀等。在七情所伤或其他因素引起脏腑亏虚、气血失调等内虚的情况下,致癌因素作为变化的条件,通过"内虚""内外合邪,"引起人体气虚血瘀、气滞血瘀、痰凝毒结,形成癌瘤。

二、中医对肿瘤的临床诊断

（一）中医如何诊断肿瘤

中医对人体肿瘤的临床诊断,基本上与其他疾病的诊断方法相同,亦须望、闻、问、切四诊合参,不可偏废。现代中医则在以往"四诊"的基础上,同时也参考现代医学各项理化检查所获得的信息,以提高肿瘤的正确诊断率。

（二）舌诊在肿瘤诊断中的重要意义

舌质:近年来一些研究表明,癌症患者与正常人舌质有非常显著差异,尤其青紫舌癌症患者为正常人的 3.9 倍,青紫舌中以肺癌为最多,结肠癌者最少;舌质淡白以白血病为最突出,原发性肝癌患者舌之两边呈紫或青色、或条纹状、或不规则开头的斑块黑点,界线分明,易于辨认,称为"肝瘿线",可作为癌症的辅助诊断。

舌苔:薄白苔、腻苔、剥苔在正常人与癌症患者之间均有明显差异,腻苔除见于胃、结肠、食管等消化道癌外,在肺癌、淋巴癌、白血病中腻苔亦不鲜见,这些患者常伴有消化功能紊乱症状;剥苔则以鼻咽癌、宫颈癌较多,可能与放疗伤阴有关。

舌体:胖舌以白血病多见,裂纹舌则以肝癌、胃癌居高。

舌脉:舌下静脉正常表现为主干不充盈,小静脉不扩张。知脉异常粗涨可作为淤血辨证依据之一;若舌下静脉粗,络脉有瘀点紫黑者,要警惕恶性肿瘤的可能。

三、中医治疗肿瘤的常用方法

在中医辨证论证体系中,治法从属于治则,其内容十分丰富,一般概括以汗、吐、下、和、温、清、消、补等八法论之。在扶正祛邪、调整阴阳、三因制宜,以及多法联用治疗原则的指导下,有关肿瘤的中医常用治法不断丰富和充实。随着中西医结合的进一步发展,用实验手段对中医的治则进行研究,阐明了中医某些治疗法则的作用原理,揭示了中医中药抗癌抑癌的机制,为中医药防治肿瘤提供了佐证,也为肿瘤的中西医结合研究和用现代科学方法研究中医治疗法则开拓了新的途径。中医防治肿瘤的常治法有:扶正培本、理气活血、清热解毒、软坚散结、化痰祛湿、以毒攻毒、养阴清热、健脾益肾、辨证论治等。肿瘤病因较复杂,多属多系统、多器官受累,寒热交错,虚实夹杂,因而以上诸法又常配合实用,而且常以扶正培本为基础,清热解毒、以毒攻毒又为肿瘤防治中常用之配伍法。

（一）扶正培本法

中医《内经》中说:"正气存内,邪不可干""邪之所凑,其气必虚"。在肿瘤患者中,绝大多数患者属本虚标实之候,故治之大法,当以扶正培本,抗癌祛邪之务,扶正与祛邪又当依证辨证应用。一般而言,肿瘤早期尚小,机体正气尚盛,多属正盛邪轻候,治当以攻为主,或兼以扶正,或先攻后补,即祛邪以扶正之法;肿瘤中期正气多以受损,但正气尚能与邪抗争,治当攻补兼施;肿瘤晚期多正气衰弱,正虚邪盛,治当以扶正为主,或兼以祛邪,或先补后攻,即扶正以祛邪。

扶正培本治则所属治法较多,包括补气养血、健脾益胃、补肾益精等,但目的在于增强机体抗病、防病及其适应能力。扶正培本亦即补法,其常用的中草药①益气:黄芪、党参、人参、黄精、白术、淮山药、甘草等;②补血:鸡血藤、当归、熟地黄、白芍、紫河车、龙眼肉、阿胶等;③滋阴:天冬、麦冬、沙参、生地黄、龟甲、鳖甲天花粉、知母、墨旱莲、女贞子等;④温阳:附子、肉桂、鹿茸、淫羊藿、补骨脂、菟丝子、锁阳、肉苁蓉、巴戟天等。

扶正培本治疗肿瘤的作用是多方面的,概括起来包括:①提高临床疗效,延长生存期;②减轻放疗及化疗的不良反应;③提高手术效果;④治疗癌前病变;⑤抑癌抗癌作用;⑥提高机体免疫力;⑦促进骨髓造血干细胞的增殖等。有关扶正培本的作用机制,近十年来的实验研究取得了一定成果,其实验研究包括扶正培本方药促进免疫作用、改善骨髓造血功能、提高内分泌体液的调节功能,调节细胞内及环磷酸腺苷 CAMP 含量和 CAMP/CGMP 的比值、抑制肿瘤的侵润和转移,以及增强机体物质代谢功能等方面。

（二）理气活血法

肿瘤的发病原因多以气滞和血瘀相关。气机不畅，则津、液、血运行代谢障碍，积而成块以生肿瘤，故此法在肿瘤防治中较为重要。肿瘤多有形，历代医家多以为癥积、石瘕、痞癖及肚腹结块等皆与淤血有关，如王清任在《医林改错》中说："肚腹结块，必有形之血"。现代医学认为，某些肿瘤的形成与局部外伤淤血有关，如形成骨瘤多有外伤史，多产妇子宫颈撕裂伤，易患宫颈癌等。癌细胞周围有大量的纤维蛋白的堆积和血小板凝集，这与淤血理论相符合，故肿瘤之实质多有淤血，常见有肿块、刺痛、唇舌青紫、舌下静脉曲张、肌肤甲错、脉涩等淤血见症，故活血化瘀法为肿瘤防治的重要大法之一。

常用的理气药有：预知子、柴胡、木香、陈皮、青皮、枳壳、枳实、砂仁、玫瑰花、檀香、槟榔、沉香、紫苏梗、旋覆花、厚朴、川楝子、延胡索、降香、丁香等。常用的活血化瘀药物有：丹参、五灵脂、王不留行、桃仁、红花、赤芍、三棱、莪术、乳香、没药、蒲黄、水蛭、穿山甲、土鳖虫、当归尾、泽兰、虎杖、石见穿、全蝎、血竭等。

在肿瘤的防治中，较少单独使用理气活血法，但在改善症状体征、并发症的治疗及病程的某些发展阶段，使用理气活血法常能收到较好的效果。活血化瘀法又常常佐以应用于肿瘤的全程治疗中。在具体应用中，理气药的作用当勿过于干燥，关键在于调。活血化瘀药亦要掌握其用量，攻伐不可太过，在许多肿瘤治疗方中，常加用三棱、莪术、丹参等，经临床验证，确有较好的疗效。

（三）清热解毒法

恶性肿瘤，特别是中晚期患者常有发热、肿瘤体增大，局部灼热、疼痛、口渴、便秘、舌红苔黄、脉数等症，皆属邪热瘀毒之候，治之当以清热解毒之法。清热解毒药能控制和消除肿瘤周围的炎症和水肿，在其阶段起到一定程度的控制肿瘤发展的作用。同时，清热解毒药又具有较强的抗癌活性，清热解毒法为肿瘤防治常用的方法之一。

常用的清热解毒药物有：白花蛇舌草、蒲公英、败酱草、土茯苓、野菊花、连翘、金银花、板蓝根、紫花地丁、半枝莲、半边莲、天葵子、七叶一枝花、苦参、黄药子、黄芩、黄柏、山豆根、紫草根、野菊花根、水杨梅根等。

在肿瘤的防治中，以辨证论治最为重要，不可中西医对号入座，虽清热解毒法为防治肿瘤的常用治法，但属于攻邪治法范围，临证时还当辨清正邪之盛衰慎而投之。大多清热解毒药具有较好的抗肿瘤作用，在肿瘤的防治中，常常加用清热解毒之品如白花蛇舌草、半枝莲等，多可收到良好的效果。

（四）软坚散结法

中医经典著作《内经》中说："结者散之。"肿瘤又名石瘕、石疽、乳岩、石瘿、肾岩等，多为有形之肿块，治疗除应当根据辨证分别予以扶正培本、理气活血、清热解毒、滋阴清热、健脾益肾、化痰祛湿外，还应兼以软坚散结以图其标，消除肿块。一般而言，软坚散结法虽较少单独用于治疗肿瘤，但在肿瘤的全程治疗中，却常常少不了软坚散结之品，软坚散结法又为肿瘤的常用治法之一。

常用的软坚散结药物有：鳖甲、石见穿、莪术、预知子、海藻、瓜蒌、地龙、牡蛎、土鳖虫、昆布等。

软坚散结法常在扶正培本和攻逐邪气时兼顾使用，可增强治疗肿瘤效果，故而在防治中常加用软坚散结之品。

（五）化痰祛湿法

肿瘤之成因除了气滞和淤血两大重要因素之外,还有痰凝和湿聚,表现为气机阻滞、痰湿凝聚、血行瘀滞,故而对某些肿瘤或肿瘤发展的某些阶段,治疗当以化痰祛湿为主,处方用药,审因论治,凡有痰湿凝聚征象者皆可用之。痰湿既为病理产物,又为继发性致病因素,痰凝湿聚成核成块,如许多肿块,不痛不痒,经久不消,逐渐增大增多,多系痰核所致,治宜化痰散结,化痰祛湿法为肿瘤的常用治法之一。根据证之夹杂轻重,又常与理气,清热、软坚、通络、健脾、利水等法相结合而用。

常用的化痰祛湿药物有:瓜蒌、皂角刺、半夏、山慈姑、贝母、葶苈子、青礞石、海浮石、前胡、马兜铃、杏仁、苍术、厚朴、茯苓、藿香、佩兰、生薏苡仁、独活、秦艽、威灵仙、穿山甲、徐长卿、木瓜、海风藤、络石藤、猪苓、茯苓、泽泻、车前子、金钱草、萆薢、防己等。

化痰祛湿法虽为肿瘤防治的常用方法之一,但临床及实验研究有关单用化痰祛湿法治疗肿瘤的报道不多见,实际上,化痰与软坚散结、祛湿与健脾是密切相关的,许多化痰药有散结的功效,因而,在扶正培本、理气活血、健脾益肾、滋阴清热、软坚散结等法中常与含化痰祛湿药,如瓜蒌、半夏、薏苡仁、猪苓、贝母、防己、山慈姑常被配伍而用之。

（六）以毒攻毒法

肿瘤是个痼恶之疾,邪素养结于体内为肿瘤的根本,毒陷邪深,非攻不可,故常用有毒之品,借其性峻力猛以攻邪,即肿瘤防治中常用的"以毒攻毒法"。某些具有毒性的药品,大多具有抗癌抑癌之功效,故在正气尚未衰竭而能耐攻的情况下,可借其毒性以抗癌。由于肿瘤病人正气多以受损,其治不耐一味猛烈攻伐,因此,以毒攻毒之应用,应适可而止,衰其大半而已,要根据患者的体质状况和耐攻承受能力,把握用量、用法及用药时间,方能收到预期的效果。同时,以毒攻毒之法较少单独全程用于治肿瘤,多在扶正培本的基础上佐以毒攻毒,或在肿瘤发展的某一阶段慎而用之,在许多有效抗癌方中常不乏以毒攻毒之品。

常用的以毒攻毒药品有:斑蝥、露蜂房、全蝎、水蛭、蜣螂、蜈蚣、蟾蜍。土鳖虫、守宫(壁虎)、常山、生半夏、生南星、马钱子、巴豆、干漆、洋金花、生附子、草乌、雷公藤、独角莲、芫花、大戟、蓖麻、雄黄、硇砂、砒石、轻粉等以毒攻毒的、药物的特点是有效剂量和中毒剂量很近,故临床应用以毒攻毒药品防治肿瘤时须慎重地掌握有效剂量,并适可而止,并可继之使用无毒或小毒的药品以扶正祛邪。以毒攻毒法不失为防治肿瘤的有效方法之一,在辩证的基础上,以毒攻毒药物辨病治疗,临床多有效验,关键在于要把握"度"。在具体应用时,要时时顾护患者的正气,并以此为依据而决定以毒攻毒药的用量及使用时间长短,必要时可先扶正培本后攻邪,或在扶正培本的基础上加用以毒攻毒药。

（七）养阴清热法

热毒乃肿瘤致病原因之一,日久则耗伤阴津,另外,肿瘤的并发症,如高烧等,又易损伤阴液,故阴虚内热为肿瘤病因病理之一。养阴清热法为防治常用方法之一,尤其在肺癌、肝癌、肾癌、鼻咽癌等肿瘤治疗中应用更为广泛。

常用的养阴清热药有:生地黄、麦冬、天冬、沙参、玄参、石斛、龟甲、鳖甲、玉竹、百合、黄精、天花粉、知母、女贞子、墨旱莲、山茱萸、牡丹皮等。

养阴清热法既可应用于肿瘤的某一阶段,也可用于全程治疗,还能应用于肿瘤的并发症,此法可归于培本扶正的范畴,临床应用较为灵活,多与益气、养血、软坚、解毒等诸法联用,对证属阴津亏耗之肿瘤多有效验。

（八）健脾益肾法

肾藏精,乃人体先天之本,脾主运化,乃人体后天之本,先后天相互促进、滋养、补充。肿瘤发病是一渐进过程,日久多有脾肾受损,补益脾肾,扶助正气,有利于正气的恢复和抗邪,又有利于放疗、化疗及手术治疗,提高机体的抗病能力,故健脾益肾法又为防止肿瘤的常用方法之一。常用的健脾药物有:人参、党参、白术、茯苓、黄芪、山药、甘草等;常用的益肾药物有:附子、肉桂、鹿角、肉苁蓉、锁阳、淫羊藿、巴戟天及枸杞子、女贞子、何首乌、黄精、紫河车、山茱萸等。

健脾益肾法为扶正培本具体治法之一,在肿瘤防治中的疗效肯定,特点是在减轻放疗、化疗的不良反应及提高其疗效方面更具有特色和优势,为肿瘤防治的常用方法。在具体应用中,健脾包括了健脾养胃,具体方法有健脾益气、健脾祛湿、补血益气、滋养脾胃、补脾生血、理脾降逆等。脾主运化,乃后天之本,脾失健运则可生湿生痰,肿瘤患者常有脾虚征象,四君子汤、六君子汤为最常用的代表方。益肾包括了滋养肾阴温阳固肾,肾为先天之本,人体的功能活动有赖于肾气推动,肿瘤病人在晚期阶段可见到肾之阴阳已虚,因而必要的益肾药常被佐以用之,以提高机体的抗病能力。六味地黄丸和肾气丸或十全大补汤为其常用代表方。

（九）中医中药在肿瘤的综合治疗中发挥了独特的作用

中医中药在肿瘤的综合治疗中发挥了独特的作用,包括改善症状,提高生存质量,延长生命,在一定程度上稳定或缩小肿瘤。通过有计划地与手术治疗、放疗、化疗相结合,可使不良反应明显减少,使远期疗效得到提高。

1. 配合手术中的中药治疗

（1）手术前中药治疗:主要是为手术作准备,改善患者的一般营养状态和某些脏器功能,以利于手术治疗。大多使用补气养血或健脾益气、滋补肝肾的药物,如四君子汤、八珍汤、保元汤、十全大补汤等,或者结合中医辨证施治加以调整。

（2）手术后中药治疗:手术后短期内给予中药治疗,目的是恢复体质,改善或减轻手术后的某些不良反应,如低热、盗汗、胃纳减退、腹胀、大便不畅等。治疗通常给予香砂六君子汤调理脾胃,玉屏风散加减来益气固表,增液汤加减以养阴生津。术后长期应用中药调理,是为了改善体质,尽量减少和避免复发与转移的发生。

2. 配合放疗的中药治疗加用中医中药治疗,可增强肿瘤细胞对放射的敏感性,预防和减轻放疗的不良反应和后遗症,并且巩固放疗效果,防止复发和转移,提高远期疗效。

中医学认为放射线是热毒之邪,易伤阴耗气,损伤脾胃运化功能,影响气血生化之源,同时气虚也可导致血瘀。根据中医理论,防治放疗的这些不良反应当以益气养阴、生津润燥、健脾和胃、滋养肝肾以及清热解毒、活血化瘀等法则来治疗,并根据不同部位和证候辨证施治,如头颈部放疗引起的口干、咽痛等反应可用增液汤加减,放射性肺炎常用清燥救肺汤治疗等。

3. 配合化疗的中药治疗　化疗药物有一定的毒性,常因严重的毒性反应影响治疗的顺利进行。化疗期间配以中医中药治疗,可以改善患者的一般状况,增强体质,防治和减轻化疗的不良反应,提高化疗效果,主要是结合了中西医药的优点,充分发挥中医中药的扶正作用和化疗药物的祛邪作用。

临床上对于化疗的全身反应如食欲缺乏、身软乏力等,可选用补气养血、滋补肝肾的四君子汤、八珍汤、升血调元汤等加减。对于化疗的消化道症状,可选用健脾和胃、降逆止呕的陈夏六君汤、旋覆代赭汤加减。对于骨髓抑制,则需要根据细胞不同成分的减少情况而辨证施治,有效方剂有八珍汤、归脾汤、龟鹿仙胶、人参养荣汤等。

四、中医食疗与癌症

(一)癌症病人是否要忌口

忌口是一个比较复杂的问题,很难一概而论,要根据癌症病人的具体情况来决定。在临床实践中还没有见到因为吃了某种食品而引起癌症复发的例子, 但经常见到有些病人这不吃、那不吃,忌口很多可癌症还是复发转移了。也常见到有些病人什么都吃,从不忌口,相反身体较好,癌症没有复发转移。

现在社会上流传的忌口食品,各个医师的说法和看法也不一样。在这个问题上,应以科学的态度,根据每个病人的具体情况而决定如手术、化疗后,病人面色苍白,全身无力,出现气血两虚,应以补气补血的食品为主,忌食凉性食品如病人发热、脉搏快、大汗,忌吃各种热性食品。从现代医学的观点来看,对癌症病人并没有忌口的说话,但认为饮食与癌症有着密切的关系。因此,能致癌的食品,自然是不能吃。社会上流传癌症患者对鸡、鸡蛋、海鲜都要忌口,是没有科学道理的,元气不足的癌症病人都可以吃。有人认为海鲜类食品是发物,不敢吃,这是不符合医学科学,海鲜类含有丰富的蛋白质与各种微量元素,对人体的营养优于其他肉类,不少海产品有软坚散结作用。癌症患者不必忌海鲜。

无论从现代医学,或者中医理论来看,癌肿病人都应适当有一些"忌口"。忌口应当根据每个癌肿病人的不同情况,适当选择。虽然按照辨证来看,有些食物不宜吃,"与病相反",但假如病人想吃,少吃一些也无妨。过分的忌口,可能反使病情恶化。癌肿病人,常有所谓癌性食欲下降,又需要适当的营养,特别在各种治疗期间。手术前后,充分的营养,可使病人顺利度过手术,术后较好康复。充分的营养,又可使放化疗的病人疗效提高,不良反应减少。即使在治疗后,充分的营养,也有利于身体免疫功能的提高,有利于康复。因此,"胃以喜为补"是有道理的,忌口太过分,是有可能"病增损命"的。病人喜欢吃的,往往就是对他最有补益作用的。

(二)哪些食物能防癌

长期以来,营养学家一致认为蔬菜含有维生素和微量元素,然而近年来,科学家还惊奇地发现,蔬菜中存在的、以前认为有害的化合物具有抗癌特性。随之,医学专家建议人们要多吃富含胡萝卜素的蔬菜如:胡萝卜、西兰花、花椰菜及菠菜等。

1955 年美国发现,甘薯中含有一种化学物质叫氢表雄酮,可以用于预防结肠癌和乳腺癌;1996 年日本国立癌症预防研究所对 26 万人饮食与癌的关系统计调查中,证明了蔬菜的防癌作用。通过对 40 多种蔬菜抗癌成分的分析与实验性抑癌试验,从高到低排列出 20 中对癌症有显著抑制效应的蔬菜,它们是:熟甘薯、生甘薯、芦笋、花椰菜、卷心菜、菜花、欧芹、茄子皮、甜椒、胡萝卜、金花菜、荠菜、茎蓝、芥菜、西红柿、大葱、大蒜、黄瓜、大白菜。英国科学家1997 年初的一次抗癌蔬菜研究结果表明,西兰花和布鲁塞尔芽菜中含有十分丰富的葡萄糖异硫氰酸盐类化合物,已从葡萄糖异硫氰酸盐中分解出了萝卜素,并从西兰花中分解出含有萝卜素生长基因的 DNA 物质,有助于加强人们对癌细胞的抵抗能力,降低患癌症的危险。而布鲁塞尔芽菜,具有与萝卜素不同的抗癌功能。

实验分析表明,在蔬菜王国里,熟、生甘薯的抗癌性,高居于蔬菜抗癌之首,超过了人参的抗癌功效。

美国癌症研究学会发现,西红柿能够预防前列腺癌。他们说,西红柿里含有的一种使西红柿呈红色的营养物质——番茄红素,能够使前列腺癌症缩小,减缓癌症扩散速度。研究人员把 33 名前列腺癌症患者分为两组,一组连续 30d 服用番茄红素,另一组不服。患者接受手术后,服用了番茄红素的患者癌细胞扩散速度减慢。番茄红素降低了癌细胞向外扩散的能力,因而使癌症组织缩小。哈佛医学院也发现,西红柿能够防癌,特别是对前列腺癌、肺癌和胃癌有效。

菠菜、芹菜等深绿色的蔬菜,含有丰富的抗氧化剂,且绿色越深,抗癌效果越强。葱、大蒜等刺激性蔬菜,含有大量抑制癌生长的化学物质。日本学者研究发现,生姜的辛辣成分对肉、鱼等含脂肪食品具有很强的抗氧化剂作用,与其他抗氧化剂比较,生姜的辛辣成分,抗氧化剂作用更有效。分析表明,辣味蔬菜中的辣味素能淡化、降低某种化学物质的活性,从而可以阻止有关细胞的癌变过程,是一种潜在的抗癌物质,故具有极大的诱惑力。茭白、芹菜等是富含纤维的蔬菜,食入肠道后,可加快肠道内食糜的排空速度,缩短食物中有毒物质在肠道内滞留时间,促进胆汁酸排泄,使粪便保持酸性,对预防大肠癌极为有益。食用胡萝卜、红萝卜、红苋菜等以红色为主的蔬菜,能增强冠状动脉血流量,降低血脂,增强人体抵抗力。

返璞归真、绿色化、无公害化,成为 21 世纪蔬菜生产的显著特点,在速冻蔬菜、罐头蔬菜、脱水蔬菜之后,又出现粉末蔬菜、汁液蔬菜、美容蔬菜、辣味蔬菜、方便蔬菜以及蔬菜疫苗等新品种,其中开发生产出的抗癌蔬菜类,颇受人们青睐。

胡萝卜素也能防癌。近二十年来许多国家的营养专家们不断研究,以寻求使人长寿的秘诀。许多人把胡萝卜素选为研究对象之一,因为专家们发现,富含胡萝卜素的蔬菜和水果能增加人体抗癌的能力,那么胡萝卜素是一种什么物质呢?

大家都知道人体是离不开维生素 A 的,因为它能促进人体生长,保护一切黏膜上皮组织的正常结构,又是合成视网膜视紫质的重要成分。另外,由于视紫质合成不足可出现"夜盲""眼干燥症""溃疡""穿孔"。维生素 A 主要来源于动物肝脏及鱼肝油。成人每月需要维生素 A800μg 视黄醇当量,如动物食品摄入不足或素食者,则需要靠摄入胡萝卜素,在体内转化为维生素 A。

在各种新鲜蔬菜和水果中,如菠菜、韭菜、青红辣椒、西红柿、胡萝卜以及橘子、杏、柿子、枇杷、红果、樱桃等,均含有丰富的胡萝卜素。胡萝卜素是维生素 A 的前生物质,进入人体后,经肝脏在酶的作用下转变为维生素 A,由于胡萝卜素能够溶解在油内,因此最好的方法是胡萝卜素和脂肪一起进食。日常生活中油煎西红柿时油色变为红色,这是胡萝卜素受热后溶解在油内引起的。基于这个道理,在吃肝时,煮肝不如"软炸肝",煮胡萝卜不如油煎胡萝卜。

许多营养专家发现,胡萝卜素能增强人体抗癌能力,增加机体免疫力,专家们认为多吃新鲜蔬菜和水果,从中吸收多种营养成分,以预防癌症。增加人体抗癌的能力,胡萝卜素能降低癌症的发病率和死亡率,更有益于健康。

醋渍黄豆(大豆)具有神奇的防治疾病、强身健体、益寿延年之功效。黄豆具有较高的防癌作用。黄豆中的硒元素能防止致癌物质与正常细胞内的脱氧核糖核酸结合,从而起到防癌作用。黄豆中的胡萝卜素进入人体小肠,受酶的作用可转变为维生素 A,而维生素 A 在人体内不仅有维护上皮组织的正常功能,防止呼吸道传染,促进人体发育,参与视紫质的形成等重要生理作用,并且还有抑制肺、肝中的致癌物质苯并芘的氧化作用。近年来科学家还发现黄豆中的钙对某些癌症,如大肠癌等有较好的防治作用。

醋也有很好的医疗保健价值,对澄清血液、强利肝肠、消除疲劳、防止老化、杀灭细菌等,都有较好的效果,醋有五大医疗作用:一是能防止和消除疲劳;二是降血压、防止动脉硬化;三是美容、滋润清洁皮肤;四是对致病菌有杀伤效力;五能抑制癌细胞生长扩散。此外,食醋还能促进人体对食物中钙、磷、铁等矿物质的溶解和吸收。

醋豆的制作和食法:将当年优质大豆洗净晾干后,放进能密闭清洁消毒的罐内,然后倒进 9v/v 米醋(浓度高的也能代替),以黄豆吸醋膨胀所需要的醋量为准。浸泡时间一般要半年到一年。食用方法:将浸泡半年以上的醋豆取出直接生吃,经醋泡制后已无豆味,且柔软可口,每天吃 10~20 粒即可。

据美国伊利诺伊大学的研究人员说,他们从大豆渣中提炼的一种己醇汁,可以抑制癌细胞的生长。

有一专家经过调查发现,海藻生产地居民的寿命普遍较长,而且癌症发病率较低。为探明其原因,他从上百种海藻中筛选出对人体免疫有增强作用的 8 种常见海藻,制成提取液直接作用于人体 T 淋巴细胞、B 淋巴细胞和单核吞噬细胞。经 60 人对比实验研究发现,使用该提取液后,不但可以增强 T 细胞的增殖与分化,还可促进白细胞介素 1、白细胞介素 6 和干扰素等分泌;增强杀伤细胞对癌症细胞的特异性杀伤功能(由不使用海藻提取液时的 41.8%提高到 56.2%);增强 B 细胞的增殖与分化,并促进其抗体的产生(由不使用海藻提取液时的 5.4ng/ml 提高到 22.0ng/ml);增强单核吞噬细胞对机体衰老细胞、癌症细胞等吞噬功能(由不使用海藻提取液时的 20%提高到 40%),并可增强其细胞因子、白细胞介素等的分泌。这些实验研究结果证明,海藻通过激活机体单核吞噬细胞系统,增强对机体衰老废物的清除和对变异细胞的监视作用,从而使人体阻止癌症的发生与发展,达到延年益寿的目的。

在上述研究的基础上,有人又对海藻中的多种成分进行了分离提取,并通过体外实验分别测定了其免疫活性,结果发现,在海藻多种成分中,只有一种分子质量为 100 道尔顿的多糖物质,有增强人体免疫功能作用。而且,该多糖物质对 T 细胞、白细胞介素 1、白细胞介素 6 和干扰素的 mRNA 的表达,有非常明显的增强作用,从而在更深的层次上进一步揭示了海藻的防癌和促进长寿之谜。

螺旋藻是一种天然植物,在土壤、沙漠、沼泽地、盐碱湖、水坑、温泉等处均有生长。它是生物链中与动物最接近的植物,具有很高的营养价值,是迄今为止人类发现的营养最全面和均衡的食品,也是防癌、抗癌的天然食品。

β-胡萝卜素是最有效抑制自由基的活性物质之一,是医学界公认的防癌物质,而螺旋藻则是所有植物中含 β-胡萝卜素多的一种。此外,螺旋藻多糖和藻蓝蛋白被医学界公认具有抗癌症的作用。螺旋藻多糖是一种天然广谱免疫促进剂,具有增强骨髓细胞活性,促进血清蛋白合成的作用,能够提高机体非特异性免疫功能,通过增强机体免疫力而抑制癌细胞。另外,螺旋藻还含有叶绿素和藻蓝素,这两种色素也是目前公认的抑癌物质,螺旋藻中的叶绿素为蔬菜的 10 倍以上,被广泛应用于各种癌症临床辅助治疗及生物研究工程。

螺旋藻中除了含有 β-胡萝卜素、螺旋藻多糖、藻蓝蛋白和叶绿素外,还有丰富的维生素 E 及多种抗自由基的微量元素。像这样集多种有效防癌抗癌物质于一身的天然绿色食品,在自然界中不多见。

美国北卡罗莱纳大学医学院的研究人员称, 他们发现了葡萄酒中的抗氧化物质白藜芦醇抗癌的机制。专家认为,这一发现有助于研究新的验证疗法。研究人员对实验鼠的研究显示,有一种蛋白质可以"保护"癌细胞,在这种蛋白质作用下,癌细胞甚至能抵御化疗。而他们通过最新研究发现,能够保护葡萄酒免受真菌感染的白藜芦醇,可以抑制合成这种蛋白质的基因,达到抗癌效果,并能使癌细胞被化疗杀灭。美国伊利诺伊大学科学家发现,白藜芦醇能够防止细胞癌变,抑制癌症细胞的扩散和与关节炎等有关的细胞炎症。其他国家的一些研究也证实,白藜芦醇具有防癌功效。

白藜芦醇富含于桑椹和花生等数十种食物中。所有酒中都含有白藜芦醇,但该物质在葡萄酒中的含量最高。过去十年中曾有研究发现,尽管法国人有高胆固醇饮食习惯,但其心血管疾病发病率很低据分析,这可能与他们吃饭时总要喝上一两杯葡萄酒有关。

五、调理情志与癌症治疗

忌忧思郁怒,戒紧张情绪。精神和人体是紧密相关的,是一个整体中互相紧密联系的两个要素。情志不遂,是导致疾病发生发展的重要因素。其可引起人体内环境的变化,气血运行的紊乱。中医《内经·素问·举痛论》中说:"百病生于气也,怒则气上,喜则气缓,悲则气消,恐则气下,寒则气收,忧则气泄,惊则气乱,劳则气耗,思则气结……"说明精神因素,尤其是忧思郁怒,对癌瘤的发病,不仅可以致病,而且往往可使病情加重,或致恶化。在临床实践中,许多癌症患者,一旦知道自己患了癌症,立刻忧心忡忡,此时食欲明显下降,全身也感到疲乏无力,有的甚至悲观绝望,严重地削弱了求生意志,削弱了自身的防御和抗癌能力,进而影响到临床的治疗效果。针对这种情况,一方面需要医护人员、亲友和病友的谅解和同情,另一方面,癌症病人自己亦应振作精神,学会自我解忧排忧,经常做到自我安慰,集中精力去战胜癌症。

紧张情绪,也是产生多种疾病的原因。对于癌症病人,要想法从各个方面减轻精神负担,包括有效的治疗,亲友的安慰、求实的态度和信心等,良好的精神状态有利于自身免疫功能的恢复和增强。与此同时,还要学会生理上的"放松",要有意识地学会使全身肌肉、神经放松,身体各部位放松。再放松过程中,要重视"意守",即一心一意,把思想集中到一点。还有一个要领就是放松时要轻轻地闭上眼睛,以避免不自主的接受外界的各种刺激信号,打扰自己脑子的"意守"信念。若做到心身两方面的放松,久而久之,病人则会感到全身轻松舒坦,甚至忘掉疼痛。同时也调整了内部气血阴阳的运行。

有求生意志,持乐观精神。强烈的求生意志、坚定的信念、良好的情绪,积极的期望是战胜癌症的法宝。一个人如果求得生存,他就会充满勇气,克服各种困难,朝着希望的目标前进,直至绝处逢生,创造出医学上的奇迹。据美国《星期六晚邮报》报道,有一位中年男子得了癌症,当时他的妻子正在怀孕,他决心要活到孩子出生那一天,结果这位中年男子 20 年后还活着。从这个真实的例子我们可以得到启示,即癌症病人如果动员自己体内足够的力量来抵抗癌症,身体本身就可能征服癌。

有求生意志,就的有乐观的情绪。我国古代医学家早已观察到了疾病与忧愁、悲伤、惊恐等因素相关,因而告诫人们要性格开朗,情绪乐观。现在医学也已揭示,肿瘤与某些精神压力所造成的情绪之间有着密切的关系。医学家们已经掌握足够的证据,说明精神焦虑引起体内激素分泌过多,从而削弱了身体抗病能力,导致肿瘤的发生和发展。即使早期肿瘤,虽然各种治疗可以治愈但由于情绪不佳,精神压抑,复发和转移的可能性要大于那些情绪乐观、精神振奋者。

回归于自然,餐天地秀色。自然界是人类生存的源泉,人要维持其生命活动,必须顺乎自然,适应自然变化的规律。老子说:"人法地,地法天,天法道,道法自然。"《素问·四气调神论》说:"阴阳四时者,万物之始终也,死生之本也。逆天则灾害生,从之则苛疾不起,是谓得道。"说明人应顺自然之道,顺应自然规律去生活,方能祛病延年。而顺应自然之道,则必须首先认识自然,掌握自然规律,然后按客观规律办事,方可以自由自在地生活,达到健康长寿的目的。但要顺应自然,认识自然,就必须回归于自然。我们知道,现在文明的发展给大自然带来了许多破坏和污染,癌症发病率的增高与现代文明的发达无不关系。城市的紧张节奏,嘈杂的噪声,大气污染,化学药物和人造物质充斥生活的各个领域,凡此种种均使癌症患者受到刺激和影响。为了避免人工化学药物或物理因素对人体的损害,养生学家要求癌症病人走出城市,生活于大自然之中。盖城市污浊之气可以令人致病,而大自然空气新鲜,泉流人影,鸟语花香,令人心旷神怡。癌症病人置身于自然幽静环境,使患者的机体与自然界万物融为一体,就能陶然自得,乐趣无穷,从而忘却病痛,有利于病体康复。在临床实践中,有的癌症病人,医师已判定无法可治,结果却在山野乡间存活下来。此种例子,不在少数。

中医中药还可提高子宫颈癌的远期疗效。虽然,宫颈原位癌的 5 年存活率为 100%,早期浸润癌 5 年存活率是 95%~100%,但中晚期宫颈癌效果不理想,因而宫颈癌总的 5 年存活率在 59.8%。治疗后康复时间越长,复发越少,10 年以后复发的机会较少,绝大多数在 3 年内复发。手术、放疗、化疗若与中药结合,既抑杀残存的癌细胞,又可改善脏腑的功能,增强体质,延长康复期,从而提高了宫颈癌的远期疗效。

六、妇科恶性肿瘤

妇科恶性肿瘤有哪些,恶性肿瘤中常见的是子宫颈癌、卵巢癌等,中医无此病名,但依据其症状与体征的表现属中医所指癥瘕、石瘕、肠蕈、崩漏、五色带的范畴。中医对本病早在,《素问》《诸病源候论》中就有记载,目前由于广泛开展防治工作,所以发病率已显著下降了。中医认为子宫颈癌与卵巢癌的发生、治疗等有些相似之处,所以两者不再分述,合并讨论之。

【病因病机】

总体认为是经行、产后不慎,邪毒(风、寒、湿、热等)内侵,以及七情所伤、饮食影响(如霉变食物有黄曲霉素,过食腌制及炙烤食品等),导致脏腑功能失常,气血失调,冲任损伤,瘀血、痰饮、湿毒内生,留滞小腹、胞宫、冲任,积结日久而为瘕。根据临床实际情况分:

正气虚损:邪之所凑,其气必虚,正不胜邪,邪毒泛滥而致。气滞血瘀情志不畅,忧郁内伤,气机紊乱,气滞血瘀而致。

痰凝湿聚:饮食不洁,饮食损伤,脾虚生痰,痰瘀互结而致。

邪毒内结:湿热邪毒壅盛,日久积结冲任、胞宫而为瘕。中医认为,癌症的发病在于"正虚",正气虚损,人体易受邪气侵袭从而致病。正气的实质是脏腑气血功能失调使机体免疫力减退,在阴阳失调的情况下才发病,只有"养正邪自消"。有些中草药既对肿瘤有放射增敏作用,又对某些正常组织具有保护作用。以活血破癥,益气消瘤为治则,采取活血、益气类药物,驱邪的同时兼顾抚养正气,瘀血日久成,养正积自除。赤芍、血竭、水蛭、红花等活血化瘀药物,能抑制血小板聚集,降低全血和血浆黏度,防止血栓形成,增强纤溶性,改善机体微循环,三棱、莪术能有效的干扰肿瘤细胞的周期,抑制肿瘤细胞的增殖。夏枯草能诱导肿瘤细胞凋亡,防止瘀血日久成;鸡内金、生山楂、牡蛎等可增强机体免疫功能和机体抗肿瘤能力,控制或阻遏肿瘤的发展,达到养正积自除的目的。射频消融术加用中药软坚散结汤口服,促进肌瘤周围组织血液循环,加速坏死组织吸收,缩短疗程,因此提高了子宫肌瘤的治愈率。

【常用中药功效与主治】

①柴胡　伞形科的一种宿根草本植物,又叫地薰、茈胡、山菜、茹草、柴草,是一种清虚热中药,用于感冒发热、寒热往来、疟疾、肝郁气滞、胸肋胀痛、脱肛、子宫脱落、月经不调等。《医学启源》:"柴胡,少阳、厥阴引经药也。妇人产前产后必用之药也。善除本经头痛,非此药不能止。治心下痞、胸膈中痛……引胃气上升,以发散表热。"李杲:"柴胡泻肝火,须用黄连佐之。欲上升则用根,酒浸;欲中及下降,则生用根,又治疮疡瘢积之在左。十二经疮药中,须用以散诸经血结气聚,功用与连翘同。"《本草经疏》:"柴胡,为少阳经表药。主心腹肠胃中结气,饮食积聚,寒热邪气,推陈致新,除伤寒心下烦热者,足少阳胆也。胆为清净之府,无出无入,不可汗,不可吐,不可下,其经在半表半里,故法从和解,小柴胡汤之属是也。其性升而散,居阳,故能达表散邪也。邪结则心下烦热,邪散则烦热自解。阳气下陷,则为饮食积聚,阳升则清气上行,脾胃之气行阳道,则饮食积聚自消散矣。诸痰热结实,胸中邪逆,五脏间游气者,少阳实热之邪所生病也。柴胡苦平而微寒,能除热散结而解表,故能愈以上诸病。大肠停积,水胀,及湿痹拘挛者,柴胡为风药,风能胜湿故也。"按今柴胡有二种,一种色白黄而大者,名银柴胡,专用治劳热骨蒸;色微黑而细者,用以解表发散。《本经》并无二种之说,功用亦无分别,但云银州者为最,则知其优于发散,而非治虚热之药明矣。《本草纲目》:"劳有五劳,病在五脏。若劳在肝、胆、心及包络有热,或少阳经寒热者,则柴胡乃手足厥阴、少阳必用之药;劳在脾胃有热,或阳气下陷,则柴胡乃引消气退热必用之药;惟劳在肺肾者不用可尔"。然东垣李氏言诸有热者宜加之,无热则不加。又言诸经之疟,皆以柴胡为君;十二经疮疽,须用柴胡以散结聚。则是肺疟肾疟,十二经之疮有热者,皆可用之矣。但要用者精思病原,加减佐使可也。如《和剂局方》治上下诸血,龙脑鸡苏丸,用银柴胡浸汁熬膏之法,则世人知此意者鲜矣。按庞元英《谈薮》云,张知阁久病疟,热时如火,年余骨立,医用茸、附诸药,热益甚。召医官孙琳诊之,琳投小柴胡汤一帖,热减十之九,三服脱然。琳曰,此名劳疟,热从髓出,加以钢剂,气血愈亏,安得不瘦?盖热有在皮肤、在脏腑、在骨髓,非柴胡不可。若得银柴胡,只须一服,南方者力减,故三服乃效也。观此,则得用药之妙矣。寇氏之说,可尽凭乎?《本草正义》:"柴胡味苦,而专主邪热",故《名医别录》称其微寒。然香气馥郁,而体质轻清,气味俱薄,故与其他之苦寒泄降者,性情功用,大是不同。《本经》、《别录》主治,多属肠胃中饮食痰水停滞积聚之症,则诸般积聚,

皆由于中气无权,不能宣布使然。柴胡能振举其清阳,则大气斡旋,而积滞自化。其治外邪寒热之病,则必寒热往来,邪气已渐入于里,不在肌表,非仅散表诸药所能透达,则以柴胡之气味轻清芳香疏泄者,引而举之以祛邪,仍自表分而解,故柴胡亦为解表之药,而与麻、桂、荆、防等专主肌表者有别。且柴胡证之呕逆及胸痞痛诸症,固皆肝胆木邪横逆为患,乃以柴胡之升腾疏泄者治之,既非镇摄之品,何以能制刚木之横? 则以病由外来之邪所乘,肝胆之阳,遏抑不得宣布,失其条达之本性,因而攻动恣肆。柴胡能疏泄外邪,则邪气解而肝胆之气亦舒,木既畅茂,斯诸证自已。乃或又因此而谓柴胡能平肝胆之横,凡遇木火上凌,如头痛耳胀,眩晕呕逆、胁肋胀痛等症,不辨是郁非郁,概投柴胡,愈以助其鸱张,是为教猱升木,则又毫厘之差,千里之谬矣。且柴胡之治寒热往来,本主外感之病也,故伤寒、温热、湿温诸病,始则火寒大热,已而寒热间断,发作有时,胸胁不舒,舌苔浊腻者,斯为邪在半表半里,柴胡泄满透表,固是专司。若乍病之时,忽寐忽热,一日数作,则邪在气分,尚是表病,柴胡亦非其治。若至病久气虚,亦复寒热来往,而脉见虚软,舌色光滑,疑谓虚热,又非邪盛之寒热可比,则柴胡升举,亦非所宜。惟必审知其为脾阳不振,中气下陷,则东垣补中益气之方,乃堪采用,特其少少之辅佐品耳。至如疟病之寒热往来,既有不移时刻,又似仲景小柴胡成法,正为此证一定不易之主方。然在寒热方盛之初,或多寒,或多热,亦当分别见证,各为治疗,并非用得一味柴胡,便可自谓通治疟病之秘钥。惟必至寒热发作,虽有定时,而日至日晏,则邪入渐深,乃为正气不足,清阳下陷之候,所谓阳病渐入于阴,非柴胡升举其清气,不能提出阴分,还归于表而病解,则柴胡乃是必不可少之药。又疟缠既久,邪势已衰,而正气亦惫,是又所谓脾阳不振之候,亦必以柴胡升举中气,使其清阳敷布,而后寒热可止,则须与补脾之药并用,东垣之补中益气汤方,最为合拍,是乃虚疟之宜于柴胡者。此外则虽是往来之寒热,而柴胡亦非必用之药矣。约而言之,柴胡主治,止有二层:一为邪实,则外邪之在半表半里者,引而出之,使还于表,而外邪自散;一为正虚,则清气之陷于阴分者,举而升之,使返其宅,而中气自振。此外则有肝络不疏之症,在上为胁肋撑痛,在下为脐腹膜胀,实皆阳气不宣,木失条达所致,于应用药中,少入柴胡,以为佐使而作向导,奏效甚捷。柴胡以气胜,故能宣通阳气,祛散外邪,是去病之药,非补虚之药。在脾虚之病用之者,乃借其升发之气,振动清阳。提其下陷,以助脾土之转输,所以必与补脾之参、芪、术并用,非即以柴胡补脾也。甄权《药性论》谓,治热劳骨节烦疼,虚乏羸瘦,盖亦指脾气不振,清阳陷入阴分者言之,故下文更有宣畅气血四字。明谓此是气血不畅,用柴胡以振举其清气,则气血自能宣畅,且可透泄其热,斯为热劳羸瘦之正治。初非谓劳瘵既成之后,血液耗竭,灼热将枯,而亦以柴胡升散之也。乃后人不知辨别,竟误以为劳瘵通治之良方。《日华子本草》竟有补五劳七伤之句,以升阳散邪之药而妄称为补,大错铸成,实源于此;洁古因之,亦宜以除虚劳三字为言,盖至此而柴胡遂为虚劳之专主矣。亦知劳有五藏之分,虚亦有中下之异,而无不发内热者。心脾之劳,阳气郁结而为灼热,以柴胡升举而泄散其热,宜也。若肝肾之劳,阴精耗烁而为蒸热,亦以柴胡拔本而发扬其热,可乎? 中虚之热,为阳入于阴,以柴胡提出阴分,是使之返归本位,如人坠深渊,挈之登岸,是也。若下虚之热,为阴出之阳,亦以柴胡举之上升,是使之脱离根底,如百谷丽土,拔之石上,可乎?

现代药理研究表明:柴胡胡皂甙 d 灌胃或腹腔注射对小鼠艾氏腹水癌有抑制肿瘤生长作用,且能明显延长动物的生存时间。用柴胡以新西兰纯种白兔制备具有抗癌效应的肿瘤坏死因子(TNF),以肝癌细胞作为靶细胞,结果使癌细胞坏死、裂解;用 Hela 细胞和肺腺细胞做同样实验,亦获相同结果。小鼠腹腔注射柴胡多糖(分子量9900)可显著增加脾系数,腹腔巨噬细胞吞噬百分数及吞噬指数和流感病毒血清中抗体滴度,但不影响脾细胞分泌溶血素。柴胡多糖对正常小鼠迟发超敏反应(DTH)无作用,但可以完全及部分恢复环磷酰胺或流感病毒对小鼠DTH反应的抑制。柴胡多糖明显提高ConA活化的脾淋巴细胞转化率及天然杀伤细胞的活性,表明柴胡多糖能提高小鼠体液和细胞免疫功能,并使免疫抑制状态有一定程度的恢复。柴胡多糖还有抗辐射作用。

②当归　伞形科植物当归Angelica sinensis(Oliv.)Diels的干燥根。当归味甘而重,故专能补血,其气轻而辛,故又能行血,补中有动,行中有补,为血中之要药。因而,它既能补血,又能活血,既可通经,又能活络。凡妇女月经不调,痛经,血虚闭经,面色萎黄,虚弱贫血,子宫出血,产后瘀血,经期(月经来潮时,出现口鼻流血)等妇女的常见病,都可以用当归治疗甘温质润,为补血要药。用于心肝血虚,面色萎黄,眩晕心悸等。如四物汤。若气血两虚者,如当归补血汤、人参养荣汤等。

既能补血、活血,又能调经,为妇科要药。用于血虚或血虚而兼有瘀滞的月经不调,痛经,经闭等症。

补血活血,又兼能散寒止痛,用于血虚,血滞而兼有寒凝,以及跌打损伤,风湿痹阻的疼痛证。现代用于冠心病心绞痛、血栓闭塞性脉管炎等,亦取得一定疗效。

既能活血消肿止痛,又能补血生肌,故亦为外科痈疽疮疡所常用。

养血润肠通便功效用于血虚肠燥便秘。

《主治秘诀》云:当归,其用有三:心经本药一也,和血二也,治诸病夜甚三也。治上、治外,须以酒浸,可以溃坚,凡血受病须用之。眼痛不可忍者,以黄连、当归根酒浸煎服。又云:血壅而不流则痛,当归身辛温以散之,使气血各有所归。

李杲:当归头,止血而上行;身养血而中守;梢破血而下流;全活血而不走。

《汤液本草》:当归,入手少阴,以其心主血也;入足太阴,以其脾裹血也;入足厥阴,以其肝藏血也。头能破血,身能养血,尾能行血,用者不分,不如不使。若全用,在参、芪皆能补血;在牵牛、大黄,皆能破血,佐使定分,用者当知。从桂、附、茱萸则热;从大黄、芒硝则寒。惟酒蒸当归,又治头痛,以其诸头痛皆属木,故以血药主之。

《韩氏医通》:当归主血分之病,川产力刚可攻,秦产力柔宜补。凡用本病宜酒制,而痰独以姜汁浸透,导血归源之理,熟地黄亦然。血虚以人参、石脂为佐,血热配以生地黄、姜黄、条芩,不绝生化之源;血积配以大黄,妇人形肥,血化为痰,二味姜浸,佐以利水药。要之,血药不容舍当归,故古方四物汤以为君,芍药为臣,地黄分生熟为佐,川芎为使,可谓典要云。

《本草汇编》:当归治头痛,酒煮服,取其清浮而上也。治心痛,酒调末服,取其浊而半沉半浮也。治小便出血,用酒煎服,取其沉入下极也,自有高低之分如此。王海藏言,当归血药,如何治胸中咳逆上气,按当归其味辛散,乃血中气药也,况咳逆上气,有阴虚阳无所附者,故用血药补阴,则血和而气降矣。

《本草汇言》:诸病夜甚者,血病也,宜用之,诸病虚冷者,阳无所附也,宜用之。温疟寒热,不在皮肤外肌肉内,而洗在皮肤中,观夫皮肤之中,营气之所会也,温疟延久,营气中虚,寒热交争,汗出洗洗,用血药养营,则营和而与卫调矣,营卫和调,何温疟之不可止乎。

《本草正》:当归,其味甘而重,故专能补血,其气轻而辛,故又能行血,补中有动,行中有补,诚血中之气药,亦血中之圣药也。大约佐之以补则补,故能养营养血,补气生精,安五脏,强形体,益神志,凡有形虚损之病,无所不宜。佐之以攻则通,故能祛痛通便,利筋骨,治拘挛、瘫痪、燥、涩等证。营虚而表不解者,佐以柴、葛、麻、桂等剂,大能散表卫热,而表不敛者,佐以大黄之类,又能固表。惟其气辛而动,故欲其静者当避之,性滑善行,大便不固者当避之。凡阴中火盛者,当归能动血,亦非所宜,阴中阳虚者,当归能养血,乃不可少。若血滞而为痢者,正所当用,其要在动、滑两字;若妇人经期血滞,临产催生,及产后儿枕作痛,具当以此为君。

《本草正义》:归身主守,补固有功,归尾主通,逐瘀自验,而归头秉上行之性,便血溺血,崩中淋带等之阴随阳陷者,升之固宜,若吐血衄血之气火升浮者,助以温升,岂不为虎添翼?是止血二字之所当因症而施,固不可拘守其止之一字而误谓其无所不可也。且凡失血之症,气火冲激,扰动血络,而循行不守故道者,实居多数,当归之气味俱厚,行则有余,守则不足。

《本草新编》:当归,味甘辛,气温,可升可降,阳中之阴,无毒。虽有上下之分,而补血则一。入心、脾、肝三脏。但其性甚动,入之补气药中则补气,入之补血药中则补血,无定功也。

当归的食用方法:当归别名:秦归、云归、西当归、岷当归。当归具有调经止痛,润肠通便,补血活血。酒当归活血通经。用于经闭痛经,风湿痹痛,跌扑损伤这些功效。

当归有"十方九归"和"药王"之美称,特别是用于治疗妇科疾病更是功效卓著,素有妇科"圣药"和"血家百病此药通"之说。以下为大家介绍几种常见的当归的服用方法:

当归肉桂酒:当归30g,熟地黄50g,红花15g,肉桂6g,甜酒1000g。用甜酒浸泡各药1~2周以上即成。当归补血活血,调经止痛,熟地黄滋补阴血,红花,肉桂活血通经,用甜酒可行血脉。用于血虚,或有瘀滞的经闭,月经不调。

当归补血汤:当归10g,黄芪60g。煎水饮.亦可将用量增加,煎成膏滋食。源于《内外伤辨惑论》。本方重用黄芪,次为当归,意在补气而益血。用于失血后气血耗伤,或气虚血亏,体倦乏力,头昏。

归芪鸽肉汤:当归20g、黄芪50g、淮山药20g、红枣20g。将鸽去毛及内脏,洗净切块放砂锅中加水及药物、调料共煮至鸽肉烂熟,吃肉饮汤。有益气血、补虚损之功效,适用于病后或产后身体虚弱、心悸气短、倦怠乏力、失眠健忘、记忆力下降、食欲不佳以及贫血、神经官能症和更年期综合征等症状。

现代药理研究

对子宫平滑肌的作用:研究表明当归挥发油对兔、豚鼠、小鼠、大鼠、狗等动物未孕、早孕、晚孕、产后的离体子宫均有直接抑制作用,使节律性收缩逐渐变小至消失,呈弛缓状态。并对抗垂体后叶素、组胺、肾上腺素及乙酰胆碱等引起的子宫收缩。

对心血管系统的作用:当归煎剂或根及叶中所含挥发油可使心肌收缩频率明显受到抑制,可以使兔离体心房不应期延长,对乙酰胆碱或电流引起的麻醉猫及犬心房纤颤有治疗作用。

对血液及心血管系统:大鼠口服当归水煎液后,血浆凝血时间延长,可使血栓减少,血栓增长速度减慢,有明显的抗血栓作用。

对消化系统:对小鼠急性四氯化碳中毒引起的肝损伤具有保护作用;对慢性肝损害有一定减轻纤维化和促进肝细胞功能恢复作用。呼吸系统:当归浸膏对慢性气管炎并发的肺气肿和早期或缓解期肺心病有相当疗效,用药后显著改善肺通气功能,体力有相当恢复。

免疫作用:当归及其萃取物阿魏酸钠和当归多糖对单核-巨噬细胞系统有明显的刺激作用,对免疫功能低下的机体也有免疫调解和恢复作用。当归对健康人的淋巴细胞转化也有促进作用。

抗炎作用:当归成分正丁烯内酯及苯内酯可松弛气管平滑肌,对抗组织胺-乙酰胆碱引起的支气管气喘。

抗癌作用:当归可广泛用于各种肿瘤,尤其是妇科肿瘤,以气血停滞、瘀血凝聚者最宜。对血虚羸瘦的中晚期癌症或手术、放疗、化疗后正气虚弱之患者,亦可选用当归,以扶正抗癌。

抗菌作用:当归煎剂在试管内对大肠杆菌、伤寒及副伤寒杆菌、痢疾杆菌、变形杆菌、白喉杆菌等有轻度抑制作用。

除自由基:当归中阿魏酸具有抗脂质过氧化作用,能直接消除自由基,抑制氧化反应和自由基反应,并能与生物膜磷脂结合,保护膜脂质拮抗自由基对组织的损害。

抗老防老:当归煎剂对小鼠学习记忆具有明显的影响,用迷宫法测定,当归能改善三氯化铝所致的痴呆,降低痴呆小鼠脑的过氧化酯质水准,和 B 型单胺氧化的活性,能治疗老年痴呆症。

促进造血:当归水浸液中阿魏酸钠和当归多糖,均能显着促进血红蛋白及红血球细胞的生成,故有抗贫血作用。

外科亦用此药,对于肿疡期的散瘀消肿,溃疡期的养血生肌,都有着良好的疗效。

当归有保护肝脏功能。

抗肿瘤作用:当归的五种多糖样品进行小鼠体内抗肿瘤药物筛选,结果,各多糖样品对大鼠移植性肿瘤 EC、Hep、S180、Lewis、B16 等瘤株具有一定程度的抑制作用,其肿瘤生长抑制率可达 39%,副作用较少,且可长期用药。如将当归多糖与某些化学药联合应用,可望在治疗上起到协同作用,并能减轻化疗药物的副作用。给接种 EC 的小鼠 sc 东当归多糖可明显延长动物生存期。若东当归多糖与巨噬细胞激活因子同时存在时,激活的巨噬细胞可表现对 EL-4 白血病细胞的溶细胞作用。但目前还不清楚当归多糖的抗肿瘤活性是否与体内介导干扰素的产生、激活巨噬细胞和(或)自然杀伤细胞有关。观察到当归多糖对正常小鼠、肿瘤小鼠和 X 线照射的肿瘤小鼠的外周血 T 和 B 淋巴细胞数量有明显影响。故有人推测当归多糖的抗肿瘤作用可能同增加机体免疫功能有密切关系。

③郁金　又名:毛姜黄(《广州植物志》)。多年生宿根草本郁金,味辛、苦,性寒。归肝、心、肺经,具有行气化瘀、清心解郁、利胆退黄、活血止痛、行气解郁、清心凉血之用。

黄郁金又名:黄丝郁金、广玉金。为植物姜黄的干燥块根。

黑郁金又名:温郁金、川玉金。为植物郁金的干燥块根。

白丝郁金亦为植物郁金的干燥块根。

绿丝郁金为植物莪术的干燥块根。

《本草备要》:"行气,解郁;泄血,破瘀。凉心热,散肝郁。治妇人经脉逆行,"《本草从新》:"能开肺金之郁。"《药性论》:治女人宿血气心痛,冷气结聚,温醋摩服之。《唐本草》:主血积,下气,生肌,止血,破恶血,血淋,尿血,金疮。《本草汇言》:郁金,清气化痰,散瘀血之药也。其性轻扬,能散郁滞,顺逆气,上达高巅,善行下焦,心肺肝胃气血火痰郁遏不行者最验,故治胸胃膈痛,两胁胀满,肚腹攻疼,饮食不思等证。又治经脉逆行,吐血衄血,唾血血腥。此药能降气,气降则火降,而痰与血,亦各循其所安之处而归原矣。前人未达此理,乃谓止血生肌,错谬甚矣。郁金为血中之气药,善解血郁,气郁,其性畏公丁香,母丁香,孕妇宜慎用。如果配合生地黄,牡丹皮,栀子等凉血药,可以用于血热妄行有瘀滞现象者。

④黄芪　又名黄耆,为植物和中药材的统称。内蒙黄芪、膜荚黄芪、绵黄芪、多序岩黄芪(又名"红芪")、日本黄芪(又名"和黄芪")。中药材黄芪为豆科草本植物蒙古黄芪、膜荚黄芪的根,具有补气固表、利水退肿、托毒排脓、生肌等功效。黄芪的药用迄今已有2000多年的历史,其有增强机体免疫功能、保肝、利尿、抗衰老、抗应激、降压和较广泛的抗菌作用。古代写作黄耆,李时珍在《本草纲目》中解释为:"耆,长也。黄耆色黄,为补药之长,故名。"意为"耆"指的是稳重而有威望的老人,黄芪为补药之长,因之称其为"黄芪"。黄芪的药用历史至21世纪初已有2000多年,最早的应用记录见于汉墓马王堆出土的帛书"五十二病方",《神农本草经》列为上品。

《本草正义》黄耆,补益中土,温养脾胃,凡中气不振,脾土虚弱,清气下陷者最宜。其皮味浓质厚,力量皆在皮中,故能直达人之肤表肌肉,固护卫阳,充实表分,是其专长,所以表虚诸病,最为神剂。"凡饥饱劳役,脾阳下陷,气怯神疲者,及疟久脾虚,清气不升,寒热不止者,授以东垣之补中益气汤,无不捷效,正以黄芪为参、术之佐,而又得升、柴以升举之,则脾阳复辟,而中州之大气斡旋矣"。

《本经逢原》:"入肺而固表虚自汗,入脾而托已溃痈疡"。《本经》首言痈疽久败,排脓止痛,次言大风癞疾,五痔鼠瘘,皆用生者,以疏卫气之热。性虽温补,而能通调血脉,流行经络,可无碍于壅滞也。其治气虚盗汗自汗,及皮肤痛,是肌表之药。治略血柔脾胃,是中州之药。治伤寒尺脉不至,补肾脏元气不足,及婴儿易感风邪,发热自汗诸病,皆用炙者,以实卫气之虚,乃上中下内外三焦药,即《本经》补虚之谓。如痘疹用保元汤治脾肺虚热,当归补血汤治血虚发热,皆为圣药。

黄芪对于肿瘤化疗放疗以及手术后的治疗效果尤为明显。患者出现贫血、浮肿,食欲不振、容易出汗及感冒等,常是应用黄芪的指征。临床常用黄芪建中汤、十全大补汤等。曾治疗1例多发性骨髓瘤患者,其主要症状为多汗、恶风,发高热,用黄芪60g,肉桂10g,配合真武汤,服药1周后,出汗恶风显著减少,治疗1年,病情稳定,几乎未出现发热。十全大补汤是常用的肿瘤后的体力增强剂,日本应用比较普遍。其组成为:黄芪15g、肉桂3g、人参5g、白术10g、茯苓12g、甘草3g、当归6g、川芎6g、熟地12g、白芍10g,水煎服,日分2~3次服用。中国传统有丸剂和膏剂,日本有颗粒剂,主要是便于久服。

随着现代医学对黄芪认识的逐步深入,植物黄芪中主要涉及多种皂甙、黄酮、多糖,以及氨基酸、亚油酸、生物碱、胆碱等等,其化合物具有较强的生物活性。

对中枢神经、心血管的作用:30%黄芪煎剂,可加强小鼠对学习的记忆和巩固记忆作用。

对心血管作用:煎剂、黄芪皂甙甲动物试验有降压作用。

利尿作用:煎剂对实验动物或人体均可使尿量增加,显示较强的利尿作用。

抗炎作用:黄芪皂甙甲可对抗组胺、5-羟色胺引起的大鼠皮肤血管通透性增加,对角叉菜胶引起的大鼠足跖肿胀有抑制作用。黄芪 多糖能显著增加小鼠巨噬细胞的吞噬功能。提高空斑形成细胞的溶血能力和明显的碳粒廓清作用。

抗病毒作用:对 Sindbis 病毒、新城疫病毒(NDK)、滤泡性口腔炎病毒(VSV)及流感病毒有抗病毒作用。

此外,有抗衰老、抗肿瘤等作用。西方最新研究的结果也证实,服用黄芪的时候,最好不要服用环磷酰胺(cyclophosphamide 癌得星,安道生,是免疫抑制剂及抗肿瘤药),否则互相会相克。另外,有一些品种有一定的毒性,所以不能随便服用,服用量最好根据医生的医嘱。

⑤白花蛇舌草 茜草科耳草属的植物。苦甘,寒。无毒。入心经、肝经、脾经。 清热解毒;利湿。主治:肺热喘咳;咽喉肿痛;肠痈;疖肿疮疡;毒蛇咬伤;热淋涩痛;水肿;痢疾;肠炎;湿热黄疸;癌肿。用法与用量:内服:煎汤,15~30g,大剂量可用至 60g;或捣汁。外用:捣敷。治肺热喘咳,扁桃体炎。咽喉炎,阑尾炎,痢疾,尿路感染,黄疸,肝炎,盆腔炎,附件炎,痈肿疔疮,毒蛇咬伤,肿瘤。

《广西中药志》:治小儿疳积,毒蛇咬伤,癌肿。 外治白泡疮,蛇癞疮。《泉州本草》:清热散瘀,消痈解毒。治痈疽疮疡,瘰疬。又能清肺火,泻肺热。治肺热喘促、嗽逆胸闷《广西中草药》:清热解毒,活血利尿。治扁桃体炎,咽喉炎,阑尾炎,肝炎,痢疾,尿路感染,小儿疳积。

治子宫肌瘤:主要用于初始期,大小在 5cm 以内的小肿瘤。取白花蛇舌草消肿散结、活血祛瘀之功。常与半枝莲、山慈姑、莪术、丹参、当归、川芎、白芍、甘草配伍应用。

治疗早期子宫绒毛膜癌:白花蛇舌草 60~120g。煎水,代茶频饮,每日 1 剂。

其抗肿瘤作用在体外(相当生药 6g/ml)对急性淋巴细胞型、粒细胞型、单核细胞型以及慢性粒细胞型的肿瘤细胞有较强抑制作用(美蓝试管法);用瓦氏呼吸器测定,对前二者的抑制作用亦较强。

⑥半枝莲 通经草、紫连草、并头草、牙刷草、小韩信草、水韩信、小耳挖草、溪边黄芩、金挖耳,野夏枯草、方яр儿、半向花、半面花、偏头草、四方草耳挖草、小号向天盏、虎咬红、再生草,赶山鞭,狭叶向天盏,辛,平。唇形科,功效:清热,解毒,散瘀,止血,定痛。治吐血,衄血,血淋,赤痢,黄疸,咽喉疼痛,肺痈,疔疮,瘰疬,疮毒,癌肿,跌打刀伤,蛇咬伤。

验方包括:治疗宫颈癌 半枝莲、瓦楞子、石燕各 30g,党参、白术、丹参、山药、漏芦各 9g,甘草 3g;或半枝莲、铁树叶、败酱草、草河车各 15g,黄芪、丹皮各 9g,赤芍、甘草各 6g 水煎,日服 2 次。能使症状基本消失。

绒毛膜癌 半枝莲 60g,龙葵 30g,紫草 15g 水煎 2 次分服,日 1 剂。亦宜于恶性葡萄胎。

卵巢癌 半枝莲 60g,龙葵、白英、白花蛇舌草、鳖甲各 30g 水煎,日服 2 次。宜于浆液性囊腺癌及原发性腺癌。

《泉州本草》:清热,解毒,祛风,散血,行气,利水,通络,破瘀,止痛。内服主治血淋,吐血,衄血;外用治毒蛇咬伤,痈疽,疔疮,无名肿毒。成都《常用草药治疗手册》:治食道癌、胃癌、子宫癌。广州部队《常用中草药手册》:清热解毒。治癌见到改善症状的效果;阑尾炎,肝炎。治癌症:半枝莲,蛇葡萄根各 50g,藤梨根 200g,水杨梅根 200g,白茅根,凤尾草,半边莲各 25g。水煎服,(浙江民间常用中药)。

宫颈癌:半枝莲、瓦楞子、石燕各 30g,党参、白术、丹参、山药、漏芦各 9g,甘草 3g;或半枝莲、铁树叶、败酱草、草河车各 15g,黄芪、丹皮各 9g,赤芍、甘草各 6g,水煎,日服 2 次。能使症状基本消失。绒毛膜癌 半枝莲 60g,龙葵 30g,紫草 15g,水煎 2 次分服,日 1 剂。亦宜于恶性葡萄胎。

卵巢癌：半枝莲 60g，龙葵、白英、白花蛇舌草、鳖甲各 30g 水煎，日服 2 次。动物实验证实，半枝莲对肉瘤 180、艾氏腹水癌、脑瘤 22 等均有一定抑制作用。日本学者在通过体外实验对 800 种中药作抗肿瘤活性筛选时发现有 88 种中药对肿瘤细胞增殖的抑制率在 90% 以上，其中半枝莲对 JTc-26 瘤细胞体外抑制率达 100%，其对正常细胞的抑制率则仅为 50%。在观察这些中药的临床抗肿瘤疗效时发现，即使是对治疗乏术的晚期肿瘤，亦有改善症状、抑制肿瘤增殖和延长患者生命的作用。

⑦茯苓 多孔菌科茯苓的干燥菌核。本品甘淡渗利，性平不偏，兼能补虚。既善渗湿利水，又能健脾宁心，凡水湿、停饮无论寒热或兼脾虚咸宜。

古人称茯苓为"四时神药"，因为它功效非常广泛，不分四季，将它与各种药物配伍，不管寒、温、风、湿诸疾，都能发挥其独特功效。茯苓味甘、淡、性平，入药具有利水渗湿、益脾和胃、宁心安神之功用。现代医学研究：茯苓能增强机体免疫功能，茯苓多糖有明显的抗肿瘤及保肝脏作用。但虚寒精滑或气虚下陷者忌服。《药性论》："开胃，止呕逆，善安心神。主肺痿痰壅。治小儿惊痫，心腹胀满，妇人热淋。"《日华子本草》："补五劳七伤，安胎，暖腰膝，开心益智，止健忘"。《别录》："止消渴，好睡，大腹，淋沥，膈中痰水，水肿淋结。开胸腑，调脏气，伐肾邪，长阴，益气力，保神守中"。《本经疏证》："夫气以润而行，水以气而运，水停即气阻，气阻则水淤"。茯苓者，纯以气为用，故其治咸以水为事，观于仲景书，其显然可识者，如随气之阻而宣水（茯苓甘草汤）；随水之淤而化气（五苓散）；气以水而逆，则冠以导水而下气随之（茯苓桂枝甘草大枣汤、茯苓桂枝白术甘草汤）；水以气而涌，则首以下气而导水为佐（桂枝五味甘草及诸加减汤）；水与气并壅于上，则从旁泄而虑伤无过（茯苓杏仁甘草汤、茯苓戎盐汤、茯苓泽泻汤）；气与水偕溢于外，则从内挽而防脱其阳（防己茯苓汤）；气外耗则水内迫，故为君于启阳之剂（茯苓四逆汤）；气下阻则水中停，故见功于妊娠之痫（桂枝茯苓丸、葵子茯苓散）。凡此皆起阴以从阳，布阳以化阴，使请者条甽，浊者自然退听，或从下行，或从外达，是用茯苓之旨，在补不在泄，茯苓之用，在泄不在补矣也。

抗肿瘤作用：近年来有资料显示，茯苓多糖对小鼠肉瘤有抑制作用，其作用与胸腺有关，可激活局部补体。在体内具抗癌活性，并能促进人体的免疫功能；所含茯苓聚糖对肉瘤 S-180 的抑制效率可达 96.88% 免疫调节作用：据报道，桂枝茯苓丸中对免疫系统的调节很可能是多途径的。该药一方面通过增强巨噬细胞吞噬功能，增强机体的非特异性免疫力，其抗肿瘤作用与其免疫调节作用密切相关。实验表明，桂枝茯苓丸具有抑制荷瘤小鼠肿瘤生长的作用，抑制率达 22.84%，能延长荷瘤小鼠生存期，生命延长率为 42.3%。据报道，桂枝茯苓丸 还对轻症系统性红斑狼疮有辅助治疗作用，对子宫内膜异位症组织特异性体液免疫有抑制作用。

桂枝茯苓汤：桂枝（三钱），茯苓（三钱），甘草（二钱），丹皮（三钱），芍药（三钱），桃仁（三钱）。功效活血，化瘀，消症。用于妇人宿有症块，或血瘀经闭，行经腹痛，产后恶露不尽，淤血留结胞宫，妊娠胎动不安，漏下不止，血色紫黑晦暗，腹痛拒按等。方用桂枝温经通脉，促进血循；茯苓上益心脾，下利湿浊；芍药滋阴柔肝，合丹皮凉血清淤热；桃仁活血化淤以破症瘕。诸药相伍，则血脉通，淤血化，症块消而诸症除。桂枝茯苓丸，首见于东汉张仲景著《金匮要略·妇人妊娠病脉篇》，又名夺命丹（《妇人大全良方》）、催生汤（《济阴纲目》），是为妊娠宿有癥病以致漏下不止而设。《金匮玉函经二注》中说：桂枝、桃仁、丹皮、芍药能去恶血；茯苓亦利腰脐间血，即是破血。然有散有缓、有收有渗，结者散以桂枝之辛。《金匮要略方义》中说：桂枝茯苓丸为化瘀消症之缓剂。方中以桃仁、丹皮活血化瘀；则等量之白芍，以养血和血，庶可去瘀养血，使瘀血去，新血生；加入桂枝，既可温通血脉以助桃仁之力，又可得白芍以调和气血。由此可见，桂枝在桂枝茯苓丸中意义颇大。桂枝茯苓丸由桂枝、茯苓、牡丹皮、白芍、桃仁中药组成。《本经疏证》云：“桂枝利关节，温经通脉……其用之道有六：曰和营，曰通阳，曰利水，曰下气，曰行瘀，曰补中。其功最大，施之最广，无如桂枝汤，则和营其首功也。”所谓桂枝能温通经脉，即是和营、通阳、行瘀等功能的体现。

据现代药理学研究，桂枝有缓解血管平滑肌痉挛的作用。可见，调和气血就是通过桂枝扩张血管、调整血液循环的功能，以促进炎症的消散吸收。所谓“通阳”，即宣通阳气，因阴血有赖于阳气的推动功能得以运行，亦即调整血液循环的作用。《本经疏证》又云：“桂枝能于阴中宣阳”，实际上就是入血通阳的意思，方中丹皮性味辛寒，本善通血脉中热结，桂枝配丹皮，寒温相济，性较平和；且桂枝配芍药调理阴与阳，茯苓配丹皮调理气与血。至于桃仁，尤能消散凝血，溶化血块。实验证明，桃仁有“阻止血液凝固的作用”，诸药配伍，共凑活血，化瘀，消癥的功效。桂枝茯苓丸最初用于治疗因包块引起的妊娠胎动不安，现在已广泛运用于多种病症，常用于治疗子宫内膜炎、附件炎、月经不调、痛经、流产后阴道出血、子宫肌瘤、宫外孕、卵巢囊肿、不孕症等，而且效果显著，副作用小，患者可以放心服用。本方 2g 同麦秆半纤维素 B 和卵白糖肽的葡萄糖液（WOG）混合口饲小鼠，共 90 日，对甲基胆蒽诱发皮下癌的小鼠生存时间无延长作用，但能完全抑制脾的淀粉样变性，如果将本药与灵芝一起和 WOG 合用，则可使给药组小鼠生存时间明显延长。

肝郁气滞：疏肝理气，清热解毒。丹栀逍遥散加减（药味略）。

热毒瘀结：清热解毒，活血化瘀。解毒化瘀方（黄柏、土茯苓、白花蛇舌草、蚤休、蒲公英、三棱、莪术、丹参、延胡索等）。

肝肾阴虚：滋肾养肝，清热凉血。清热固经汤（生地、地骨皮、龟板、牡蛎、阿胶、山栀、地榆、黄芩、藕节、棕榈炭、甘草）加减。

心脾两虚：健脾养心，补血止血。归脾汤加减（药味略）。

脾肾阳虚：健脾补肾，温阳止血。右归丸加减（药味略）。

湿毒蕴结：清热解毒，祛湿散结。祛湿解毒方（白花蛇舌草、蚤休、蒲公英、三棱、莪术、龙葵、山慈姑、山药、茯苓、党参等）。分期治疗：早期宫颈癌：活血解毒，祛腐生新。白砒、明矾、雄黄、没药经煅制后外用。据李应存等报道，治疗 268 例，5 年治愈率 100%。中期及以上宫颈癌：活血化瘀，清热解毒。血蛊回生汤（三棱、莪术、茯苓、桂枝、丹皮、赤芍、红花、桃仁、黄芩、黄柏、黄药子、茜草、白头翁、半枝莲等），并配以外用阿魏化积膏（三棱、莪术、赤芍、红花、鳖甲、蓖麻子、阿魏、乳香、没药、血竭、松香、麻油等）。据丁希海报道，治疗 34 例，总有效率为 94.11%。

验方治疗：二虫昆藻汤，药用：蜈蚣、全蝎、昆布、海藻、当归、续断、半枝莲、白花蛇舌草、白芍、香附、茯苓、柴胡、云南白药等。据陈明信报道，治疗 13 例，治愈 8 例，均存活 8 年以上，3 例存活 2 年以上。消瘤冲剂：全虫、当归、海藻、山慈姑、地龙、牡蛎浓缩制成冲剂。据倪惠芳报道，治疗晚期宫颈癌 18 例，9 例存活 5 年以上。滋肾解毒方，药用：白花蛇舌草、香附、土茯苓、紫草、薏苡仁、墨旱莲、板蓝根、熟地、蛇床子、鲜核桃树枝等,治疗晚期宫颈癌有疗效。扶正解毒汤,药用:生黄芪、党参、天花粉、白术、白芍、薏苡仁、茯苓、仙鹤草、鸡血藤、猪苓、丹参、玄参、半枝莲、白花蛇舌草等,治疗晚期卵巢癌27例,并适当配合化疗,3年生存率59.11%。

⑧枸杞 无直接杀灭癌细胞的作用,它能增强免疫功能,能提高自然杀伤细胞(NK)之杀伤功能,还有免疫调节的作用,现研究发现,枸杞能促进白介素-2(IL-2)等细胞因子产生,IL-2可增强细胞毒性T细胞(CTL)和NK细胞活性,也可激活其他淋巴因子激活的杀伤细胞(LAK),LAK能达到肿瘤局部,并杀伤转移的肿瘤。此外,枸杞多糖(LBP)是一种蛋白多糖,它含有多种微量元素、维生素及氨基酸,能100%清除自由基,所以枸杞能扶正、抗衰老。

⑨板蓝根 板蓝根具有清热解毒、凉血镇痛的作用。板蓝根中提取物板蓝根二酮B具有较强杀伤卵巢癌、肝癌细胞的能力,还具有逆转肿瘤细胞向正常细胞转化的能力。研究发现端粒酶是各种恶性肿瘤细胞的一个共同的分子标志物,大多数肿瘤细胞的增殖与端粒酶的活化有关,抑制端粒酶的活性可以影响肿瘤的生物学。卵巢癌细胞具有非常高的端粒酶活性,而板蓝根二酮B能抑制端粒酶的活性,且随着板蓝根二酮B作用时间的延长,端粒酶的活性就减弱,所以板蓝根二酮B具有抑制端粒酶活性的能力。

另外,黄芩:黄芩提取物为黄芩黄酮A,抑制癌细胞生长,并能增强其他抗癌药物的作用。大蒜素:抑制卵巢癌细胞,使癌细胞形态改变,细胞肿胀,细胞膜破碎,胞浆脱落,核外露。喜树碱、红景天素、金针菇多糖、大蒜素、莪术等有抑制DNA、RNA复制、合成的作用。人参、灵芝、银耳、柴胡等提取的多糖,明显提高腹腔内吞噬细胞的吞噬能力,提高免疫功能。多糖类物质能促进干扰素、白介素、肿瘤坏死因子等多种细胞因子的生成。

此外,目前发现某些海产品有治癌消瘤之功,现尚在研究开发中。

总之,中医药在治疗中医妇科肿瘤方面已初步展现了其广阔的前景,我们要努力发掘研究之。

(一)子宫颈癌

子宫颈癌(cervical carcinoma)在世界各地都有发生,是人体最常见的癌瘤之一,不但在女性生殖器官癌瘤中占首位,而且是女性各种恶性肿瘤中最多见的癌瘤,但其发病率有明显的地区差异。中国宫颈癌的发生,在地理分布上的特点是高发区常连接成片。各省宫颈癌相对高发区的市、县也常有互相连接现象。总的趋势是农村高于城市、山区高于平原。根据29个省、市、自治区回顾调查中国宫颈癌死亡率占总癌症死亡率的第四位,占女性癌的第二位。宫颈癌患者的平均发病年龄,各国、各地报道也有差异,中国发病年龄以40~50岁为最多,60~70岁又有一高峰出现,20岁以前少见。

(二)子宫内膜癌

子宫内膜癌(carcinoma of the endometrium),又称为子宫体癌(carcinoma of the corpus uteri),是妇科常见的恶性肿瘤,仅次于子宫颈癌,平均年龄60岁左右,多见于老年妇女。此病为激素依赖型疾病,与高雌激素水平有关。

(三)绒毛膜癌

绒毛膜癌(绒癌)是恶性程度最高的一种恶性滋养细胞肿瘤,其特点是滋养细胞失去了原来绒毛或葡萄胎的结构,侵入子宫肌层,不仅造成局部坏死出血等严重破坏,并早期就通过血行转移至其他脏器或组织，进而导致死亡发生。

（四）输卵管肿瘤

输卵管肿瘤是一罕见的妇科肿瘤之一，输卵管炎症性疾病极为常见，而输卵管良性或恶性肿瘤均少见。常在术前或术中被误诊为慢性输卵管炎或输卵管积脓。良性输卵管肿瘤通常很小，大多在腹部手术中偶尔发现。

发生在输卵管者称原发性输卵管癌；大多数输卵管癌继发于子宫内膜癌或卵巢癌后，又称继发性输卵管癌。是一种少见的女性生殖道恶性肿瘤，常发生在不孕或患有慢性附件炎、输卵管结核的妇女，发病率占女性生殖道恶性肿瘤的 0.5%~1.8%。95% 以上的输卵管癌为乳头状浆液性腺癌，好发年龄为 40~60 岁，2/3 病例发生在绝经后，1/3 发生在更年期。其病因迄今尚不清楚，多数学者认为输卵管癌发病可能与慢性炎症刺激有关。因为原发性输卵管癌早期诊断困难，故预后极差，5 年生存率 21%~44% 左右。而中医肿瘤学表明化疗放疗期间使用中医药能最大限度地消灭肿瘤，同时可保护机体的免疫功能和抗病能力。因此，我们采用中药配合化疗、放疗治疗晚期妇科恶性肿瘤，以期提高疗效，改善患者的生活质量。化疗副反应主要为恶心呕吐、食欲不振、胸脘痞闷、四肢无力、面色萎黄等症状，属脾胃气虚兼有痰湿，故治则为健脾和胃补气。方党参补中益气，健脾养胃；白术健脾燥湿；茯苓渗湿健脾；陈皮芳香健脾醒胃；半夏化痰湿补脾气；甘草调中。以上诸药配合可使脾胃复健，胃气和降，湿浊得化，气机调畅。恶心呕吐者因胃失和降而致胀满呕逆，宜安胃和中、行气降逆，加半夏、砂仁；食欲减退，因脾虚而夹食滞，加神曲、内金等醒脾开胃，黄精补脾润肺。妇科肿瘤在中医学多为症瘕，症瘕形成多与正气虚弱、血气失调有关，而妇人以血为本，但血赖气行，因此，补益气血为常用治法，故用药物党参、黄芪、白术补气，白芍养血，当归补血；另可加用防风祛风除湿，白花蛇舌草清热解毒，活血利尿。从临床资料来看，治疗组病人生活质量改善，且胃肠道症状消失时间也优于对照组，疗效明显，与单纯化疗放疗相比可明显改善机体的全身状况，提高生活质量，且该组方价格低廉，使用方便，无明显不良反应，值得推荐。

西安市华西医院临床治疗子宫内膜异位症、子宫肌瘤、卵巢囊肿、子宫腺肌症、巧克力囊肿等妇科肿瘤，以及女性不孕症等疾病，采用"痛息疗法"，即：针灸—埋线—穴位贴疗—内服调理，此疗法充分运用了中医学的经络学说，辨证施治，临床治疗妇科疾病取得的很满意的效果。

西安华西医院肿瘤科研小组，依据现代先进医疗器械，经过无数次病理研究，根据祖国传统中医辨证理论，剖析妇科肿瘤，将妇科肿瘤分为血瘀积聚型、肝气郁结型、痰湿内阻型、正虚血瘀型。治疗从疏肝理气、活血化瘀、软坚散结、扶正固本入手，根据不同病因引起的不同或相同病变采用"通息疗法"，通过激活和增强人体的免疫系统（包括体液免疫和细胞免疫）使其增加体液免疫对致瘤因子的监控，促进淋巴细胞、单核吞噬和巨噬细胞对瘤体组织的吞噬作用，纠正导致瘤体的内环境调节，内部调理与穴位治疗相结合，局部治疗与整体调节相补充，从而达到标本兼治的原则，直通病灶，达到治病求本、标本兼治的治疗效果。

穴位埋线是根据针灸学理论、中医学和现代物理学相结合的产物，它通过针具和蛋白线在穴位内产生的生物物理作用和生物化学变化，将其刺激信息和能量以通过经络传入体内，而达到治疗妇科肿瘤疾病的目的。实际上埋线疗法是一种融多种疗法，多种效应于一体的复合性治疗方法。

它的主要效应有：

1. 穴位封闭效应

皮肤上的穴位通过经络沟通和联系脏腑,局部刺激冲动可起到调整脏腑,平衡阴阳,调和气血的作用。能够有效地抑制瘤体的再生,促使异位的子宫内膜脱落,从而加强太极组方的吸收,并有效的延续治疗的持久性,达到治愈疾病的目的。

2. 针刺效应,埋针效应

埋线时的针刺入穴位,通过刺激手法,均可产生酸胀感觉,埋入的蛋白线,可代替针灸针在穴位内产生针刺效应。同时蛋白线需要较长一段时间才能吸收,也达到埋针作用。

3. 组织疗法效应

蛋白线作为一种异体蛋白,埋入穴位以后相当于异种组织移植,可使人体产生变态反应,使淋巴细胞致敏,其细胞又配合体液中的抗体,巨噬细胞等,反过来破坏分解、液化蛋白线,使之变成多肽、氨基酸等,最后被吞噬吸收,同时产生多种淋巴因子。这些抗原刺激物对穴位产生生理物理及生物化学刺激,使局部组织产生变态反应和无菌性炎症,及至出现全身反应,从而对穴位局部产生刺激作用的同时提高人体的应激能力,激发人体免疫功能,调节身体有关脏腑器官功能,使活动趋于平衡,子宫肌瘤、卵巢囊肿迅速消失,疾病得到治愈。

总之,埋线疗法集多种刺激效应于一体,互相配合,相形益彰,共同发挥作用,形成一种复杂而持久柔和的非特异性刺激冲动,一部分传入神经到相应节段的脊髓后角,抑制相邻的病理信息,内传脏腑起调节作用,另一部分脊髓后角上传大脑皮层,加强中枢对病理刺激传入兴奋的干扰、抑制和替代,再通过神经——体液调节来调整脏腑,使疾病达到治愈的目的。

埋线疗法的主要作用:

1. 协调脏腑,平衡阴阳

埋线的各种效应及刺激过程,形成一种复杂的刺激信息,通过经络的输入,作用于机体,导致功能亢进者受到抑制,衰弱者产生兴奋,起到调整人体脏腑功能,纠正阴阳的偏胜或偏衰的作用,使之恢复相对平衡。

2. 疏通经络,调和气血

疼痛与经络闭塞,气血失调有关,有"痛则不通,通则不痛"之说,埋线疗法有"制其神,令气易行",它能转移或抑制与疼痛有关的"神"的活动,使"经气"通畅而达镇静止痛的效果,故可疏通经络中壅滞的气血,使气滞血瘀的病理变化得以恢复正常。

3. 补虚泻实,扶正祛邪

蛋白线的多种效应,一般具有兴奋的作用,对身体功能减退,免疫力低下者有一定效果,即具有提高免疫功能,补虚扶正的作用。

总之,埋线疗法的三大作用,相互关联,其作用方式是双向的功能调整,调整的结果是提高了机体抗病力,消除了病理因素,从而促使人体恢复正常功能。

中国传统医学认为,十二经脉可以沟通表里内外和通行营卫气血,沟通四肢百骸、头面躯干,五官九窍,将人身组成一个上下左右、内外统一的有机活体。十二经脉都有一定的顺逆循环方向,并且相互衔接彼此通气。根据经脉和脏腑的关系,对探究和判断人的病理状态,在临床上有诊断和治疗疾病有这重要价值。"通息疗法",就是根据经络学说的理论,并结合每位患者的临床病理表现,因人因病辨证,通过激活和增强人体的免疫系统(包括体液免疫和细胞免疫)使其增加体液免疫对致瘤因子的监控,促进淋巴细胞、单核吞噬和巨噬细胞对瘤体组织的吞噬作用,纠正导致瘤体的内环境调节,内服与穴位外用相结合,局部治疗与整体调节相补充,使直通病灶,达到治病求本、标本兼治的治疗效果。临床研究表明,"通息疗法"可以有效缩小肌瘤体积,显著改善肌瘤患者常见的经期延长、月经量多、小腹胀痛、倦怠等症状,安全性良好,不影响体内激素分泌。并为患者免除手术痛苦。该成果的开发成功,标志着我国中医治疗子宫肌瘤取得辉煌成就,为临床治疗子宫肌瘤开创了一条有效的新途径。

因人因病治疗,能系统促进子宫的血液循环,恢复卵巢的排卵和内分泌的两大功能,从而起到调经、化癥的作用,有效的控制肌瘤的生长,使肌瘤逐渐萎缩、消散。一般服用 1~2 个疗程即可痊愈。

妇科肿瘤饮食建议

1. 食用营养丰富的:以植物性食物为主的多样化膳食,选择富含各种蔬菜和水果、豆类的植物性膳食,但并不意味着素食,但应该让植物性食物占据饭菜的 2/3 以上。

2. 保持适宜的体重:人群的平均体质指数(BMI=体重/身高×2m)在整个成年阶段保持在 BMI 为 21~25,而个体的 BMI 为 18.5~25,避免体重过低或过高,并将整个成人期的体重增加限止在 5kg 之内。

3. 坚持体力活动:如果从事轻或中等体力活动的职业,则每天应进行约 1 h 的快步走或类似的运动,每周还要安排至少 1 h 的较剧烈出汗运动。

4. 鼓励全年多吃蔬菜和水果,使其提供的热量达到总能量的 7%,广州仁爱医院妇科专家介绍说,全年每日吃多种蔬菜和水果,每日达 400~800g。

5. 选用富含淀粉和蛋白质的植物性主食,应占总能量的 45%~60%,精制糖提供的总能量应限止在 10% 以内。个体每日摄入的淀粉类食物应达到 600g~800g,还应尽量食用粗加工的食物。

6. 不要饮酒,尤其反对过度饮酒。如果要饮酒,男性应限制在 2 杯,女性在 1 杯以内(1 杯的定义是啤酒 250ml,葡萄酒 100ml,白酒 25ml)。孕妇、儿童及青少年不应饮酒。

7. 肉类食品:红肉(指牛、羊、猪肉及其制品)的摄入量应低于总能量的 10%,每日应少于 80g,最好选择鱼、禽类或非家养动物的肉类为好。

8. 总脂肪和油类提供的能量应占总能量的 15%~30%,限制脂肪含量较多,特别是动物性脂肪较多的食物,植物油也应适量,且应选择含单不饱和脂肪并且氢化程度较低的植物油。

9. 限制食盐:成人每日从各种来源摄入的食盐不应超过 6g,其中包括盐腌的各种食品。

10. 尽力减少霉菌对食品的污染,应避免食用受霉菌毒素污染或在室温下长期储藏的食物。

11. 食品保藏:易腐败的食品在购买时和在家中都应冷藏或其他适当方法保藏。

12. 对食品的添加剂和残留物以及各种化学污染物应制定并监测其安全用量,并应制定严格的管理和监测办法。食品中的添加剂、污染物及残留物的含量低于国家所规定的水平时,它们的存在是无害的,但是乱用或使用不当可能影响健康。

13. 营养补充剂:补充剂不能减少癌症的危险性,大多数人应从饮食中获取各种营养成分,而不用营养补充剂。

14. 食物的制备和烹调:在吃肉和鱼时用较低的温度烹调,不要食用烧焦的肉和鱼,也不要经常食用炙烤,熏制和烟熏的肉和鱼。

妇科肿瘤病人进行锻炼要注意些什么?

一说起运动,有些人还存在一种误解,马上就想到紧张、剧烈的体育项目,如跑步、打球和健身房里各种各样使人汗流浃背的活动。其实这是一种误解。癌症患者不可参与过激、过猛的运动。在体育锻炼中要掌握运动量,锻炼后身体感到发热,轻微出汗,无疲劳感,身心感到轻松、舒畅,食欲和睡眠良好,说明运动恰当。否则,则应调节运动量,使身心处于最佳状态,以利于康复。

在参加体育锻炼以前,应请医师检查一下身体,充分了解自己。然后根据自己的情况,选择自己喜欢的、适合的运动项目。在参加体育锻炼过程中,要善于自我体察不良反应,并定期复查身体,以便高速锻炼方法。遇到体温升高、病情复发、某些部位有出血倾向等情况时,最好停止体育锻炼,以免发生意外。

深圳远东妇儿科医院专家指出,培养坚持体育锻炼的习惯,要有打"持久战"的准备,要根据自己的实际情况,制订一个长远计划,循序渐进。千万不要试图起几个早,练几个晚,就会出现奇迹。中国有一名老话,叫做"欲速则不达",所以不要操之过急。这也是一个意志问题,锻炼需要意志保证,同时又是一个意志锻炼的过程。要克服"三天打鱼,两天晒网"的毛病,防止半途而废,前功尽弃。对癌症病人来说,康复期是一个相当长的时期,参加锻炼要做到循序渐进,从小的运动强度开始,逐渐达至中等程度即可。

第五节　综合治疗

当前综合治疗是肿瘤治疗的热点,但它不是几种治疗手段的盲目叠加或是某种不恰当的治疗之后,用其他手段"补洞"。综合治疗时根据病人情况、肿瘤病理特点、病变范围有计划地、合理地采用现有手段进行治疗,以期提高生存率和生活质量。有关妇科恶性肿瘤的综合治疗,此处涉及与近距离照射有关的综合治疗,主要是术前、术后近距离治疗,但也有一些其他值得注意的动向。肿瘤内科学发展更加重视质量及分子靶向指导下的药物科学应用,过度杀灭肯定会放弃。长时间仍处于辅助地位,仅少数病人长期生存,但今后综合中扮演角色更重要。

(李文萍,严红艳)

第五章　妇科肿瘤并发症

第一节　癌性发热

　　癌性发热一般是指癌症患者出现的直接与恶性肿瘤有关的非感染性发热，是恶性肿瘤晚期常见症状之一，多反复发作，缠绵难愈。正常人的体温为36.3℃~37.2℃，临床上当体温超过37.2℃称之为发热，按照发热的高低，发热可分为：低热37.3℃~38℃；中等发热38.1℃~39℃；高热39.1℃~41℃；超高热41℃以上。癌性发热多见于癌症进展期，有报道癌性肿瘤患者2/3者病程中伴有发热，但更常见于霍奇金病、淋巴瘤、急性白血病、骨肉瘤、肺癌、肾上腺肿瘤、肝原发性或转移性晚期肿瘤。由于其产生的机制复杂，临床上患者的发热程度表现也不一样，癌性发热常以低热为主，或自觉无热，而体温测试显示体温升高，外周血中白细胞计数及中性粒细胞比值大多正常，抗感染治疗无效；也有中高度发热，高热的热型以不规则或弛张热多见，但绝大多数体温在38℃左右，一般不超过40℃。

　　【病因】癌性发热的病因和发病机制目前没有完全明确。可能与以下的原因有关：肿瘤细胞自身产生内源性制热源，如肿瘤内白细胞浸润引起炎症反应、恶性肿瘤细胞内释放抗原物质引起免疫反应而发热；肿瘤细胞能分泌一些活性物质，如类癌产生5-羟色胺，嗜铬细胞瘤产生儿茶酚胺，肝癌细胞产生甲胎蛋白，以及许多肿瘤细胞产生异位激素等，都对机体产生各种不同的反应，其中有些物质可引起发热；肿瘤因生长迅速而缺血缺氧引起自身组织坏死；肿瘤侵犯或影响体温调节中枢引起中枢性发热；以及治疗引起肿瘤细胞坏死释放肿瘤坏死因子，导致机体发热；在肿瘤治疗中放疗、化疗，应用干扰素、白细胞介素2、肿瘤坏死因子、集落刺激因子、肿瘤疫苗等制剂也可引起发热。

　　【中医病机】中医学认为，癌性发热属于"内伤发热"、"虚劳"范畴，其病因病机复杂，可分为虚实两大类：气滞、淤血、痰湿所致者为实证，其基本病机乃因气、血、津液瘀滞，壅结阻遏而引起发热；气血阴阳不足者属虚证，多为脏腑不足所致。有一个病因单独致病，也有一个以上病因致病的，如气滞血瘀、阴虚夹湿痰、气虚血亏等。张介宾《景岳全书.杂病谟》中记载："至若内生之热，则有因饮食而致者，有因劳倦而致者，有因酒色而致者，有因七情而致者，有因药饵而致者，有因过暖而致者，虽其所因不同，……在内者但当察脏腑至阴阳"。

　　1. 饮食失调　恶性肿瘤患者由于饮食失调，脾胃功能受损，气血生化不足，使气虚血亏，虚热内生；或脾胃受损，不能运化水湿，清浊相溷，水湿结聚，壅塞中焦，遂决渎无道，脾土壅滞，蕴而发热。

2. 情志内伤　身患肿瘤,情志失畅,抑郁不欢,致使肝失疏泄,条达失司,令气机运行不畅,另则肝气郁结不舒,横逆侵犯脾胃,土受木克,遂令水液运化障碍,水湿内停与淤血蕴结,进而再阻塞气机,日久气、湿、痰、淤等互界郁而化热。与情志密发相关,故亦称"五志之火"。

3. 劳欲过度　肾主藏精,为先天之本,脾主运化为后天之源,二者为生命之根本。肿瘤患者存在正气不足,若劳欲过度必伤其脾肾二脏,使虚者更虚,虚热内生,或体内中气不足,阴火内生而引起发热;若素体阴虚;或热病日久,耗伤阴液、或误用、过用温燥药物等,导致阴精亏虚,阴衰则阳盛,水不制火,阳气偏盛而引起发热;或久病气虚,气损及阳,或脾肾阳气亏虚,以至火不归原,盛阳外浮而引起发热。

4. 放疗、化疗等治疗肿瘤患者邪毒内蕴,化疗药物易损伤脾胃,气血生化不足,虚热内生,运化功能失调,湿浊久蕴化热;放疗本为火热之邪,不但消灼阴液,且火热毒邪积聚,耗气伤阴,元气亏损致以内伤发热。

癌性发热属祖国医学内伤发热的范畴,病机比较复杂,可由一种也可由多种病因同时引起发热,如气郁血瘀、气阴两虚、气血两虚等。久病往往由实转虚,由轻转重,其中以淤血病久,损及气、血、阴、阳,分别兼见气虚、血虚、阴虚或阳虚,而成为虚实兼夹之证的情况较为多见。其他如气郁发热日久伤阴,则转化为气郁阴虚之发热;气虚发热日久,并损及阳,阳气虚衰,则发展为阳虚发热。多由病程迁延日久、正气不足、阴血耗损、阳气虚衰而致;或因放疗、化疗损伤机体,阴阳气血逆乱而致。概括而言,癌性发热是以内伤为病因,以脏腑功能失调,气血阴阳亏虚,加之热、毒、痰、淤相结为基本病机的病症,不同时期可表现为实证、虚证或虚实夹杂证。

癌性发热的预后,与基础疾病、患者的身体状况有密切关系。据临床观察,大部分癌性发热患者病情缠绵,病程较长,须经一定时间的治疗方能获得明显疗效,而兼夹多种病症,病情复杂以及体质极度亏虚的患者,则其疗效及预后均较差。

【诊断与鉴别诊断】

1. 诊断　参照《内科疾病鉴别诊断学》经临床和病理组织学检查确诊为恶性肿瘤患者,体温至少出现一次超过 37℃,持续时间超过 2 周,体检、实验室检查、放射检查缺乏感染依据,缺乏过敏机制,排除药物热等,抗生素应用一周,但发热、血象无变化者,作为诊断标准。发热可持续数周或数月;抗感染治疗无效,或开始有所下降,但不能下降至正常或再次上升。

2. 鉴别诊断　癌性发热需与感染性发热相鉴别。感染所致的发热多与高热为主,可伴寒颤、畏寒或感染部位相应症状和体征,外周血白细胞计数明显升高或显著减少,血、尿、或痰培养中有致病菌菌落形成,广谱抗生素治疗多数有效;而癌性发热常以低热为主,或仅自觉身热,而体温并不升高,外周血中白细胞计数及中性粒细胞比值大多正常,抗感染治疗无效。少数患者以持续高热或不规则间歇发热为首发症状,此种情况常见于恶性淋巴瘤或肾癌,经联合化疗或手术切除肿瘤后,体温即随即降到正常。也有一部分病人经抗感染治疗后,体温有所下降,但始终不能降至正常,则往往是肿瘤因素兼而有之。

【治疗】现代医学目前还不能完全控制癌性发热,处理相对简单,以对症处理为主。

1. 物理疗法　体温超过 38.5℃~39℃时可选用物理降温,常用冰袋降温,亦可冰帽致头部,冰袋致双腋下或大血管部位,或乙醇、温水擦浴。

2. 药物对症治疗　常用非甾体类消炎镇痛药、糖皮质激素、中成药等。

（1）非甾体消炎镇痛药可抑制 PG，特别是 PGE2 介导的免疫向下调节作用及体温中枢的刺激作用，表现出对宿主的一系列免疫增强效应，恢复或部分恢复免疫反应或细胞活性，并使体温下降使用非甾体消炎镇痛药时注意高温、年老体弱患者容易出现出汗过多导致虚脱；患者的粒细胞减少等副作用。对年老体弱患者使用时应从小剂量开始，逐渐加量，并推荐连续给药至正常，并平稳 3~5d 后在停药，不要间断给药。解热镇痛药常用吲哚美辛、双氯芬酸钠、布洛芬、阿司匹林等。①吲哚美辛（消炎痛）常规用法用量：口服，每次 25mg，每日 2~3 次，渐增到 0.1~0.15g/d，饭时或饭后服；塞肛，栓剂每次 100mg，每日一次。②双氯芬酸钠（扶他林、诺福丁）常规用法用量：每次 75mg 口服，每日一次。③阿司匹林常规用法用量：口服，每次 0.3~0.6g，每日 3 次。

（2）激素类药物主要是通过抑制体温中枢对制热源的反应、减少内热源的释放降低体温。临床上在使用激素类药物时最应该注意患者的消化道溃疡的发生，睡前是用易引起兴奋、失眠等。激素类有泼尼松及地塞米松等。①泼尼松常规用法用量：口服，每次 2.5~10mg，每日 3 次。②地塞米松常规用法用量：静脉注射，每次 5mg，或 5~10mg 加入生理盐水 250ml 静滴，每日 1~2 次。

（3）中医治疗：包括中药汤剂、中成药、针灸、灌肠等疗法。中药汤剂根据不同个体进行辨证施治（详见后辨证施治）。针灸对癌性发热有独到疗法，有报道采用大椎穴放血等治法治疗癌性发热临床上取得了较好的效果。此外，临床上一些中成静脉制剂：如痰热清注射液、醒脑静注射液等清热解毒药，对癌性发热也取得很好疗效。①痰热清 20ml 加入 5%葡萄糖或生理盐水 250ml，静滴，每日 1~2 次。②醒脑静 4~8ml 加入 5%葡萄糖液 500ml，静滴，每日 1~2 次。

3. 病因治疗　癌性发热的最根本原因是肿瘤，病因不去邪热不退，根据不同肿瘤，或肿瘤的不同时期，给予放疗、化疗、靶向治疗或生物免疫制剂及等抗肿瘤治疗。少数患者以持续高热或不规则间歇发热为首发症状，常见于恶性淋巴瘤或肾癌，经联合化疗或手术切除肿瘤后，体温即随即降至正常。

【辨证施治】癌性发热属于中医"内伤发热"范畴，多由于恶性肿瘤引起气血脏腑虚损或阴阳失调、痰淤湿毒、蕴久化热所致；或因化放疗后，火热毒邪积聚，耗气伤阴，元气亏损所致，临床上以阴虚证为多，属本虚标实之证。

1. 阴虚发热　此型多见于肺癌、肝癌等，或放疗后患者。

主证：午后或夜间潮热，或手足心发热，颧红，心烦盗汗。

次证：失眠消瘦、口干咽痛、大便干结、尿少色黄。

舌脉：舌红而干、或有裂纹、无苔或少苔，脉细数。

治则：滋阴泻火、除蒸退热。

方药：青蒿鳖甲汤、清骨散加减。

2. 气虚血亏　此型多见于胃癌、肠癌等消化道肿瘤患者，手术、化疗后患者，及存在急、慢性失血的患者。

主证：热势或高或低，常于劳累后加剧，头晕乏力，自汗神疲，气短懒言，食少便溏。

次证：偏于血虚者常为低热、潮红，面白少华，心悸不宁，唇甲色淡等，偏于气虚者常为心悸气短，少气懒言，语言低微等。

舌脉:舌淡胖,边有齿痕,苔薄白或薄腻,脉细弱。

治则:益气养血、甘温除热。

方药:补中益气汤、参芪四物汤加减。

3. 气滞血瘀此型多见于原发性或转移性肝癌、胰腺癌、卵巢癌等腹部肿瘤患者,或鼻咽癌、甲状腺癌等头颈部恶性肿瘤患者。

主证:午后或夜间发热,口干咽燥而不多饮,面色黧黑,局部有固定痛处或肿块。

次证:胸闷喜叹息,两胁、胃、腹胀痛,嗳气,急躁易怒,情绪波动时易腹痛腹泻,女性乳房、小腹胀痛,或痛经,经色紫黯夹有血块,或闭经。

舌脉:舌紫黯或有瘀点、瘀斑,脉细涩。

治则:活血化瘀,行气凉血。

方药:血府逐瘀汤加减。

4. 湿热淤毒此型多见于肠癌、膀胱癌或宫颈癌等患者。

主证:发热缠绵,下午较甚,身热不扬,胸脘痞闷,身困头重。

次证:腹胀腹痛,身目发黄,恶心纳少,便下浓血,便稀或溏,或里急后重,或尿赤、尿急、尿频、尿痛,或带下黄赤、腥臭。

舌脉:舌黯红,苔黄腻,脉濡数或弦滑。

治则:清热利湿,解毒散结。

方药:地榆槐花汤、八正散、完带汤加减。

5. 肝经郁热此型多见于原发性或转移性肝癌、乳腺癌、甲状腺癌等肿瘤患者。

主证:低热或潮热,热势常随情绪波动而起伏,心烦、易怒。

次证:善叹息,口苦,胸胁胀痛,大便干结,妇女常伴乳房胀痛,月经不调。

舌脉:舌苔黄,脉弦数。

治则:疏肝解郁,清热散结。

方药:丹栀逍遥散加减。

【中西医结合治疗策略选择】

癌性发热的西医治疗优势在于降温效果快,疗效较确定,处方简单等优点。但对于晚期肿瘤患者容易引起消化道损伤,严重者甚至出现消化道出血,非甾体类消炎药还容易引起大汗淋漓、粒细胞减少等副作用,此外初次使用疗效明显,但长期使用体温易出现反复。中医药治疗优势在于副作用小,能避免服西药汗出较多,致气阴更虚之弊,作用持久,停药后体温回升率低,能做到标本兼顾,兼顾其他伴随症状,提高了患者的生存质量,延长了生存期。但缺点在于起效慢,而且因处方者辨证施治准确与否直接与疗效有关,因此往往导致疗效不确定,对于发热体温较高,整体情况较差的患者是不利的,而西药可以快速的降低体温,从而减少对身体的消耗。所以要想良好的控制症状,采取中西医结合治疗是最好的方法,取长补短,提高疗效。通过中西医结合治疗肿瘤的临床实践,笔者摸索些许中西医结合治疗癌性发热的方式:对体温尚正常的肿瘤患者,只要患者愿意接受中药治疗,在辨证论治的原则下处于相应方药,调和气血阴阳,补虚泄实,达到"未病先防"的目的;对于已经出现发热症状的患者,应首先注意鉴别感染引起的发热,及时对其进行病因的判断,进行必要的实验室诊断,例如血常规,血、分泌物等的培养和药敏,C反应蛋白动态监测等,并根据结果给予有效的治疗。

如确定是癌性发热后,则根据前述的辨证论治进行治疗,治疗期间未出现中等或中等以上热度患者,体温有稳定或下降趋势,无明显不适主诉,尽量不予西药治疗。如出现中等或中等以上热度,无明显禁忌症,在中药治疗的基础上及时予适当西药治疗,必要时联合应用抗生素,达到控制症状、减少消耗的目的,使用西药的同时注意不良反应,加强监测和护理。

癌性发热的中医辨证分为五型,临床仍以阴虚发热为多见,但临床用药时应注意不可一味滋阴清热,应时时注意顾护脾胃,注意辨别症候之虚实和病情之情重。不可见热退热,滥用苦寒泻火类药物,因为晚期肿瘤患者大多已经气阴两虚,苦寒药更易耗气伤阴,伤脾败胃,使病情缠绵难解或日趋加重。再者,中医强调"治病求本",癌性发热为肿瘤本身所致,故在中西医结合治疗癌性发热的过程中控制肿瘤原发灶,对治疗癌性发热亦为重要。在治疗时应当标本兼顾,按照个体化的原则,在身体允许的情况下,积极治疗肿瘤本身,这样标本兼治,对缓解症状及控制肿瘤的生长、发展、转移都能起到积极的作用。此外对晚期恶性肿瘤患者,发热会增加全身慢性消耗,加上此类病人常伴有进食的减少,易引起氮的负平衡,加之肿瘤本身的消耗,会促使恶液质的提前发生,故在对症治疗的同时,应注意静脉营养支持,补充维生素、白蛋白及脂类之制剂,纠正电解质紊乱,纠正酸中毒。在临床中我们应在发病的不同阶段,根据不同个体发病特点,发挥中西医各个手段的优势,综合治疗,以达到最佳疗效。

第二节　癌症疼痛

【定义】癌症疼痛是指癌症、癌症相关性病变及抗癌治疗所致的疼痛,常为慢性疼痛,是癌症患者常见的症状。国际疼痛研究协会(IASP)对疼痛的定义是:疼痛是一种令人不快的感觉和情绪上的感受,伴随着现存的或潜在的组织损伤。疼痛经常是主观的,每个人在生命的早期就通过损伤的经历学会了表达疼痛的词汇。即疼痛经常是一种主观感受,受环境及情感的影响,而不仅仅是一种简单的生理应答。2002年世界疼痛大会予以疼痛新的理念,认为疼痛是一种疾病,而不仅仅是一种症状;疼痛已被列为人体第五大生命体征;所有的疼痛都是恶性的,从来就没有良性疼痛;药物治疗是疼痛治疗中最主要的部分;未来的疼痛治疗药物应更加靶向化、量效关系呈线性、作用时间更持久。

根据2000年WHO报告,全世界每年新出现癌症病人900万,因癌症死亡的人数超过700万。我国现有癌症患者约200万,每年新发癌症患者180余万,癌症死亡人数接近1302万,每天忍受癌症疼痛者也有100万以上。据WHO统计,接受治疗的51.1%癌症病人有不同程度的疼痛,70%的晚期癌症病人认为癌痛是主要症状,30%的癌症病人有难以忍受的剧烈疼痛。可见癌症疼痛是一个普遍的世界性问题。有效的镇痛治疗对提高癌症病人的生活质量十分重要。

中医学将癌症所致的疼痛称为癌瘤痛,是指瘤毒侵犯经络或瘤块阻滞经络气血而致机体某部位的疼痛。癌瘤痛在在中医文献中常出现于癥、积、瘤、石、瘕、乳岩、石疽、反胃、脏毒等极其所致的气血衰败诸病候中。《内经》中有"大骨枯槁、大肉下陷、胸中气满、喘息不便、内痛引肩项"的描述,极似肺癌晚期疼痛。又有"积者阴气也,其始发有长处,其痛不离其部"的记载,说明积块开始产生时即有固定部位,其疼痛位于积块处,且痛处不移。《诸病源后论》不仅分门别类地论述了多种肿瘤包括疼痛的临床表现,还讨论了病因病机,认为"积者阴气,六腑所成,故无根本,上下无所留止,其痛有常处。此皆由寒气博于脏腑,与阴阳气相击上下,故心腹痛也"。

【诊断标准】

1. 癌症疼痛的产生机制　癌症侵犯神经组织、癌细胞通过神经鞘周围淋巴结或沿着周围神经抵抗力较弱的部位浸润,然后再向神经轴索侵入。癌症侵犯神经所引起的疼痛有三个原因:①神经鞘内的神经纤维被浸润所致。②癌细胞释放某些致痛物质,如5-羟色胺、缓激肽、组胺等作用于周围神经引起疼痛。③营养神经的血管被癌细胞所堵塞,神经纤维处于缺血状态导致疼痛。临床上癌转移产生顽固性的疼痛,常以神经痛的形式出现,其性质为锐痛,常向体表神经分布范围放散。当癌瘤浸润到腹腔神经丛、肠系膜神经丛、骶神经丛时,疼痛部位变为不明确,疼痛呈持续性。

2. 引起癌症疼痛的病因

(1)肿瘤直接导致的疼痛:这是肿瘤通过发生部位或扩散转移导致的急性或慢性疼痛,随发生的部位不同,程度的不同,可产生不同性质、不同程度的疼痛。包括肿瘤骨侵袭、肿瘤侵及或压迫神经丛所致的神经丛病变、肿瘤浸润阻塞血管和淋巴管,刺激血管周围神经、侵犯内脏、软组织等。

(2)肿瘤诊断和抗肿瘤治疗引起的疼痛:诊断引起的疼痛多较短暂,如采血化验、腰穿、骨穿、组织活检、血管造影、内镜检查等。常见治疗引起的疼痛主要有术后疼痛、化疗后疼痛、放疗后疼痛、介入治疗后疼痛、免疫治疗后疼痛等。

(3)与肿瘤无关的合并疼痛:指病人的疼痛与肿瘤无关,是其他疾病并发的疼痛。如风湿性关节炎、骨质疏松、肌筋膜炎、痛风等引起的疼痛。

(4)精神与心理因素:疼痛区别于其他感觉类型的一个重要特征是它有强烈的情感色彩,治疗病人在病程中常有兴奋不安、烦躁或者精神抑郁、淡漠等,这些也是致痛因素之一,因为一些轻微的不良刺激容易引起疼痛不适,或使原来疼痛加重。

3. 癌症疼痛的评估　癌痛的评估包括治疗前评估、治疗中评估和治疗后评估。疼痛不仅是躯体受到有害刺激的结果,同时也是一种主观感觉,很大程度上受精神活动、情绪状态、生理因素、社会和经济因素的影响。所以宜坚持"相信病人的主诉,全面、动态评估疼痛"的原则。

癌痛评估的原则步骤:①相信患者的主诉;②估计疼痛程度;③评估病人精神状态;④询问疼痛病史及治疗史;⑤仔细进行体检;⑥收集其他相关资料;⑦首次镇痛方法因人而异;⑧治疗疼痛后的再评估。

(1)治疗前评估内容:①疼痛的部位、范围及疼痛发作的时间表。包括发生或加重的频度、持续时间等。②疼痛的病因、症状及伴随症状。区别是否与癌症有关,或癌症治疗有关,或伴随其他致痛疾病;使疼痛加重或减轻的因素;③疼痛的特征。区分是躯体性疼痛,如皮肤,肌肉、骨骼的疼痛,多为刺激酸痛等;内脏疼痛,如空腔脏器或实质性脏器的疼痛,多为胀痛、绞痛、酸痛等;还是神经性疼痛,如因神经损害引起的疼痛多描述为尖锐的、烧灼样;④患者自述的疼痛程度;⑤疼痛对患者日常生活的影响、对病人心里的创伤的程度;⑥疼痛治疗史是否存在止痛治疗的危险因素;⑦熟悉肿瘤病史、既往史和个人史等;⑧全面的身体和神经系统检查。体格检查帮助了解癌痛是否为恶性进程及其预后。神经系统检查包括感觉缺乏、运动不良、痛觉过敏、肌肉痉挛程度、动作协调程度,以及病人的总体智力情况;⑨实验室检查及影像学辅助检查。明确病程程度、定位、进展和并发症。

(2)疼痛强度评估方法:科学的疼痛评估方法有 0~10 数字分级法(NRS 法)、主诉疼痛的程度分级法(VRS 法)、视觉模拟法(VAS 法)、疼痛强度 Wong-Baker 脸谱评分法。

【辨证分型】

1. 中医病因机制　癌瘤痛作为肿瘤的一个症状,其病因直接与肿瘤相关,涉及部位多。中医学认为,癌瘤痛的产生主要由寒邪凝滞、气机不畅、淤血阻滞、痰浊凝结、热毒结聚、气血亏虚等方面所致。肿瘤早期多为阴寒证,其本质在于"阴成形"。寒邪凝滞,阳气不达,气血不畅、经气闭阻则可致疼痛的发生。情志不遂等各种病因皆可导致人体气血运行失常,气机阻滞,血为之停,津为之凝,经络为之不通,气血津液结聚而不行,日久则导致各种癌痛的发生。淤血是机体的病理产物,也是癌瘤痛产生的病理基础之一,血行不畅多由气机失调所致,瘀血内阻致络脉不通,不通则痛。痰浊是水液代谢失调,痰浊内停,聚而为瘤。痰之为物,随气升降无处不至。而痰浊又可阻滞脏腑经络或结聚四肢百骸,致脏腑经络气血失调,经气不利而致的癌痛。痰浊又常与气滞、血瘀、水湿、火毒相互裹携而致病;癌瘤日久,热毒内生,伤及脏腑经络气血,或与痰浊相合,阻塞经络气血运行,或热毒伤络均可产生疼痛。久病则正气亏虚、机体失养、气血津液不足、脏腑功能失调,脏腑经络失养而致"不荣则痛","因虚致痛"是癌瘤痛发生的主要病机之一。从临床上看癌瘤痛的病因病机,基本可概括为"不通"、"不荣"两方面,表现为"虚"、"实"两种症候群。

癌瘤痛一证,癌瘤痛正虚与邪实并存,需结合四诊所见,判别脏腑阴阳气血之盛衰,权衡虚实,急则治其标,缓则治其本。临床上治法亦因癌瘤痛病机的不同而异,主要治法为:散寒止痛法、活血止痛法、行气止痛法、化痰止痛法、清热止痛法、固涩止痛法、安神止痛法、补虚止痛法等。临床上结合四诊资料,其常见证型有气滞型、血瘀型、痰湿凝滞型、毒邪蕴结型、血气亏损性。

2. 中医证型

(1)气滞型

主型:胀痛,疼痛走窜不定,遇情志刺激加重。

次证:伴精神抑郁,或易激动、躁动不安。伴脘腹满闷、嗳气、食少纳呆、善太息。

舌脉:舌淡苔薄白,脉弦。

(2)血瘀型

主证:疼痛剧烈,刺痛拒按,痛处不移,入夜更甚。

次证:或可触及肿块,或伴胸胁胀痛、口苦咽干心烦易怒,或见肌肤甲错。

舌脉:舌质暗红或有瘀斑,脉沉细涩。

(3)血气亏损型

主证:疼痛绵绵,隐痛钝痛,疼痛喜按,温热得舒。

次证:伴形体消瘦,面色苍白,神疲乏力,懒言,纳差便溏,头晕目眩。

舌脉:舌质淡苔白,脉沉细。

(4)毒邪蕴结型

主证:痛势较剧,呈热痛,得冷稍减。

次证:局部红肿,或酿脓,便秘尿赤,口臭,或出现高热等全身中毒症状。

舌脉:舌质红绛,苔薄黄,脉数。

(5)痰湿凝滞型

主证:多为钝痛、隐痛、胀痛、木痛,痛势困重。

次证:伴有痰涎壅盛、呕吐痰浊、咽喉不利、胸膈痞满。

舌脉:舌苔厚腻,脉滑。

【诊断与鉴别诊断】癌症疼痛病因复杂多样,其诊断原则与其他疾病是相同的。患者的年龄、性别、起病以来的全部病史以及既往史、家族史,对于分析疼痛的原因都很有用。疼痛的位置、范围、程度、时间,疼痛的性质、影响疼痛的因素、伴随症状与体征,更是疼痛诊断和鉴别诊断所必需的。由于疼痛同心理和精神因素有密切联系,在诊断癌症疼痛的同时,尚需注意作出相应的评价。

把精神性由于与器质性疼痛区别开来,对医生、患者、家属都是一个十分重要的任务,它可以免除患者遭受不必要的治疗和痛苦。当然,在肿瘤的器质性疼痛中,心理因素或多或少地参与了作用。任何疼痛都可引起精神情绪的改变,而疼痛又是神经症或心理障碍的症状之一,两者之间常不易区分。肿瘤病人中,除非确实无明确的器质性病因可寻,一般不轻易作此认定。

【治疗方案】目前,治疗癌症疼痛的方法、途径很多,大致可分为以下几类:如病因(癌症)的治疗、镇痛药物治疗神经阻滞疗法及神经外科治疗,物理和心理治疗等。自 1967 年 WHO 推广癌症三阶梯止痛疗法以来,癌症患者疼痛的控制水平已有较大的提高,所以药物治疗是癌症疼痛的主要方法。随着疼痛的生理病理学研究的飞速发展,多模式镇痛、超前镇痛和病人自控镇痛等新理念应运而生,有目的,有计划,有针对性的个体化综合止痛治疗方案逐渐趋向成熟。总之,控制疼痛的标准是:数字评估法的疼痛强度<3 或达到 0;24h 内突发性疼痛次数<3 次;24h 内需要解救药的次数<3 次。癌症疼痛治疗的最终目标是:持续、有效缓解疼痛;限制药物不良反应;降低疼痛及治疗所致的心理负担;最大限度提高生活质量。而在镇痛治疗过程中,临床医师需共同遵循并推进疼痛规范化治疗,同时提倡个体化治疗原则。

1. WHO 提出癌症疼痛药物治疗的基本原则(图 2-5-1)

(1)按阶梯给药:根据疼痛的程度不同分别给予非阿片类、弱阿片类、强阿片类止痛药,根据疼痛的病理生理选择联合应用辅助药物。第一阶段:对于轻、中度癌症疼痛首选非阿片类止痛药(阿司匹林、对乙酰胺基酚)+辅助药物。第二阶段:中度癌症疼痛应给予弱阿片类止痛药物(可待因、二氢可待因、曲马多)+非阿片类辅助药物。第三阶段:重度癌痛或第二阶梯治疗无效者,选用强阿片类止痛药(吗啡、芬太尼)+非阿片类药+辅助药物。

(2)口服给药及无创途径给药。

(3)按时给药:按照药物有效血药浓度间隔时间给药,而不是按需给药(出现疼痛时间),使患者的疼痛得到持续缓解,减少不必要的痛苦及降低机体耐受性和依赖性。

(4)用药个体化:阿片类药物的有效剂量因人而异,在不同人种、教育、个性、社会地位的人群中,疗效存在较大差异。因此,应根据患者情况进行调节,而无标准剂量。理论上说,使疼痛得到控制而无明显不良反应的剂量就是合理剂量。

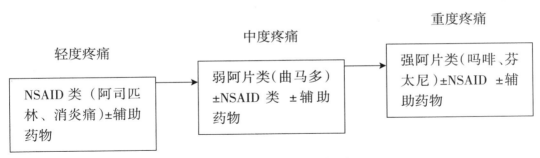

图 2-5-1　WHO 三阶梯原则示意图

（5）注意具体细节：对用止痛药的患者应密切监护，观察其反应，使患者获得最佳疗效的同时副作用最小。

2. 辨证论治

（1）气滞型

治法：疏肝理气，解郁止痛。

方药：柴胡疏肝散（《景岳全书》）加减。药用柴胡、青皮、香附、佛手、陈皮、川楝子、乌药、厚朴、八月札、枳实、木香、姜黄、白芍等。

（2）血瘀型

治法：活血祛瘀，通络止痛。

方药：血府逐瘀汤（《医林改错》）加减。药用赤芍、桃仁、红花、当归、川芎、牛膝、桔梗、柴胡、枳壳、延胡索、乳香、没药、益母草、王不留行等。

（3）血气亏损型

治法：补益气血，温经止痛。

方药：十全大补丸（《太平惠民和剂局方》）加减。药用人参、白术、茯苓、当归、川芎、白芍、熟地黄、肉桂、木香、甘草、生姜、大枣等。

（4）毒邪蕴结型

治法：清热泻火，解毒止痛。

方药：方用清瘟败毒饮、仙方活命饮加减。药用生石膏、黄连、生地黄、栀子、芦根、黄芩、半枝莲、知母、连翘、玄参、牡丹皮、赤芍、生甘草、竹叶等。

（5）痰湿凝滞型

治法：化痰散结，利气止痛。

方药：方用二陈汤、温胆汤等。药用陈皮、制半夏、枳壳、厚朴、苍术、山慈姑、昆布、海藻、牡蛎、天南星、陈皮、姜半夏、夏枯草等。

3. 其他治法

（1）中成药运用：中药当中一些止痛效果较好的药，有的已经制成了注射液等制剂。如华蟾素注射液、丹参注射液、癌息痛（由延胡索、麝香等中药制成）。

（2）中医外治法：即用中药在癌痛局部外敷的办法治疗癌性疼痛，以下是几种制作比较简便的外敷药方。

①蟾酥膏：用蟾酥、生川乌、两面针、公丁香、肉桂、细辛、七叶一枝花、红花等18种中药制成的橡皮膏。治疗肺癌、肝癌、胃癌、胰腺癌、大肠癌、食管癌、乳腺癌等引起的疼痛。

②冰片乙醇溶液：冰片15~20g，研细，放入75%乙醇或白酒200ml中，溶解后用棉花棒蘸药涂痛处，用于肝癌引起的疼痛。

③冰藤散：冰片、藤黄各3g，麝香0.3g，生南星20g，一起研成细末，用酒、醋各一半，将上面的药末调成糊状，涂在疼痛的部位，适用于晚期肾癌引起的疼痛。

④骨肉瘤疼痛方：蜈蚣、全蝎、东丹、斑蝥、白果皮、生石膏，一起研成细末，撒在虎骨膏上，循经选穴位，外敷7d。

⑤硼脑膏：金银花、鱼脑石、黄柏、硼砂、冰片，一起研成细粉，用麻黄、凡士林调成软膏，用棉球蘸药膏塞鼻孔内。或者用上面的药粉吸入鼻内，每日3次，适用于鼻咽癌引起的头痛。

（3）针灸止痛：即用针刺穴位、穴位埋线、穴位注射；穴位埋管PCA泵给药治疗癌性疼痛，以调理气血，缓解疼痛，也是中医学较为有效的传统止痛方法之一，可以运用肿瘤的止痛。先介绍几种已报道较为有效的方法。

①用20%的胎盘注射液8ml，取穴位双侧足三里、大椎，作穴位注射，每穴2ml；再针刺百会、内关、风门、肺俞、定喘、丰隆、阳陵泉、阴陵泉等穴。治疗肝癌、肺癌、食管癌、乳腺癌、肠癌、膀胱癌等引起的疼痛。

②用0.1~0.3ml哌替啶（含药1~5g），取皮内注射针头，从神门穴向前下方斜刺皮下2~3cm，注射后慢慢抽出针头，避免药液从针口处流出。治疗晚期癌肿引起的疼痛。

③用七号注射针头刺入足三里穴，待出现酸胀感后回抽无血，快速注入维生素K₃注射液1ml。双侧注射，每日一次，3d为一个疗程。治疗肝癌、胃癌、胆囊癌、胰腺癌、结肠癌等恶性肿瘤腹部疼痛。

【中西医结合治疗策略选择】通过病史及体检可以确定疼痛的诊断，并以此为根据制定合理治疗计划。根据疼痛的复杂性，临床治疗的方法很多，WHO癌痛三阶梯止痛法仍是主要方法，但多模式镇痛、超前镇痛和病人自控镇痛等新理念已形成，有目的、有计划、有针对性的个体化综合止痛治疗方案逐渐趋向成熟。

1. 病因治疗癌症　疼痛的主要病因是癌症本身及其并发症等。针对癌症患者可以选择抗癌治疗，解除病因。方法有：手术、放疗、化疗、分子靶向治疗等。

2. 药物治疗　在现有的癌痛治疗手段中药物治疗是基础，适应于慢性癌痛患者。严格规范的按照WHO推荐的癌痛病人三阶梯止痛方案，可以使85%~90%的癌痛病人得到缓解。药物止痛治疗的第一步是选择镇痛药，第二部是选择辅助用药，辅助用药可以增强镇痛作用，并对癌痛所引起的不适应症状可发挥姑息治疗作用。

（1）非甾体消炎药：NSAID是癌痛治疗的基础药物，具有解热、止痛消炎作用，无耐药性及依赖性，但有剂量极限性（天花板效应）。非甾体消炎药的主要作用在于缓解与组织损伤或炎症有关的伤害感受性疼痛。

（2）阿片类镇痛药：也是癌痛治疗的基础药物，主要用于治疗严重的疼痛，可以减轻疼痛的感觉和疼痛引起的情感反应。该类药物种类多，可选剂型多（表2-5-1）首选无创途径给药，无剂量极限性（无天花板效应），但剂量滴定个体差异性大。其副作用主要是：便秘、恶心呕吐、嗜睡及过度镇静、呼吸抑制、尿潴留等。所以，中度器官功能不全者慎用，而应用阿片类药物第一天即应预防恶心呕吐，全部过程中需防治疗便秘，备用呼吸抑制解救药(纳洛酮等。)

表 2-5-1　短小阿片类药物单药状态下，口服和肠外相当于同等剂量数据

阿片类药半衰期	口服剂量	肠外剂量	服药频度（即释）	皮下频度
可待因 2.9h	100mg	50mg	每 3~4 小时 1 次	
羟考酮 3.2h	7.5mg	N/A	每 3~4 小时 1 次	
吗啡 3.2h	15mg	5mg	每 3~4 小时 1 次	
盐酸吗啡 2.5h	4mg	0.75~1.5mg	每 3~4 小时 1 次	
美散痛 15~30h	10mg	5mg	每 6~8 小时 1 次	
芬太尼 1.5~6h	N/A	50mg	每 6~8 小时 1 次 每 48~72 小时 1 次	

　　阿片类药物处方基本原则如下：①急性重度疼痛首选吗啡。轻、中度疼痛可选择口服制剂，如可待因，但不提倡使用固定剂量的复方制剂，因它不利于个体化调整。②合理的剂量是指在整个剂量区间内使患者疼痛缓解而无不可控的副作用。③在前 24h 总量的基础上计算增加的剂量(包括定时给药和按需给药)。④同时增加按时给药量和解救量。增加的剂量跨度要根据症状的严重程度而定。如重度疼痛，考虑增加 50%~100%；中度疼痛，考虑增加 25%~50%；轻度疼痛增加 25%。⑤当对乙酰氨基酚用量超过 4/d 时，应将原先固定的联合方案改为单一阿片类方案。⑥如果患者存在不可控制的副作用，而疼痛级别小于 4(轻度疼痛)，可考虑降低剂量，幅度为 25%左右，并且重新滴定和评估。⑦约经过 5 个半衰期达到平衡血药浓度。

　　阿片类药物地计量滴定和调整：①中度疼痛患者短效阿片类药物剂量滴定。口服阿片类药物的峰值有效浓度在口服后 60min 左右，对未使用阿片类药物的患者，可立即给予 5~10mg 口服即释硫酸吗啡或同等吗啡替代物；当前正在使用阿片类止痛药的患者即给予当日 30%~40%量的口服即释吗啡，当前方案长效类阿片类止痛药继续服用。60min 后重新评估，如疼痛程度无明显变化，予双倍剂量速效吗啡处理，60min 后再次评估，如此重复直至达到疼痛缓解 50%以上；如疼痛缓解不到 50%，予同等剂量速效吗啡处理，60min 后再次评估处理如前者；疼痛缓解 50%以上者，计算近 4h 内的吗啡总量，以此量为 4h 有效剂量，并严格按照定时给药原则，每 4h 给予此有效口服剂量，根据每小时给予 24h 的 10%~20%量的即释吗啡为解救剂量。选择静脉注射途径的患者(峰值浓度在 15min 左右出现)，未使用阿片类止痛药的患者即给予 2~5mg 静脉用硫酸吗啡或等效药物；当前正使用阿片类药物止痛的患者给予 10%~20%日剂量静脉用吗啡或等效药。15min 后重新评估，按条条缓解程度处理如前所述，15min 后再次评估，重复至条条缓解 50%以上，同样计算 4h 内总量，以此量为 4h 有效量，得出每小时有效量，予持续静脉注射此量，根据需要，每 15min 予每小时量的 50%~200%量为解救剂量。②短效阿片类药物剂量滴定：当前未在用阿片类止痛的患者，给予 5~10mg

即释口服硫酸吗啡或等效阿片类药物，正在服用阿片类药物的患者予增加日剂量的 25%~50% 即释吗啡，4h 后重新评估，疼痛缓解不到 50% 的患者增加 25%~50% 再次口服，4h 后再评估，如此重复至疼痛缓解 50% 以上；疼痛缓解 50% 以上患者，以此 4h 内服用量为 4h 有效量。

通过几天的剂量滴定，确定该患者一天所需的吗啡剂量，达到规律给药以保持最低有效血药浓度，使疼痛得到持续缓解。24h 需求量达到稳定后，可考虑将阿片类药物转换成长效的剂型如缓释或控释制剂。长效制剂血药浓度稳定，减少给药次数，可提高药品安全性，减少滥用。

目前主要的长效制剂有：①长效硫酸吗啡片，口服，每 8~12h 一次；胶囊，每 8~24h 一次。国内有美施康定，片剂，口服每 12h 一次。②长效盐酸羟考酮片剂，口服，每 8~12h 一次。③芬太尼透皮贴剂，敷贴于皮肤(50~100μg)，每 72h 一次。芬太尼为一种阿片类止痛剂，主要与 μ-阿片受体相互作用，它的主要治疗作用为止痛和镇静。芬太尼透皮贴剂应在躯干或上臂非刺激及非辐射的平整表面应用。使用部位的毛发，(最好是无毛发部位)应在使用前予以剪除(不需用剃须刀剃净)。在使用多瑞吉前若需清洗应用部位，则需使用清水，不能使用肥皂、油剂、洗剂或其他制剂，因其可能会刺激皮肤或改变多瑞吉的特性。在使用本贴剂前皮肤应完全干燥，打开密封袋后立即使用。在使用时应用手掌按压 30s，以确保贴剂与皮肤完全接触，尤其应注意其边缘部分。多瑞吉可持续贴敷 72h。在更换贴剂时，应在另一部位使用新的多瑞吉。几天后才可以在相同的部位上重复使用。同时要备有即释剂型以缓解不能常规用药控制的疼痛、剂量区间末发生的疼痛及爆发痛。①短效缓释阿片类可在任何可用时间应用。②如果需要，可每小时应用 10%~20% 24h 量的即释解救剂量。

如果患者持续要求临时给药，或者按时给药的止痛药在峰值时或在给药间期末不能缓解疼痛，应增加维持量。如通过上述方法疼痛强度仍 >7，在增加阿片类药物的剂量前应考虑诊断是否正确，是否为特殊疼痛而需加辅助药物，再决定是否应增加阿片类药物的剂量。

治疗过程中应定期进行疼痛的再评价。如果出现疼痛加剧应考虑：重新评估病情；是否产生耐药性。出现耐药性表现为有效镇痛时间缩短，需要增加药物剂量才能控制疼痛。阿片类药物非完全交叉耐药，可交替使用不同药物；联合应用辅助药物可减少阿片类药物的需要量；疼痛减轻后逐渐调整剂量；配合其他止痛方法。以上方法均可减少耐药性的产生。

应用阿片类药物 2 周以上，部分患者会产生身体依赖性，突然停药或注射拮抗药会诱导戒断综合征，长期大量应用者更易发生，表现为激动、震颤、大汗、流泪、失眠、恐惧、显著的自主神经系统过度兴奋、疼痛加剧。逐渐减少药物可防止戒断综合征的出现。因此，考虑停药时应逐渐减量，先减量至前 1d 的 50%，连用 2d，以后每 2 日减 25% 至每日总量为 30mg(吗啡相当剂量)，连用 2d 后停药。

注意：①不推荐使用以下药物：盐酸哌替啶、安慰剂、丙氧芬、混合性激动型麻醉药、部分阿片受体激动药；②因为毒性反应，不推荐可待因用量大于 1.5mg/kg；③因为阿片类药物之间不完全交叉耐药，换用另一种药物时可从等效镇痛剂量减去 30%~50% 开始应用，之后逐渐加量。

(3)辅助用药：可用于癌痛三阶梯治疗的任何一个阶段。一般而言，慢性疼痛患者可选用 NMDA 受体(N-甲基-D-天冬氨酸受体)拮抗药(氯胺酮)；神经病生理性疼痛患者可选用抗心律失常药、抗惊厥药、可乐定、三环类抗抑郁药；缓解占位性病变所引起的疼痛可选用皮质类固醇、双磷酸盐类等改变组织反应性;另外骨骼肌松弛药、平滑肌松弛药也可辅助缓解疼痛。

3. 骨转移疼痛的治疗　骨转移的主要临床症状是疼痛，也是癌症疼痛最常见的原因。单用阿片类药物控制转移疼痛的疗效并不理想。除阿片类止痛药外,治疗骨转移的方法有：放疗、固定术、非甾体消炎药及双磷酸盐类骨保护药的应用。

4. 其他镇痛技术方法　多模式镇痛、超前镇痛、病人自控镇痛（PCA）、神经阻滞疗法、物理疗法、心理疗法等。

5. 中医治疗癌痛　中医治疗强调"标"、"本"兼顾,不仅关注肿瘤的局部病灶,也顾及整个机体,是治疗更加全面、疗效更加突出,成为维护和提高患者生活质量的重要环节。"不通则痛"、"不荣则痛"是癌瘤痛的基本病机。对于由气滞、血瘀、痰浊、火毒等实邪而引起的疼痛,多采用理气、活血化瘀、搜风通络、解毒等中药,如八月札、延胡索、木香、三七、丹参、莪术、全蝎、蜈蚣、藤梨根、虎杖根、徐长卿、乌头等;对于气血亏虚,因虚致痛的病症,多采用益气养血、扶正祛邪法,应用人参、白术、茯苓、当归、川芎、香附等。其方法多样,可根据具体病情联合或单独使用,方法如下。

（1）中药内服止痛法：口服中药作用缓慢而持久,能够调节体内气血阴阳平衡,坚持服用中药的癌症患者,疼痛的发生率及发生程度常低于不服用重要患者。

（2）中药外用止痛法：中药局部外搽、中药止痛膏外贴。其特点是药物经皮肤吸收,就近作用于患病局部,避免口服药物经消化道吸收所遇到的多环节灭火作用,提高了药效,但要严格掌握药物的毒性剂量。

（3）针灸止痛法：针刺止痛、穴位埋线、穴位注射;穴位埋管 PCA 泵给药治疗癌性疼痛。

6. 中西医结合治疗癌性疼痛　癌痛患者个体差异较大,病情也较复杂,中西医结合临床止痛治疗较难有一个固定的模式,目前较常用的方法有,癌痛三阶梯用药+中药内服;癌痛三阶梯用药+中药外用;癌痛三阶梯用药+针灸理疗;癌痛三阶梯用药+静脉或皮下或穴位埋管 PCA 治疗等。中西医结合治疗癌痛一定程度上可以优势互补,提高疗效。中医药应用于癌痛,丰富了癌痛止痛的第一阶段,延长了第一阶段止痛的时间;减轻癌痛第二、三阶段用药的副作用,减缓阿片类药物耐药的发生。针对有阿片类药物引起的便秘、恶心呕吐、嗜睡及过度镇静、呼吸抑制、尿潴留等,而中医药具有健脾和胃、润肠通便、补益肺肾、理气止痛等作用,配合应用大黄、瓜蒌仁、杏仁、桃仁、山药等,可明显减轻其胃肠道反应、呼吸抑制、尿潴留等不适,同时可提高患者的痛阈。

【疗效的评判标准】

1. 治疗中评估治疗　方案开始实施后应及时进行再评估,以便及时调整用药剂量,使患者尽快达到最大缓解和最低副作用。一般轻度疼痛在用药后 24~72h,中度疼痛 24~48h,中度疼痛 24h 再评估。评估内容包括疼痛有否缓解、缓解时间、缓解程度等,以便于决定是维持原方案还是调整用药及如何调整。这种评估要定期进行。

由于疼痛是一主观现象,目前对给药后疗效的评价常用的方法有二:①主诉疼痛程度的变化;②画线法,即将疼痛分为 0~10 度（不痛、轻微疼痛到极度疼痛）,让人在服药后自己画线以表示疼痛程度的变化。这种方法已经在很多国家使用,不但可以明确表达病人疼痛的程度,而且可以反应给药后的动态变化。

疗效可根据以上记录分为：

完全缓解（CR）：治疗后完全无痛。

部分缓解（PR）：疼痛较给药前明显减轻，睡眠基本上不受干扰，能正常生活。

轻度缓解（MR）：疼痛较给药前减轻，但仍感明显疼痛，睡眠仍受干扰。

无效（NP）：与治疗前比较无减轻。

2. 治疗后评估　一个治疗方案结束后也有必要对该方案做一追踪性评估，以便于进一步治疗。

第三节　恶性腹水

腹水即腹腔内液体的积聚，它是晚期癌症患者中一类常见的，亦最为严重的并发症之一。腹水可由一系列疾病引起，如炎症、心肝肾疾病、原发性腹膜癌、各种癌瘤腹膜转移等。肿瘤累及腹膜是腹水常见的原因。绝大多数恶性腹水患者（80%以上）患有上皮癌，尤其以卵巢、子宫内膜、乳腺、结肠胃肠道和胰腺恶性肿瘤最为常见。其余20%为不明来源的恶性肿瘤。临床表现为食欲减退、腹痛、腹胀、恶心、呕吐和呼吸困难等一系列腹压增高的症状，严重者威胁生命，给肿瘤晚期患者带来了不适和痛苦。

【病因】腹水的成因可分为两类。一类为中心性腹水，主要由静脉或淋巴管阻塞所致。另一类为周围性腹水，由散布于腹膜表面的肿瘤结节刺激液体分泌而引起。与肝硬化引起的腹水不同，恶性腹水有多种病因，其病理生理学机制主要包括液体回流吸收障碍和渗出增多两方面。恶性腹水的成因包括：毛细血管通透性的增加导致来源于肿瘤细胞的、富含蛋白质的液体渗出，使细胞外液进入腹腔以平衡胶体渗透压；门静脉狭窄或肿瘤细胞阻塞造成门静脉高压，静脉压的增加促使液体进入腹腔；肿瘤侵犯淋巴结和（或）肝脏。

【中医病机】腹腔积液证隶属中医鼓胀范畴，因腹部膨胀如鼓而命名。腹水以腹部胀大，皮色苍黄，甚则腹部皮肤青筋暴露，四肢不肿或微肿为特征。本病在各家方书中有许多不同的名称：如"水蛊"、"蛊胀"、"膨胀"、"蜘蛛蛊"、"单腹胀"等。

恶性肿瘤所致腹水，其病因与饮食失节、情志内伤、劳欲过度、黄疸结聚失治有关。其病机与肝、脾、肾三脏受损有关联，造成气结、血瘀、水停腹内所致。正如喻嘉言《医门法律·胀病论》说"胀病亦不外水裹、气结、血瘀"。由于肝、脾、肾功能彼此失调，使脏腑虚者愈虚，而气血水裹结聚腹中，水湿不化，又使实者愈实。故本虚表实，虚实交错为本病病机的特点。

1. 饮食失节　恶性肿瘤患者由于饮食失节，令脾土之阴失养，脾土运化之功失职，使清阳当升而不升，浊阴当降而不降，清浊相溷，互相结聚、壅塞中焦，遂决渎无道，脾土壅滞，肝失疏泄，气血淤阻不行，日久水湿泛滥而成膨胀。

2. 情志内伤　身患肿瘤，七情太过，情志失畅，致使肝之疏泄，条达失司，令气机运行不畅。肝为藏血之脏，气机不利则血运不畅，以致肝之脉络为气血所壅滞。另则肝气郁结不疏，横逆侵犯脾土，土受木克，遂令水液运化障碍，水湿内停与淤血蕴结，进而再阻塞气机，日久不化，浸渐及肾，开阖不利，三脏俱病而成臌胀。

3. 劳欲过度　肾主藏精，为先天之本，脾主运化为后天之源，二者为生命之根本。肿瘤患者正气呈现不足,劳欲过度必伤及脾肾二脏,使虚更虚。脾伤则水谷不能运化,生化之源匮乏,令气血不足,水湿内生。肾伤则精气不足,气化不行,不能温煦蒸腾水液,从而失聚水生。脾虚则土不制水而反克,肾虚则水无所主而妄行,水湿停蓄妄行无道而成臌胀。

4. 黄疸、积聚失治　迁延日久,可成臌胀。黄疸本为湿热或寒湿蕴积中焦所致,但病久失治,可伤肝脾二脏。肝伤则失其调达之功,致使气滞血瘀,脉络淤阻。脾伤则失其运化之功,致使水湿内停,浊阴壅塞,遂成臌胀。积聚由于气郁与痰淤凝积而成,无论生于腹部任何部,久则必定损伤肝脾气血的运行,造成气滞血瘀,进而伤及肾之开阖与膀胱的气化作用,形成臌胀。《医门法律·胀病论》曰:"凡有液痕、积聚、痞块,即是胀病之根,日积月累,腹大如箕,腹大如瓮,是名单臌胀"。

从病因病机看来,恶性肿瘤所致腹水,是以虚为主,虚实夹杂,本虚标实,不论是饮食失节、情志内伤、劳欲过度或黄疸、积聚失治,最终导致肝、脾、肾三脏受损而形成气结、血凝、水裹的临床表现。腹水的初期常以气臌为主,随着病情的发展至腹大如箕则称为水臌。至于血臌主要在临床上可见除腹臌外,还可见到青筋显露,面多血缕血痣或腹中洁癖等。

【诊断与鉴别诊断】由于恶性腹水与非恶性腹水在病理生理机制和治疗措施上均存在显著差异,因此,必须排除其他常见的病因(例如肝硬化、心力衰竭和腹膜炎)导致的腹水后,才考虑恶性腹水的可能。

1. 症状与病史　对腹水做全面的评价需要采集重点病史和进行体格检查。询问患者近期是否存在以下症状:足踝部浮肿、体重增加或腹围改变、饱胀感、腹胀不适感、沉重感、消化不良、恶心、呕吐、胃食管返流、脐的改变或痔疮等。临床病史的采集有助于辨别患者发生腹水的可能性。

腹水的体检应重点包含以下项目:胁腹部浊音、移动性浊音、液波震颤的检查。虽然腹水体格检查的大多数方法都侧重于腹部体征,但腹部以外的体征也有助于对腹水相关性疾病诊断,如肝脏或心脏疾病。这些体征包括:肝脏肿大;若存在中度腹水则可合并脐病、腹病或腹股沟病;阴囊或下肢水肿;腹壁静脉曲张;脐平或外翻。

2. 影像学检查　当腹水量相对较少或出现分隔时常难以通过体格检查作出明确诊断,此时可借助影像学检测手段。存在腹水时,腹部X线平片则表现为模糊影或"毛玻璃样"影。腹腔内即使存在少量自由液体,也可经超声或腹部CT扫描来检测确定。

需要做腹水的诊断确诊时,可经腹腔穿刺抽取10~20ml的液体来证实腹水的存在,并且有助于明确病因。当腹水难以抽取或存在分隔时,可在B超引导下进行穿刺。恶性腹水常规和生化检查可见蛋白含量增高,肿瘤标志物CEA、CA125、CA199、HCC、和LDH检查对诊断及预后有帮助。细胞学检查阳性率为40%~50%,多次送检或留集较多腹水沉淀后可提高检出率。恶性腹水多为渗出液,生长迅速,放液后重新积聚较快,大多数为血性腹水,部分患者的腹腔积液中可找到癌细胞。通过病史询问、体格检查,结合常规实验室检查和B超检查可作出诊断。临床上注意要与结核性腹膜炎、胰源性疾病、胆源性疾病、结缔组织病或过敏性疾病所引起的腹水相鉴别。

【治疗】

1. 全身治疗

(1)饮食方法:腹水时,因有效血容量减少,导致一系列神经内分泌和电解质变化,如激活 RAS 系统,引起水纳潴留,加重积液。与良性腹水相似,患者应进低盐饮食(不超过 2g/d)、易消化和高蛋白饮食,必要时补充白蛋白。

(2)合理利用利尿药:利尿药治疗恶性腹水一直处于有争议的状态。早先认为利尿药仅对肝硬化等引起的良性腹水有效,对恶性腹水无效。随着恶性腹水产生机制的研究,利尿药逐渐得到认可,并相继出现其治疗恶性腹水有效的报道。可选择合适的、症状性的恶性腹水患者,给予利尿药治疗。对在腹水的成因中至少部分性的来源于非肿瘤因素的癌症患者来说,利尿药的耐受性良好,效果也尤为显著。不应将利尿药治疗的目的设定为完全消除患者的水肿与腹水,而是仅需移除适量液体以保证患者的舒适,应采取缓慢的、渐进的利尿措施,以不超过患者腹水的动员能力为限。如对肝病腹水患者采取过于激进的治疗措施,可能会导致肝性昏迷、肝肾综合征和死亡。

利尿药可激活肾素-血管紧张素-醛固酮系统,因而在治疗之初常选择一种作用于髓旁肾单位的利尿药,以阻断醛固酮活性增强效应。螺内酯是常用的一线治疗药物,起始剂量为每天早晨 25~50mg。若用该类药物的最大剂量治疗时,疗效仍欠佳,可考虑加用低剂量的髓祥利尿药,如呋塞米 20mg/d。可在数周或数月时间内,在初始计量的基础上逐步增加利尿药的使用剂量,直至患者症状缓解为止。利尿药主要副作用是水电解质紊乱,也可能引起皮肤干燥、疲倦、低血压等,治疗中应注意预防和及时纠正。为减少副作用的发生,建议从小剂量开始使用。

(3)全身化疗:对于原发肿瘤化疗敏感者,如恶性淋巴瘤、小细胞肺癌、乳腺癌、卵巢癌等,治疗最初一般应针对原发肿瘤积极采用全身化疗,不仅可缩小原发病灶,也可使腹水明显减少。有研究报道,晚期胃癌重度腹水患者经全身化疗后成功缓解。回顾性研究表明,45位恶性腹水患者予针对肿瘤的全身化疗后,43%的患者腹水症状得到了完全缓解或明显改善。

2. 治疗性腹腔穿刺术

(1)腹腔穿刺引流术:腹腔穿刺引流术是治疗恶性腹水最常用的方法。虽然其维持时间较短,但 90%的患者可以快速减轻症状,适用于合并呼吸窘迫、利尿药治疗无效并且需要快速缓解症状的腹水患者,应予以治疗性的腹腔穿刺大量放液。腹腔穿刺是一类简便而又安全的操作,它可以有效地缓解患者的症状,同时相关发病率或死亡率极低。另外,腹腔永久性/临时性导管植入术,其原理和操作均同腹腔穿刺排液类似。通过在局部麻醉下于腹腔内置放永久性或半永久性的导管,起到引流腹水的作用。对恶性腹水患者而言,这可能是唯一有效的治疗措施,而且与单用利尿药相比,它能更快的缓解患者症状。单次腹腔穿刺放液量只要在 5L 以内,都具有安全性。但腹水会在 1~4d 内重新积聚,后续的腹水引流频率,应取决于患者呼吸短促、活动耐力不良或劳力性呼吸困难的主观感觉。常见的副作用包括:继发性腹膜炎、肺栓塞、低血容量等。反复大容量快速排液而不注意血容量的扩充,会使腹压突然下降、血液重新分布导致血压下降引起休克。因此腹水引流时应控制引流速度,术中应逐步收紧腹带。术后及时补充丢失的蛋白,注意电解质平衡。若患者经济许可,平均每抽取 1000ml 腹水后,可给予静脉输注约 6g 白蛋白,以维持身体有效循环体积。

(2)腹膜腔内给药:腹膜腔内药物治疗是恶性腹腔积液局部治疗的重要手段。在腹腔穿刺排液后经腹膜腔内局部注射药物,可增高局部药物浓度,延长药物与肿瘤直接接触时间,且不增加副作用。用于腹腔注射的药物主要可分为:①化疗药物,如博来霉素、顺铂、多柔比星、阿霉素、羟基喜树碱、丝裂霉素、氟尿嘧啶等;②硬化药,如四环素、滑石粉、强力霉素,但副作用较大,现较少使用;③生物反应调节药,如白细胞介素、干扰素、单克隆抗体、沙培林(OK-432);④放射性核素 32P 等;⑤中药制剂如榄香烯乳、鸦胆子油乳、康莱特、香菇多糖等。

(3)腹腔热灌注化疗技术:腹腔热灌注化疗技术是热疗与化疗相结合的综合治疗方法。热疗是通过加热使肿瘤组织的温度达到 40℃~44℃,引起肿瘤细胞生长受阻与死亡的一种治疗方式,与放疗、化疗联合应用发挥协同效应。迄今已经证实可与热疗发挥协同作用的药物有铂类、拓扑异构酶抑制药、双糖胞苷、紫杉醇、环磷酰胺等。

3. 恶性腹腔积液的外科治疗——腹腔静脉分流术　腹腔静脉分流术是将腹水引流至患者的体循环,从而减少腹水、缓解症状,避免反复腹腔穿刺排液的治疗方法。最早用于肝硬化引起的顽固性腹水的治疗中,并逐渐成为恶性腹腔积液的治疗手段,其原理是利用腹腔内压和中心静脉压之间的压力差,通过一根具有单向阀门的导管,将其腹端插入腹腔内,静脉端自腹壁皮下经颈外静脉置于下腔静脉内,构成腹腔与下腔静脉间的单向旁路通道,利用呼吸时腹-胸腔压力差,将腹水引流至上腔静脉。

腹腔静脉分流术的并发症有腹水漏、肺水肿、肺栓塞、DIC、感染等。由于腹腔静脉分流术的并发症较多,术后 24h 需监测中心静脉压,且费时、费钱,使用时间较短,通常维持 3~4 周,限制了其在临床的应用,仅在其他治疗无效,局部症状明显时,根据具体肿瘤类型、患者全身情况等慎重应用。

【辨证施治】恶性腹腔积液根据其临床表现属于中医的"臌胀"的范畴。中医认为,臌胀的发生与肝、脾、肾三脏的功能障碍有着密切的关系,由于肝气郁结,气滞血瘀,导致脉络阻塞,为形成逆胀的基本因素。腹水的治疗大法主要以行气、利水、消淤、化积为主,结合肿瘤治疗来逐步消除腹水。臌胀早期大多属实证,而晚期多属虚证,在临床上往往虚实夹杂,实中有虚一直贯穿于疾病的全过程。因此,千万不要攻伐过猛,否则容易产生耗伤脏器的恶果。

1. 气滞湿阻

主证:腹大胀满,胀而不坚,胁下痞胀或疼痛。

次证:纳食减少,食后胀重,嗳气,小便短少,大便黏滞不爽,屎气杂夹,苔薄白或腻。

舌脉:脉细,舌苔薄白或腻。

治则:理气调中,祛湿消胀。

方剂:柴胡疏肝散和平胃散加减。

2. 湿热蕴结

主证:腹大坚满,脘腹拒按撑急,烦热口苦,渴不欲饮。

次证:小便赤涩,大便秘结或溏垢,面目皮肤发黄。

舌脉:舌边坚红,苔黄腻,脉象弦数。

治则:清热利湿,攻下逐水。

方剂:中满分消丸加减。

3. 脾肾阳虚

主证:腹部胀满,入暮更甚,纳呆脘闷,肢冷腹浮肿。

次证:脘闷纳呆,神倦怯寒,下肢浮肿,小便短少不利。

舌脉:舌质胖淡紫,脉沉弱无力。

治则:健脾温肾,化气行水。

方剂:附子理中汤和五苓散化裁。

4. 寒湿困脾

主证:腹大胀满,按之如囊裹水,胸腹胀满,得热稍舒。

次证:精神困倦,怯寒懒动,小便少,大便溏,下肢浮肿。

舌脉:苔白腻,脉缓。

治则:温中健脾,行湿利水。

方剂:实脾饮加减。

5. 肝肾阴虚

主证:腹大胀满,或见青筋暴露,面色晦滞,唇紫,口燥。

次证:心烦,失眠,牙龈出血,鼻时血,小便短赤。

舌脉:舌质红绛少津,脉弦细数。

治则:滋养肝肾,凉血化瘀。

方剂:一贯煎合消淤汤加减。

【中西医结合治疗策略选择】恶性腹水其预后一般较差,得病后常不易痊愈,因此,在治疗上颇为棘手。在具体治疗过程中,应积极寻找有效的抗肿瘤药物对肿瘤进行治疗。有效的抗肿瘤治疗是缓解腹水的关键。卧床休息与限制钠盐是最主要的基础治疗,限制钠盐可采用低钠盐或中药秋石拌食。当腹水量不多时,应首先考虑中药辨证施治,通过中药清热、利湿、通利大小便等方法,使腹水逐步缓解。当以上这些措施不能发挥作用时,有必要给予利尿药物进行利尿治疗。开始时可选用弱效利尿药如螺内酯,每日 100~300mg,分 2~3 次口服,常可取得很好的利尿效果而不会导致噻嗪类利尿药引起的那种严重失钾。如此药无效,则可应用噻嗪类与管袢利尿药,如氢氯噻嗪每日 50~100mg,或呋塞米每日 40~160mg,分次口服。过度使用利尿药可引起水电解质紊乱和低血压症。此时病人往往因为严重腹胀而不愿服用汤药,可采用直肠给药法,常用生大黄、元明粉、川朴等组成复方,给予汤剂灌肠,以促进水分排出,除非大量腹水导致呼吸受限,最好不要做穿刺放腹水,腹腔穿刺放液虽然有助于缓解腹内压力,但此法只能暂获缓解。据称放腹水的同时经静脉补充足量的白蛋白是有效而安全的治疗方法。迅速大量的放腹水可导致低血压和休克,如频频放液可导致低蛋白血症及电解质失衡,反复穿刺可造成腹膜炎或肠损伤危险性极高。

通过测量体重及腹围来判断疗效,体重每天减轻 0.5kg 左右是合适的,因为腹水不可能迅速地被吸收入血液并排出。强烈的利尿将引起血管内液体丢失而导致肾衰竭,电解质紊乱(低血钾症)这又可诱发肝性脑病,有时限钠不够则常常是腹水持久不清的原因。

第四节　肿瘤相关性感染

感染是指微生物在体内存在或入侵正常组织,并在体内定植和产生炎症病灶。肿瘤病人由于免疫能力的相对缺陷,或化放疗后免疫功能受损,机体抵抗力下降,易并发各种感染,是并发感染的高危人群。肿瘤病人因机体免疫力功能缺陷,粒细胞减少或肿瘤本身引起的水肿、糜烂、溃疡、梗阻、压迫、坏死等造成黏膜屏障防御破坏,在此基础上并发的感染称为肿瘤相关性感染,包括肺部感染、肠道感染、尿路感染、生殖道感染、皮肤黏膜感染等。部分白血病病人,或是在肿瘤放、化疗后,一旦出现粒细胞缺乏,则患者并发感染的概率可达 16%~73%,一旦并发严重的细菌、真菌、病毒感染等,患者死亡率则高达 80%~90%。肿瘤相关性感染的发生,不仅影响正常手术、放疗、化疗等治疗的进程,导致治疗中断或治疗剂量下降,从而影响远期疗效,而且增加医疗费用,降低患者的生活质量,严重者导致患者死亡。肿瘤相关性感染是恶性肿瘤患者死亡的主要原因之一,对肿瘤患者的生活质量、生存期构成很大的威胁。

【病因】肿瘤相关性感染的发生,与机体免疫防御功能的缺陷或受损有关,在此基础上原本在体内定植或存在于外界的微生物通过呼吸道、体液、血液等途径侵入正常人体组织,并在体内定植和产生炎症病灶,导致感染的发生。肿瘤患者大部分常在门诊治疗或住院治疗,一些诊疗方面的操作一定概率上可导致医源性感染的发生。

1. 机体免疫防御功能　人体的免疫反应可分为非特异性免疫反应及特异性免疫反应两种,后者又可分为细胞免疫与体液免疫两方面。当机体免疫功能下降时,不能充分发挥其吞噬杀灭细菌的作用,即使入侵的细菌量较少,致病力不强也能引起感染。肿瘤病人因免疫功能不足导致感染发生的因素主要有:①恶性肿瘤患者由于代谢紊乱、免疫球蛋白合成减少、网状内皮细胞系统功能低下及中性粒细胞吞噬功能减弱等原因,常易发生感染甚至败血症。②免疫抑制剂的应用,如肾上腺皮质激素、抗肿瘤药物及放射治疗等均可降低免疫功能,使肿瘤患者较易发生感染。③黏膜是机体对各种病原体防御的第一道防线,放化疗可破坏黏膜免疫功能,局部的正常菌群即可入侵导致感染;而化疗相关的胃肠道黏膜炎症患者更易发生革兰阴性杆菌或念珠菌的血路感染。

2. 病原微生物　病原微生物入侵人体正常组织,诱导炎症反应的发生是造成肿瘤相关性感染的重要环节之一。肿瘤相关性感染的临床表现常不典型,非致病或条件致病源占多数,多重耐药菌感染多,混合感染多,真菌或条件致病真菌感染常为致命原因。以下列举一些临床上常见的病原微生物。

(1)革兰阴性有细胞壁的细菌:大肠埃希菌、肺炎克雷伯菌、铜绿假单胞菌、鲍曼不动杆菌、阴沟肠杆菌、嗜麦芽窄食单胞菌、嗜麦芽寡养单胞菌、革兰阴性球菌及其他革兰阴性菌。

(2)革兰阳性有细胞壁的细菌:金黄色葡萄球菌、粪肠球菌、屎肠球菌、溶血葡萄球菌、表皮葡萄球菌、肺炎链球菌、结核分枝杆菌、镰刀菌及其他革兰阳性菌。

(3)无细胞壁真细菌:支原体属、脲原体属。

(4)真菌:白色假丝酵母菌、克柔假丝酵母菌、热带假丝酵母菌、烟曲霉、黄曲霉、毛霉菌、隐球菌、卡氏肺孢子菌及其他真菌。

(5)病毒:水痘-带状疱疹病毒、单纯疱疹病毒、乙肝病毒、丙肝病毒、巨细胞病毒、柯萨奇病毒、轮状病毒、肠道病毒 EV71 及其他病毒。

3. 医院性因素

(1)有创操作:肿瘤治疗领域中,随着各项诊疗技术的开展,治疗方法的更新,各种病原菌尤其是条件致病菌所引起的医源性感染也逐渐增多。例如,各种手术、内窥镜检查、静脉插管及介入治疗等侵袭性操作的开展增加了病原菌直接进入人体正常组织或血循环的机会，导致医源性感染的发生。

（2）抗生素的滥用：临床上抗生素的不合理使用可使正常菌群的生长受到抑制，而耐药菌或真菌比例增多，菌群比例失调导致肿瘤患者易发生耐药菌感染或真菌感染。而抗生素的广泛使用甚至滥用造成的生态学负作用（附加损害），导致目前抗菌药物的研制速度似乎远远赶不上耐药菌的产生和繁殖速度。大量耐药菌的产生已严重影响到目前的抗感染治疗效果，甚至不久的将来我们在面对严重感染时将无药可用。肿瘤患者易并发感染，若为深部真菌感染或多重耐药甚至广泛耐药细菌感染，那么其治疗将非常棘手。

【中医病机】肿瘤总属本虚标实，多由虚而得病，因虚而致实，是一种全身属虚，局部属实的疾病。肿瘤已经发生并且发展到一定阶段后，人体气血津液不足，或因化疗、放疗等造成正气受损，在正虚的基础上，风热、湿热、温热、温毒、疠气等致病邪气，或由口鼻而入，或由皮毛而入，或郁阻阳明气分，或直捣中焦脾胃，或攻窜流走，或蕴结壅滞，导致肿瘤相关性感染的发生。肿瘤相关性感染大多起病急骤，来势较猛，传遍较快，变化较多，由感受特异的具有一定传染性的致病因素"温邪"而起，当属温病范畴。

1. 三级病因学说　《素问遗篇·刺法论》曰："正气存内，邪不可干"，又《素问·平热病论》："邪之所凑，其气必虚"。恶性肿瘤的发生并不是正邪相争的结果，而是与人体阴阳平衡失调密切相关。阴阳消长是永恒的，是互根互助的，也是机体欲求平衡协调的一种自我调节方式。在一定条件下，消长超越了一定限度，平衡遭到破坏，就会演变为病理状态，成为导致恶性肿瘤发生的初始原因，或曰"一级病因"。

体内平衡失调是恶性肿瘤发生的一级病因，癌毒形成则是恶性肿瘤发生发展的第二个阶段。癌毒即是病理产物也是二级病因，同时还可以被看做是一个基本证候。如同气滞、血瘀、痰湿等中医概念一样，癌毒是在一级病机的基础上形成的病理产物，又是引起恶性肿瘤的直接原因，同时又可以是一个具有包含特定症状组合的基本证候。癌毒的根本特征在于它一旦形成就会无限制的扩张，对机体造成难以修复的损伤。因此，无论是"审证求因"还是"辨证论治"，癌毒都是认识和治疗癌症这一特殊疾病的一个重要方面，是始终必须重视死亡主要矛盾或矛盾的主要方面。

肿瘤相关性感染只是肿瘤发生后的病理变化和病理属性，即肿瘤已经发生并且发展到一定阶段后消耗人体气血津液，损伤正气，在机体内部继发产生气虚、阴虚、淤血等病理改变基础上感受"杂气"而出现的表象，乃恶性肿瘤"三级病因观"中的第三级病因之一，属温病范畴，多有热毒之象。在这里特别强调肿瘤发生过程中的一级病因与二级病因，是因为肿瘤的产生有着其独特的病理演化过程，并非单一的正邪相争所能涵括。必是在平衡失调，癌毒形成，正虚邪积的基础上，机体或感受外来温邪，或体内伏邪作祟，导致不同的肿瘤相关性感染的发生。叶天士说："肺位最高，邪必先伤"，临床上肿瘤相关性感染确以肺部感染多见。

2. 相关病因分类　温热类温病中致病邪气主要包括风温、春温、暑温及秋燥；湿热类温病中致病邪气主要包括湿温、暑湿及伏暑；肿瘤患者感受温毒类邪气及瘟疫类邪气者少见，此处针对不同致病温邪列举一二。

（1）风温：风温的发生多因感受春季或冬季的风热病邪所致。风热病邪属阳，其性升散、疏泄，侵犯人体多从口鼻而入，先犯肺卫。肿瘤患者，素禀不足，正气虚弱，卫表不固，感受风热病邪后者而成病。人体感受风热病邪,病变以非经为主,初起以肺胃表热证为特征,肺卫之邪内传,即可顺传气分,壅塞肺气,或入阳明,或郁于胸膈;亦可逆传直接内陷心营。病变过程中易化燥伤阴,后期多见肺胃阴伤病变。

(2)春温:春温是由温热病邪内伏而发的疾病,其致病因素为温热病邪。肿瘤病人阴精素亏,正气不足,则冬天易感受寒邪,潜伏于体内,郁久化热而成,在春天阳气回升的特殊气候条件下,引动郁热外发而致病。肿瘤患者,一般体质偏于羸弱,感邪较重则病之初起多发于营分,邪热炽盛,营阴亏虚,多表现为热郁营分。若治不及时,正气进一步损耗可致热邪深入血分。春温多起病急骤,变化较多,具有郁热内伏,热势抗盛,易伤阴液和动风动血等特点。

(3)秋燥:秋燥的发生多因感受秋季的燥热病邪所致。秋燥之气,轻则为燥,重则为寒,化气为湿,复气为火。肿瘤患者因机体正气不足,防御外邪的能力减弱,燥热病邪易通过口鼻侵入肺内而发病。燥热病邪入侵,以肺经为病变中心,初起必伴有口、鼻、咽、唇、皮肤等干燥的见症,病程中易损伤肺络,移热胃肠,影响到胃肠津液,后期多见肺胃阴伤之证。

(4)湿温:湿温是由湿热病邪所引起的急性外感热病,其致病因素为湿热病邪。肿瘤患者,脾胃素虚,运化功能不足则易致湿邪内困。若复外感湿热,则内外相合而发为湿温。本病以脾胃为病变中心,易滞留气分,病程缠绵。若久治不愈,其从热化者,可进一步化燥化火,深入营血,迫血动血;其从湿化者,可进一步湿从寒化,甚则耗伤肾阳,水湿内停则出现“湿盛阳微”之变证。由于湿性黏腻难解,故本病每有余邪复燃而出现复发者。

人体是一个有机的整体,其内部各方面的调节机制相互对立、相互制约,保持平衡则人体处于正常状态。我们在确立肿瘤感染治则方药之前,应“审证求三因”,应尽可能地明确患者的一级、二级病因,本《内经》“必伏其所主,而先其所因”的精神,因势利导,驱邪外出。驱邪后在调节机体平衡基础上始终重视祛除或控制癌毒之邪,在专方专药的基础上做到灵活变通,避免正气不复而致邪气复燃,从而将中医治疗肿瘤相关感染的临床疗效推向一个新的高度。

【评估与诊断】临床上许多肿瘤患者存在着咳嗽、发热、寒战、腹痛、腹泻等表现,这些可以最早被我们临床医师所发现的症状,往往是提示着患者存在感染性病变的线索之一。但除外感染,这些症状可以是因为肺部肿瘤刺激器官诱发的刺激性呛咳;可以使肿瘤组织坏死产物的释放,无菌性炎性反应所致发热;可以使肿瘤引起的免疫反应,通过抗原抗体复合物的大量形成、释放入血而致寒战反应;可以使肿瘤侵犯腹腔神经丛引起的疼痛;可以使某些药物副作用引起的腹泻反应等。这些发生在肿瘤患者身上具有类似感染特征的临床表现其实都不属于感染,其存在常常干扰临床医师的诊治思路,因此,肿瘤相关性感染的诊治要点在于尽一切可能地明确病原学诊断。但肿瘤相关感染的发展过程较快,特别在高危患者中进展迅速,常在病原学诊断尚未明确之前患者已经重症感染死亡,因此,及早对患者进行相关评估,进行危险度分组并指导预防性抗生素的使用在感染早期显得尤为关键。

2009 年美国国立综合癌症网络（NCCN）癌症相关感染防治指南（prevention and treatment of cancer-relater infections)中,根据数十年来时间与经验的积累,整合了大量循证医学证据,依照肿瘤患者宿主易感因素差异及不同类别感染症状、诊断、治疗及预后的不同,将癌症相关感染分类为中性粒细胞缺乏合并发热及特定部位的感染(口腔感染、食管感染、鼻窦感染、肺部感染、腹部感染、直肠感染、肝脏感染、导管相关性感染、皮肤与软组织感染、中枢神经系统感染、艰难梭菌结肠炎以及中性粒细胞缺失性肠炎等)两大内容,同时使用危险评估体系帮助医师将肿瘤相关感染的低危患者与高危患者鉴别开来。

1. 中性粒细胞缺乏合并发热　中性粒细胞缺乏症已被公认为癌症患者并发感染的重要危险因素之一,中性粒细胞缺乏症患者一旦出现发热,应引起我们的高度重视。NCCN 对中性粒细胞缺乏的定义是:①中性粒细胞绝对值(ANC)<0.5×10⁹/L;或②ANC<1.0×10⁹/L,并预测在以后的 48h 内降至≤0.5×10⁹/L。NCCN 临床指南中关于中性粒细胞缺乏合并发热的定义是:发热是指无明确原因的单次口腔体温≥38.3℃,或者≥38.0℃持续 1h 以上。临床上使用皮质激素或非甾体消炎药可掩盖发热以及某些局部感染的特征,因此,中性粒细胞缺失伴感染症状或体征(如腹痛、严重黏膜炎、肛周疼痛)的患者即使没有发热也应考虑活动性感染。

(1)初步评估与血培养:首先应明确感染的可能部位和致病菌,立即进行相关部位的病史采集和体格检查。在检查过程中或检查后应立即采集标本(痰液、大便、尿液、分泌物、静脉导管等)并进行培养(细菌、真菌、病毒),同时对患者进行危险程度分组以指导初步经验性抗生素治疗。但临床上大部分中性粒细胞缺失伴发热患者难以明确感染部位,或者说不明原因的发热常常是患者感染时的唯一征象,此时应及时进行血培养,采集血培养标本可以有三种选择:①一份采自外周静脉,一份采自中心静脉导管(如果有的话);②两份都自外周静脉采集;③两份都自静脉导管采集。自导管采集的标本获得阳性结果的概率要低于外周静脉采集的标本。专家组的共识是对于血培养,血标本的体积是最为关键的影响因素。

(2)寻找感染的间接证据:临床上我们对中性粒细胞缺失伴发热患者做到有样必采后,因种种因素干扰往往难以明确病原学诊断。培养的结果不是阴性, 就是培养菌可能为定植菌,或标本被污染,且血标本真菌培养的阳性率大都低下。在无法明确病原学诊断时,我们需要积极寻找感染的间接证据作为初始治疗的依据。血液标本作为临床医师容易取得的标本之一,其各种实验室检测在针对寻找感染的间接证据中有重要价值,以下列举一二。

①超敏 C 反应蛋白:超敏 C 反应蛋白(CRP)是一种急性时相反应蛋白。感染、肿瘤、结缔组织疾病等均可引起 CRP 的升高。临床监测中 CRP 的检测可作为初步区分细菌性感染和病毒性感染的依据, 其在儿科临床感染性疾病的辅助诊断价值较大。有些资料将外周血 CRP 超过 50mg/L 作为细菌感染的阈值,但血清 CRP 水平可受各种非感染因素的干扰,其本身仅是一项参考指标,尤其不建议单独参考 CRP 水平而忽视其他证据。

②中性粒细胞碱性磷酸酶:中性粒细胞碱性磷酸酶(NAP)是一种细胞内水解酶,主要存在于成熟中性粒细胞中,是粒细胞功能的标志酶之一,NAP 可以在中性粒细胞吞噬细菌等异物时释放增加。NAP 活性受肾上腺皮质激素、ACTH、雌激素、CSF 等的影响,并且在许多疾病中均可明显改变。在单纯病毒感染。干细胞黄疸、阵发性睡眠性血红蛋白尿、慢性粒细胞性白血病、单核细胞性白血病、红白血病等疾病中,NAP 活性降低,NAP 积分减低。而在细菌性感染、出血、类白血病、胆管性黄疸、真性红细胞增多症、骨硬化症、再生障碍性贫血、急性淋巴细胞白血病以及糖尿病等症中,NAP 活性增高,NAP 积分增加。某些肿瘤如肝癌、肺癌、胃癌细胞还可产生促粒细胞生成素,从而导致外周血中性粒细胞增高,NAP 活性增强。NAP 积分检测需要检验者有一定的经验,临床上 NAP 活性剂积分的检测值在用于诊断感染时需灵活运用,与其他指标相互参照。

③血内毒素：内毒素（endotoxin，ET）是指存在于革兰阴性菌细胞壁外膜中的脂多糖（lipopolysaccharide，LPS）成分，由 O 特异多糖、核心多糖和类脂 A 三部分组成。其中类脂 A 是生物活性中心，在导致脓毒性休克、全身炎症反应综合征和多器官功能障碍综合征等过程中发挥着重要作用。血中内毒素水平升高的程度，可反映出患者肠黏膜屏障损伤程度，也是革兰阴性菌感染患者死亡的主要原因。ET 作为诊断全身细菌性疾病的重要标志物，与血培养相比具有独特的优越性。尤其是在重症感染时，有高敏感性、高特异性，可作为感染性疾病的早期诊断指标之一。由于血内毒素检测存在一定的假阴性和假阳性，具有一定的不稳定因素，在血内毒素测定的临床应用中，也可存在于无菌内毒素血症的情况，其发生与机体网状内皮系统功能障碍、胃肠道黏膜屏障功能破坏、肝功能障碍等因素有关，所以不能仅凭 ET 的高低作为判断患者是否为细菌感染以及使用抗生素的唯一指标，应结合病史和流行病学，机体的状态、病情的轻重以及病程等进行全面动态观察分析。

④1,3-β-D 葡萄糖测定（G 试验）/半乳甘露聚糖抗原测定（GM 试验）：1,3-β-D 葡萄糖（G）是一种多糖，普遍存在于除结合菌外的真菌细胞壁中，占真菌细胞壁干重的 50% 以上，尤其在酵母样真菌中含量最高，其他生物如细菌、病毒及动物、人体细胞均缺乏此成分。G 由 D-葡萄糖聚合而成，以 β(1,3)糖苷键连接的葡萄糖残基骨架作为主链，分枝状 β(1,6)糖苷键连接的葡萄糖残基作为侧链。侵袭性真菌感染（invasive fungal infection，IFI）时，G 可从真菌细胞壁释放进入血液或其他体液当中，使含量明显增高，而浅表真菌感染或真菌口咽定植时 G 极少能释放入血液中，因此，G 试验对诊断 IFI（包括侵袭性念珠菌病、PCP、镰孢菌病）有一定价值。

曲霉菌是多细胞真菌，由具有横隔的分支菌丝和分生孢子、孢子囊组成。曲霉菌感染后血液和体液（尿液、脑脊液、腹水、胸水等）中的 GM 会显著增高，而很难检出菌体。已知 GM 分布于大多数曲霉菌及青霉菌的胞壁中，具有抗原性，故临床上 GM 试验可用于曲霉菌侵袭性感染的诊断。而且血清 GM 阳性出现时间往往早于临床表现，故具有早期诊断价值（除尿标本外），国内外学者发现对于怀疑侵袭性肺曲霉病（invasive pulmonary asper-gillosis，IPA）患者，此时用肺泡灌洗液进行 GM 检测其敏感性及特异性均高于血液标本。

G 和 GM 作为真菌抗原具有较高的特异性，血清中检测出 G 和 GM，代表真菌在组织中侵袭生长并释放进入血循环。但 GM 实验和 G 试验都存在各自的不足，不可避免的出现一定的假阳性和假阴性。如 G 检测不能用于接合菌、新生隐球菌感染的诊断，也不能区别曲霉素与酵母菌感染。在某些情况下易出现假阳性结果，如血液透析（纤维素膜）、静脉使用白蛋白或 γ 球蛋白，氨苄西林/舒巴坦。GM 检测对于曲霉素感染的特异性好，但不能区分曲霉菌种，也不能用于念珠菌感染的诊断。还有少数情况导致 GM 试验出现假阳性结果，如新生儿或儿童、使用半合成青霉素尤其是哌拉西林/他唑巴坦、食用可能含有 GM 的牛奶等高蛋白食物和污染的大米。曲霉素属的细胞壁中也含有 1,3-β-D 葡聚糖成分，故 G 试验也可作为诊断曲霉菌侵袭性感染的手段之一，其成本低、操作简便，灵敏度和阳性预测值高，但特异性逊色于 GM 试验。将二者联合使用可弥补各自不足而更有效的诊断 IFI，并减少假阴性的发生。国内相关研究认为 G 试验诊断 IFI 的阈值以 60ng/L 较理想，而 GM 诊断阈值在 ≥1.5 或两次>1.0 时，其诊断侵袭性肺曲霉菌感染的敏感性和特异性分别达到 70% 和 80% 以上。

G 和 GM 的检测应在经验性抗菌治疗之前进行。对高危人群前瞻性连续监测血清 G 和

GM 有助于 IFI 的早期诊断,根据血清 GM 和 G 量的变化可以估计 IFI 的严重程度,并可用于指导临床预先清除治疗。

2. 特定部位感染的评估与治疗　指南中就口腔和食管、鼻窦或鼻部、腹部、直肠和肝脏感染、导管感染、皮肤与软组织感染、中枢神经系统感染以及艰难梭菌结肠炎、粒缺性肠炎等的诊断提出了指导性意见,临床上以口腔感染及肺部感染多见,又以肺部感染及导管感染最为凶险。本文重点介绍有关肺部感染的诊治建议。

(1)口腔感染:人的口腔常见的细菌约有 600 种之多,肿瘤患者由于免疫功能低下,特别是放、化疗后削弱了机体的防御能力,为口腔内致病细菌滋生繁殖创造了有利条件。这些细菌会侵袭相关器官,包括呼吸系统和消化系统。

①口腔感染临床表现:溃疡性口腔炎的特征:在口腔黏膜及齿龈上有糜烂、坏死或溃疡面,齿龈易出血。水疱性口腔炎的特征:口腔黏膜下层有透明的浆液潴留,黏膜上散在有小米至黄豆大水疱,破溃后出现鲜红色的糜烂面。鹅口疮:在口腔黏膜上有柔软、灰白色、稍隆起的斑点,表面被覆白色坚韧的假膜,其边缘发红。

②口腔感染病灶的诊断方法:每次查房时,需检查患者口腔黏膜的完整性及有无病变存在。指南中对溃疡性口腔炎,需对溃疡表面分泌物进行细菌培养和革兰染色,对可疑病灶进行活检寻找真菌,完善口腔真菌感染、单纯疱疹病毒感染及白血病浸润的鉴别诊断。对于水疱性口腔炎,需对水疱内浆液进行病毒培养或 PCR 或其他诊断方法和直接荧光抗体试验寻找单纯疱疹病毒和水痘带状疱疹病毒感染证据。鹅口疮首先考虑白色念珠菌感染。

(2)肺部感染:不同肿瘤患者,因疾病种类,危险评估系数的不同,肿瘤相关肺部感染的发生率多有不同。但总体来说,肿瘤相关性感染中以肺部感染最为常见,病死率高。

①肺部感染临床表现:主要症状为咳嗽或伴有咳嗽、气急、胸闷、呼吸频率增快甚至呼吸窘迫,次要症状有发热、乏力、胸痛、咯血等。临床上部分病人可无咳嗽表现,隐匿起病,多有肺部影像学检查发现感染征象。

②危险度评估。

③肺部渗出性病灶的诊断方法:对怀疑肺部感染的患者,应在开始使用或调整抗生素前常规行痰培养、血培养和血液标本的相关试验室检查。血培养和血液标本的相关实验室检查之前已论述。痰液标本应多次留取,取痰前患者应漱口,其中以纤维支气管镜或简易双套管等方法取得深部痰标本为佳,除痰培养外还可以予痰涂片革兰染色、痰涂片找抗酸杆菌及痰涂片找真菌等检查。普通的痰液检查虽可对肺部感染的诊断提供帮助,但不够灵敏且特异性低,标本常被定植污染,尤以念珠菌污染多见。

损伤性诊断检查主要包括:支气管肺泡灌洗术(bronchoalceo-lar lavage,BAL),经肺穿刺活检及胸腔镜肺活检。在下列情形下须考虑予损伤性诊断检查:①临床病程不提示为急性细菌感染过程;②患者对初始抗生素治疗无反应;③非损伤性检测结果为阴性。BAL 对肺泡渗出的诊断价值较高,如由卡氏肺孢子虫、结核、呼吸道病毒引起的肺炎。BAL 培养对于诊断曲霉菌病并不敏感。用 BAL 液行 GM 试验较用血清更为敏感。肺外周病灶可行经皮穿刺活检。BAL 或经皮肺活检结果无法确诊的患者,可考虑行胸腔镜活检。经胸腔镜肺活检较开胸肺活检的致病率低,对大部分感染性或肺感染性的疾病可提供足够的诊断标本。

NCCN 指南中,对肿瘤相关感染怀疑肺炎的患者,在诊断方法上低危组与中、高危组之间唯一的区别仅是未推荐做肺部 CT 检查。指南中建议对于中、高危组患者进行 CT 检查以更好的界定渗出病灶。临床上部分中、高危组患者，早期不具有咳嗽、咳痰及发热的表现，但肺部 CT 往往能较早地发现感染灶。在早期发现肺部感染性病灶上 CT 检查具有优势，特别针对侵袭性肺真菌感染、肺结核、卡氏肺孢子菌肺炎(PCP)及巨细胞病毒性肺炎等疾病，其影像学表现具有一定的特异性，因而能及时指导初始经验性抗生素的使用，降低患者病死率。

肺部感染在无法明确病原学诊断时，因其病死率高，我们同样需要积极寻找感染的间接证据作为抗感染治疗的依据。具体方法请参照文中前篇论述。

(3)血管内导管感染：留置血管通路导管是一种有创的侵入性操作，可为细菌侵入机体直接打开门户。血管通路导管是一种异物，留置于血管腔中，其表面极易形成纤维素膜，该膜是极好的细菌培养基，允许葡萄球菌属黏附在导管表面并逃避抗菌药物和宿主免疫机制的攻击，随血流入血后，易发生感染。肿瘤患者多为免疫力低下人群，基础疾病多，经手术和(或)放化疗后消耗增加，机体免疫功能低下，因此，无可替代的留置血管通路导管输液治疗极易导致导管相关性感染的发生。以下根据 2009 年美国感染病学会血管内导管相关感染诊断和处理临床指南介绍肿瘤患者相关导管感染的诊断。

①血管内导管感染临床表现：偶可见血管留置处局部皮肤红肿、疼痛、渗出甚至化脓，但大多情况下为不明原因的发热、寒战或感染性心内膜炎表现。

②血管内导管感染的诊断：血管内导管培养一般原则为：当怀疑导管相关性血流感染(SRBSI)而移除导管时应进行导管培养；但不需常规留取导管做培养，不推荐导管尖端定性肉汤培养。对于长程中心静脉导管(CVC)应做导管尖端培养，而非皮下节段培养。对抗感染导管尖端的培养，需使用含抑制剂的特殊培养基。导管尖端 5cm 节段半定量培养细菌计数>15CFU，或导管尖端肉汤定量培养细菌计数每平皿>102CFU 可除外定植。当怀疑导管相关感染，并且导管出口有渗液者，应用拭子擦拭渗出物做培养和革兰染色。对于短程导管(置管<14d)，包括动脉导管：短程导管尖端培养，推荐应用滚动平皿法做常规生物分析。对可疑肺动脉导管感染的患者，应做导丝顶端培养。对于长程导管(置管>14d)：导管插入部位和导管中央培养出相同细菌的半定量细菌培养菌落计数每平皿<15CFU，高度提示导管不是血流感染的来源。如因怀疑 CRBSI 移除皮下埋置式静脉输液港(venous access subcutaneous port)，将该输液港内容物及导管尖端做定量培养。

血培养：在开始抗生素治疗前留取血标本做培养。如果可行，应由专职的抽血人员采血。经皮自外周静脉采血时，需做好皮肤消毒，使用乙醇、碘酊或氯己啶(>0.5%)的消毒效果均优于聚维酮碘。消毒后应自然晾干。自导管留取血标本时，使用乙醇、碘酒或氯己啶(>0.5%)消毒导管接口部位。消毒后自然晾干。可疑 CRBSI，应留取 2 份血标本，1 份留自导管，1 份留自外周静脉。在开始抗菌药物治疗前留取血标本，而且培养瓶上需标注采血部位。如果不能自外周静脉抽血，推荐自不同的导管内腔留取至少 2 份血标本(该情况下，尚不清楚是否应自所有的导管内腔留取血标本)。诊断 CRBSI 应符合自外周静脉血和导管尖端培养出相同病原体；或双份血标本(分别留自导管中心部和外周静脉)分离出相同病原体，并符合 CRBSI 的血培养定量标准或血培养报告阳性时间差异(DTP)。另外，2 份导管内腔血标本定量培养，首个内腔内的菌落数至少 3 倍于第 2 内腔，应考虑为 CRBSI 可能(该情况下，血培养是否符合 DTP 标准,仍为未知的问题)。对于定量血培养,从导管接口部位留取血标本培养,菌落数至少 3 倍于外周静脉血培养,可诊断为 CRBSI。依据 DTP,留自导管接口部位的血标本培养较外周静脉血标本提前至少 2h 检测到细菌,可诊断为 CRBSI。血标本定量和(或)DTP 应该在应用抗生素之前进行,各培养瓶中血量相同。最后,推荐 CRBSI 患者停用抗生素后常规进行血培养的证据不足。

【治疗】

1. 中性粒细胞缺乏合并发热　该类患者治疗的关键是经验性抗生素治疗。因为现有的诊断性检测方法还不能快速、敏感、特异地确定或排除由微生物引起的发热或由非感染性原因所致。所有中性粒细胞缺乏的患者均应在出现发热等感染症状后立即给予经验性的广谱抗生素治疗。这可避免重症感染者因延迟治疗而导致死亡。选择初始治疗方案需要考虑以下因素:①感染危险性评估;②当地分离到的病原菌对抗生素的敏感性;③可能性最大的感染微生物,包括耐药致病源;④可能的感染部位;⑤包括抗假单胞菌的广谱杀菌性抗生素治疗方案的重要性;⑥患者临床情况不稳定(如血压低、脏器功能不全);⑦药物过敏;⑧近期抗生素应用情况(包括预防性应用)。

(1)NCCN 指南推荐方案

方案一:静脉抗生素单用,如亚胺培南/西司他丁、美罗培南、哌拉西林/他唑巴坦或广谱假单胞菌的头孢菌素(头孢吡肟、头孢他啶)。

方案二:静脉联合应用抗生素,有三种选择:①氨基糖苷类抗生素联合抗假单胞菌的青霉素(有或无 β 内酰胺酶抑制剂);②环丙沙星联合抗假单胞菌的青霉素;③氨基糖苷类抗生素联合广谱抗假单胞菌的头孢菌素(头孢吡肟、头孢他啶)。

方案三:对有指征的患者,可在方案一或方案二的基础上静脉加用万古霉素。由于耐 β 内酰胺酶 G+菌感染增多指南中支持加用万古霉素,但强调万古霉素应保留在特殊指征下使用,而不应作为中性粒细胞缺乏合并发热初始治疗时的常规用药。

专家组认为在下列情况下应考虑使用万古霉素:①临床表现明显的静脉导管相关性感染[覆盖分离到的凝固酶阴性葡萄球菌以及耐甲氧西林金黄色葡萄球菌(MRSA)];②血培养在最终确认和药敏试验前提示 G+细菌;③青霉素/头孢菌素耐药的肺炎球菌或 MRSA;④患者在等待培养结果时出现临床病情不稳定(如血压低或休克);⑤软组织感染(特别是在 MRSA 感染好发部位);⑥有草绿色链球菌菌血症的危险因素,严重的黏膜炎,以及曾预防性应用环丙沙星或复方新诺明者。如开始经验性应用万古霉素,应在 2~3d 后进行再次评估。如未发现耐药的 G+致病菌即应考虑停用万古霉素。NCCN 专家组强烈建议不要由于中性粒细胞缺乏伴不明原因的持续发热而在经验性治疗方案中常规加入万古霉素。

(2)持续粒细胞缺乏合并发热患者的经验性抗真菌治疗:经验性抗生素治疗后 4~7d 后如继续发热或反复发热即开始经验性抗真菌治疗。中性粒细胞缺乏合并发热者经验性抗真菌治疗主要包括将氟康唑改为两性霉素 B 以扩大抗真菌谱使其覆盖霉菌如曲霉菌。脂质体两性霉素 B(L-AMB)较普通两性霉素 B 更安全,而疗效相似。

棘白菌素对念珠菌和曲霉菌均有效,但棘白菌素类药物阿尼芬静、米卡芬静没有针对经验性抗真菌治疗开展研究,但部分专家根据卡泊芬净资料认为可能有效。

抢险抗真菌治疗应用胸部和鼻窦 CT、实验室标志物检测,或两者结合所构成的特征性改变以指导调整抗真菌治疗方案。而不是对持续中性粒细胞缺乏并发热的所有患者都给予经验性抗真菌治疗。专家组认为支持抢先抗真菌治疗的证据十分有限,不支持其常规应用。

(3)中性粒细胞缺乏伴发热患者的门诊处理:中性粒细胞缺乏患者可以根据标准分为高危和低危组,门诊抗微生物治疗仅限于低危患者,可以静脉给予广谱抗生素或对经仔细筛选的患者给予口服抗生素。根据临床试验的结果对低危患者应首选环丙沙星联合阿莫西林/克拉维酸钾(均为 500mg,每 8h,1 次)。对青霉素过敏的患者环丙沙星联合林可霉素是可接受的备选方案。在一项随机临床试验中,低危中性粒细胞缺乏伴发热患者使用氧氟沙星是安全的,提示左氧氟沙星和莫西沙星可能也同样有效。专家组建议在发热期间应每天评估。如出现任何阳性培养结果或 3~5d 后持续发热或反复发热、感染加重或发生不良事件或患者不能继续使用所给予的抗生素治疗方案都建议及时门诊治疗。

2. 口腔感染　肿瘤相关口腔感染的治疗尤为重要。口腔感染的预防或及时控制可极大地减少肺部感染及消化道感染的发生率,尤其在化疗或长期服用免疫抑制药的肿瘤患者中。参照 NCCN 指南,口腔感染患者中,所以中性粒细胞缺乏伴发热患者均应该接受广谱抗生素覆盖。若口腔内发现有坏死性溃疡的,需考虑保持口腔内足够的厌氧活性或考虑抗 HSV 治疗或考虑系统性抗真菌治疗;若为鹅口疮者需抗真菌治疗(一线治疗考虑氟康唑,如果氟康唑难治,考虑伏立康唑,泊沙康唑或棘白菌素)。若为水疱性口腔炎则需予抗 HSV 治疗。

3. 肺部感染　肿瘤相关肺部感染发生率及病死率均较高,NCCN 指南对于肺部感染的治疗策略归纳如下。

(1)无中性粒细胞缺乏及免疫抑制治疗时的社区获得性肺炎:社区获得性肺炎开始治疗前应尽可能获取痰和血培养标本。无中性粒细胞缺乏、未接受免疫抑制治疗且无须住院的患者,治疗可选择:①适用呼吸道感染的喹诺酮类(左氧氟沙星 750mg/d,莫西沙星或吉米沙星);②β 内酰胺类(如大剂量阿莫西林或阿莫西林/克拉维酸钾)联合大环内酯类(如阿奇霉素)。这些方案可用于治疗大多数常见社区获得性致病菌,包括不典型肺炎(衣原体、支原体、军团菌)。

需住院患者建议单用呼吸道喹诺酮类或应用大环内酯类联合头孢曲松、头孢噻肟、厄他培南。厄他培南对怀疑吸入性和阻塞性肺炎的 G+、G-(不包括铜绿假单胞菌、不动杆菌)以及厌氧菌有效。重症社区获得性肺炎(需入住 ICU 者),建议使用广谱抗生素覆盖抗假单胞菌、β 内酰胺联合呼吸道喹诺酮类或阿奇霉素。以往有 MRSA 感染或已知有 MRSA 定植的需住院治疗的肺炎患者,应考虑加用万古霉素或利奈唑胺。

(2)医院获得性肺炎:住院前期获得性肺炎(出现于住院的前 4d)可能由抗生素敏感的细菌引起,预后较好。但癌症患者有感染抗生素耐药细菌的风险。多药耐药细菌群(特别是 MRSA 和抗生素耐药的 G-致病菌)在不同的医院和地区分布各异,因此,选择医院获得性肺炎的初始治疗须了解当地抗生素的敏感性。

在住院后期获得性肺炎患者或有感染多耐药致病菌危险因素者,推荐广谱抗生素方案。抗假单胞菌 β 内酰胺酶类(如头孢他啶、头孢吡肟、亚胺培南/西斯他定、美罗培南、多尼培南、哌拉西林/他唑巴坦、头孢哌酮/舒巴坦)联合抗假单胞菌的氟喹诺酮类(如环丙沙星、左氧氟沙星)或氨基糖苷类,联合利奈唑胺或万古霉素(已覆盖 MRSA)是合理的初治方案。

(3)中性粒细胞缺乏患者伴肺部渗出性病变:中性粒细胞缺乏持续小于 1 周的患者肺部

感染常由肠杆菌(如大肠杆菌、克雷伯菌属)、铜绿假单胞菌、金黄色葡萄球菌以及见于非免疫缺陷患者的致病菌引起。因为中性粒细胞缺乏可以没有痰和炎症反应,应行血培养、胸片、留痰标本做革兰染色和培养。怀疑急性细菌性肺炎时应立即给予适当的经验性抗生素治疗并住院密切检测疗效。开始治疗48~72h后,如临床病情改善,则不必要行进一步的诊断性检查,抗生素治疗应持续至中性粒细胞缺乏恢复,至少使用10~14d。一旦中性粒细胞缺乏恢复可在余下的疗程中使用适当的口服抗生素治疗方案。

在难治性肺炎应考虑细菌性感染对初始抗生素治疗方案耐药以及非细菌性病原体,特别是丝状真菌。胸部CT扫描有助于确定病灶部位和形状并可指导诊断性措施,如持续发热的中性粒细胞缺乏患者肺部病灶出现"晕征"高度提示侵袭性曲霉菌病,但包括其他丝状真菌和铜绿假单胞菌的血管侵袭性感染也可产生类似的征象。在持续时间很长(>10d)的中性粒细胞缺乏患者在接受广谱抗细菌药物治疗过程中出现新的渗出性病灶或原病灶进展提示侵袭性曲霉菌病或其他真菌感染。在等待诊断性检查结果的同时应加用伏立康唑或脂质体两性霉素B。

(4)细胞免疫受损患者伴肺部渗出性病变:细胞免疫受损的患者感染常见细菌、机会性感染包括真菌(曲霉菌和其他丝状真菌、新型隐球菌二相性真菌)、军团菌、卡氏肺孢子虫病、结核、非结核分枝杆菌、诺卡氏菌和病毒的风险增高。临床上和放射影像学提示急性细菌性肺炎的患者,诊断和处理与中性粒细胞缺乏的患者相似。一种假单胞菌β内酰胺酶类抗生素联合呼吸道喹诺酮类或阿奇霉素是需住院肺炎患者的合理初始治疗方案。在异基因HSCT(造血干细胞移植)受体样GVHD(移植物抗宿主病)而未预防性使用对真菌有效的药物时,应考虑加用对真菌有效的药物(如伏立康唑)。

弥漫性渗出时需要鉴别的疾病很多,包括PCP、病毒感染、出血、药物性肺炎。细胞免疫严重受损而未接受PCP预防治疗的患者出现弥漫性肺渗出性病变时应考虑PCP。诊断PCP的标准方法是BAL。在等待BAL结果时,初始的治疗可以包括针对社区获得性病原体的呼吸道喹诺酮类和针对可能的PCP的复方新诺明(5mg/kg,每8h,1次)。怀疑PCP时加用皮质激素(开始用量为甲泼尼龙2~4mg/(kg·d),随后根据血气分析逐渐减量)。

4. 血管内导管感染　临床上肿瘤患者因肠外营养、输血或静脉化疗等治疗需放置长程或短程血管内导管,在方便临床治疗的同时,导管刺破皮肤,直接破坏了机体黏膜屏障的完整性,为病菌直接侵入机体血路打开门户。美国国立综合癌症网络(NCCN)癌症相关感染防治指南2009版中针对血管内导管感染的治疗给出的建议主要为根据评估结果决定是否使用万古霉素或是否需要拔除导管并进行培养,此处参考2009年美国感染病学会血管内导管相关感染诊断和处理临床指南,拟为肿瘤相关血管内导管感染治疗方案及路径的选择提供更具体的思路。

导管相关感染处理一般原则:MRSA高发医疗机构,经验治疗建议应用万古霉素。如万古霉素对MRSA的MIC>2mg/L,可考虑替换治疗,如达托霉素。不推荐利奈唑胺用于疑似或确诊CRBSI的经验治疗。根据当地抗菌药物敏感性和疾病严重程度,决定经验治疗是否覆盖革兰阴性杆菌(例如选用第四代头孢菌素、碳青霉烯类、β内酰胺类-β内酰胺酶抑制药合剂,联合或不联合氨基糖苷类)。中性粒细胞缺乏患者/重症患者伴发脓毒症或多重耐药菌定植患者疑为CRBSI时,经验治疗应联合用药以覆盖MDR革兰阴性菌,如铜绿假单胞菌,而后根据培养及药敏结果实施降阶梯治疗。股静脉留置导管的重症患者,疑为 CRBSI 时,经验治疗除覆盖革兰阳性菌外,尚需覆盖革兰阴性杆菌和念珠菌属。有下列危险因素的患者,导管相关感染经验治疗应覆盖念珠菌:全胃肠外营养、长期使用广谱抗菌药物、恶性血液病、骨髓移植或器官移植受者、股静脉导管或多部位念珠菌定植。疑似导管相关念珠菌血症患者,经验治疗选用棘白菌素类,但部分患者可选用氟康唑。氟康唑可用于过去 3 个月内无吡咯类药物应用史,并且克柔念珠菌或光滑念珠菌感染危险性较低的患者。导管内放置抗菌药物(antibiotic lock therapy)可用于补修导管,如不能应用导管内放置抗菌药物,可通过细菌定植的导管全身应用抗菌药物。导管移除 72h 后持续真菌血症、菌血症、感染性心内膜炎、化脓性血栓性静脉炎及骨髓炎患儿,抗生素疗程为 4~6 周,骨髓炎成人患者,疗程 6~8 周。长程导管 CRBSI,有下列情况应移除导管:严重脓毒症、化脓性血栓性静脉炎、心内膜炎、抗生素治疗>72h 血流感染持续,或为金黄色葡萄球菌、铜绿假单胞菌、真菌、分支杆菌感染。短程导管 CRBSI 患者如为革兰阴性杆菌、金黄色葡萄球菌、肠球菌属、真菌或分支杆菌感染应移除导管。CRBSI 患者尝试保留导管时,应加做血培养,如果血培养在恰当抗生素治疗 72h 后仍为阳性,应移除导管。由低毒但难以清除的微生物(例如枯草杆菌、微球菌、丙酸杆菌)所致的长程和短程 CRBSI,在多次血培养(至少 1 份血标本留自外周静脉)阳性并除外污染后,通常应移除导管。对部分累及长程导管的非复杂性 CRBSI,除金黄色葡萄球菌、铜绿假单胞菌、杆菌属、微球菌属、分支杆菌、丙酸杆菌和真菌等所致者外,多数患者由于可以放置导管的部位有限,需要长期保留导管以维持生命,应尝试不移除导管,使用抗生素全身治疗和导管内放置抗生素治疗。如血培养结果阳性诊断为 CRBSI,可参考指南中的经验应用,以改善对 IDSA 指南的依从性。CRSBI 患者,不推荐应用尿激酶和其他溶血栓药做辅助治疗。如果留置导管患者单次血培养凝固酶阴性葡萄球菌阳性,应在开始抗生素治疗或(和)移除导管前,自怀疑感染的导管和外周静脉再次取血培养,以证实患者存在血流感染,并且导管很可能为感染灶。

临床上,肿瘤相关性感染的治疗策略拟定我们可以在参照 NCCN 指南的基础上结合众多最新相关指南,但欧美国家的指南并非就绝对适合我们临床策略的拟定。犹如 GPS 导航定位,它给你提供的路线可以让你达到目的地,且该路线或许适合大部分人采用,但对于你不一定就是最适合的。一味按照路径来走其结果可能就是在未到达目的之前时间已用完,换言之,就是错过最佳治疗时机,最后导致患者死亡。重症感染时,比如 PCP,念珠菌血症,延迟治疗可明显提升患者的病死率,这里的延迟以血培养后 24h 计算。在临床抗生素使用上如何做到到位而不越位,在最大限度抑制病菌的基础上尽量减小对患者体内微生态环境的破坏,只能依靠实践经验的积累。指南可以为你指明大的方向。比如德国的念珠菌血症指南,在指导经验性用药上,其评估是否需要考虑发生念珠菌血症的先决条件是患者是否出现血流动力学的不稳定。这一点放在国内均适用,犹如师傅领进门时交给你的第一要诀。但全世界不同国家,不同地区,其念珠菌血症发病的流行病学是有差异的,就算是在同一国家同一地区的不同医院的同一血液/肿瘤科,因念珠菌血症发病的流行病学差异(白念、克柔、光滑、近平滑等致病率及耐药率的不同),在经验用药上需结合自己单位的特点,做好与自己单位的微生物学实验室的沟通、交流及学习工作,不可一味参照指南用药或一有风吹草动便盲目用药打压。又如自 2001 年 11 月以后,美国 Ilinois 大学微生物实验室痰培养报告仅提示隐球菌及丝状真菌(曲霉、毛酶)的阳性培养结果,而念珠菌培养阳性结果(考虑定植菌)不再报告,临床上针对念珠菌的用药较明显减少，但统计结果却显示患者的感染相关死亡率较2001年11月之前反有下降。该结果虽无统计学意义，却提示我们盲目或过度使用抗生素而打破机体内微生态环境平衡的危害性，告诫临床工作者应在抗感染指南的指导下，参照自己区域的流行病学特点，结合临床实践经验给予患者最适当的治疗。

【辨证施治】可参见《温病学》中温热类温病及湿热类温病辨证治疗原则。

【中西医结合治疗策略选择】

1. 早期预防　"不治已病治未病"是早在《黄帝内经》中就提出来的防病养生谋略，是指采取预防或治疗手段，防止疾病发生、发展的方法，是中医治则学说的基本法则，是中医药学的核心理念之一。治未病包含三种含义：一是防病于未然，强调摄生，预防疾病的发生；二是既病之后防其传变，强调早期诊断和早期治疗及时控制疾病的发展演变；三是预后防止疾病的复发及治愈后遗症。在《灵枢·逆顺》篇中提到："上工刺其未生者也；其次，刺其未盛者也……上工治未病，不治已病，此之谓也。"这里也是强调在疾病发作之先或未进一步发展之际，把握时机，予以治疗，从而达到"治未病"的目的。中有这样的论述："是故圣人不治已病治未病，不治已乱治未乱，此之谓也。夫病已成而后药之，乱已成而后治之，譬犹渴而穿井，斗而铸锥，不亦晚乎。"这里的"治"，有调养、调摄之意；"未病"指尚未患病的机体，"治未病"就是调养、调摄尚未患病的机体，防患于未然，防止疾病发生。这段话从正反两方面强调"治未病"的重要性，早已成为当今预防医学的座右铭。基于恶性肿瘤三级病因学说，"治未病"理论可指导针对各级病因的预防治疗，而国外医学也越来越重视预防、前线治疗等手段的重要性。

（1）从治疗脾胃病入手预防感染的发生："脾胃内伤，百病由生"。肿瘤患者多有体力虚弱，痞胀纳呆，恶心呕吐之症，此乃脾胃受损之象。犹在化疗后，因药物毒副作用进一步加重脾胃功能失调，从而在一定程度上造成气、血生化不足，脏腑失养，在肿瘤《素问·四气调神大论》患者本就免疫力功能低下的基础上加重了免疫监视系统的疲乏，从而导致外邪易感，且在外邪侵入人体后，或正虚迁延难愈，或入里突发急症，影响患者生活质量，甚至威胁患者生命。此类并发感染的情况临床上屡屡多见。《素问·四气调神大论》中云："是故圣人不治已病治未病，不治已乱治未乱，此之谓也。夫病已成而后药之，乱已成而后治之，譬犹渴而穿井，斗而铸锥，不亦晚乎。"此乃祖国医学中"治未病"理论的基本思想。在此基础之上，我们遇见肿瘤患者因其脾胃功能的欠缺，或化疗后损及气血生化之源，会对其相对薄弱的免疫系统造成再次打击，造成感染等不良事件的发生率增加，从而影响患者生存，便应毫不犹豫地对患者脾胃功能进行抢险的、积极的调理。临床上治疗脾胃病，当法崇东垣而不拘泥于东垣。东垣组方，照顾面广，标本兼治而又主次分明，药味多而有章可循，但东垣注重升脾而忽略降脾胃，注重内伤阳气，偏于补阳，略于补脾胃之阴血。肿瘤患者，犹在晚期，多为阴虚、阳虚之人，而在化疗之后，又多存阴血不足，此为根本，若不予积极施治，强壮后天之本，充盈气血生化之源，则易受外感，并发本虚标实之危症。而在治疗脾胃病之前，应当首先明确所以药物刚燥与阴柔的界限。脾之升运失常宜刚药，如中气虚者，参、芪以补之，芪之静宜陈皮之动相伍。中焦虚寒者，干姜，甚至桂、附以温之，务在寒尽，无使阳亢。湿甚者，二术以燥之，除湿健脾则已，过则伤阴。清阳下限者，升、柴以升之，量不宜过，适当其病所。中宫气滞者，陈皮、木香以理之，滞去则止，防其破气，总在升下降之清阳，潜阴火之上逆。抢先性治疗肿瘤患者的脾胃病，或对化疗后患者脾胃虚弱的问题进行积极干预，对预防或治疗肿瘤相关性感染有重要意义。

（2）NCCN指南中对于肿瘤相关性感染的预防指导

①中性红粒细胞缺乏期间预防性抗细菌治疗：NCCN和IDSA均推荐以口服氟喹诺酮类为基础的治疗方案作为符合低危并发症标准的成人中性粒细胞缺乏伴发热患者的门诊经验性治疗。预防性使用氟喹诺酮类将使该药无法用于同一患者，此后出现的中性粒细胞缺乏伴发热的经验性治疗。专家组建议考虑在预计中性粒细胞缺乏（ANC<1.0×10⁹/L）持续时间大于7d的患者预防性使用氟喹诺酮类（最好是左氧氟沙星）。对如儿童淋巴细胞白血病那样的感染卡氏肺孢子虫病高危患者应使用复方新诺明。而对中性粒细胞缺乏持续少于7d且没有接受免疫抑制治疗者（如全身应用皮质激素）不予预防性使用抗生素。

②肺炎球菌感染的预防：行脾脏切除术后或功能性无脾脏患者以及异基因HSCT受体建议给予肺炎球菌感染的预防治疗。NCCN专家组建议在NSCT后3个月开始预防性使用青霉素，持续到至少移植后1年。慢性GVHD患者需要继续预防性用药直至停止免疫抑制治疗。每天使用复方新诺明预防PCP有可能也预防了肺炎球菌性疾病。强烈推荐在HSCT受体停止免疫抑制治疗后1年时或在择期脾脏切除术前接种肺炎球菌多糖疫苗，并在5年后再接种。

③预防性抗真菌治疗：预防性抗真菌治疗不应常规用于中性粒细胞缺乏患者，它的目的是希望在特定的高危人群防止真菌感染的发生，特别是那些中性粒细胞缺乏持续时间长或异基因HSCT后发生GVHD患者。专家组认为有强力的证据支持在中性粒细胞缺乏的基因HSCT受体预防性使用氟康唑。棘白菌素类药物米卡芬净已被批准作为中性粒细胞缺乏的HSCT受体的预防用药；泊沙康唑作为AML（急性髓细胞白血病）或MDS（骨髓增生异常综合征）接受诱导或再诱导化疗后的中性粒细胞缺乏患者预防用药的首选。推荐泊沙康唑作为GVHD接受强烈免疫抑制治疗时的预防用药。专家组建议在既往有慢性播散性念珠菌病或侵袭性丝状真菌感染者，在随后的化疗疗程中或HSCT时使用适当的抗真菌药物预防再发。

④抗病毒预防用药与抢先抗病毒治疗

单纯疱疹病毒：专家组建议在HSV血清学呈阳性的AL（急性白血病）患者接受化疗时或所有的异基因HSCT受体和有些中性粒细胞缺乏期间发生黏膜炎为高危的自体HSCT受体，使用针对HSV的抗病毒预防用药（阿昔洛韦、万乃洛韦、泛昔洛韦）。在异基因HSCT受体伴GVHD或移植HSV频繁再激活的患者应考虑延长预防用药时间。

带状疱疹病毒：专家组建议异基因HSCT患者移植前带状疱疹病毒（VZV）血清学呈阳性者自移植后第1个月至第12个月使用阿昔洛韦预防VZV，对需持续接受全身免疫抑制治疗的患者应考虑延长预防治疗的疗程。自体HSCT受体、接受清除T细胞的药物（如阿仑单抗、氟达拉滨、钙调磷酸酶抑制药）以及蛋白酶体抑制药硼替佐米者，VZV再激活风险增高。应考虑预防性使用阿昔洛韦、万乃洛韦、泛昔洛韦预防再激活。

巨细胞病毒（MV）：早期诊断CMV高度敏感的方法包括从外周血白细胞检测CMV PP65抗原以及PCR检测CMV DNA。抢先抗病毒治疗的指征是单次CMV抗原血症或连续两次PCR结果阳性。四具体技术可定量检测CMV抗原特异性CD4+和CD8+细胞作为CMV特异性细胞免疫重建的指标。NCCN专家组建议在异基因HSCT后至少6个月需检测CMV。在慢性GVHD需要免疫抑制治疗期间强烈建议考虑额外的检测直至CD4+细胞计数≥0.1×10⁹/L。

乙型肝炎病毒:免疫功能明显受抑制时可出现潜伏期乙肝病毒(HBV)再激活。HBV 携带者化疗后有较高的 HBV 再激活风险。少数病例可出现肝功能衰竭和死亡。因此,在患者接受强烈的免疫抑制治疗前应检测乙肝标志物。活动性 HBV 感染者进行 HBCT 时或其他强烈免疫抑制治疗时,应给与抗病毒治疗。

⑤卡氏肺孢子虫病预防:复方新诺明预防卡氏肺孢子虫病非常有效,它可以预防其他在严重 T 细胞缺陷患者多见的感染性并发症(如普通细菌感染、李氏杆菌病、诺卡氏菌病和弓形虫病)。在异基因移植的受体、使用阿伦单抗者、ALL 患者应进行 PCP 预防,联合使用替莫唑胺和放疗的患者也建议预防 PCP 直至淋巴细胞减少症恢复。下列患者也可进行 PCP 预防:使用福达拉滨和其他清除淋巴细胞药物(如克拉曲滨)的患者;自体 HSCT 受体;需接受大剂量皮质激素治疗的肿瘤患者。

⑥疫苗接种:减毒活病毒疫苗有在免疫缺陷患者引起疾病的潜在危险;灭活疫苗在免疫缺陷患者的安全性提高了但免疫原性也有降低。因恶性肿瘤而接受化疗和放疗的患者在治疗停止后 3 个月内不应接种减毒活疫苗。患者最好在接受细胞毒活免疫抑制治疗至少 2 周前接种。不推荐在细胞毒化疗的当天接种,因为保护性免疫的形成需要有淋巴细胞增殖反应。在细胞毒化疗疗程间接种可能比在化疗时接种效果更好。应在择期脾脏切除术前至少 2 周接种肺炎球菌、脑膜炎球菌、Hib 疫苗,流感感染在癌症患者可引起显著的致病率和死亡率。因此,目前许多国家推荐所有因免疫缺陷疾病而导致流感感染呈高危的患者,需每年接种灭活流感病毒疫苗。

2. 有方有守　记得听郝万山老师曾讲过一个生动的案例。那次郝老师前往欧洲某国讲课,讲课结束后听课的学生领来一位女士,该女士是当地一家制药厂的工作人员,因苦于真菌性阴道炎而前来就诊。郝老师问道:您没尝试过抗生素治疗?女士答:已经用过多种抗真菌药物,包括口服的,涂的,洗的,都没有效果。郝老师又问:记得你们厂可是有特效的抗真菌药物啊,没试过?女士又答:很不幸,我感染的真菌就是存活在我们厂抗真菌药物研制所里的耐药菌,是在没办法了才托熟人上您这里尝试中医治疗。郝老师当下沉默,心想这么厉害的真菌,用中药治疗把握有多大还真不好说。当下,经过仔细的辨证分析,郝老师开了两道方子,一内服,一外洗,并认真交代了煎药时的注意事项。这位女士领了方子就走了,此后也未电话联系。第二年春,郝老师再次来到该国讲课,这次又遇上了那位女士,结果一上来这位女士就激动地握住了郝老师的手连声感谢。原来那次就诊结束后,这位女士就坚持按照郝老师的方子内服、外洗,结果两个月后那顽固的真菌性阴道炎竟被治愈。之后这位女士使用这两个方子,帮助周围一些同样受该阴道炎所苦的女同事治愈顽疾。此事轰动厂内高层,并立即对这两个方子的抗真菌活性进行研究,但最后苦于药物成分繁多,难以明确其抗真菌的有效成分及机制,最终搁浅。事后郝老师感慨到:这个案例的成功,仔细推敲却有让人醍醐灌顶之处,一是中医中药在治疗感染性疾病特别是慢性病上是确有疗效的,关键在于辨证施治;二是在于坚持治疗,有方有守,不可过早的中断治疗。面临后抗生素时代的来临,肿瘤相关感染治疗领域中所面对的困惑、困难亦逐步递增,但困惑乃医家辛勤钻研的基本条件,困难必成为医路上的有一个里程碑。

(赵凤菊,严红艳)

第五节　恶性肿瘤骨转移

恶性肿瘤骨转移是指原发于其他脏器的恶性肿瘤，通过血液循环及淋巴系统转移到骨骼的肿瘤，它不包括生长在骨骼附近直接侵犯到骨骼的肿瘤。恶性肿瘤骨转移临床上较多见。

恶性肿瘤骨转移占骨恶性肿瘤的第一位，以乳腺、肺、前列腺、胃癌、肾脏和甲状腺来源的肿瘤最常见。随着肿瘤治疗水平的提高，肿瘤患者的生存期不断延长，转移性骨肿瘤的发生率呈增长趋势。各种转移瘤的发病率既与肿瘤细胞的分子生物学特点有关，也和转移的组织特性有关，其他的重要影响因素包括血管通道、血流等。尽管肱骨和股骨的转移瘤较常见，但转移性骨肿瘤主要分布在中轴骨上，如脊柱、骨盆和肋骨。

转移性骨肿瘤属于中医"骨痹""骨蚀"范畴。中医理论认为"癌是阴成形"，"在脏在骨多阴毒"。《素问·长刺节论》曰："病在骨，骨重不可举，骨髓酸痛，寒气至，名曰骨痹"。

一、辨证分型

"骨痹"始见于《内经》，骨痹乃"肾髓枯不长"。骨痹的病因病机为各种原因导致肾(气、阴、阳)的不足，影响骨髓和血之化源，精不生髓，骨失髓血充养，可发生骨髓脆弱无力之症。其病位在肾，但与肝、脾、胃相关；其病性属本虚标实，本虚以肾(气、阴、阳)虚为主，涉及肝阴、脾气及气血之不足，标实多为胃火、淤血、气郁。

(一)肝肾阴虚

主证：患部包块，隐痛不适，肿胀不甚，眩晕耳鸣。

次证：少寐多梦，腰膝酸软，五心烦热。

舌脉：舌红少津，苔少，脉细数。

(二)脾胃气虚

主证：局部包块，胀痛难忍，皮色不变，扪之不热，肿甚拒按。

次证：倦怠乏力，纳差食少，大便溏薄，下肢浮肿。

舌脉：舌淡胖苔白滑，脉濡。

(三)气滞血瘀

主证：局部包块，质硬如石，轻刺痛或不痛，入夜尤甚，痛有定处，痛处拒按。

次证：皮色紫黯，面色晦滞。

舌脉：舌淡红，苔薄白或薄黄，脉细弦或脉弦。

二、治疗方案

(一)治疗原则

骨转移的基本治疗目标：①缓解疼痛，恢复功能；②预防或延缓骨骼并发症(skeletal related event，SRE)的发生。对转移性骨肿瘤应尽量做到早发现、早诊断、早治疗。治疗上应采取以手术诊疗为主的综合治疗，以手术治疗为主，辅助治疗包括局部物理治疗、化学药物治疗(简称化疗)、放射治疗(简称放疗)、免疫治疗(简称免疗)、中医中药治疗。所谓手术治疗为主,其他治疗为辅,并非只强调手术,而把其他治疗看成可有可无的。因为不同的治疗方法,通过不同的作用途径、作用方式来共同为整个治疗方案服务。根据转移性骨肿瘤的病因病机,中医治疗采用辨证论治方法,分别健脾益气,清热解毒,活血化瘀,散结止痛,扶正固本等不同方法,来提高病人的抗瘤能力,辅助杀灭残存的肿瘤细胞,防止复发,改善病人生存质量,减少放疗和化疗毒副作用方面有很好效果。一般来说,肿瘤发病早期,患者正气未虚,肿瘤尚小,治宜祛邪攻癌为主,若体弱者,可适当加用扶正药物;肿瘤发展中期,病人正气尚可,瘤体较大,可采用功补兼施方法;肿瘤至晚期,病人正气虚衰,瘤体进一步增大,则宜扶正为主,兼以抗癌。

(二)辨证论治

1. 汤剂

(1)肝肾阴虚

治法:滋补肝肾,软坚散结。

方药:六味地黄丸。

药物:白花蛇舌草、牡蛎(先煎)各 30g,山慈姑、鳖甲(打碎先煎)、骨碎补各 10g,夏枯草、海藻、熟地黄各 15g,山茱萸、山药、茯苓、牡丹皮各 12g。

可加用白花蛇舌草、山慈姑解毒去邪;疼痛较甚者可加地龙、延胡索活血止痛;虚火较甚者可加知母、黄柏;伴肾阳不振者加肉桂、鹿角胶;伴血瘀水停者加牛膝、车前子;伴腰膝酸软者加杜仲。

(2)脾胃气虚

治法:健脾益气,清热解毒。

方药:六君子汤。

药物:茯苓、白花蛇舌草、蚤休各 20g,党参、白术各 15g,法半夏、防己各 12g,陈皮、制乳香、制没药各 10g,甘草 6g。

痰浊盛者加用胆星、白芥子;伴血瘀阻络证者加落得打、地龙;头身困重者加羌活、川芎。

(3)气滞血瘀

治法:活血化瘀,扶正固本。

方药:桃红四物汤。

药物:当归、白芷各 15g,桃仁、芍药各 12g,川芎 10g,制何首乌 6g。

肿甚者可加地龙、木通;刺痛甚者加水蛭;伴肢体麻痹疼痛者加伸筋草、木瓜;夜痛难眠者加夜交藤、细辛。

2. 其他治法

(1)针灸

①肝肾亏虚证。主穴:足三里、合谷等全身强壮穴;配穴:疼痛病灶上下的局部和阶段穴。10~15min 行针 1 次,留针 30~60min。每日 3 次,12d 为 1 个疗程。

②脾胃气虚证。主穴:足三里、合谷;配穴:阳陵泉、期门、章门、三阴交,10~15min 行针 1 次,留针 30~60min。每日 3 次,15d 为 1 个疗程。

③气滞血瘀证。主穴:取合谷、内关、支沟;胸痛配丰隆、少府;胁痛配太冲、丘墟;腹痛配

足三里、三阴交;并酌配相应背俞穴。10~15min 行针 1 次,留针 30~60min。每日 3 次,10d 为 1 个疗程。

④全息疗法。第二掌骨全息穴位。针刺 15min,4 次/d,15d 为 1 个疗程。全息针灸取穴法(即取双侧食指桡侧压痛敏感点)用 13mm 的毫针刺入后持续捻转 5min,每日 3 次,15d 为 1 个疗程。

⑤电针疗法。根据疼痛所在或病变的脏腑,配以相应的背俞穴。以 1.5 寸毫针刺入穴位得气后,电针连接 G6805 治疗机,予连续波,中频,以能耐受为度,留针 30min。每日 1~2 次。10d 为 1 个疗程。

⑥穴位注射。在治疗癌痛方面则是利用 0.5% 普鲁卡因于合谷、三阴交、阿是穴、所属脏腑原穴,或选取阿是穴依次注入 1% 普利卡因 5ml,注射用水 5ml。

(2)外治

①冰片酒。组成:冰片 50g,白酒 500ml。用法:冰片浸泡酒中成溶液,取药液外涂患处,每日 3 次。

②二乌散。组成:胡椒 30g,生草乌、川乌、生南星、生半夏各 15g,蟾蜍 12g。用法:上药共研末,每次用 20g,以黄酒或麻油调敷患处,每日 3 次。

(三)西医治疗

目前转移性骨肿瘤的治疗主要目标是缓解疼痛,恢复功能,改善生活质量,预防或延缓骨相关事件的发生。只有很少数肿瘤可以治愈。化疗、放疗、内分泌治疗及放射性核素治疗等都是很重要的治疗方法。成功的治疗需要肿瘤内科、肿瘤放疗科、放射科、内科、骨科及核医学专家等多个科室专家的合作。根据病灶是单发还是多发、是否有骨外转移灶、肿瘤的性质等决定治疗方案。在整个疾病过程中都可以行放疗,辅以中医药辨证论治达到事半功倍的疗效。但是在治疗过程中有可能导致肿瘤耐受,所以必须在整个治疗中轮换各种治疗方法。

1. 骨转移癌的支持治疗　骨转移疾病常可导致许多生理上和心理上的问题。疼痛、疲劳和心理压力是最常见的症状,疼痛时最突出的表现,也是需要及时解决的问题,大约有70% 的转移性骨肿瘤患者在其病程中会出现持续性疼痛。

(1)骨痛的治疗:通过病史、体检和实验室检查、影像学检查所获得的信息可以明确疼痛和疾病的关系。用评价的结果来确定是否需要进一步评估。疼痛的药物治疗应该采取个体化的原则。首先应该仔细的考虑患者疼痛类型、社会、生理、心理和经济因素的基础上,治疗应该从个性化最小的剂量和侵入性最少的方法开始。世界卫生组织的"三级止痛"方案是基于疼痛的程度,分为轻、中度和重度。如果患者是轻度和中度疼痛,通常开始使用非阿片类止痛药,如乙酰氨基酚、阿司匹林和其他的 NSAID(非类固醇消炎药)。当大量使用这些药物仍不能缓解疼痛时,可以考虑加用较弱的阿片类药物,如可待因或氢可酮等。在二级止痛中使用阿片类药物时大多要合并使用乙酰氨基酚。当患者出现中度到重度疼痛时,虽然可以使用阿片类止痛药,但同时应该予以三级止痛方案中提到的麻醉药和 NSAID。这样可以使麻醉药物发挥最大效力同时又不会超过乙酰氨基酚、阿司匹林和其他 NSAID 的最大推荐剂量,避免导致影响二级止痛方案的实施。口服给药广泛应用于长效的阿片类药物的治疗中,考虑到呕吐、胃肠道功能低下以及由于非口服药的关系,透皮给药等其他的一些给药途径也经常使用。在一些较顽固性疼痛治疗中阿片类药物可以通过直肠、皮肤、持续的皮下、静脉注射等治疗方式给药。对于持续性疼痛或者反复发作的疼痛常采用固定剂量给药。对于突发的疼痛，阿片类药物的抢救用药通常与固定剂量的麻醉药物合并使用。对于那些使用阿片类药物治疗无效的，可以考虑其他的一些治疗方法，包括其他的给药途径和非药物性的干预，如神经阻滞、外科治疗、神经刺激以及物理疗法。

①一级止痛药。NSAID 可以抑制环氧化酶系统，可以阻断前列腺素和白细胞介素的产生。这是重要的炎症因子，可以增加神经系统对疼痛刺激的敏感性。这些药物的消炎作用可以缓解因骨转移引起的疼痛。但是如果过量使用这些药物会导致严重的肝脏和肾脏毒性。由于 NSAID 不作用于阿片受体，可以与阿片类药物合用，这比合用两种 NSAID 类药物效果更好。目前，有许多处方和非处方的 NSAID，其价格和剂量变化很大。乙酰氨基酚由于其较之NSAID 的消炎作用较弱，因而对骨转移患者的疗效相对要差。为了防止肝脏病毒，每天用量不能超过 4~6g。

②二级止痛药物。二级止痛药物包括可待因、二氢可待因、氢化可待因、1,4-羟基氢可酮、丙氧芬等，均属快速短效阿片类药物，通常在一般的 NSAID 控制无效时使用。阿片类药物如氢化可待因、1,4-羟基氢可酮常与阿司匹林和对位乙酰氨基酚等合用。每日的最大剂量应控制在不引起潜在毒性反应为佳。哌替啶对于治疗慢性癌性疼痛不太适合，因其半衰期较短，其带线产物有毒性，可以导致中枢神经系统刺激和休克。

③三级止痛药物。患者有中度到重度疼痛，二级止痛药不能控制时则应改用三级止痛药物治疗，包括吗啡、氢吗啡酮和对位乙酰氨基酚以及芬太尼。这些药物为纯阿片受体拮抗药，呈线性剂量反应关系。治疗剂量应遵循个体化治疗原则。快速短效口服阿片类药剂可以在给药后 0.5h 内起效。药效可以持续约 4h。如果疼痛不久再次出现，此时药物的剂量需要加大，直到使疼痛缓解的时间达到 24h。此类药物的开始剂量会随着疼痛的程度和之前是否使用过阿片类药物和医疗条件的不同而有所变化。开始剂量通常是经皮下或静脉注射 8~12mg/4h。治疗量通常是日常用量的 10%~15%。口服药物治疗量的最小间隔时间为 1~1.5h。这样可在下一次给药之前使首次药效尽量发挥。皮下或静脉注射，最少时间间隔为 10~15min。

（2）三环类抗抑郁药：无论是和阿片类药物合用或者单独使用，三环类抗抑郁药对治疗神经性疼痛都特别有效，能增强阿片类药物的效果，本身也有一定的止痛作用。因为能兴奋情绪，可用来辅助治疗因转移性肿瘤而情绪低落的患者。阿米替林是应用最多的三环类抗抑郁药。临睡前可以先从 10~25mg 开始使用，并逐渐加量，指导获得较好的止痛效果。地索（dispramine）和去甲替林（nortriptyline）也被证明可以很好的治疗神经性疼痛，并且可以减少毒副作用。此类药物的止痛效果出现在用药后的 1~2 周内，较之单纯用止痛药效果更好。

（3）抗惊厥药：抗惊厥药对于治疗刺痛、神经痛效果较好，可与三环类药物合用或单独使用。加巴喷丁（gabapentin）是一种很好地治疗顽固型癌引起的神经痛的药物。丙戊（valproic acid）和氯硝西泮能加强神经元的抑制作用，因而可有效地治疗神经痛。

（4）皮质类固醇：皮质类固醇由于可以改善患者情绪、增加食欲并能减轻炎症反应以及恶心，因此，可用于转移性骨肿瘤的治疗，可用以减少周围神经水肿和神经压迫引起的疼痛。对于有脊髓压迫所致疼痛的患者为常规的用药。地塞米松可穿过血脑屏障，且半衰期较长，因此，脊髓压迫引发疼痛的患者，激素类药物是最佳选择。

2. 高钙血症的治疗　高钙血症会影响 15%~50% 的癌症患者。特别是鳞状细胞癌（头颈、食管、肺和膀胱）、乳腺、肾脏和子宫癌以及多发的平滑肌瘤为主。厌食、恶心、呕吐、多尿、脱水以及便秘都是高钙血症的常见并发症状，而且神志模糊也是常见的并发症，可以发展到行动迟缓和昏迷。恶性肿瘤患者发生高钙血症通常有三个可能的机制：①恶性肿瘤的体液性高钙主要是肿瘤的副产物引起，如乳腺癌、肾细胞癌、鳞状细胞癌中分泌的生物介质甲状旁腺素相关蛋白（PTHrP）能激活骨质代谢，从而导致破骨细胞的活性增加。②在局灶性的破骨性高钙中，破骨细胞可以被肿瘤细胞产生的局部因子激活，如 IL-6、TGF、PG 和 PTHrP。这些肿瘤包括乳腺癌、多发性平滑肌瘤和淋巴瘤。而且全身的体液因子也可以引起高钙血症，比如伴有弥漫性骨转移的乳腺癌患者中 PTHrP 会增加。③最后一个机制可能是维生素 D 的不正常代谢，在许多病例中可以看到这种现象。大多数高钙血症患者，由于肾脏对钙的清除下降可以导致钙吸收增加。PTHrP 可作用于甲状旁腺的激素受体增加肾小管对钙的重吸收。此外常出现的多尿和血容量下降是因为高钙血症会减弱肾小管的浓缩能力。所以，静脉补液可以纠正血容量下降和提高肾小球的率过滤和肾脏的钙分泌。皮质类固醇仅对皮质类激素敏感的肿瘤有效。降钙素（calcitonin）是一种破骨细胞抑制药，能迅速减少血浆中的钙离子浓度，但其作用短暂，效果不长久。因此，只有在需要紧急降低钙离子浓度的时候使用，用于严重的高钙血症的最初治疗。普卡霉素（plicamycin，光辉霉素）能使 30%~50% 的患者达到正常的钙离子水平。然而，肝脏和肾脏的毒性是它的严重的毒副作用。在二磷酸盐大量临床使用后，其使用率明显降低。二磷酸盐成为治疗抗高钙血症的主要治疗手段。静脉内给予氨羟二磷酸（pamidronate）很有效，能使 70%~100% 的肿瘤导致的高钙血症患者血浆钙离子浓度恢复正常，并且有很好的耐受性。钙离子浓度在使用氨羟二磷酸二钠 24~48h 后开始下降，3~5d 后可恢复正常。正常钙离子水平可持续几天到几个月不等。在一个剂量对比研究中已经知道其剂量反应的关系，即氨羟二磷酸二钠的剂量越大其作用越强。推荐的氨羟二磷酸二钠剂量为 60~90mg，在 4h 内缓慢的静脉给药。血浆钙离子浓度、磷酸盐以及电解质应随时进行监测。然而，从长远来看，肿瘤诱发的高钙血症最好的治疗方法是有效治疗原发的恶性肿瘤，由于目前缺乏有效的抗癌治疗手段，控制高钙血症成为唯一的选择。应建议患者保持足够的液体摄入，尽可能的活动，在高钙血症复发时适时接受治疗。

3. 骨转移癌的非手术治疗法

（1）全身治疗：首先需要一种最有效与实用的全身性的抗肿瘤治疗方案。肿瘤物质对宿主细胞的作用可以通过不同疗法交替进行来阻断。化疗、放疗、内分泌治疗、骨放射性核素治疗都可以起到抗肿瘤的作用。通常恶性肿瘤骨转移的全身治疗和其他不为转移癌的治疗原则上一样，取决于肿瘤的类型。前列腺癌和乳腺癌的转移在其中占有很重要的地位，首先对于上述肿瘤的全身治疗比较有效；其次，因为这两类肿瘤的转移占骨转移性肿瘤的绝大部分。

（2）放射性核素治疗：骨的放射性核素治疗的临床应用是基于中等到高能量的核素有目的、有选择的到达有肿瘤累及的骨骼并有效地起到抗癌的作用，避免放射线伤及正常组织。放射性核素的使用也由于其有抑制骨髓生长的毒性作用而受到限制。[89]锶是目前临床上用于骨转移内照射治疗最常用的放射性核素。

（3）外照射放疗：对缓解单个部位的疼痛是最佳选择。放疗可以使有转移灶的骨骼发生结构改变。主要是由于肿瘤细胞的变性和坏死,胶原蛋白的增生,结果产生富有血管的纤维间质。此时成骨骼细胞会形成新的骨骼编织骨,骨小梁内的间质将会重新被骨髓组织所取代。照射后3~6周,骨质破坏的地方重新开始出现钙化。2~3个月时钙化达到高峰。临床实践,长选用20Gy在1周内分5次给予照射或者3Gy在2周内分10次照射。

(4)外固定及支具非手术的矫形外科治疗:对于骨转移癌伴有骨质破坏和增生以及病理性骨折的并发症治疗是有必要的。缓解疼痛是治疗的主要目的。当然也可以减少对麻醉药物的使用,防止负重骨骼的骨折和使患者尽可能完全恢复正常的功能和社会活动。

(5)二磷酸盐类:由于破骨细胞在因肿瘤引发的骨质破坏中起着极其重要的作用,因此,在治疗骨转移性癌中需使用破骨细胞活性抑制药。近年来,逐渐开始使用二磷酸盐来抑制破骨细胞的作用。这是一种P-C-P为基本单位的混合物。第一代双磷酸盐以氯膦酸二钠为代表。第二代是含氮的双磷酸盐,以帕米膦酸钠、阿仑膦酸钠为代表。第三代包括具有含氮杂环结构的唑来膦酸和含氮不含杂环结构的伊班膦酸钠。这种化学结构可以组织磷酸化的过程,依据其脂肪酸的碳链骨架的长度和结构的不同可以有很大不同。二磷酸通过结合到羟磷灰石表面,在其晶体表面产生生化作用,使其发生生理学的变化。这样通过抑制破骨细胞的活性,调节骨的代谢,诱导破骨细胞凋亡。体外和动物显示,二磷酸盐可能通过诱导肿瘤细胞凋亡、抑制肿瘤细胞黏附、浸润和新生血管形成等的机制,产生直接与间接抗肿瘤作用。荟萃分析结果显示:二磷酸盐能改善骨骼健康状态及降低骨相关事件风险的疗效可靠,长期用药安全性好,也可与阿片类止痛药联合用药。但二磷酸盐不能取代常规抗肿瘤治疗及止痛治疗,可作为恶性肿瘤骨转移综合治疗的基础用药。

4. 手术治疗 确定原发肿瘤的类型,评估患者的情况和功能期望值,对于预计生存期较短的患者或存在较重内科疾病的患者倾向亲侵袭性较小的手术(如椎体成形术)或非手术治疗,但这评估比较困难,需同患者和家属讨论并评估风险和并发症,并告诉患者重建手术后可能达到的功能。

三、治疗策略选择

1. 恶性肿瘤转移是肿瘤内科、骨科临床常见的疾病,其中晚期乳腺癌和前列腺患者约占80%,肺癌、结肠癌、胃癌、膀胱癌、子宫癌、直肠癌、甲状腺癌和肾癌患者占15%~30%。乳腺癌远处转移中,其首发症状为骨转移者占27%~50%。肺癌骨转移的发病率也高达30%~40%。骨痛、骨损伤、骨相关事件(SREs)及生活质量降低是骨转移的常见病发症。

2. 骨相关事件包括骨转移所致的病理性骨折(椎体骨折、非椎体骨折)、脊髓压迫、高钙血症、为缓解骨痛进行的放射治疗、为预防或治疗脊髓压迫或病理骨折而进行的骨外科手术等。

3. 骨放射性核素扫描(ECT)是骨转移初筛诊断方法,具有灵敏度高(62%~98%)、早期发现、全身呈像不易漏诊的优点。但也存在特异性较低(66.7%~70%)、不易区分成骨性还是溶骨性病变、也不能显示骨破坏程度的缺点。骨ECT检查推荐用于肿瘤患者出现骨疼痛、骨折、碱性磷酸酶升高或高钙血症等可疑骨转移的常规初筛诊断检查,但不能作为转移性骨肿瘤的诊断依据。而磁共振扫描(MRI),或CT扫描,或X线摄片是骨转移的影像学重要检查方法。PET-CT因其费用昂贵不推荐作为常规检查方法。骨活检才是确诊的可靠方法。另外,近年来骨代谢生化指标检测有了进展,如Ⅰ型胶原碳端肽(ICTB)、Ⅰ型胶原碳端肽(NTX)、Ⅰ型胶原羟基端交联肽(CTX)、骨唾液酸糖蛋白(BSP)等。

4. 转移性骨肿瘤本身一般不直接构成生命威胁,而不合并内脏转移的患者生存期相对较长,它与其他内脏转移肿瘤(如肝转移、肺转移、脑转移等)相比较预后相对较好,要积极治疗,争取带瘤生存,治疗策略上需综合治疗,包括全身性抗肿瘤治疗(化疗、生物靶向治疗等)、手术治疗、放射治疗(包括放射性核素的内照射治疗)、镇痛治疗、双磷酸盐治疗等。局部转移为主可采用局部治疗为主方案如病灶区放疗,手术;转移部位较广泛时则需系统治疗为主如病因治疗、骨保护剂应用及内照射治疗等。内照射治疗要注意血象因素;双磷酸盐治疗期为6~18个月,用药时注意肾功能、药物热、消化道反应及下颌骨情况等。不与放射显影剂及NSAID类的消炎痛等同用。

5. 转移性骨肿瘤的中医药治疗要在中医理论指导下进行,遵循"肾主骨""脾为后天之本"的原则,辨证与辨病相结合,血肉有情之品如龟甲、鳖甲可加强作用,同时补肾中药大多滋腻易碍胃,注意醒胃的砂仁、豆蔻、陈皮、木香等应用。抗雌激素治疗可致骨质疏松症的发生,用"治未病"的概念及时融入健脾、补肾、强骨,可减少转移性骨肿瘤的发生。

四、疗效评价

转移性骨肿瘤的治疗可通过对疼痛的缓解,恢复的功能,生活质量的改善,预防和治疗骨相关事件,控制肿瘤进展及延长生存期等指标来进行综合的疗效评价。

第六节　肿瘤相关心理问题

恶性肿瘤的发生与多种因素相关,除环境及遗传两大因素以外,随着心理社会肿瘤学的发展,人们对心理社会因素与癌症的发生关系有了进一步认识,越来越多的学者认为心理因素在恶性肿瘤的发病中占有很重要的地位。某些心理社会因素对机体的免疫功能具有一定的影响。肿瘤相关心理问题的临床表现为恐惧、悲观失望、焦虑等。随着生物-社会-心理医学模式的确立,心理干预在恶性肿瘤治疗中的作用日益突出,逐步引起医学界的重视。

【病因】肿瘤相关心理问题的发生发展多与患者既往的人格特质及应对癌症的方式有关。那些不善于宣泄生活时间造成负性情绪体验者,即习惯采用克己者癌症发生率较高。另外,C型行为者患恶性肿瘤的概率远高于其他人群,其基本特征是压抑、愤怒不能发泄、焦虑、抑郁、克制消极负面情绪、体验过多等。另外,在当患者得知自己患有癌症后,震惊、焦虑、否认、抑郁、恐惧等心理反应逐步贯穿于症状的出现、诊断、早期阶段、复发、长期适应到最终死亡。个体处于紧张状态的应对方式会不同程度影响神经体液免疫功能,从而抑制人的免疫系统,导致肿瘤的发生与进展。

【中医病机】肿瘤相关心理问题隶属中医七情致病范畴,由于情志超过个体生理适应能力,导致躯体病变或损伤,即"至若情志之郁,则总由乎心,此因郁而病"。从病因病机来看,七情内伤不仅可以直接引起气血脏腑功能失调而至气滞血瘀,痰湿内阻,日久成瘤,而且七情内伤可以导致机体正气亏虚,容易使各种外邪侵袭,正虚邪实,多因素综合作用而发生肿瘤。

【诊断与鉴别诊断】肿瘤患者在获知身患肿瘤后出现的且无实质性病理改变引起的恐惧、悲观失望、焦虑等心理障碍,即可确诊肿瘤相关心理问题。患者心理障碍始于得知病情,且心理障碍的程度往往与肿瘤病情相交叉,随肿瘤病情的加重而加重。应与实质病变引起的心理疾病相鉴别。

【治疗】

1. 教育性干预　指通过向患者提供相关检验、诊断、治疗方法、治疗副作用、预后等信息,向患者解释疾病可能引起的强烈负性情绪反应,介绍不同的应对方式,社会支持情况,纠正患者对疾病的错误认识,使患者对疾病有一个全面的、客观的认识。临床上常用的有心理教育、社会支持、情绪支持、集体性心理干预等。此外,给患者提供一个表达情绪的平台,使患者表述他们关心的有关疾病的问题及表达与疾病相关的心理情绪反应,作为心理教育干预的一部分对患者也是有益的。

2. 认知—行为干预　通过帮助患者建立正确的认知方法及帮助他们学会一定的行为训练方法,以及达到帮助患者改变对癌症诊断、治疗、康复期间的不正确认识和不良行为。其具体方法包括认知治疗、松弛训练、生物反馈、暗示疗法、催眠疗法、音乐疗法、气功疗法。

【辨证施治】对于肿瘤相关的心理问题的治疗,心理干预是首要措施。在进行心理干预时首先要理解患者的心理反应,遵守中医辨证施治的要求,明确患者的心理特点和表现,因人施治。在进行心理疏导的同时,将心理疏导寓于辨证用药之中。针对患者的恐惧、焦虑、悲观等不同心理反应,在治疗肿瘤的方药中分别加入宁心安神、疏肝解郁、祛痰定惊等药物,提高中医治疗的整体效果。

【中西医结合治疗策略选择】恶性肿瘤患者的预后除了与肿瘤的分期、部位、恶性程度等生物学特性及是否及时、规范的治疗有关外,还受到患者的生活质量、心理应对方式、治疗态度、家庭照料等多方面的社会心理因素的影响。心理因素是肿瘤发生、发展及治疗过程中不可忽视的关键因素之一。肿瘤患者有着不同程度的心理困扰,加之肿瘤病程长,病情反复,治疗费用高,经济负担重,再加上疾病易于发展和逆转,极易出现焦虑、恐惧、悲观、失望等心理症状,而心理应激对身体会产生明显的正负影响。肿瘤患者的心理通常会经历休克期、否定期、无奈期、平静期和焦虑期五个过程。最初,他们会不知所措;随后到处求诊,期望医生做出的诊断是错误的;此后会异常无奈,听天由命;后两个时期会根据病情治疗的变化而交替出现,治疗效果好的病人相对平静,但如果出现复发,他们内心的焦虑不可抑制。

对于癌症患者而言,社会心理干预不但可以缓解患者的焦虑、抑郁情绪,消除恐惧感,而且可以减轻化疗、放疗所致的躯体反应,提高自信心与依从性,甚至可以提高患者的免疫水平,提高生存率。医务人员应了解癌症患者具体心理行为问题,在病人经历的每一个阶段都需要给予心理帮助。

1. 告诉癌症患者真实信息　癌症对于患者来说是一个沉重的心理打击,担心威胁生命及手术、化疗、放疗带来的痛苦,甚至有些患者因终日思虑而情绪极其低落,影响食欲、睡眠等。为了防止患者出现这些心理反应,不少患者家属主张对患者应善意的封锁信息。但是保密会使医务人员和家属有意无意地与患者拉开距离,而患者对来自各方面的信息包括周围人的语气、表情和态度等非常敏感,对他们的模棱两可的回答产生疑虑。一旦患者了解真相,会产生严重的被抛弃和被蒙骗感,患者的绝望、抑郁及悲伤等情绪反应会更为严重。因此,目前世界卫生组织主张告诉癌症患者真实的信息。对一些过分敏感的患者或难以接受的患者，笔者的经验是可以告诉他病变处于良性和恶性之间，不积极治疗有转化恶性的可能，这样可以增加对检查和治疗的依从性，留有一定的缓冲时间。

2. 支持心理治疗　支持心理治疗对癌症患者各个阶段具有重要意义，医务人员必须全面掌握，适时应用。医生与患者进行语言交流，逐渐消除患者的疑虑，以说服开导、适当保证等方式帮助指导患者分析面临的问题，增强其生活的勇气和树立战胜疾病的信心，遵循正确的生活习惯，保持情绪稳定，逐渐使机体、神经、内分泌及免疫功能趋于平衡状态，有利于患者的康复和预后。

3. 解除癌症患者的情感压抑　研究显示，癌症患者较少有真正意义上的否认机制，在许多情况下，他们只不过在外表上表现无所谓的样子，实际上是有意识的强行控制自己的情绪，避免亲人朋友为自己过分担心，因此属于情感压抑。患者不能及时宣泄负性情感，会进一步恶化心理环境，产生更多复杂的心理问题。因此，必须善于辨别患者是有真正的否认还是情感压抑，对于有情感压抑的患者要及时进行心理疏导，帮助他们表达或发泄情感。认真分析患者提出的问题，了解其愿望，及时提供正确的心理指导，减少负性情感的产生，增强患者的愿望和信心。医务人员和家属的精神支持与鼓励，可以形成良好的氛围。

4. 矫正恐惧与抑郁的情绪　癌症是"绝症"的观点已深入人心，得了癌症等于死亡，因此，癌症患者会产生极大的恐惧。由于担心不能承受患病期间的疼痛、残疾等，又会产生严重焦虑。医务人员可通过认知疗法与患者进行公开讨论，并提供一定保证。指导患者进行放松训练和提供其他应对技巧，有助于降低恐惧、焦虑情绪。抑郁是影响健康的严重心理障碍，不仅加速病情恶化，严重绝望者可产生自杀行为。由于情感压抑的影响，患者的抑郁表现不明显，需要深入的晤谈或进行心理测评才能被发现。癌症患者抑郁障碍除了有躯体的内源性原因外，更重要的是心理上的原因，严重抑郁障碍患者应使用抗抑郁药物。

5. 癌症疼痛的处理　疼痛是癌症患者最常见的症状，也是最难处理的问题之一。疼痛既与生物学损伤有关，又于心理社会因素密切相关，疼痛本身还是一种主观体验，个体差异较大。疼痛的感受、知觉、耐受，对疼痛的评价和疼痛引起的行为变化等更多的受心理社会因素影响。笔者常用抗焦虑药物加止痛药来减轻癌性疼痛，由于癌性疼痛一旦出现，将会在心身之间形成恶性循环。对晚期癌症患者应及早用药物控制疼痛，而不必过多考虑止疼药的不良反应。

恶性肿瘤的发生是由多种因素共同作用并产生联合效应所导致的结果，不能仅从传统、单一的生物学维度进行思考、观察和研究。应在注意生物学因素的同时，也应注意生活事件、情绪、个性因素、饮食和生活习惯等心理社会因素对恶性肿瘤疾病发生的影响，真正将其作为一种心身疾病，这对恶性肿瘤的预防是大有裨益的。

第七节　恶性肠梗阻

恶性肠梗阻（malignant bowel obstruction，MBO）是指原发性或转移性恶性肿瘤造成的肠道梗阻，是晚期癌症患者的常见并发症。晚期原发性或转移性肿瘤并发肠梗阻的发生率为

5%~43%。最常见并发肠梗阻的原发肿瘤为卵巢癌(5.5%~51%)、结直肠癌(10%~28%)和胃癌(30%~40%)。小肠梗阻较大肠梗阻更为常见(61%和33%),>20%的患者大肠和小肠同时受累。晚期癌症的恶性肠梗阻不仅给患者带来呕吐、腹痛、腹胀、无法进食等身体的折磨,还有因姑息治疗、消极态度所致的精神痛苦。

【病因、病理分型】

1. MBO 病因可分为癌性和非癌性两大类

(1)癌性病因:转移性肿瘤(小肠梗阻常见)和原发肿瘤(结肠梗阻常见)所造成的梗阻。恶性肿瘤导致的机械性肠梗阻可能合并有炎性水肿、便秘、肿瘤治疗所致的纤维化、恶液质或电解质紊乱(如低钾)、肠道动力异常、肠道分泌异常、肠道菌群失调等并发症,从而使病情进一步复杂及恶化,增加了治疗的难度。

(2)非癌性病因:如术后或放疗后可出现肠粘连、肠道狭窄及腹内疝,年老体弱者粪便嵌顿。非癌性原因所致的 MBO 发生率占 MBO 的 3%~48%。即便是一直存在恶性肿瘤病灶的 MBO 患者,也要考虑非癌性病因可能,从而明确病因,进行针对性治疗。

2. 病理类型

(1)机械性肠梗阻:这是 MBO 最常见的病理类型。病理亚型包括:肠腔外占位性 MBO,由原发肿瘤、肠系膜和网膜肿物、腹腔或盆腔粘连、放疗后纤维化等所致;肠腔内占位性 MBO, 由原发肿瘤或转移癌引起的息肉样病变、肿瘤沿肠腔环形播散所致;肠壁内占位 MBO,如皮革肠(intestinal linitus plastica)MBO。

(2)功能性肠梗阻:又称动力性肠梗阻,是由于肿瘤浸润肠系膜、肠道肌肉、腹腔及肠道神经丛,导致常运动障碍,以及由副癌综合征性神经病变(尤多见于肺癌患者)、慢性假性肠梗阻(CIP)、副癌性假性肠梗阻和化疗药物神经毒所致的麻痹性肠梗阻。

【中医病机】恶性肠梗阻属于中医学的"肠结"范畴。由于肠腔梗塞不通,气血运行不畅,可出现腹胀、腹痛、呕吐、停止排便、排气等症状。本病在历代病理文献中有不同的名称,如,"腹痛"、"吐粪症"、"关格"、"反胃"等。

恶性肠梗阻其病因多有饮食不节、情志失调、年老体衰及腹部术后所致脾胃虚损,运化失调,痰湿内停,阻滞气机,血行不畅,气滞血瘀,痰瘀互结,腑气不通,形成梗阻。故《诸病源候论》曰:"凡脾胃不足,虚弱失调之人,多有积聚之病。"由于梗阻的存在,有阻碍了脾胃小肠吸收水谷精微,气血生化不足,进一步加重了正虚。本虚标实,虚实夹杂,为本病的病机特点。

1. 饮食不节　肿瘤患者或嗜食肥甘厚味,酿湿生热,蕴结胃肠;或偏食营养补品,滋腻脾胃,难以运化;或疾病所致饮食减少,气血生化之源,均可致脾胃损伤,运化失司,痰浊内阻,积聚肠腑,腑气通降不利而发为肠结。

2. 情志失调　肿瘤患者,心情抑郁,情志失畅,则肝失疏泄,条达失司,致气机运行不畅。气滞日久,血行不畅,则淤血内生,加之肝气郁结,横逆犯脾,脾虚运化失调,痰饮内停于胃肠,与淤血互结,阻塞胃肠,腑气通降不利而发为肠结。

3. 年老体弱　肿瘤患者多为年老体弱之人,或疾病消耗致患者身体虚弱,正气不足,脏腑虚衰,脾胃运化不及,气血生化乏源而致气虚血瘀。故《医林改错》曰:"元气既虚,必不能达于血管,血管无气,必停留而淤。"脏腑虚衰则腑气不足,通降不利,加之淤肠阻故发为肠结。

4. 腹部术后　肿瘤患者腹部术后,脏腑脉络受损,血行不畅、血脉凝滞而致淤血内阻,腑气不通,加之脏腑缺血之濡养,失于蠕动,致通降失司而发为肠结。

总之,从病因病机来看,肠结是本虚标实,虚实夹杂,不论是饮食失节、情志内伤、年老体弱、腹部术后,最终导致脾胃虚损,气滞血瘀,腑气不通,而出现肠结之"痛、胀、吐、闭"四大症状。

【诊断与鉴别诊断】

1. 临床表现　MBO 大多缓慢发病,常为不全性肠梗阻。常见症状包括恶心、呕吐、腹痛、腹胀、排便排气消失等。初始症状通常为间歇出现可自发缓解的腹痛、恶心、呕吐和腹胀,症状发作时通常仍有排便或排气。症状随病情进展而逐渐恶化为持续性。症状与肠梗阻部位及程度相关。

2. 影像学检查

(1)X 线腹部平片:诊断肠梗阻的常用检查方法。可以显示肠梗阻的一些征象,如肠曲胀扩大、肠内液气平面。结合临床表现,可以诊断肠梗阻及梗阻部位。

(2)腹部 CT 扫描:推荐在有条件的情况下,作为肠梗阻影像学诊断的首选方法。腹部 CT 可评估肠梗阻部位及程度,还可能评估肿瘤病变范围,为决定进一步治疗方案(如抗肿瘤治疗、手术治疗、支架和治疗或药物姑息治疗等)提供依据,同时还可用于术后随访。

(3)胃肠造影:上段小肠梗阻(口服造影)和结直肠梗阻(灌肠造影)有助于确定梗阻的位置和范围以及伴随的胃肠运动异常。值得注意的是,钡剂虽能提供清晰地对比影像,但因不能吸收,可能导致严重的梗阻,MBO 禁忌使用;推荐使用水溶性碘对比剂,该造影剂可提供与钡剂相似的影像,并且在某些情况下对一些可逆性梗阻可能有助于恢复肠道正常运动;鉴于腹部 CT 的广泛使用,目前临床较少使用胃肠造影技术诊断 MBO。

3. 诊断要点　根据病史、临床表现和腹部影像学检查诊断恶性肠梗阻。MBO 诊断要点如下。

(1)恶性肿瘤病史;

(2)既往未行或曾行腹部手术、放疗或腹腔内灌注药物治疗;

(3)间歇性腹痛、腹胀、恶心、呕吐等症状,伴或不伴肛门排气或排便;

(4)腹部体检可见肠型、腹部压痛、肠鸣音亢进或消失;

(5)腹部 CT 或 X 线腹部平片可见肠腔明显扩张和多个液平面。

4. 鉴别诊断临床上需与急性胰腺炎、胆绞痛、溃疡病穿孔、肾输尿管结石相鉴别,诸病均有腹部剧烈疼痛或呕吐等相似症状,影像学检查可鉴别。

【治疗】

治疗目标:改善生活质量。

治疗原则:个体化姑息治疗。应该根据患者疾病的阶段、预后,进一步接受抗肿瘤治疗的可能性、全身状况以及患者意愿,决策治疗方案。

治疗方法:手术治疗、药物和其他姑息治疗。

1. 手术治疗　手术治疗仍然是 MBO 主要的治疗方法之一,但应严格掌握手术指征。仅适用于机械性梗阻(或)肿瘤局限、单一部位梗阻,并且有可能对进一步化疗及抗肿瘤治疗获益的患者。对于经过选择的适宜患者,手术可以达到最佳的缓解症状、提高生活质量和延长生存时间的目的。但对一些不适于进行手术治疗的 MBO 患者,手术不但没有治疗作用,反而会给患者带来额外的痛苦和负担,应该选择其他治疗方法控制症状。

(1)手术治疗适应症:粘连引起的机械性梗阻;局限肿瘤造成的单一部位梗阻;对进一步化疗可能会有较好疗效的患者(化疗敏感者)。

(2)手术治疗绝对禁忌症:近期开腹手术证实无法进一步手术;既往腹部手术显示肿瘤弥漫性转移;累及胃近端;影像学检查证实腹腔内广泛转移,并且造影发现严重的胃运动功能障碍;触及弥漫性腹腔内肿物;大量腹水,引流后复发。

(3)手术治疗相对禁忌症:有腹腔外转移产生难以控制的症状(如呼吸困难);腹腔外疾病(如广泛转移、胸腔积液);一般情况差;营养状态较差(如体重明显下降,甚至出现恶液质,明显低蛋白血症);高龄;既往腹腔或盆腔放疗。

(4)可选择的手术方案:松解粘连;肠段切除;肠段吻合;肠造瘘。

2. 药物治疗 治疗目标:不使用减压装置或在使用胃肠减压装置同时,控制恶心、呕吐、腹痛和腹胀等症状。药物种类:止痛药(主要为阿片类镇痛药)、止吐药、激素类药及抗分泌药。用药要点:药物治疗的剂量和给药途径需个体化。大多数 MBO 患者不能口服给药;静脉给药最好经中心静脉置管给药;可选择皮下注射、经直肠或舌下途径给药。

(1)镇痛药:①阿片类药物,可根据病情选择吗啡、芬太尼等强阿片类镇痛药。对于无法口服用药者,首选芬太尼透皮贴剂,或吗啡皮下、肌肉或静脉注射。强阿片类药物治疗时,应重视个体化滴定用药剂量,放置恶心、呕吐、便秘等不良反应。②抗胆碱类药,包括氢溴酸东莨菪碱、山莨菪碱等,可用于阿片类药单药控制不佳的腹部绞痛。抗胆碱类药不能透过血脑屏障,因此,中枢性不良反应(如失眠和欣快)较阿片类药少。

(2)止吐药:①促动力药,甲氧氯普胺(胃复安)适用于肠梗阻早期、不完全性梗阻。由于促动力类止吐药可能会引发腹部绞痛,故不推荐用于完全性机械性肠梗阻。②中枢止痛药,根据病情选择神经安定类药物,如氟哌啶醇、氯丙嗪和丙氯拉嗪等;或抗组胺药,如茶苯海明、塞克利嗪。

(3)激素类药物:地塞米松常用于镇痛或止吐治疗的辅助用药。但糖皮质激素有致不良反应的风险,因此,使用激素治疗 MBO 时需要权衡其利弊风险。

(4)抗分泌药:①抗胆碱类药,如氢溴酸东莨菪碱、山莨菪碱等。相对于抑制平滑肌的蠕动作用,抗胆碱类药对肠道腺体分泌的抑制作用较弱。由于抗胆碱类药具有抑制消化液分泌的作用,因此,即使无腹部绞痛的 MBO 也可以选择使用。可引起口腔干燥、口渴等不良反应。②生长抑素类似药物,奥曲肽通过抑制消化道分泌、抑制消化道运动、降低消化道血流、增加为肠道吸收,控制恶性肠粘连(肠梗阻)的恶心、呕吐症状,甚至可以逆转早期恶性肠粘连(肠梗阻)的"分泌-扩张-运动",是目前国际公认的恶性肠粘连(肠梗阻)治疗的主要内容。在 MBO 早期,奥曲肽与促胃肠动力药联用,可能逆转 MBO 恶性进展,其与促胃肠动力药、中枢止吐药等联用安全有效。对于丁溴东莨菪碱治疗失败的上部肠道梗阻,奥曲肽仍然有效。同时早期联用甲氧氯普胺、地塞米松,不仅可以缓解症状,而且可以协同促进常运动功能快速恢复,逆转肠梗阻。

长效奥曲肽单次肌内注射,每月 1 次,用药后的血浆药物浓度持续稳定,克服了奥曲肽作用时间短、必须每日注射、注射间期药物浓度波动的缺点。长效奥曲肽可更有效的持续控制 MBO 症状,增强患者用药的依从性。推荐用于奥曲肽治疗有效、预期生存期>1 个月的

MBO 患者。

3. 其他治疗

（1）补液：补液适用于存在脱水症状的 MBO 患者。MBO 患者的口干、口渴症状有时可能与静脉或口服补液量无关。口腔护理和反复吸允冰块、液体或涂唇膏等措施，可能减轻口干、口渴症状。静脉或皮下输液，一般每日补液量为 1~1.5L 时，可显著减轻恶心症状，但补液过多可能导致胃肠道分泌量增加。

（2）全胃肠外营养（TPN）：TPN 的主要目的是维持或恢复患者的营养，纠正或预防与营养不良相关的症状。TPN 在 MBO 治疗中的作用存在争议，其一方面可延长患者的生存时间，另一方面可导致并发症，延长不必要的住院时间。TPN 不应作为 MBO 患者的常规治疗，仅选择性用于某些 MBO 患者（肿瘤生长缓慢、可能因为饥饿而非肿瘤扩散而死亡者）。Cozzagliao 等的研究结果显示，TPN 适用于 Karnofsky 行为状态（KPS）评分>50%，而且预期生存时间>2 个月的 MBO 患者。

（3）鼻胃管引流（NGT）：仅推荐用于需要暂时性减少胃潴留的 MBO 患者。长期使用 NGT 仅限于药物治疗不能缓解症状而又不适于行胃造瘘手术的患者。NGT 可产生严重明显不适感，引起鼻咽部刺激、鼻软骨腐蚀、出血或换管或自发性脱出等并发症。

（4）胃造瘘：胃造瘘适用于药物治疗无法缓解呕吐症状的 MBO 患者，慎用于既往多次腹部手术、肿瘤广泛转移、合并感染、门静脉高压、大量腹水及出血风险的患者。胃造瘘方法包括手术胃造瘘和内镜引导下经皮胃造瘘（PEG）。PEG 创伤小，是首选的胃造瘘方法。83%~93%胃造瘘患者的恶心、呕吐症状可能明显缓解。胃造瘘及间歇减压后，还可允许患者少量进食，让患者"恢复"胃肠道的积极功能状态，从而避免使用 NGT 所致的身心痛苦。

【辨证施治】恶性肠梗阻其临床表现属于中医肠结范畴，中医学认为，肠结的发生主要病机在于气滞血瘀，腑气不通。《黄帝内经》认为"六腑以通为用"，肠梗阻所表现的腑气不通，应以通里攻下法为治则。《医学真传》曰："夫通则不痛，理也，但通下之法，各有不同。"应根据辨证的虚实寒热，在气在血，确立相应的治法，在通发基础上，结合审证求因，标本兼治。梗阻早期，以实证为主，治则重在通里攻下，兼以扶正，梗阻晚期，虚实夹杂，以本虚为主，治则以扶正培本，兼以通下。

1. 痰浊阻滞证

主证：脘腹胀痛，疼痛拒按，恶心呕吐，纳呆，大便秘结，无矢气，舌淡红，苔厚腻，脉滑。

证机概要：痰浊内阻，气机壅滞，腑气不通。

治法：祛痰化浊，通里攻下。

方药：二陈汤合小承气汤加减。

2. 肝郁气滞证

主证：腹痛胀闷，痛无定处，痛引少腹，或痛窜两胁，时作时止，得嗳气则舒，恶心呕吐，大便秘结，无矢气，舌红苔薄白，脉弦。

证机概要：肝气郁结，气机不畅，腑气不通。

治法：疏肝解郁，行气导滞。

方药：柴胡疏肝散合六磨饮加减。

3. 淤血内停证

主证:腹痛剧烈,痛处固定,经久不愈,入夜加重,恶心呕吐,大便秘结,无矢气,舌质紫黯,脉细涩。

证机概要:淤血内停,气机阻滞,腑气不通。

治法:活血化瘀,通下之痛。

方药:少腹逐淤汤加减。

4. 中虚脏寒证

主证:腹痛绵绵,时作时止,形寒肢冷,神疲乏力,气短懒言,恶心呕吐,大便秘结,无矢气,舌质淡,苔薄白,脉沉细。

证机概要:中阳不振,气血不足,失于温养,腑气不通。

治法:温中通腑,缓急止痛。

方药:温脾汤加减。

【中西医结合治疗策略选择】晚期癌症的恶性肠梗阻,多数已无法治愈,就其治疗的目标而言,改善生活质量是第 1 位的,延长生存期是第 2 位的。应遵循个体化姑息治疗的原则。治疗前首先分析梗阻的原因。如果引起梗阻的原因可逆转,属于肠粘连、放射性狭窄、内疝等良性原因,应选择手术或内镜下放置支架等积极的治疗手段。如果是肿瘤原发灶和转移灶引起的,应积极寻找有效的抗肿瘤药物对肿瘤进行治疗。如果患者预期寿命不足 1 个月,建议保守治疗。

恶性肠梗阻患者要禁食,同时给予肠外营养、补液等支持治疗,对于上腹胀痛、呕吐的病人,要予胃肠减压管引流减压,药物治疗以奥曲肽 150~300mg 皮下注射,每日 2 次治疗为主,适当选用吗啡、芬太尼止痛;对阿片类药物效果不佳的腹部绞痛可选用抗胆碱药东莨菪碱、山莨菪碱;如果治疗不理想,可加用地塞米松治疗。

1. 中药保留灌肠　　以复方大承气汤加减:厚朴 25g,炒莱服子 15~30g,枳实 15g,桃仁 9g,赤芍 15g(后下),芒硝粉 3g,病久体虚明显而津液不足者可加柏子仁 20g,麻仁 20g,将药浓煎后缓慢流入肠腔,留置 20~30min,每天灌肠 2 次。

2. 中药敷脐　　木香 20g,生大黄 20g,姜厚朴 20g,炒紫苏子 20g,冰片 3g。上药研细末,用麻油混合成膏体,每次取适量外敷于脐,用 3M 贴固定,每天 1 次。诸药合用,行气通下。

3. 针灸疗法　　取穴攒竹、内关、中脘、气海、足三里。各穴均施以平补平泻手法,待出现酸麻重胀的针感后连接电麻仪,留针 30min ,每天 2 次,可理气健脾通下。

4. 推拿疗法　　适用于早期肠扭转,先在腹部涂以滑石粉,后按扭转的方向进行推拿,推拿的时间为 10~20min。

晚期癌症的恶性产梗阻是需要姑息性支持治疗的临床征象之一,中位生存时间只有 4~9 个月,需要肿瘤外科、肿瘤内科和消化内科等的多学科治疗,许多患者面临放弃临床治疗的危险。而现有的治疗手段确实可以使许多这样的患者受益,为恶性肠梗阻患者减轻生命之旅最后一程的痛苦。

(李文萍,何　婧)

第八节　癌症相关疲劳症

癌症相关疲劳症(cancer-related fatigue, CRF)是指一种与癌症或癌症治疗相关,与近期活动不成比例,干扰日常生活、持久的、令人痛苦的、精疲力尽样的生理和心理上的主观感觉或感受,是癌症患者常见的症状,可因手术、放化疗、药物等联合治疗或心理因素引发。CRF的发生率占接受治疗患者 70%~100%;转移患者中超过 75%。有超过 40%的患者在治疗后疲劳症状可持续多年。是癌症患者最常描述的症状。

【病因】引发癌症相关疲劳症(CRF)的病因主要与治疗及药物副作用、肿瘤细胞高代谢高耗能、代谢紊乱、心理因素等相关。CRF 很少是孤立的症状,常伴随其他症状以症状群方式出现。最常伴随的症状有活动力降低、情绪异常、身体外型变化(如体重增加、消瘦)、疼痛、痛苦、营养不良、贫血、睡眠障碍等,是身体在对抗过度负荷及所造成组织损伤的一种反应。因此,不同的治疗和疾病阶段有不同的引发因素。CRF 症状的产生是多个因素所导致,目前对引发的病因并无一致的结论,对于机制亦无足够的认识。初步发现转化生长因子 β_1(TGF-β_1)、肿瘤坏死因子 α(TNT-α)上调与肺癌、胃癌患者 CRF 发生相关。而炎症反应;下丘脑—垂体—肾上腺轴、生物周期节律、5-羟色胺、多巴胺等失调;接受化疗患者中所产生的严重贫血;晚期患者自主神经功能失调综合征也都与 CRF 有联系。

【中医病机】癌症相关疲劳症(CRF)在祖国医学中属于"虚证"范畴,与"气虚"、"血虚"、"阳虚"、"阴虚"、"五劳"、"七伤"、"六极"、"虚劳"等病证相关。《素问·通评虚实论》:"精气夺则虚";《诸病源候论》所载"虚劳诸侯"将许多疾病后期阶段都归类为虚劳。《医宗金鉴·杂病心法要诀》:"虚者,阴阳、气血、营卫、精神、骨髓、津液不足是也;损者,外而皮、脉、筋、骨,内而肺、心、脾、肝、肾消损也"。到了现代医家则普遍将脏腑元气亏损,精血不足为主要病理过程的一类慢性虚衰性病症归属于虚劳范畴。而在众多引起癌症相关疲劳症(CRF)的病机主要有因病致虚、医药饮食虚损、病后劳损、情志内伤等四项。

1. 因病致虚　癌症本身病邪不同于其他外感六淫邪气或内生邪气,其性爆裂顽固,缠绵难愈,具有易耗损正气、痰瘀互结,善行流窜等特性。造成五脏六腑精气消耗,阻碍气机升降运化,水谷精微、气血精液输布无权,无法濡润滋养机体,机体自然消瘦虚损。

2. 医药饮食虚损　恶性肿瘤患者行治疗时,受刀会损伤机体;放化疗容易造成热毒伤阴及脾虚或加重脾虚症状,热毒灼伤津液,使阴虚火旺,状火食气,令脾土之阴失养,脾土运化之功失职。"脾主四肢",气血不荣不达,肢体自感疲累或麻木乏力。此外,药物饮食太过燥烈寒凉、攻伐太过,导致正气耗散。或过食滋补之品,厚腻碍胃,反增负担,脾胃劳损影响运化吸收。

3. 病后劳损　肿瘤患者久病之后正气呈现不足,气血减耗,脏腑未和,精气亏损,卫外无权,防护不力,外感六淫,增添损耗。作息方面如起居无节,劳逸无度,房事不节,必伤及脾肾二脏,使虚更虚。脾伤则水谷不能运化,生化之源匮乏,令气血不足。肾伤则精气不足,髓海亏虚,神智衰退。

4. 情志内伤　身患肿瘤,久病抑郁,情志失畅,致使肝之疏泄、调达失司,令气机运行不畅。怒、喜、忧、思、悲、恐、惊七情太过,五脏失和,都会引发或加重虚劳症状。

【诊断与鉴别诊断】目前常以 PS 评分表评定肿瘤患者整体情况,但无法更精确的了解患者的疲劳乏力程度。癌症相关疲劳症(cancer-rslated fatigue,CRF)为一种主观的经验,应该系统地使用病人自我评分表并与其他症状的评分表配合分析诊断。NC-CN 指南建议的自我评分表对于 12 岁以上患者,采用 0~10 级分表格,以 0 分代表不感觉疲劳,10 分代表患者所能想象最难以忍受的疲劳状态;7~12 岁患者采用 1~5 级分表格,1 分代表不感觉疲劳,5 分代表患者所能想象的最难以忍受的疲劳状态;5~6 岁患者则采用二分法,以疲劳感的有无来表示。其分级如表 2-5-2。

表 2-5-2　针对不同年龄段患者不同评分表的疲劳程度分级

	轻度疲劳	中度疲劳	重度疲劳
12 岁以上(0~10 级分)7~10	0~3	4~6	
7~12 岁(1~5 级分)4~5	1~2	3	
5~6 岁(不疲劳、感觉疲劳)	(无此分级)		感觉疲劳

由于 CRF 很少是孤立的症状,长伴随其他症状群方式出现,包括范围生理及心理方面,各个症状均可能引发或加重 CRF,但相同因子在不同阶段的病程中并不一定会造成疲劳症状,因此,较难与其他症状作明确的鉴别。

【治疗】癌症相关疲劳症的治疗,现代医学主要是围绕在肿瘤疾病基础病因及引发的症状上进行联合治疗干预。根据 NCCN 指南建议,对于轻度疲劳患者,主要以宣导教育及一般的疲劳相关护理,并不断进行重新观察评估。对于中度疲劳患者则应从病程与治疗(复发、进展与否,用药种类、方式、计量的变化,非处方药及补给品)、系统的回顾、疲劳时的回顾(症状的产生及变化,开始发病时间及其模式、持续时间、减轻因素、受干扰波及的功能)等方面进行观察分析;同时评估其可治疗因素,如疼痛、情绪压力(沮丧、焦虑)、贫血、睡眠障碍、营养评估(体重与热量摄取、体液电解质平衡)、活动力评估、药物副作用情况,酒精等物质干扰及合并症(感染,心功能不全,肺功能障碍,肾功能不全,肝功能不全,神经功能障碍,内分泌等),再根据相关症状对症治疗,以求减缓疲劳状态。

目前研究显示针对症状群使用多功能药物,或多药物联合治疗,虽症状群本身情况有所改善,但对于 CRF 效果并不明显。而在非药物治疗研究中发现中等强度的运动、自然光、心理咨询辅导及认知行为治疗方面,能明显改善抑郁及疲劳。因此,现阶段对于 CRF 的治疗方案应包含药物与非药物等手段进行联合干预治疗。

【辨证施治】

1. 施治特点　虚劳的症候虽多,但总不离五脏,而五脏之辨,不外乎气、血、阴、阳。故虚劳辨正应以气、血、阴、阳为纲,五脏虚为目。由于气血同源,阴阳互根,各种因素互相影响,可由一虚渐致两虚,一脏累及它脏,使病情趋于复杂严重。治疗时还应注意有无兼夹病证,如因虚致实,如气虚运血无力,形成淤血;脾气虚不能运化水湿,造成水湿痰饮内停,或卫外不固,易感外邪等,都应在虚劳基础上针对性用药。

2. 治疗原则 虚劳治则,秉持《内经》:"虚则补之"、"劳则温之"、"损者易之"、"形不足者温之以气;损其心者调其营卫;损其脾者调其饮食,适其寒温;损其肝者缓其中;损其肾者益其精"来进行。同时,肺主气,为自然清气与机体内外交换之所。脾为后天之本,气血生化之源,脾胃健运,四肢百骸方能得到滋养。肾为先天之本,遇元阴元阳,为生命的本源。治虚之道更应重视调理"肺"、"脾"、"肾"三脏。

3. 证治分类

(1)气虚:面色㿠白或萎黄,气短懒言,语声低微,头晕神疲,肢体无力,舌苔淡白,脉细软弱。

①肺气虚证

主证:咳嗽无力,痰液清稀,短气自汗,平时易于感冒,面白。次证:胸闷,畏寒低热,声音低微,水肿,小便不利等病证。舌脉:舌苔淡白,脉细软弱。

治则:补益肺气。

方剂:补肺汤加减。

②心气虚证

主证:心悸,失眠多梦,气短,劳则尤甚。

次证:神疲体倦,易受惊吓,多汗。

舌脉:舌苔淡白,脉细软弱。

治则:益气养心。

方剂:七福饮加减。

③脾气虚证

主证:饮食减少,食后胃脘不舒,倦怠乏力,大便溏薄,面色萎黄。

次证:形体消瘦,腹胀肛坠,泄泻,或排便无力,眩晕。

舌脉:舌苔淡白,脉细软弱。

治则:健脾益气。

方剂:四君子汤加减。

④肾气虚证

主证:神疲乏力,腰膝酸软,小便频数而清,白带清晰。

次证:眩晕健忘,头晕耳鸣,呼吸浅促,呼多吸少。

舌脉:舌苔淡,脉细软弱。

治则:益气补肾。

方剂:大补元煎加减。

(2)血虚:面色淡黄或淡白无华,唇、舌、指甲色淡,头晕目花,肌肤枯燥,舌质淡红苔少,脉细。

①心血虚证

主证:心悸怔忡,健忘,失眠,多梦,面色无华。

次证:头晕目眩,健忘。

舌脉:舌质淡红苔少,脉细。

治则:养血宁心。

方剂:养心汤加减。

②肝血虚证

主证:头晕,目眩,两目干涩,视物不清或雀目,唇、指甲淡白无华,月经不调或闭经,面色无华。

次证:耳鸣,胁痛,肢体麻木,筋脉拘急,或筋惕肉润。

舌脉:舌质淡红苔少,脉细。

治则:补血养肝。

方剂:四物汤加减。

(3)阴虚:面颧红赤,纯红,低烧潮热,手足心热,虚烦不安,盗汗,口干,舌质光红少津,脉细数无力。

①肺阴虚证

主证:咳嗽干咳,或痰少而黏,口咽干燥,咯血,盗汗。

次证:形体消瘦,声音嘶哑甚或消失,潮热,面色潮红。

舌脉:舌质光红少津,脉细数无力。

治则:养阴润肺。

方剂:沙参麦冬汤加减。

②心阴虚证

主证:心悸,失眠,烦躁,潮热,盗汗,或口舌生疮,面色潮红。

次证:心烦怔忡,多梦,头晕目眩,手足心热。

舌脉:舌质光红少津,脉细数无力。

治则:滋阴养心。

方剂:天王补心丹加减。

③脾胃阴虚证

主证:口干唇燥,不思饮食,大便燥结,甚则干呕呃逆,面色潮红。

次证:胃脘隐痛,脘痞不舒,口淡乏味,食后作胀,消瘦倦乏,涎少唇干。

舌脉:舌质光红少津,脉细数无力。

治则:养阴和胃。

方剂:益胃汤加减。

④肝阴虚证

主证:头痛,眩晕,耳鸣,两目干涩,急躁易怒,或肢体麻木,面潮红。

次证:头晕眼花,畏光,视物不明,胁肋隐隐灼痛,筋惕肉润。舌脉:舌质光红少津,脉细数无力。

治则:滋阴养肝。

方剂:补肝汤加减。

⑤肾阴虚证

主证:头晕耳鸣,腰膝酸软,口干,咽痛,男子遗精,女子经少或经闭。

次证:失眠多梦,两足萎弱,五心烦热,咽干颧红。

舌脉:舌质光红少津,脉细数无力。

治则:滋补肾阳。

方剂:左归丸加减。

(4)阳虚:面色苍白晦暗,怕冷,手足不温,出冷汗,精神疲倦,气息微弱,或有浮肿,下肢为甚,舌质胖嫩,边有齿痕,苔淡白滑,脉细微、沉迟或虚大。

①心阳虚证

主证:心悸,自汗,神倦嗜卧,心胸憋闷疼痛,形寒肢冷,面色苍白。

次证:心慌,失眠多梦,心神不宁。

舌脉:舌质胖嫩,边有齿痕,苔淡白滑,脉细微、沉迟或虚大。

治则:益气温阳。

方剂:保元汤加减。

②脾阳虚证

主证:面色萎黄,食少,形寒,神倦乏力,少气懒言,大便溏薄,肠鸣腹痛,每因受寒或饮食不慎而加剧。

次证:食欲不振,恶心呃逆,嗳腐吞酸,痰如白沫。

舌脉:舌质胖嫩,边有齿痕,苔淡白滑,脉细微、沉迟或虚大。治则:温中健脾。

方剂:附子理中汤加减。

③肾阳虚证

主证:腰背酸痛,遗精,阳痿,多尿或不禁,面色苍白,下利清谷或五更泄泻。

次证:小便频数或癃闭不通,阳痿早泄,性功能衰退。

舌脉:舌质胖嫩,边有齿痕,苔淡白滑,脉细微、沉迟或虚大。

治则:温补肾阳。

方剂:右归丸加减。

【中西医结合治疗策略选择】癌症相关疲劳症(CRF)是多种因素交结产生的一种以乏力为主的症状,疲劳可以是致病因素,也可以是伴随症状;可以是首发症状,也可以是继发症状,肿瘤初期就可以产生,甚而贯穿整个病程,严重时症状与恶液质相符。疲劳程度可能与其病理分型、预后相关。

治疗方法随着不同病程阶段引发因素不同而调整,首先应先针对基础疾病进行治疗,肿瘤细胞的高代谢及高耗能是贯穿整个病程导致疲劳的主要因素,因此,医疗人员应在肿瘤患者初诊、治疗前后、定期复查期间进行评估并且记录分析。治疗期间,对于各种治疗方法及药物的毒副作用要提早予以纠正。对于随访期各项检查结果也应评估有无介入干预的必要。全程安排心理咨询及对于疾病认知的教育宣导,中等强度的运动与适度的社交活动都对疲劳症状有所助益。早期联合介入治疗可减缓症状恶化。

(张　强,李文萍)

第六章　肿瘤治疗所致并发症

第一节　心脏毒性

化疗药物诱发的心脏毒性包括心肌病、严重心律失常、心包炎、心肌缺血、心衰和心肌梗死等。早在 1967 年就有儿童接受多柔比星化疗引起心衰的报道。心脏毒性有些为剂量限制性毒性,对化疗的治疗效果产生了消极的影响,而且远期心脏毒性可导致长期存活的患者死亡。而在胸部肿瘤及左侧乳腺癌的放疗过程中,心脏不可避免地受到照射,从而导致放射性心脏损伤。

心脏毒性属于中医学"心悸"、"胸痹"等范畴。心悸是指患者自觉心中悸动、心慌不安,甚则不能自主的一种证候,包括惊悸、怔忡,多与痛、喘等症同时出现。《说文解字》释"悸"为"心动也"。《内经》中虽无心悸或惊悸、怔忡之名,但已经有了类似的记载,如《素问·平人气象论》谓:"胃之大络名曰虚里,贯膈络肺,出左乳下,其动应衣,脉宗气也。盛喘数绝者,则病在中,结而横,有积矣,绝不至曰死,乳之下,其动应衣,宗气泄也。"《素问·痹论》云:"虹晾则心无所倚,神无所归,虑无所定,故气乱矣。"《素问·痹论》亦云:"脉痹不已,复感于邪,内舍于心","心痹者, 脉不通, 烦则心下鼓"。《灵枢·本神》曰:"心怵惕思虑则伤神, 神伤则恐惧自失……"。这里的"心下鼓"、"心怵惕"都是类似心悸的症状描述。《金匮要略》曰:"胸痹之病,喘息咳唾,胸背痛,短气,寸口脉沉两尺,关上小紧数,栝蒌薤白白酒汤主之"。又曰:"夫脉当取太过不及,阳微阴弦,即胸痹而痛。所以然者,责其极虚也。今阳虚知在上焦,所以胸痹、心痛者,以其阴弦故也。"胸痹是以胸膈间痞窒满闷、胸部疼痛为主。而"阳微阴弦"是形成胸痹的主要病机。

【病因】

1. 引起心脏毒性反应的化疗药物　在目前使用的化疗药物中,不少可引起心脏毒性反应,以蒽环类抗生素药物最为常见,包括多柔比星(ADM)、柔红霉素(DNR)、表柔比星(EPI)以及米托蒽醌(MIT)等。此外,引起心脏毒性的非蒽环类化疗药物还有:影响 DNA 大分子的药物(马利兰、异环磷酰胺、顺铂)、抗代谢药物(氟尿嘧啶、卡培他滨)、抗微管药物(紫杉醇、长春花碱)、单克隆抗体(阿仑单抗、贝伐单抗、曲妥珠单克隆抗体)、细胞因子等。但由后者引起心脏毒性反应的发生率均较低。

2. 化疗药物引起的心脏毒性。见表 2-6-1。

表 2-6-1 不同的化疗类型相关的心脏毒性类型和机制

化疗类型	机　制	毒　性
蒽环类	心肌细胞中产生自由基	心肌病
紫杉醇类	神经性	心律失常
曲妥珠单抗	抑制 HER2 的信号传导	增加蒽环类的心肌毒性作用
放疗	辐照附近细胞产生自由基	冠状动脉疾病
	冠状动脉	缺血性心肌病
芳香化酶抑制药	提高胆固醇水平	增加心脏事件

（1）蒽环类药物：蒽环类药物（ADM、EPI 等）对于心肌有影响，而且这种影响很久不会消失，是剂量限制性毒性反应。蒽环类抗生素引起的心肌病变临床表现为非特异性的，首发症状为心动过速、气短及干咳。晚期心脏毒性是逐步积累和剂量相关的，在足够高的剂量下会导致充血性心力衰竭和左心室功能不全，一般在 3~5 年出现，长的也有 10~20 年。其诱导心肌病的发病机制主要有：线粒体功能异常导致三磷酸腺苷耗竭；通过铁-阿霉素复合物介导的游离基脂质过氧化；谷胱甘肽过氧化酶减少。病变心内膜活检示肌质网扩张、空泡形成、心肌纤维脱落和坏死。

产生心脏毒性最明显、最常见的是阿霉素。这是由于阿霉素对心肌有较高的选择性和急性毒性，可导致心肌病及不可逆性的充血性心力衰竭。其终生累积量不应超过 $550mg/m^2$；联合用药累积量不应超过 $450mg/m^2$；如果患者接受过胸部放疗或同时应用环磷酰胺，则累积量不应超过 $350mg/m^2$；有心功能不全（EF<45%）、心律失常、胸骨后疼痛或近期心肌梗死者禁用。阿霉素累积剂量大于 $550mg/m^2$，心脏毒性明显增加，$600mg/m^2$ 时，发生率 30%。阿霉素治疗的患者心脏毒性约有 41% 出现心电图异常，最常见为非特异性 ST—T 改变、窦性心动过速、一过性房性早搏、室性早搏和肢导低电压等。轻度的心电图改变可数日内消失，但阿霉素引起的充血性心力衰竭为延迟性进行性心脏损害，其发生率为 2%~30%，较难逆转，预后极差，病死率达 48%。

柔红霉素、表阿霉素可发生心肌病及不可逆性的充血性心力衰竭，前者终生累积量不应超过 $550mg/m^2$，后者不应超过 $1000mg/m^2$。有心功能不全（LVEF<45%）、心律失常或近期心肌梗死者禁用。临床出现心衰或放射性核素扫描显示左心室射血分数（LVEF）下降，则不应再用。如果患者接受过胸部放疗或同时应用环磷酰胺累积量则相应降低。

（2）非蒽环类化疗药物

①紫杉醇类药物：对心脏的传导系统有影响，可以引起心律失常，主要表现房室传导阻滞、心律失常等。影响多是短暂的，无症状的心动过缓。在接受多西紫杉醇+阿霉素 4 个周期（$\leqslant 400mg/m^2$）的患者中，10.5% 出现充血性心力衰竭，射血分数下降 25%。如果是单独出现无症状性心动过缓而不伴有血流动力学影响，似乎并非是停药的指征。但严重的心动过缓包括莫氏 I 型、文氏 II 型和三度心传导阻滞也出现过。建议对那些不能耐受药物的心动过缓患

者,那些有房室传导阻滞或心室功能障碍的患者应进行心脏监护,和阿霉素合用时阿霉素应减量。抗微管类化疗药物引起心脏毒性相对少见。

②环磷酰胺:大剂量应用环磷酰胺具有潜在的心脏毒性,可从无症状的心率失常到致死性的心肌梗死,高剂量的环磷酰胺合并自身骨髓移植治疗小细胞肺癌,环磷酰胺量达 $180mg/m^2$ 体重,致死性心脏并发症为 19%;达 $240mg/m^2$,致死性心脏毒性发生率大于 25%。

③抗代谢类化疗药:氟尿嘧啶可以诱发心脏毒性为 1%~2%,多在给药后 2~3d 出现心肌缺血、心肌酶 LDH 升高和突发的心力衰竭,表现为与心肌缺血一致的短暂胸骨后疼痛,恶心呕吐,但约 1/2 无症状,部分有心电图改变综合征。既往有心肌梗死病史者,可死于氟尿嘧啶的心脏毒性。在出现上述表现后对某些患者进行冠脉造影检查未见异常,表明其机制可能是血管痉挛。这种毒性由 5-FU 药物原型及其代谢产物引起。离体的血管平滑肌环在体外接触 5-FU 时,会发生浓度依赖性血管收缩,这一现象可被硝酸盐逆转。

④铂类抗癌药可引起急性心血管反应,包括雷诺现象、心绞痛和心肌梗死,心包内注入铂类药可出现心律不齐。注射顺铂的急性临床综合征包括胸痛、心悸,偶尔也会导致心肌酶谱(如心肌梗死,MI)上升。少数顺铂与 CTX 联合应用时,会出现心衰,而对于老年或进行了纵隔放射治疗患者,这种危险性最大。顺铂是独一无二的导致晚期心血管并发症的药物,如高血压、左室肥大和心肌缺血和 MI,在转移性睾丸癌消退后 10~20 年期间发生。实验中高达 35% 的患者会出现肾脏毒性,会导致明显的低镁低钾血症,反过来导致心率失常。

⑤抗癌药物甲氨蝶呤、氮芥、异环磷酰胺、氨甲蝶啶、长春碱类易引起心律失常。心脏毒性产生的确切机制尚未明了,但清除细胞内的谷胱甘肽可缓解这种毒性反应。

⑥放线菌素 D、阿糖胞苷、博莱霉素、鬼臼噻吩苷等易致心包炎。

⑦靶向药: 即使是只攻击癌细胞的靶向治疗也可能导致心脏毒性。例如单克隆抗体药 bevacizumab(Avastin)、cetuximab(西妥昔单抗)和利妥昔单抗(美罗华)可导致明显的高血压或低血压(由于大量细胞因子释放所致)、发热、呼吸困难、缺氧甚至死亡。Yeh 说:"与很多其他药相比,它们的毒性似乎更常见,但它们引起的心血管毒性反应通常与血压改变有关,如果能及时发现是容易治疗的。"

⑧芳香化酶抑制药:提高胆固醇水平而增加心脏事件。

3. 放射性心脏损伤胸部肿瘤,如左肺癌、食管中下段癌、贲门癌、纵隔肿瘤、左侧肋骨的转移癌、恶性淋巴瘤斗篷野以及左侧乳腺癌的放疗过程中,心脏常不可避免地受到照射,从而导致放射性心脏损伤。其包括急性放射性心包炎、慢性渗出性心包炎、全心炎、缩窄性心包炎、冠状动脉病变等。急性放射性心包炎多发生于放疗期间或放疗结束后半年内;慢性渗出性心包炎多发生在放疗结束后 1 年内,亦可在 2~3 年后出现。全心包炎,临床表现为心悸、气促、胸痛、胸闷、呼吸困难等。缩窄性心包炎多在放疗后 3~6 年发生。冠状动脉病变常发生于放疗后 2 个月至 10 余年,其症状与一般冠心病相似。放射性心脏损伤的发生率和轻重程度常与下列因素相关,如心脏受照射的体积和总剂量、合并化疗、患者的个体情况等。

4. 心脏毒性反应诊断依据

(1)症状:患者通常诉有心悸心慌、胸闷、气短、乏力等不适。心脏毒性初期主要是患者的自我感觉,而不是所说的客观辅助检查,此时辅助检查多是窦性心动过速。

(2)体征:心律不齐,心音低弱,瓣膜听诊区可闻及杂音等。

（3）辅助检查：胸片可提示心脏扩大或正常；心电图在心肌受损时可表现为各种心律失常，非特异性 ST—T 段改变等；心脏超声检查中左室射血分数（LVEF），左心室收缩末期压力/左心室收缩末期容积指数（ESS/ESVI），心房充盈速度/早期充盈速度（A/E）、左室短轴缩短分数（LFS）以及左室径平均缩短速度（MVCF）等均有相应改变；放射性核素血管造影可提示隐匿性心脏毒性引起的左室收缩功能改变，具有较高敏感性；磁共振成像已被广泛作为心脏形态、功能、代谢以及组织学改变的评价指针。磁共振成像不仅可以显示心肌损伤程度及部位，而且利用 Tz 和对照增强 T-可充分显示心肌坏死面积。心肌内膜活检是目前监测蒽环类药物所引起的慢性心脏毒性最敏感的指标。生化检测如心肌酶谱等检查。

5. 抗肿瘤治疗引起心脏毒性反应的分型

（1）急性心脏毒性（急性心肌炎）：多在用药过程中、用药后数小时或数天之内即可发生，持续时间短，主要表现为窦性心动过速、室性早搏和室上性心律失常、传导阻滞、心电图 ST 段下移、T 波低平等。这类毒性与药物剂量无关，多可恢复。

（2）亚急性心脏毒性：常发生在第 1 个或第 2 个疗程给药后 4 周内，可导致心包炎、心肌缺血和心功能障碍，充血性心力衰竭等。

（3）慢性心脏毒性：多在常规剂量治疗后 6~8 个月发生，表现为心肌病、低血压、窦性心动过速或过缓、心室肥大、心肌劳损、室上性心律失常、左心室射血分数（LVEF）降低等，可迅速进展为双室心衰，多在 8 周内死亡，死亡率高达 30%~60%。

（4）迟发性心脏毒性：多在化疗结束 1 年以后发生，主要表现为隐匿性心室功能异常、心律失常、心肌病和（或）充血性心力衰竭，症状包括：心动过速、心律失常、呼吸困难、心脏扩大等，且随患者生存时间的延长，其发生率与病死率也逐渐上升。

慢性和迟发性心脏毒性与药物的累积总量有关，一般在末次用药后数月或数年出现，以充血性心肌病为主要表现，药物的累积剂量是导致心脏毒性的重要因素。研究表明，当 ADM 累积剂量为 $700mg/m^2$ 时诱发心脏毒性概率为 18%，累积剂量为 $550mg/m^2$ 时概率为 7%，累积剂量<$400mg/m^2$ 时概率为 3%。心脏毒性较小的 EPI 在累积剂量达 $900mg/m^2$ 时，引发心脏毒性的概率是 4%。

【中医病机】心脏毒性属于中医学"心悸"、"胸痹"等范畴。从中医学的角度来看，化疗药物系作用强大的毒药，放射线系热毒之邪，相对正气而言则是一种邪气，可称为毒邪，对癌毒可取得"以毒攻毒"的抗邪效果；与此同时对全身正气，包括各个脏腑和气血津液皆有严重的毒害作用。"心悸"、"胸痹"的病位主要在心，其发病还与脾肾肺肝四脏功能失调相关。在本病的形成和发展过程中，以虚实夹杂为多见，本虚标实是其主要病机。虚者为心脾肝肾及气血阴阳亏虚，心神失养而致；实者为寒凝、气滞、血瘀、痰浊，气血运行不畅，闭阻心脉而引起。

【治疗】心脏由具有有限再生能力的细胞组成，化疗药物既可产生暂时性心脏毒性外，也可引起持久性各种心脏并发症，严重的心脏毒性常致病人死亡。化疗药物及放疗引起的心脏毒性反应，其处理关键在于预防，并给予保护心脏毒性药物，降低诱发心脏毒性的危险因素。处理原则为：在接受有心脏毒性的治疗前，必须对各种心脏毒性的危险因素进行仔细的评估；在化、放疗期间采取各种措施保护心脏或避免心脏毒性的发生；化、放疗前后及期间应注意监测患者心功能的变化，如心电图、心脏生化指标、超声心动图的变化等。

许多因素可使蒽环类药物等引起心脏毒性反应发生的危险性增加和程度加重，所以化疗前需评估危险因素,制定个体化治疗方案。

1. 增加或加重心脏毒性反应的危险因素

(1)累积剂量:多柔比星累积剂量 $550mg/m^2$ 是目前公认的预防心力衰竭的限制剂量,减少用药剂量可以明显降低心脏毒性反应的发生率及严重程度,但即使小剂量化疗亦可能产生晚期心脏病变。

(2)发病年龄:>70 岁或青少年<15 岁或儿童<4 岁者,使用多柔比星时心脏毒性反应发生率增高。发病及药物治疗时患者的年龄越小,后期药物造成心功能减退就越明显,这可能与蒽环类药物抑制心肌生长有关。

(3)性别:蒽环类药物的心脏毒性具有明显的性别差异,女性患者心脏收缩功能下降及发生致命性心律失常的概率明显高于男性患者。这种差异随着药物累积剂量的增加而增大。

(4)心脏基础疾病(冠心病、高血压病和糖尿病心脏病);有心肌损害史或心功能不全史。

(5)单次剂量:单次剂量过高也使心脏毒性的危险性增加,Krischer 等研究表明单剂>$50mg/m^2$,心脏毒性发生率增加2.81 倍。

(6)给药方式:持续输液相对于快速弹丸式输液可降低药物的心脏毒性。改变 DOX 给药方案,如将每 3 周给药 1 次的剂量分成每周 2 次的方案(dl,d8),但再次给药仍需间隔 3 周,亦可将一般静滴改为持续静滴 48h 或 72h,以降低心脏毒性的发生率。

(7)与其他化疗药物联合应用,多柔比星与紫杉醇、环磷酰胺、赫赛汀等联合应用时,宜更加小心并适当减少剂量。

(8)纵隔或左侧胸腔放疗史,则用药剂量相应降低。

同样,在进行胸部肿瘤放疗时,必须对各种心脏毒性的危险因素进行仔细的评估,合理制定放疗计划,尽量减少心脏受照射的体积与剂量。

2. 保护心脏或减轻心脏毒性反应的措施(西医治疗)

(1)应用蒽环类药物同时应用中西药可明显减轻、减少心脏毒性。使用蒽环类药物之前应做心电图以便对比,应用蒽环类药物时每周做心电图 1 次,化疗后 6 个月内定期复查心电图,以便早期检出心脏毒性。

(2)放化疗合用时对心肌损伤有协同作用,应尽量减少把心脏置于大剂量放射野中,在放疗前后的化疗方案中更换阿霉素等蒽环类抗生素可减少放疗的心脏毒性。

(3)高龄、既往有心肌病史、冠心病、心瓣膜病、高血压、糖尿病等均为高危因素,应用阿霉素时可考虑应用心脏毒性较小的蒽环类抗生素如表阿霉素等。

(4)抗癌药物引起的心脏毒性均为非特异性的,而且与剂量有关,对不同肿瘤病人应仔细选择肿瘤药物,掌握好剂量。

(5)尽量少用钙离子拮抗药,包括维拉帕米、硝苯地平、地尔硫卓等,因其可能增加患癌危险。美英相继报道随访 3~7 年 18774 例服钙离子拮抗药的人,药量越大则患癌危险性越大,尤以维拉帕米、硝苯地平患癌危险性最大。美国癌症研究中心的学者认为,钙离子拮抗药阻断细胞内外钙离子流,因而可抑制细胞凋亡。而细胞凋亡是消除肿瘤发生前细胞、癌性细胞及损害细胞的重要机制,这种机制一旦失效,就有导致癌症发生的可能。

(6)选用新开发的蒽环类药物:米托蒽醌、吡柔比星、去甲柔红霉素、表阿霉素等新一代药物,具有较强的抗肿瘤作用但心脏毒性明显下降。例如,吡柔比星与阿霉素相比抗肿瘤活性相当或更高,但心脏毒性、胃肠道毒性、脱发等不良反应较低。近年来出现的脂膜包裹的蒽环类药物经研究能减少全身毒性,同时增加靶器官的药物浓度,国外临床试验中证明服用该制剂的患者较服用一般制剂者发生心脏毒性的数量少。

(7)心脏保护药:化疗时除注意药物用量外,应用右丙亚胺,该药是一种安全、有效的心脏保护药,能与铁螯合,去除蒽环–铁螯合物中的三价铁离子,阻止自由基的形成,减少心脏毒性的发生。或联合应用维生素 E 和辅酶 Q 等药物能够预防抗肿瘤药所致的心脏损害,改善心肌细胞能量代谢,增强和促进受损正常细胞的恢复。

【辨证施治】

1. 阴虚火旺型　主要病机为心血亏耗、心失所养、神气失守而发为心悸。

主证:心悸不宁,心烦少寐,头晕目眩。

次证:手足心热,耳鸣腰酸。

舌脉:舌质红,少苔或无苔,脉细数。

方药:阴虚而火不旺者,用天王补心丹加减。方用生地黄 12g,玄参 12g,麦冬 12g,天冬 12g,当归 12g,丹参 12g,人参 15g,茯苓 12g,远志 12g,酸枣仁 30g,柏子仁 12g,五味子 9g,桔梗 9g。若虚烦咽燥,口干口苦等热象较著者,用朱砂安神丸加减。方用朱砂 1g,当归 12g,生地黄 12g,黄连 6g 等。若阴虚火旺而兼有五心烦热、腰酸腿软者,为阴虚相火妄动之故,则可选用知柏地黄丸加减。方用知母 12g,黄柏 12g,牡丹皮 12g,泽泻 12g,吴茱萸 12g,熟地黄 12g,茯苓 12g,山药 12g 等。

2. 心血不足型脾胃气虚,生化乏源,或慢性久病,血耗气弱等,均可引起心血不足,营阴内竭,心失其养而发为本证。

主证:心悸,胸闷不适,头晕目眩,神疲健忘。

次证:伴头晕,面色不华,倦怠无力。

舌脉:舌质淡白、淡红,苔薄,脉细弱。

方药:归脾汤加减。方用当归 12g,龙眼肉 12g,人参 15g,黄芪 30g,白术 12g,炙甘草 9g,酸枣仁 30g,茯神 15g,远志 12g,木香 12g,大枣 15g。

3. 心脉闭阻型　气滞、血瘀、痰浊闭阻心脉,脉道不通而致心悸、胸痹。

主证:心悸不安,胸闷不舒,心痛时作。

次证:或见唇甲青紫,颈部青筋暴露。

舌脉:舌质紫暗或瘀斑瘀点,脉涩或结代。

方药:桃仁红花煎加减。方用桃仁 12g,红花 9g,丹参 12g,赤芍 12g,川芎 9g,玄胡 12g,香附 12g,青皮 9g,生地黄 12g,当归 12g,龙骨 12g,牡蛎 12g,桂枝 12g,甘草 6g 等。

4. 水饮凌心型　虚实并见,阳虚无以化气,水饮内停,上凌于心而致心悸、胸痹。

主证:心悸眩晕,胸脘痞满,气短,恶水不欲饮。

次证:伴形寒肢冷,小便短少,或下肢水肿,渴不欲饮,恶心。

舌脉:舌苔白滑,脉细弱而数。

方药:苓桂术甘汤加减。方用茯苓 15g,桂枝 12g,甘草 6g,白术 12g,半夏 12g,陈皮 9g,生姜 9g 等。

【中西医结合治疗策略选择】对于心脏毒性反应,其重点在于预防,其次是治疗,减轻心脏毒性反应。

1. 严格限制蒽环类药物等药的用量,总量以不超过终身累积量为宜。应用蒽环类药物的同时服用心脏保护药。如口服中药汤剂或中成药;静脉滴注 2,5 二磷酸果糖 10g,每日 1 次;口服用维生素 E 20mg,每日 2~3 次;辅酶 Q 10mg,每日 3 次;必要时静脉应用心肌极化液保护心脏。尽量不与赫赛汀同时应用。

2. 对急性心脏毒性反应的处理为停药,卧床休息,给予利尿、心血管活性药物、抗心律失常药物等。在蒽环类药物总量不变的情况下,改变用药方式,可将 3 周给药 1 次改变为每周给药 1 次,以减少蒽环类药物的心脏毒性,也可通过 48h 或 96h 连续静滴方法减少阿霉素的心脏毒性,同时还减少消化道反应。

3. 渗出性心包炎则以心包穿刺引流为主,缩窄性心包炎则采用心包松解术。

4. 对抗肿瘤药引起的迟发性心脏毒性,其治疗、保护药物主要有自由基清除药,如辅酶 Q10、维生素 C、维生素 E 及新离子螯合剂右丙亚胺等,经临床观察有一定预防多柔比星等抗肿瘤药所致心脏毒性的作用。辅酶 Q10 是细胞代谢药和细胞呼吸药,其还具有抗氧化和非特异性免疫增强作用,能促进氧化磷酸化反应,保护生物膜结构完整。用法为 10~15mg 口服,每日 3 次,2~4 周为 1 个疗程,增大剂量延长疗程可提高疗效。此外,还有 ACEl 和 β 受体阻滞药可减轻抗肿瘤药引起的迟发性心脏毒性。

5. 在抗肿瘤治疗过程中,给予口服中药汤剂、中成药或针灸辅助治疗。根据中医辨病辨证,心悸、胸痹虚者为心脾肝肾及气血阴阳亏虚,心神失养而致;实者为寒凝、气滞、血瘀、痰浊,气血运行不畅,闭阻心脉而引起。临床上,慢性、迟发性心脏毒性反应患者多有心血不足或阴虚火旺之表现,故治以补益气血、调理阴阳,以求气血调畅,阴平阳秘,同时还可应用养心安神之品。急性、亚急性心脏毒性反应患者急性发作期多有水饮凌心、心脉闭阻型之表现,故治以化痰涤饮、行气化瘀,同时还可应用重镇安神之品;而缓解期患者主要表现为虚证,与慢性、迟发性心脏毒性反应患者相似,所以治疗主要为补益气血、调理阴阳,以改善症状、减轻心脏毒性反应、提高生活质量。

第二节　肺毒性

肺毒性指的是恶性肿瘤患者放化疗所致的肺损伤,是放化疗治疗恶性肿瘤的重要毒性之一。根据肺毒性的病因,可分为化疗诱导的肺疾病(CILD)和放射性肺损伤。化疗诱导的肺疾病是指化疗过程中某些化疗药物对肺部的直接毒性、机体的免疫反应以及毛细血管通透性增加引起的肺部损伤,常见致毒药物有博来霉素、多柔比星、环磷酰胺、阿糖胞苷、丝裂霉素和甲氨蝶呤、卡莫司汀、BUCN、吉西他滨等,其发生率为 5%~10%,目前研究发现吉非替尼等 EGFR—TKI 药物可引起间质性肺炎,其发生率约 1%。放射性肺损伤是指放射线对肺实质所造成的病理学改变,如肺毛细血管的损伤,肺泡上皮细胞破坏,表面活性物质缺乏,肺泡渗出增加等,早期为渗出性炎症,晚期发展为肺间质纤维化,急性放射性肺损伤多在放疗结束后 90d 内,发生率约为 33%,后期放射性肺损伤多在放疗后 6~12 个月。

【病因】化疗药物可通过多种机制引起肺部损伤,主要有药物对肺部的直接毒性、机体的免疫反应以及毛细血管通透性增加等。这些病理生理变化可引起相应的表现，如间质性肺炎/肺纤维化、超敏综合征、非心源性肺水肿等。其他少见的表现还有肺泡出血、细支气管闭塞性机化性肺炎（BOOP）、胸膜渗出、支气管痉挛、肺门淋巴结肿大、静脉闭塞等。

放射性肺损伤由放射性肺炎和放射性肺纤维化两部分组成。放射性肺炎一般属于急性反应，常发生在放疗后 1~3 个月。主要表现为干咳、程度不一的呼吸困难，有时有发热，影像学表现为放射区的不均匀密度增高及纵隔密度增高。放射区外也有密度改变，但较少发生。放射性肺纤维化为放射性肺损伤慢性阶段，常发生在放疗结束后 2~6 个月，甚至更长时间以后，主要表现为咳嗽、呼吸困难，严重时可出现肺动脉高压引起右心衰竭，影像学表现为较原照射区收缩的高密度影，周围可见代偿性肺气肿呈现低密度。

放射性肺损伤病理形态学上的改变主要是肺间质充血水肿、肺泡内渗出物增加，造成气体交换障碍。后炎性细胞浸润、肺泡上皮细胞脱落，几周后水肿消失，胶原纤维沉着，肺泡间隔增厚。到后期，逐渐形成纤维化，肺泡间隔弹性纤维和胶原沉着，纤维结缔组织增生，肺泡萎陷。血管壁亦有胶原沉着，管壁增厚，管腔阻塞。

【中医病机】放化疗所致肺毒性根据临床表现归属中医"咳嗽"、"喘证"、"肺胀"、"肺痿"等范畴，其病因与外感邪气和久病内伤有关。

1. 外感邪气　导致肿瘤治疗肺毒性发生之邪气主要有两种，一者为特殊化疗药物或放疗，可属于热毒之邪，损伤肺络，多次接受放疗或化疗，可产生热毒壅滞，肺络瘀阻；二者肿瘤患者经放化疗后正气虚弱，外邪直中，以风寒、风热邪气为主，邪气壅肺，肺失宣肃。此二者相互作用而成此病。

2. 久病内伤肿瘤患者久病内伤，肺络痹阻，日久成瘀，损伤肺气，肺气久虚，久病及肾，肺肾气虚，血脉瘀滞而成肺痿，或生痰饮，痰瘀互结，肺气益损，形成一种恶性循环。该病证属本虚标实，本虚为肺肾气阴两虚，标实为痰热瘀蕴肺。其基本病机为外感邪气（特殊化疗药或放疗）或久病内伤，热毒壅肺，久病化瘀，肺肾气虚而成肺痿，或生痰饮，痰瘀互结，肺气益损。放化疗患者正气虚损，卫气不固，风热、风寒等邪气直中于肺，肺脏损伤益甚，故需注意扶助正气，防治外邪直中。

【诊断与鉴别诊断】没有症状能明确提示发生肺毒性，其诊断一般依据患者的用药史、放疗时间和主、客观症状（症状、胸部 X 线表现、肺功能异常）的因果关系。患者一般有低热、刺激性咳嗽、咳少量白色黏液样痰、胸痛、气短等非特异性呼吸道症状。严重者有高热、胸闷、进行性呼吸困难、不能平卧、剧烈咳嗽、咯血痰、喘憋或发绀。胸部体征可有局部实变证，湿啰音、胸膜摩擦音和胸腔积液体征。晚期肺纤维化患者肺底部可闻及干性啰音（爆裂音），有杵状指和慢性肺心病体征。X 线胸片上有肺间质浸润则表现为弥漫性组织样密度影，肺泡浸润则表现为结节样斑点。开始时，X 线改变表现为两肺间质性浸润，尤以下肺野为著。进展期患者产生广泛的间质和肺泡浸润，表现为两肺弥漫性网状结节状阴影，有时甚至表现为肺叶实变。CT 扫描可显示较平片更为广泛的间质和肺泡受侵犯，对转移性结节有时亦能辨别。限制性通气功能障碍和 CO_2 弥散功能（$DLCO_2$）降低是肺损伤最常见的肺功能异常。纤支镜检查辅支气管肺泡灌洗（BAL）可从生化、微生物、细胞分析以及组织病理等多方面诊断本病。

抗癌药物引起的肺部损伤需与心力衰竭、氧中毒、变应性肺泡炎、感染性肺炎、肿瘤浸润或转移等鉴别，一般通过相应检查、试验性治疗和对病情的连续观察可以作为相应的诊断。

需要注意的是肿瘤患者所用的非化疗药物有不少亦具有肺毒性,临床上需注意鉴别。

部分放射性肺损伤患者没有临床症状而在检查中被 X 线发现,需要做以下鉴别:

1. 肺放射性纤维化与肿瘤复发 一般来说,肿瘤复发块影进行性增大,边缘外凸,支气管受压而变窄或阻塞,可伴有咯血、胸痛或其他肺外表现。肺纤维化的块影以放疗后半年左右最大,其后逐渐缩小,边缘与放射野一致并内陷,纵隔器官被拉向病侧,支气管扩张或扭曲。有时既有肺纤维化又有肺肿瘤复发,随着时间推移,肿瘤复发的表现逐步显示,须借助 CT、MRI 等影像学检查,必要时进行纤维支气管镜检查或经胸壁穿刺活检,以明确诊断。

2. 放射性肺炎和间质性肺转移癌 放射性肺炎一般于放归后 1 个月内发生,为单侧片状阴影。间质性肺转移癌一般出现在治疗后较长时间,呈双侧性,肺门及纵隔可有淋巴结肿大,病灶呈多发性小点状阴影,除非到终末期,一般不易融合成片。

3. 放射性胸膜渗出与癌性胸腔积液 放射性胸膜渗出与胸腔积液多在放疗后 6 周内发生,可自行消失,抽取胸腔积液常有效,检查无癌细胞;而癌性胸腔积液大多呈进行性发展,单纯抽液仅能改善极短时间内的症状,缺乏有针对性的效果,胸腔积液中可查出癌细胞,须应用相应的抗癌药物及方法进行治疗。

【治疗】放化疗所造成的肺毒性以间质性肺炎、肺纤维化多见,对肺纤维化的西医治疗常规采用大剂量肾上腺皮质激素。泼尼松治疗化疗药物引起的肺毒性疗效确切,泼尼松的常用初始剂量为每日 1mg/kg,即每日 30~60mg,连用 2~3 周,然后逐渐减量达 3~4 周以上,以免病情反跳。如果症状加重,应增加激素连用数周,并辅以抗生素、支气管扩张药等,必要时予以吸氧对症处理。在急性症状被控制后,肾上腺皮质激素要在几周内逐步减量突然停药会导致症状复发和肺损伤加重。但肾上腺皮质激素副作用大,并降低免疫力,易加重感染不利于肿瘤患者的恢复。

1. 抗纤维化治疗 秋水仙碱、干扰素 γ 诱导蛋白(IP-10)、吡非尼酮可通过各种机制,如抑制成纤维细胞增殖、趋化、迁移和胶原沉积,减少肺纤维化患者肺泡巨噬细胞释放成纤维细胞因子和纤维连接素;诱导干扰素 γ 的生成;抑制某些转化因子基因的转录而起到抗纤维化的作用。

2. 细胞因子治疗 干扰素 γ(IFN-γ)、肝细胞生长因子(HGF)等。干扰素 γ 能够抑制细胞增殖、调节免疫及抗纤维化。临床实验中观察到 IFN-γ 和低剂量泼尼松龙联用能够有效提高肺活量、动脉血气指标,改善呼吸困难等症状,且效果优于单用糖皮质激素。肝细胞生长因子(HGF)可以增加 II 型肺泡内皮细胞的移动和分裂,限制肺纤维化的进展。

3. 抗氧化治疗 还原型谷胱甘肽(reduced glutathione,GSH)、氨磷汀、褪黑激素、维生素 E 等均可通过抗氧化作用减轻药物对肺造成的损害。

4. 抗凝治疗 纤维化性肺病伴随有炎症和血管的损伤,大量的组织因子和凝血酶原激活物暴露于血液中,血管内皮细胞的损伤激活凝血途径。因此,肺泡炎或纤维化的情况下,肺泡灌洗液(BALF)中凝血酶水平升高,抗凝血蛋白 C 减少,而凝血酶除了在凝血中有作用外,它也是一个潜在的成纤维细胞丝裂原,通过诱导血小板衍生生长因子(PDGF),直接刺激肺成纤维细胞和平滑肌细胞原胶原的产生。因此,抗凝治疗在化疗引起的肺毒性也起着重要的作用。

5. ACEl 和他汀类药物 卡托普利能使肺组织羟脯氨酸水平下降并减轻肺组织内皮细

胞受损,减少渗出,减轻肺纤维化。他汀类药物抑制 3-羟基 3-甲基戊二酸单酰辅酶 A 还原酶,减少细胞外基质的合成。

6. 干细胞治疗　越来越多对骨髓间充质干细胞(MSCs)的研究表明,MSCs 对肺损伤具有保护作用,可能主要与 MSCs 的多向分化能力有关。MSCs 作为成体干细胞,具有多向分化潜能,可在肺内转化为 I、II 型肺泡上皮细胞,并有向损伤部位包括放射区域聚集的归巢效应。因此,外源性 MSCs 可以补充肺内的干细胞池,产生肺组织的分化细胞,修复组织损伤。此外,MSCs 还具有免疫调节作用以及与细胞因子的相互作用,使与炎症反应有关的细因子(IFN-γ、IL-2、IL-β、IL-4、TNF-α、IL-6 等)下调,抑制炎症反应过程,从而抑制肺纤维化形成。

总的来说,目前对肺纤维化的治疗还没有重大突破。尽管人们对肺纤维化的发病机制有了不少新的认识,但其发病机制复杂,多阶段不同启动,在纤维化形成过程中正负反馈交叉调节,人们对此的了解远远不够。抗纤维化治疗只着眼于发病环节上的某一点可能是其疗效不佳的主要原因之一,我们应当加强对多环节、多靶点的治疗研究。

【辨证施治】放化疗所致肺毒性中医多从肺肾治疗,根据病情发展分为夹杂感冒症状发作期、慢性迁延期及重症多变期。病情初起时,正气虚弱,风寒燥等外邪直中犯肺,表现为正虚外感,邪气深入迁延不愈,正气益损,至终末期病情复杂多变。中医治疗需根据不同阶段仔细辨证,防治疾病传变。该病多为虚实错杂,本虚为疾病的基础,不可攻伐太过,补虚亦不可太过滋腻,以免有恋邪之弊。

1. 夹杂感冒症状发作期

(1)气虚风寒犯肺

主证:咳嗽喘息,咳声重浊,痰稀色白,咽痒鼻塞,胸膈满闷。

次证:恶寒发热,头痛流涕。

舌脉:舌质红苔薄白,脉浮数。

治则:疏风散寒,宣肺平喘。

方剂:止嗽散合玉屏风散加减。

(2)阴虚燥热伤肺

主证:咳嗽喘息,咳声高亢,痰黏色黄,咽燥声嘶,气短胸憋。

次证:恶寒发热,头痛胸痛。

舌脉:舌质红苔黄燥,脉浮数。

治则:清肺化痰,疏风润燥。

方剂:清燥救肺汤或桑杏汤加减。

2. 慢性迁延期

(1)气阴两虚痰喘

主证:喘息气短,胸闷咳嗽。

次证:咳吐白黏痰,呼多吸少,动则喘憋气短加重。

舌咏:舌暗红苔白腻,脉细滑。

治则:补肺益肾,化痰平喘。

方剂:金水六君煎加减。

(2)气阴两虚瘀喘

主证:喘息进行性加重,呼多吸少,稍动则气短喘憋尤甚。

次证:咳吐少量白黏痰,难以咳出,面色发绀,神倦纳呆,腰膝酸软。

舌脉:舌紫暗有齿痕苔白,脉细涩或细滑。

治则:益气养阴,化痰活血。

方剂:保肺汤加减。

3. 重症多变期

(1)阳虚水泛

主证:喘息进行性加重,呼多吸少,动则尤甚。

次证:咳吐清稀涎沫,心悸胸闷,下肢浮肿,腰膝酸软,唇甲发绀。

舌脉:舌暗淡边有齿痕苔白滑,脉沉细弱。

治则:温阳补气,化瘀利水。

方剂:真武汤合补肺汤加减。

(2)阴阳两虚

主证:喘息进行性加重,呼多吸少,动则尤甚。

次证:咳吐清稀涎沫,心悸气短,腰酸肢冷,五心烦热,咽干盗汗,面唇爪甲发绀。

舌脉:舌暗红边有齿痕苔白滑或少苔,脉细弱。

治则:大补阴阳,活血化痰。

方剂:参蛤散合右归饮加减。

【中西医结合治疗策略选择】放化疗引起的肺损伤起病快慢不一,需密切观察患者的临床表现改变,注意区别肺转移与肺部感染,及时发现和治疗放化疗引起的肺毒性,提高患者生存质量,延长生存时间。

1. 预防肺毒性反应　放化疗引起肺毒性的处理关键在于预防,很多危险因素的存在可使肺毒性反应发生的概率增高,因此,在患者接受放化疗前,必须对危险因素做仔细地分析和评估,考虑有危险因素患者,应做好预防工作及注意随访。

2. 限制抗癌药物的总量评估后对高龄、联合放疗、肾功能损害以及高浓度吸氧等高危患者,适当限制抗癌药物的总量。考虑需行续贯肺部放疗患者,应尽量避免使用肺毒性发生率高的化疗药物,如吉西他滨等。对于既往曾接受肺毒性较大化疗药物患者,在行肺部放疗时,需限制放疗剂量强度。

3. 预防肺损伤　在做放疗计划时应:①尽量采用适形放疗技术,以减少肺照射面积或体积;②在原发灶达到根治量的同时尽可能降低周边肺组织及正常器官的照射剂量,严禁超量照射,特别是多程治疗或合并大量化疗时,更应小野小量照射;③使用复合射线,减少深部组织受量;④疗前积极处理口腔和呼吸道炎症,疗中疗后严防感冒,预防感染;⑤加强体弱病人的支持对症治疗;⑥与患者营养状况和个体差异有关。注意调整放疗剂量,根据患者情况选择根治或姑息治疗。

4. 密切观察放化疗期间密切观察肺部症状、体征及 X 线改变,定期做血气分析及肺功能检查。

5. **酌情停药**　一旦发现肺毒性反应应立即停用相关抗癌药物, 停药是已发生 CILD 患者的主要治疗,某些药物所引起的肺损伤在停药后可自行缓解。

6. 应用肺保护药 如同时给予谷胱苷肽、维生素 E 等抗氧化剂可以降低抗癌药物的肺毒性发生。

7. 皮质类固醇激素治疗 肾上腺皮质激素是目前治疗药物性肺损伤常用而有效的药物。激素可减轻肺泡水肿、控制炎症、抑制免疫反应、减少胶原蛋白合成等,可抑制由细胞因子介导的肺泡炎性反应,有效率可达 80%,但对肺纤维化疗效不佳,且副作用较多,不宜作预防性给药或长期使用。

8. 对症治疗 患者通常机体免疫功能低下,常有卡氏肺囊虫肺炎(PCP)、肺曲菌病、白色念珠菌等多种条件致病菌感染,合理选用抗生素控制感染,有利于患者的恢复。患者免疫功能低下,感染发展往往较为迅速,多为机会致病菌,耐药率高,故抗生素选择方面应采取"倒梯形,降阶梯"用药为佳,首先给予二、三线抗生素,以尽快控制感染发展,避免并发症发生。有相应肺部症状时可选用支气管扩张药、祛痰药等,合理休息以及吸氧等可缓解临床症状。

9. 中医中药 放化疗引起的肺毒性主要表现为干咳、少痰或咳白色泡沫样痰。其辨证以气虚或阴虚证为主,夹风或夹痰,临床用药考虑补虚祛邪兼顾。对急性期及慢性迁延期用药策略应有所不同,前者以祛邪为主,后者以补虚托邪为主。肺为娇脏,补肺阴时应避免碍胃,如南北沙参、鲜石斛、太子参、天冬、麦冬、玉竹、天花粉为常用药,养阴同时需注意应用清热药,如鱼腥草、鸭跖草、野荞麦根、炒黄芩、焦山栀等可随证加减。应用后期病人可在辨证用药基础上加用活血化瘀药,以防邪入脉络。激素治疗时避免大剂量应用清热解毒药,以理气健脾护胃的中药为主,如谷芽、麦芽、神曲、四君子汤等。

第三节　肝功能损伤

肿瘤化疗引起的肝功能损伤属于药物性肝损伤范畴。所谓药物性肝损伤(drug induced liver injury,DILI)是指患者在治疗过程中,肝脏由于药物的毒性损害或对药物的过敏反应所致的疾病。肝脏是药物代谢的主要器官。大多数抗癌药均需经过肝脏代谢,活化和灭活。一方面可将这些抗癌药转化成具有抗癌活性的产物,如环磷酰胺经肝微粒体转化为酮磷酰胺而发挥抗癌作用;另一方面又可将某些抗癌药物代谢为无活性的产物而排出体外。所以,如果抗癌药物负荷超过肝脏的代谢能力,则容易引起肝脏毒性的发生。多数抗肿瘤药均可引起肝功能损伤,如氟尿嘧啶和 5-氟脱氧尿苷可造成肝内外胆管狭窄,引起硬化性胆管炎。药物性肝损伤是抗肿瘤药物常见的不良反应之一,其发生不仅可影响患者生活质量,而且可导致化疗延期,剂量调整而影响抗肿瘤疗效,因而及时保肝治疗、预防再次肝损伤的发生有重要的临床意义。本病属于中医的胁痛、黄疸等范畴。

【病因及发病机制】 影响药物性肝损伤的危险因素包括年龄、性别、药物的剂量和疗程、机体营养状态、遗传、药物的分子结构、合用药物以及酒精等。抗癌药引起的肝功能损伤主要发生在原肝功能较差或大剂量化疗的病人。

肝脏常能适应低水平的肝毒性,当药物代谢过程中形成的毒性代谢产物超过其安全排泄的速率时就会产生肝损伤。药物性肝损伤的机制包括药物本身的毒性、免疫过敏机制、影响肝实质摄取和干扰肝及有机阴离子的运转和排出等。

【中医病机】 中医学未将此病专门列出,但有所论述,称为"药邪致病"。古人称肝脏为"阴尽阳生"之脏,具条达之性,其性刚,有"体阴用阳"之性。肝体柔和,肝气条达,气血阴阳平衡是维持肝脏正常生理功能的基本条件,治疗中误补、误攻均会导致气血阴阳失调而成疾。

1. 误补有二:其一对肝阴肝血不足虚证者误用温阳之品,其二对实证者更投补虚之药,造成"实实"之害。致使肝失条达、胆失疏泄,不循常道而外溢成为黄疸。肝气不畅,络脉不和而胁肋胀痛。

2. 误攻肝为刚脏、体阴而用阳,长期大量投用苦寒攻伐之剂,必损其用阳,不仅使原来病证迁延不去,更会造成肝阴血亏损,寒滞肝脉。

3. 药毒 因误服大剂量药物,治疗中用错药物,用不合格或变质药物或用药剂量过大、配伍失度所致。尤其是有毒的药物,如《素问·五常政大论》中即指出:"帝曰:有毒无毒,服有约乎? 岐伯曰:病有新久,方有大小,有毒无毒,固宜常制矣。大毒治病,十去其六;常毒治病,十去其七;小毒治病,十去其八;无毒治病,十去其九,谷肉果菜,食养尽之。无使过之,伤其正也。不尽,行复如法。"可见,古人早有告诫,用有毒药物治病,不可太过,否则会伤正;又可知,药物所致的肝损伤亦当属伤正之列。

【诊断与鉴别诊断】我国尚无统一的诊断药物性肝病的标准。临床上支持药物性肝损伤诊断依据:包括年龄大于 50 岁,服用许多药物,服用已知有肝毒性的药物。出现特殊的血清自身抗体如抗 M6,抗 LKM2,抗 CYPlA2,抗 CYP2E1,血液药物分析阳性,肝活检有药物沉积及小囊泡性脂肪肝,嗜伊红细胞浸润,小叶中央坏死等肝损伤证据。对于药物过敏反应所致的肝损伤则具有以下特点:①服药开始后 5~90d 及离最后一次用药 15d 之内出现肝功能障碍。②首发症状主要为发热,皮疹,皮肤瘙痒和黄疸等。③发病初期外周血嗜酸性细胞上升(达 6%以上)或白细胞增加。④药物敏感试验为阳性,血清中有自身抗体,多数情况下诊断药物性肝病不需要肝活检,然而在需要排除其他肝损伤病因和定义至今未知肝毒性药物的损伤等级情况下可进行肝活检检查。

【治疗】

1. 停用致病药物 一旦明确诊断立即停用有关药物。多数病人在停药后较短时间内能康复,但也有一些药物,停药后几周内病情仍可能继续加重并需要数月的时间才能康复。当有些患者暂时不能停用某种必需的药物时,要权衡是否危及生命方做出选择。

2. 促进体内药物清除 视药物进入机体的方式、剂量、时间及速度,可进行催吐、洗胃、导泻、活性炭吸附、利尿等必要时需进行血液透析。

3. 支持治疗 卧床休息,给予高蛋白(无肝性脑病先兆时)、高糖、丰富维生素及低脂肪饮食,补充氨基酸、白蛋白、血浆或全血、维生素,维持水、电解质平衡,以稳定机体内环境,促进肝细胞再生。严密监测肝功能,及早发现和治疗感染、出血、肝性脑病、暴发性肝衰竭等并发症。

4. 护肝退黄 当血清转氨酶、胆红素升高或血浆白蛋白降低时,可酌情应用护肝退黄药物,如肌苷、葡醛内酯、谷胱还原型谷胱甘肽、门冬氨酸钾镁、考来烯胺、S-腺苷蛋氨酸、熊去氧胆酸、甘草甜素、中药茵栀黄注射液等。

5. 肾上腺皮质激素的应用问题　尽管肾上腺皮质激素(激素)具有解毒、消炎、利尿和抗过敏作用,但只有对于发病机制与超敏反应有关的肝肉芽肿患者,才可考虑短程适量使用激素治疗,能改善全身症状和肝功能、促进肉芽肿消散。对于肝内胆汁瘀积,即使是免疫特异性介导的肝内胆汁瘀积,疗效尚难肯定。对其他急、慢性(包括肝衰竭)患者均不推荐应用。

6. 特效解毒药　谷胱甘肽是体内最主要的抗氧化剂,常用于抗肿瘤药、抗结核药、抗精神失常药等引起的肝损伤的辅助治疗。多烯磷脂酰胆碱具有保护和修复肝细胞膜作用。熊去氧胆酸(UACA)有稳定细胞膜、免疫调节及线粒体保护作用,能促进胆酸在细胞内和小胆管的运输,可用于药物性淤胆的治疗。有报道表明,水飞蓟素、烟碱和甲硫氨酸对于甲氨蝶呤所致肝损伤有潜在保护作用,但尚需更多的临床验证。

7. 生物人工肝支持治疗　重症药物性肝病可先选择人工肝脏支持治疗疗效显著,其中非生物型人工肝支持治疗主要用于清除毒性药物和各种毒素,方法包括血液透析、血液滤过、血液/血浆灌流、血浆置换和分子吸附再循环系统等,生物型及混合型人工肝脏不仅提供解毒功能,还可提供生物转化、生物合成等功能,更好地代替功能衰竭的肝脏,降低患者在等待移植过程和移植后危险期中的死亡率,或为肝细胞再生赢得时间。

【辨证施治】药邪致病,亦为毒邪。药物性肝损伤的基本治则其一当为清除毒邪,治疗首先是停用肝毒性药物,其二是解毒排毒,解毒以凉血解毒为法,排毒以通利二便、给邪以出路为原则。

1. 基本治法凉血解毒。

基本方药:赤芍、蒲公英、牡丹皮、白花蛇舌草、枳壳、白茅根、大黄、车前子、小蓟。

随证加减:神疲乏力者,加黄芪、白术、党参;黄疸明显者,加茵陈、栀子;纳差腹胀者,加制半夏、陈皮、炒谷麦芽;有发热、皮疹、瘙痒者,加蝉衣、葛根、地肤子;胁下痞块者,可加鳖甲、牡蛎;出现神昏谵语者,急以紫雪丹灌服。

2. 分型施治

(1)肝气郁结

主证:胸胁作痛,时痛时止,纳食减少,嗳气频作,时有恶心、呕吐,舌苔薄白,脉弦。

治法:疏肝理气。

方药:柴胡疏肝散加减。

药物:柴胡、炒枳壳、白芍、香附、青皮、陈皮。

(2)肝胆湿热

主证:胁痛口苦,胸闷纳呆,恶心呕吐,目黄肤黄,溲黄,舌质红,苔黄腻,脉弦滑。

治法:清热利湿。

方药:茵陈蒿汤加减。

药物:茵陈、大黄、栀子、车前子、生甘草。

(3)肝阴亏虚

主证:胁部隐痛绵绵,神疲身倦,口干,自觉烦热,头晕目眩,舌红少苔,脉细弦而数。

治法:养阴柔肝。

方药:一贯煎加减。

药物:沙参、麦冬、生地黄、枸杞子、白芍、当归、何首乌、郁金、八月札。一贯煎中含有川楝子,据报道可导致肝损伤,应慎用。

(4)肝血瘀阻

主证:胁下痞块,面色晦暗,两胁时见刺痛,固定不移,入夜更甚,舌质紫暗或瘀点、瘀斑,脉沉涩。

治法:理气活血、消瘀散结。

方药:膈下逐瘀汤加减。

药物:当归、赤芍、桃仁、红花、丹参、香附、枳壳、延胡索、五灵脂、生牡蛎。

【治疗策略选择】如果出现肝损伤,则需要根据损伤程度及时调整用药剂量或停药。一般而言,化疗后短期内出现的转氨酶升高,多属一过性,停药后可迅速恢复,给予保肝药物后大多可继续治疗。对于较晚出现的肝功能损伤,应予重视,警惕肝纤维化的发生,建议停止化疗。主要措施如下:

1. 积极预防肝功能损伤

(1)在接受化疗之前,应进行 HBsAg 的筛查;若 HBsAg 阳性,应在化疗开始前至治疗结束至少 l2 周后的期间内给予口服抗病毒药物的预防性治疗。

(2)化疗前明确患者有无肝功能损伤病史,若有,对于 I 至 II 度肝损伤者,可进行预防性保肝治疗和化疗同时进行;对于 III 至 IV 度肝功能损伤时,应先保肝治疗,待肝功能稳定后再行化疗。

2. 积极治疗化疗过程中肝功能损伤 出现 I 至 II 度肝损伤者,应行保肝治疗,如维生素 C、甘草甜素、门冬氨酸钾镁、多烯磷脂酰胆碱、还原型谷胱甘肽等;出现 III 至 IV 度肝功能损伤时,应保肝治疗,同时化疗应减量,严重时应停止化疗。

3. 积极监测肝功能 化疗期间要定时检查肝功能,包括 ALT、ASTA、GGT、TB、DB、IB 等指标,注意有无黄疸、腹水、恶心、呕吐、乏力、厌油、食欲下降等症状,判别是否与药物毒性发生有关。化疗后也需要随访检测,临床上也往往出现化疗前、化疗期间肝功能一直正常,而在化疗后 2~3 个月出现异常。出现这种情况的原因多是因为肝细胞受到抗癌药物的打击,耐受性降低,处于隐匿性功能异常,一旦受到酒精等刺激,便会出现肝细胞破坏症状。因此,在化疗后要检测肝功能。

4. 中医中药 中医辨证要点:药邪所致肝病,应根据症状、舌苔、脉象的不同,分清邪实正虚,肝郁、湿热、血脉瘀阻为实,肝阴不足为虚,虚实又可兼见。临床辨证应分清标本之不同,"急则治其标"。

第四节 肾功能损伤

肾功能损伤这里主要是由化疗药物引起的,肾小球严重破坏,使身体在排泄代谢废物和调节水电解质、酸碱平衡等方面出现紊乱的临床症候群。抗癌药物几乎均需经肾脏排泄。不仅肾脏排泄率高的药物易影响肾功能,且对肾脏和尿路系统具有直接损伤能力的药物,即使肾脏的排泄率低,也会引起泌尿系统毒性。肾毒性临床可表现为无症状的蛋白尿和血肌酐升高,严重者可出现肾衰竭。本病属中医"腰痛"、"尿血"、"淋证"、"水肿"、"癃闭"、"关格"、"虚劳"等范畴。

【中医病机】中医学认为,药物性肾损伤的病机关键是药毒伤肾,由于服用肾毒性的药物,郁积成毒,酿生火热毒邪,灼伤肾络,闭阻水道所致;或药毒日积月累,暗耗肾气,渐至肾元衰败;或耗伤肾阴,至精亏血少,肾阴亏虚而发病。由于药源不同,所伤不同,病机变化不同,但病理性质是本虚标实,药毒伤肾,气阴亏虚,毒性内胜,湿热内生。另有素体禀赋差异,药毒伤肾以过敏为主。

【发病机制】

1. 直接毒性作用 药物流经肾脏时,与肾组织各部分充分接触,尤其在髓质和肾小管内,药物浓度较高,可直接损伤肾组织。此种损伤和药物剂量及用药时间有关,多见于大量、长期用药者。当药物在肾小管内达到一定浓度时,可改变上皮细胞膜的通透性、破坏线粒体功能,导致上皮细胞坏死。

2. 免疫反应 药物通过变态反应形成抗原—抗体复合物,并沉积于肾小球基膜及小动脉基膜,造成肾损伤。此外,药物还可作为半抗原,与体内蛋白结合形成抗原,通过免疫反应机制损伤肾脏,此种损伤方式与药物剂量无关。

3. 血流动力学改变 药物引起的血压下降、休克、脱水造成有效血容量降低,肾脏缺血、缺氧而出现肾损伤。某些药物抑制前列腺素的合成,使肾血管收缩,肾血流减少而致肾损伤,或髓质缺血而出现肾乳头坏死。

4. 梗阻性肾损伤 某些药物在尿中形成结晶并沉积于远端肾单位,造成尿路梗阻;造影剂可使肾小管分泌的 T-H 蛋白形成管型,阻塞肾小管;麦角酰胺可引起腹膜后纤维化,造成尿路梗阻,抗凝药引起出血,血块可造成梗阻性肾病。

5. 肾外损害 某些药物对肾脏的损害是通过肾外因素造成的,如青霉素引起的过敏性休克所致的急性肾衰;皮质激素使蛋白质分解代谢增强可引起氮质血症;维生素 D 影响钙磷代谢可引起间质性肾炎和肾钙化。

【西医治疗】肾脏作为药物代谢和排泄的重要脏器,常受到影响。药物的肾毒性多为剂量依赖,或者在联合用药后肾毒性加重,而且临床表现轻重不一,出现时间长短不一,有的甚至延迟至停药后的数年。现将几种常见抗肿瘤药物引起的肾损伤以及防治方法简介如下。

1. 顺铂DDP的肾毒性是其主要剂量限制性毒性,并呈剂量依赖性。其毒性表现多种多样,包括从可逆的急性肾功能损害到伴有显著肾组织学改变的不可逆的慢性肾衰竭。急性肾衰竭障碍一般是在未能得到充分补液和利尿的情况下发生。表现为少尿、高氮质血症、血清肌酐水平升高、肾血流量下降及近端肾小管受损。其毒性的防治措施主要有:①补充液体与利尿,是预防 DDP 肾毒性的最基本、最关键的策略。一般要求在 DDP 应用前、后 6h 内,尿量保持在 150~200ml/h,在以后的 2~3d 时间,维持尿量 100ml/h 以上。②高渗性生理盐水除具有一定的利尿作用外,还能有效降低 DDP 肾毒性的发生,而且不影响 DDP 的抗肿瘤效果。常规用法为:DDP 加入 30%的生理盐水 50ml,静脉滴注。化学保护药能够保护机体脏器免受化疗药物的伤害。常用的有硫代硫酸钠、氨磷汀。硫代硫酸钠可与血液中的 DDP 结合,使之不活化,抑制 DDP 在肾小管的再吸收,目前多在胸、腹腔内应用 DDP 时静脉输注硫酸钠进行全身解毒处理。

2. 甲氨蝶呤(MTX) 甲氨蝶呤可导致急性肾功能损害,表现为 BUN、Cr,水平升高,常规用药时 90%以上以原形从尿中排泄,因此,在肾小管、集合管中,MTX 及其代谢产物可出现结晶、沉积,引起肾小管闭塞和损伤,引起蛋白质、氨基酸尿,肾小管性中毒,肾性磷尿及范科尼综合征。肾毒性与用药剂量及时间有关。较少剂量,缩短疗程,可减少毒性。其主要防治措施有:①补充液体与利尿;②碱化尿液;③四氢叶酸解救用量:临床一般掌握 MTX 的用量达到 400mg/m² 时,在 MTX 用药后 24h 开始,每 6h 口服或静脉注射 15mg,连续 6 次。肾功能异常时可根据肌酐清除率而进行药物剂量调整。

3. 亚硝脲类抗肿瘤药物包括链佐星(STZ)、环亚硝脲(CCNU)、司莫司汀(M-CCNU)和卡莫司汀(BCNU)。STZ 每周 1~1.5g/m² 的总量是安全有效的,若累积剂量>4.0g/m² 即有一个较高的肾毒性发生率,约有 65%的使用者可出现肾损伤。STZ 肾毒性以肾小管损伤为多,且重于肾小球,蛋白尿是首发症状,出现急性肾小管坏死、各种小管功能异常包括肾小管酸中毒、Fanconi 综合征、肾性尿崩、持续性低磷血症和氮质血症等,有时可出现肾病综合征。若较长时间使用剂量>1.5g/m² 时,可出现慢性肾脏损害,并且停药后作用仍持续,以至发展成终末期肾衰竭。大剂量使用其他亚硝脲类药物时可发生不可预测的肾损伤,以 M-CCNU 最严重。剂量>1400mg/m² 时即可引起肾损伤。病理改变为肾小球硬化及间质淋巴浸润和纤维化。临床过程常较隐匿,肾衰竭可发生于用药后的 3~5 年。严密监测肾功能有利于减少肾损伤的发生。应该严格控制累积剂量,如 STZ 应<1.5g/m²,M-CCNU 应<1250mg/m²。

4. 丝裂霉素 丝裂霉素对血管上皮有直接损害引起血栓性微血管病。丝裂霉素肾毒性的个体敏感性差异甚大,发生率为 4%~6%,呈剂量相关和累积,多疗程累积剂量>60mg/m²(1.5~4.0mg/kg)或与其他药物如 5-FU 合用时肾毒性明显,一旦发生即为不可逆转,出现蛋白尿、氮质血症,典型表现为溶血尿毒症综合征,其包括血小板减少、微血管溶血性贫血和急性肾衰竭,肾脏病理主要是肾小球硬化,系膜溶解、毛细血管内血栓和出血以及动脉内血栓形成和纤维素样坏死。血浆置换、免疫吸附可使血小板增加、微血管溶血改善,但对肾功能改善无帮助。

【辨证施治】

1. 药毒伤络证

主证:腰酸乏力,尿频尿急,淋漓不尽,尿浊或尿中带血,舌红苔黄腻,脉滑数。

治法:解毒利尿,化湿泄浊。

方药:清瘟败毒饮合八正散加减。

药物:生石膏、生地黄、犀角、黄连、栀子、黄芩、知母、赤芍、玄参、连翘、甘草、牡丹皮、竹叶、车前子、瞿麦、萹蓄。

2. 毒浊伤肾证

主证:腰腹急痛欲溺,尿浊或脓尿夹有血块或阻塞不通。舌红苔腻,脉弦滑。

治法:益气补肾,解毒化浊。

方药:清心莲子饮。

药物:黄芩、连翘、牡丹皮、山栀子、蒲公英、黄芪、玉米须、芡实。

3. 正虚浊瘀证

主证:全身乏力,腰膝酸软,面色晦暗无泽,面浮肢肿,小便不通或尿少。舌淡,苔腻,脉细。

治法：温补脾肾，解毒活血泄浊。

方药：济生肾气丸合桃红四物汤加减。

药物：熟地黄、山茱萸、山药、泽泻、牡丹皮、茯苓、肉桂、附子（制）、牛膝、车前子、桃仁、红花、当归、白芍、川芎。

【治疗策略选择】

1. 肾脏功能的评估　癌症患者化疗前应进行恰当的肾功能评估，尤其对高龄及低 KPS 评分的患者更应慎重对待。建议采用多个指标联合应用，综合评估。比较常见的指标为血肌酐，肌酐清除率，血尿素氮，血红蛋白和红细胞数，尿比重，尿渗透压等。

2. 化疗敏感性肿瘤的预处理　一般主张在细胞毒药物应用前 48h 开始进行：①充分补充液体，并给予利尿药，保持尿量>100ml/h；②静脉输注碳酸氢钠碱化尿液。

3. 高渗性生理盐水的应用　高渗性生理盐水除了具有一定的利尿作用之外，高浓度的氯离子能够阻挡 DDP 的 Cl-向 OH-的转变，从而使对肾小管具有强烈毒副作用的 DDP 的活性体浓度降低。

4. 化学保护药的应用　所谓细胞保护药又称化学保护药，本身并无抗肿瘤作用，但与化疗或放射治疗合并应用时，能够保护机体正常细胞免受化疗的伤害，而不影响化疗药物或放疗的抗肿瘤效果。如硫代硫酸钠目前主要用于在胸、腹腔内应用大剂量顺铂时，静脉输入硫代硫酸钠进行全身解毒处理（即双路化疗）。硫代硫酸钠可以与血液中的 DDP 结合，使之不被活化，并且硫代硫酸钠可自肾脏迅速排泄，在肾小管内产生较高的浓度，进一步抑制 DDP 在肾小管的再吸收。

5. 肾功能异常时抗癌症剂量的调整　①肾小球滤过率（GFR）为 10~50ml/min，普卡霉素、博来霉素给常规剂量的 75%，顺铂、甲氨蝶呤给 50%的剂量；当 GFR<10ml/min 时，普卡霉素、博来霉素、环磷酰胺给 50%的剂量。②当肌酐清除率 50~70ml/min，血清肌酐 132.6~176μmol/L、BUN7.2~14.3μmol/L 时，顺铂、链佐星、甲氨蝶呤给予 25%，其他药物给常规剂量的 75%。③当肌酐清除率<50ml/min，血清肌肝>176.8μmol/L，BUN<14.3μmol/L 时，甲氨蝶呤给予 25%，停用顺铂，其他药物给常规剂量的 50%。

6. 中医治疗　药物性肾损伤只要因药物的毒性反应所引起，由于药源不同，所伤不同，病机变化也不同，临床可表现出多种病证，如"尿血"、"淋证"、"腰痛"、"癃闭"、"关格"、"虚劳"等。西医临床治疗时，首先停用有肾毒性药物，其次增加血容量，以改善肾灌注量，加用利尿药帮助其排泄。此时应同时配合中药辨证论治，以祛邪为主，兼以扶正。祛邪即清热解毒，清热利湿，扶正即补气养阴，调补肾气。标本兼顾，中、西药互补，以加速药物的排泄，减少肾脏损害，使受损的肾功能尽快恢复正常。一旦出现肾衰竭，经保守治疗无效者，应选用血透或腹透，以清除体内的毒素。若病情稳定，可采用中药进行调补，一般以补脾肾为主，兼活血泄浊解毒，有助于肾功能的改善和恢复。

（张　强，严红艳）

第五节 胃肠道反应

一、恶心、呕吐

恶心、呕吐是恶性肿瘤疾病本身和化疗后常见的胃肠道反应，恶心常为呕吐的前驱感觉，但也可以单独出现，可自行终止，也可接着干呕。恶心是一种特殊的主观感觉，主要表现为上腹部的特殊不适感，常伴有流涎和反复性吞咽动作，严重者可出现头晕、面色苍白、冷汗、心动过速和血压降低等迷走神经兴奋症状。干呕是横膈和腹肌的痉挛性运动所致，一般发生在恶心时，最终常引发呕吐。呕吐是指胃内容物或一小部分小肠内容物，经食管反流出口腔的一种复杂的反射动作。

恶心呕吐是导致患者对放化疗产生抗拒心理的重要因素，往往影响治疗的进行，如何防治恶性肿瘤的并发症胃肠道反应——恶心呕吐是临床需要解决的问题之一。

【病因】

1. 药物性恶心呕吐

（1）化疗药物诱发：化疗诱导的恶心呕吐（CINV）的机制非常复杂，一般认为有三种主要的机制：一是化疗药物刺激胃肠道黏膜，致嗜铬细胞释放 5-HT 等神经递质，神经递质与相应受体结合，产生神经冲动由迷走神经和交感神经传入呕吐中枢而导致呕吐；二是多数化疗药物以其原型或代谢产物形式通过血液和脑脊液刺激第四脑室的化学受体感受区（CTZ），从而引起呕吐中枢（VC）的兴奋，产生恶心呕吐；三是感觉、神经因子直接刺激大脑皮质通路导致呕吐，此类多见于预期性 CINV。临床常用的化疗药物中多数具有明显的致恶心呕吐反应。化疗药物引发恶心、呕吐反应除了与药物本身相关以外，还与化疗药物的剂量、给药途径以及病人自身的部分特点等因素相关。抗肿瘤药物的致吐风险分级

见表 2-6-2。

影响化疗诱发的恶心和呕吐因素见表 2-6-3。

化疗药物引起的恶心呕吐可以根据出现时间的先后分为两种类型。

①急性反应：是指化疗后 24h 内出现的恶心呕吐。多发生在用药后 1~6h 之间，是由抗癌药物直接刺激第四脑室的 CTZ 或消化道的感受器而产生的。临床上有关止吐药的研究几乎都是针对这种类型的。

表 2-6-2 抗肿瘤药物的致吐风险分级

致吐风险	药物
高（>90%）	顺铂（用量≥50mg/m²），氮芥，链佐星、卡莫司汀（用量≥250mg/m²），环磷酰胺（用量≥1 500mg/m²），达卡巴嗪，丙卡巴肼（口服）

续表 2-6-2

致吐风险	药物
中(30%~90%)	奥沙利铂(用量≥75mg/m²),多柔比星(用量>1g/m²),卡铂, 异环磷酰胺,三氧化二砷,伊马替尼,替奠唑胺(口服),长春瑞滨(口服),环磷酰胺(用量<1 500mg/m²),多柔比星,伊达比星,依立替康,白消安>4mg/d,卡莫司汀,顺铂 (用量<50mg/m²), 洛莫司汀, 卡莫司汀 (用量<250mg/m²),表柔比星,依托泊苷(口服),环磷酰胺(口服),阿糖胞苷(用量>1g/m²),放线菌素D,紫杉醇,多西他赛,米托蒽醌,拓扑替康,依托泊苷,甲氨蝶呤,克罗拉滨,干扰素 α>10 000U/m²,莫替唑胺
低(10%~30%)	西妥昔单抗,卡培他滨,阿糖胞苷(用量100~200g/m²),多柔比星(脂质体)氟达拉滨(口服),氟尿嘧啶,吉西他滨,甲氨蝶呤(用量 50~250g/m²),培美曲塞,多柔比星(用量≤1g/m²),赫赛汀,丝裂霉素,托泊替康,贝伐单抗,吉姆单抗,长春碱,长春瑞滨,羟基脲(口服),奈拉滨,美法仑(口服低剂量),甲氨蝶呤(用量<50mg/m²),喷司他丁,阿地白介素1 200万 U/m²
极低(<10%)	利妥昔单抗,索拉非尼,舒尼替尼,沙利度胺,硫鸟嘌呤(口服),曲妥单抗,戊柔比星,α 干扰素,门冬酰胺酶,博来霉素,白消安,苯丁酸氮芥(口服),克拉屈滨,吉西他滨,氟达拉滨,厄洛替尼,吉非替尼,培门冬酶

表 2-6-3　影响化疗诱发的恶心和呕吐因素

化疗相关因素	患者因素
化疗方案的致吐潜能	年龄,性别,活动水平,体力状况
剂量	酒精摄入,晕动症,焦虑
使用方式	化疗前食物摄取,化疗前睡眠治疗,妊娠期严重呕吐
使用途径	既往化疗的呕吐控制,对严重不良反应的担忧程度
输注速度	同病室患者经历恶心和呕吐

②迟发性反应：是指用药后24h之后出现的恶心呕吐，可持续5~7d。通常与顺铂、卡铂、环磷酰胺和阿霉素等有关。大剂量顺铂化疗70%~80%的病人出现迟发性呕吐。对顺铂来说，呕吐在化疗后48~72h达到高峰，可能持续6~7d。迟发性呕吐机制不详，且治疗效果亦欠佳。

（2）非化疗药物诱发：其他药物，如抗生素、阿片制剂、止痛药等。对非化疗药物引起的恶心呕吐，应积极寻找出相应的病因，这比选择止吐药更重要。

2. 梗阻性恶心呕吐　国外文献报道，晚期原发性或转移性肿瘤并发肠梗阻的发生率为5%~43%。最常见并发肠梗阻的原发肿瘤为卵巢癌（5.5%~51%）、结直肠癌（10%~28%）和胃癌（30%~40%），鉴于在我国胃癌发病率为消化道肿瘤的首位，胃癌并发恶性肠梗阻的比例可能更高。小肠梗阻较大肠梗阻更为常见（61%和33%），>20%的患者大肠和小肠同时受累。卵巢癌并发恶性肠梗阻占癌性小肠梗阻的50%，占癌性大肠梗阻的37%。

其病因可分为癌性和非癌性两大类。

（1）癌性病因：癌症播散（小肠梗阻常见）和原发肿瘤（结肠梗阻常见）造成的梗阻。恶性肿瘤导致的机械性肠梗阻可能合并炎性水肿、便秘、肿瘤及治疗所致的纤维化、恶病质或电解质紊乱（如低钾）、肠道动力异常、肠道分泌降低、肠道菌群失调及药物不良反应等因素，从而使病情进一步复杂及恶化。

（2）非癌性病因：如术后或放疗后可出现肠粘连、肠道狭窄及腹内疝，年老体弱者粪便嵌顿。非癌性原因所致的恶性肠梗阻发生率占恶性肠梗阻的3%~48%。即使是已知存在恶性肿瘤病灶的恶性肠梗阻患者，也需要考虑非癌性病因导致恶性肠梗阻的可能。

3. 刺激性恶心呕吐　刺激性呕吐指化疗药物直接刺激胃肠壁黏膜，导致大多数细胞毒药物均可刺激胃肠道黏膜，引起黏膜损伤，导致黏膜尤其是从胃到回肠黏膜上的嗜铬细胞释放5-HT$_3$，与5-HT$_3$受体结合产生神经冲动由迷走传入神经传入呕吐中枢导致呕吐。

4. 精神性恶心呕吐　即预期性呕吐。这种恶心呕吐是一种条件反射，通常在紧张或不愉快的情绪下发生，以反复发作的不自主呕吐为特征，不伴有其他明显症状。常常发生在化疗前就产生恐惧感的患者中，发生率为24%~65%，是临床上最难控制的一种。发生机制不完全清楚。大多发生在第2、3周期化疗前，是一种条件反射或与精神因素关系极大的化疗反应。可发生在院内，也可发生在院外。精神性恶心呕吐的发生最重要策略是重视并有效地控制首次化疗的急性和迟发性反应。

5. 其他原因引起的恶心呕吐放射治疗诱发：接受全身或上腹部放疗的患者最有可能发生恶心呕吐，因为胃肠（尤其是小肠神经束包含的快速分裂细胞对放疗特别敏感；另外，分次照射量、总照射量、被照射组织含量越高，恶心呕吐的可能性就越大；在骨髓移植术之前给予全身照射时也有可能导致恶心呕吐。另外，肿瘤转移，如脑转移、肝转移等也可以引起患者的恶心呕吐。

【中医病机】与肿瘤患者相关的呕吐在中医学中应属于"呕吐"、"反胃"范畴。中医学认为，胃主受纳和腐熟水谷，其气主降，以下行为顺。若邪气犯胃或胃虚失和，气逆而上，则发生呕吐。呕吐的病理性质不外虚实两类，实者由痰饮、郁气、瘀毒等邪气犯胃而致胃升降失枢，气逆而发；虚者由气虚阳微、阴虚等正气不足，而使胃失温养，濡润，胃虚不降所致。治疗呕吐以和胃降逆为总的治疗原则。根据虚实不同，在具体施治时还要注意除邪与补虚。反胃的病机为脾胃虚寒，不能消谷化食；或脾虚不运，水湿停聚，痰浊阻胃；或久病入络，气滞血瘀，瘀阻胃脘,终致胃失和降,呕吐而出。

1. 外邪侵袭,胃失和降　肿瘤患者正气虚弱者多,感受外邪多正不抗邪,若风、寒、暑、湿之邪,以及秽浊之气,侵犯胃腑,以致胃失和降,水谷随胃气上逆,就会发生呕吐。

2. 饮食不节,伤胃滞脾　患者若饮食过量,或过食生冷肥甘及误进不洁食物,皆可伤胃滞脾,导致食滞内停,胃气壅阻,浊气上逆,而发生呕吐。或由于饮食不节,饥饱无常,使脾胃受伤,不主运化,水谷不归正化,反生痰饮,停积胃中,当饮邪上逆之时,每能发生呕吐。

3. 情志失调,肝气犯胃　肿瘤患者大多情绪不佳,忧伤恼怒,恼怒伤肝,肝气不疏,横逆犯胃,胃失和降,而出现呕吐。此外,忧思伤脾,脾失健运,胃失和降,或脾胃素虚,偶因恼怒,食随气逆,也可发生呕吐。

4. 体虚病劳,胃虚失和　身患肿瘤或者化疗皆会导致身体虚弱,脾虚失运,胃虚失和,而发生呕吐。

【诊断与鉴别诊断】肿瘤相关的恶心呕吐中最重要的因素是化疗引起的恶心呕吐(CINV),CINV 一般都有明确的病史,诊断并不困难。但引起恶心呕吐的病因很多,故应根据病史、体检和必要的辅助检查来进行鉴别,找出病因,以便确定正确的治疗。

1. 潜在的脑转移　化疗时患者脑转移已经存在,但是无临床表现而未被注意。化疗后因为脑转移未被控制或其他因素,脑部病变更加明显。这种现象多见于序贯化疗者,由于疗程较长和间断给药,呕吐易被认为是化疗所致。

2. 急性肾衰竭　见于肿瘤溶解综合征或有潜在肾功能不良者,强烈而有效地化疗会使得肿瘤组织大量的坏死,释放尿酸,而呕吐引起的脱水、电解质紊乱,均可以引起急性肾衰竭,原来有潜在的肾功能低下者更容易发生。由于急性肾衰竭引发的肾功能不全(尿毒症)同样能致患者发生恶心呕吐。

3. 消化道梗阻肠癌、胃癌、胰腺癌、腹膜后恶性肿瘤等阻塞或压迫消化道,也可以引起呕吐,此情况如果发生在化疗进程中,提示化疗效果不好。

4. 其他药物　肿瘤患者往往要使用吗啡等止痛药物,雌激素、红霉素等抗生素以及洋地黄制剂,这些药物均可引起药物源性恶心呕吐。

5. 代谢紊乱及神经内分泌系统疾患　如高钙血症、低钠血症等。

在 CINV 中,上述情况可以单独存在,也可能是 CINV 的伴随因素,只要注意分析病史,并进行适当的实验室检查,诊断仍然较为容易。只有在排除这些可能性之后,才能安全地给予止吐药物。

【治疗】

1. 治疗原则　目的是预防恶性呕吐的发生。具有中、高度催吐反应的化疗引起的恶心呕吐反应至少持续 4d,需要采取措施使患者度过整个危险期。口服和静脉给予止吐药效果一样;在化疗前用最低有效剂量的止吐药。考虑止吐药的毒性。止吐药的选择取决于抗肿瘤治疗措施的催吐潜能及患者本身的因素。除了化疗引起的呕吐外,肿瘤患者还存在其他潜在的催吐原因:部分或完全性肠梗阻;前庭功能障碍;电解质紊乱,如高钙血症、高血糖及低钠血症等;尿毒症;肿瘤或化疗引起的胃麻痹;精神生理性因素,包括焦虑和预期性恶性呕吐。临床应区分致吐因素并确定有效治疗药物。

2. 西医治疗

（1）药物治疗：常用的有以下几类。

多巴胺受体拮抗药（促动力药）：药物为甲氧氯普胺（胃复安）、多潘立酮。适用于肠梗阻早期、不完全性梗阻。由于促动力类止吐药可能会引发腹部绞痛，故不推荐用于完全性机械性肠梗阻。

中枢止吐药：根据病情选择神经安定类药物，如氟哌啶醇、氯丙嗪和丙氯拉嗪等；或抗组胺药（组胺 H_1 受体阻断药），如茶苯海明、塞克力嗪。5-羟色胺亚型受体 5-HT_3 药，如盐酸昂丹司琼（欧贝）、帕洛诺司琼、格雷司琼（枢星）、格尼西隆、托匹西隆。NCCN 止吐指南（2009 V3）做出重要修改，帕洛诺司琼成为预防重度 CINV 首选止吐用药（2A 级推荐）。

皮质类固醇激素（地塞米松和甲泼尼龙）：皮质类固醇激素用于预防化疗所致呕吐时也有很高的治疗指数，是最常用的止吐药之一。单剂应用适合于接受低致吐风险药物化疗者。与 5-HT_3 受体拮抗药和阿瑞吡坦三药联用对接受高、中致吐风险药化疗者具有独特疗效。有关地塞米松的研究最多。新指南推荐，在等效剂量时，皮质类固醇激素具有相同的疗效和安全性，可互相替代。

抗胆碱能药：如氢溴酸东莨菪碱、山莨菪碱等。相对于抑制平滑肌的蠕动作用，抗胆碱类药对胃肠道腺体分泌的抑制作用较弱。由于抗胆碱类药具有抑制消化液分泌的作用，因此，即使无腹部绞痛的恶性肠梗阻也可以选择使用。可引起口腔干燥、口渴等不良反应。

生长抑素类似物（奥曲肽）：可有效控制恶心、呕吐症状，其作用优于抗胆碱类药。在恶性肠梗阻早期，奥曲肽与促胃肠动力药联用，可能逆转恶性肠梗阻恶性进展，其与促胃肠动力药、中枢止吐药等联用安全有效。

阿片类药物：主要治疗梗阻性呕吐的疼痛症状，可根据病情选择吗啡、芬太尼等强阿片类镇痛药。对于无法口服用药的患者，首选芬太尼透皮贴剂，或吗啡皮下、肌内或静脉注射。哌替啶因镇痛作用时间短，其代谢产物易产生严重不良反应，故不推荐使用。阿片类镇痛药的临床用药应遵循 WHO 癌症疼痛治疗指南，规范化、个体化用药。强阿片类药治疗时，应重视个体化滴定用药剂量，防止恶心、呕吐、便秘等药物不良反应。此外，对于未明确病因的肠梗阻患者，应注意使用阿片类药可能影响病情观察和手术决策。

（2）补液治疗：补液适用于存在脱水症状的患者，主要应用于梗阻性呕吐的患者。其口干、口渴症状有时可能与静脉或口服补液量无关。口腔护理和反复吸吮冰块、液体或涂唇膏等措施，可能减轻口干、口渴症状。

（3）全胃肠外营养（TPN）：TPN 的主要目的是维持或恢复患者的营养，纠正或预防与营养不良相关的症状。TPN 在恶性肠梗阻治疗中的作用存在争议，其一方面可延长患者的生存时间，另一方面可导致并发症，延长不必要的住院时间。TPN 不应作为 MBO 患者的常规治疗，仅选择性用于某些恶性肠梗阻患者（肿瘤生长缓慢、可能因为饥饿而非肿瘤扩散而死亡者）。Cozzagliao 等的研究结果显示，TPN 适用于 Karnofsky 行为状态（KPS）评分>50 分，而且预期生存时间>2 个月的 MBO 患者。

（4）自张性金属支架：自张性金属支架可选择性用于十二指肠或直肠梗阻的患者，禁用于多部位肠梗阻和腹腔病变广泛的患者该治疗费用高，对恶性肠梗阻的应用价值存在较大争议，因此，应根据患者个体情况谨慎选用。多项临床研究结果显示，自张性金属支架可以使梗阻的肠腔再通，术后可能进食少量的食物。常见并发症包括局部疼痛、肠出血和肠穿孔。

⑤鼻胃管引流(NGT)：NGT 仅推荐用于需要暂时性减少胃潴留的 MBO 患者。长期使用 NGT 仅限于药物治疗不能缓解症状而又不适于行胃造瘘手术的患者。NGT 可产生严重明显不适感，引起鼻咽部刺激、鼻软骨腐蚀、出血或换管或自发性脱出等并发症。

⑥胃造瘘：胃造瘘适用于药物治疗无法缓解呕吐症状的恶性肠梗阻患者，慎用于既往多次腹部手术、肿瘤广泛转移、合并感染、门脉高压、大量腹水及出血风险的患者。胃造瘘方法包括手术胃造瘘和内镜引导下经皮胃造瘘(PEG)。PEG 创伤小，是首选的胃造瘘方法。83%~93%胃造瘘患者的恶心、呕吐症状可能明显缓解。胃造瘘及间歇减压后，还可允许患者少量进食，让患者"恢复"胃肠道的积极功能状态，从而避免使用 NGT 所致的身心痛苦。

【辨证施治】

1. 根据临床实际，肿瘤患者的恶心呕吐大致可分为以下五种证型。

(1)痰饮内停

主证：呕吐痰涎清水，胸闷不适。

次证：不思饮食，头眩心悸。

舌脉：苔白腻，脉滑。

治则：温化痰饮，和胃降逆。

方药：小半夏汤合苓桂术甘汤加减。

药物：制半夏 9g，陈皮 12g，茯苓 15g，桂枝 9g，炒白术 12g，炙甘草 6g。

(2)肝气犯胃

主证：呕吐吞酸，嗳气频作，每遇情志不遂而呕吐吞酸加重。

次证：胸胁胀满，烦闷不舒。

舌脉：舌质红，苔薄腻，脉弦或弦细。

治则：疏肝理气，消积导滞。

方药：半夏厚朴汤合左金丸加减。

药物：姜半夏 9g，厚朴 9g，茯苓 15g，黄连 3g，吴茱萸 9g，柴胡 9g，竹茹 12g。

(3)脾胃虚寒

主证：呕吐清水痰涎，时作时止，喜暖畏寒，面色苍白，甚则大便溏薄。

次证：四肢不温，倦怠无力，口干不饮。

舌脉：舌质淡，苔白腻，脉濡弱或迟缓。

治则：温中健脾，和胃降逆。

方药：理中丸加减。

药物：党参 15g，干姜 9g，炒白术 15g，炙甘草 9g，制半夏 12g，丁香 6g，陈皮 9g。

(4)胃阴不足

主证：呕吐反复发作，呕量不多，时作干呕，胃中嘈杂。

次证：喜寒恶热，口燥咽干，似饥而不欲食。

舌脉：舌红少津，苔薄腻，脉细数。

治则：滋养胃阴，降逆止呕。

方药：麦门冬汤加减。

药物：麦冬 15g，玉竹 12g，制半夏 9g，旋覆花(包)9g，竹茹 12g，黄芩 9g。

（5）瘀毒反胃

主证：朝食暮吐，暮食朝吐，吐物腐臭，形体消瘦。

次证：腹部疼痛，时有带血，大便色黑。

舌脉：舌质青紫，苔少，脉弦涩。

治则：化瘀解毒，降逆止吐。

方药：参赭培气通瘀汤合丁香透膈散加减。

药物：太子参 15g，代赭石 15g，丁香 6g，制半夏 9g，白英 15g，丹参 15g，白花蛇舌草 15g，茯苓 15g，炙鸡内金 9g，生薏苡仁 30g。

2. 其他治法。

（1）针灸

①治则：理脾和胃、降逆止呕，饮食停滞、肝气犯胃者只针灸，泻法；外邪犯胃、脾胃虚弱、痰饮内停者针灸并用，补法；胃阴不足者只针不灸，平补平泻。

②处方：中脘、胃俞、内关、足三里。

③方义：呕吐病变在胃，总由胃气上逆所致，故首取胃的募穴中脘配胃之背俞穴为俞募配穴法，以和胃止呕；内关功擅理气逆，为止呕要穴；足三里为胃腑下合穴，"合治内腑"，以通调腑气、降逆止呕。

④加减：外邪犯胃加外关、大椎解表散邪；饮食停滞加梁门、天枢消食止呕；肝气犯胃加太冲、期门疏肝理气；痰饮内停加丰隆、公孙化痰消饮；脾胃虚弱加脾俞、公孙健脾益胃；胃阴不足加脾俞、三阴交滋胃养阴。

⑤操作：诸穴均常规针刺；脾胃虚弱者可行艾条灸、隔姜灸或温针灸；上腹部穴和背俞穴针后可加拔罐。每日 1 次，呕吐甚者可每日 2 次。

（2）其他疗法

①耳针：根据病变部位取胃、贲门、幽门、十二指肠、胆、肝、脾、神门、交感。每次选用 2~4 穴，毫针浅刺；也可埋针或用王不留行籽贴压。

②穴位注射：取足三里、至阳、灵台等穴：每穴注射生理盐水 1~2ml。

③穴位敷贴：取神阙、中脘、内关、足三里等穴。切 2~3cm 厚生姜片如硬币大，贴于穴上，用伤湿止痛膏固定。本法也可预防晕车、晕船引起的呕吐，临乘车船前半小时贴药（不用生姜，只贴伤湿止痛膏也有良效）。

【中西医结合治疗策略选择】

1. 呕吐的外科治疗　外科治疗在梗阻平面的不同采用不同的治疗措施。食管平面，采用食管切除术、支架植入、激光治疗；十二指肠，外科分流术、支架植入；回肠水平，可采用梗阻段切除及再吻合、分开粘连、回肠造口术；发生在结肠水平的梗阻，须采用梗阻段切除及再吻合、结肠造口术。

2. 化疗所致呕吐的治疗及预防

（1）高致吐风险药物化疗前，推荐联合应用 5-羟色胺受体拮抗药、地塞米松和神经激肽受体拮抗药。最新指南方案如下。

第 1d：5-羟色胺受体拮抗药：可选①多拉司琼 100mg 口服，1.8mg/kg 静脉注射或 100mg 静脉注射；②格拉司琼 2mg 口服，1mg 口服每日 2 次，0.01mg/kg 静脉注射（最大剂量 1mg），化疗前 24~48h 应用 34.3mg 格拉的贴剂,贴剂最长使用时间不超过 7d;③昂丹司琼 l6~24mg 口服,或 8~12mg 静脉注射(最大剂量 32mg/d);④帕洛诺司琼 0.25mg 静脉注射。

地塞米松第 1d,12mg 口服,或静脉注射,第 2~4 天每天 8mg 口服。

神经激肽-1 受体拮抗药:①阿瑞吡坦第 1 天 125mg 口服,第 2~3d,每天 80mg 口服。②福沙吡坦第 1d,115mg 静脉注射,阿瑞吡坦第 2~3d,每天 80mg 口服。

三药联合基础上,可根据实际情况第 l~4d 合用劳拉西泮 0.5~2mg 口服或静脉注射或每 4h 或 6h 舌下含服,或者合用 H2 抑制药或质子泵抑制药。

(2)接受蒽环类和环磷酰胺联合治疗前,推荐联合应用 5-羟色胺受体拮抗药、地塞米松和神经激肽受体拮抗药阿瑞吡坦,用法如前方案。

(3)接受致吐风险药物化疗的患者,推荐联合应用 5-羟色胺受体拮抗药、地塞米松。

(4)低度致吐风险静脉化疗不推荐使用 5-羟色胺受体拮抗药,只选用地塞米松、甲氧氯普胺、氯丙嗪中任何一种药物,必要时合用罗拉西泮、H2 抑制药或质子泵抑制药。极低度致吐风险化疗无需常规预防用药。使用氯丙嗪需要监测肌张力,如果出现肌张力异常,推荐每 4h 或 6h 口服或静脉注射苯海拉明 25~50mg。

(5)预防化疗后延迟性呕吐时,地塞米松和阿瑞吡坦二联药物治疗应用于所有接受顺铂和其他高致吐风险药物化疗患者或中药对证治疗。

预防不同致吐风险药物的治疗方案见表 2-6-4。

表 2-6-4　预防不同致吐风险药物的治疗方案

高(>90%)	5-羟色胺受体拮抗药,第 1d
	地塞米松,第 1、2、3d
	阿瑞吡坦,第 1、2、3d
中(30%~90%)	5-羟色胺受体拮抗药,第 1d
	地塞米松,第 1、2、3d
	阿瑞吡坦,第 1、2、3d(仅限接受蒽环类药物和环磷酰胺)
低(10%~30%)	地塞米松、甲氧氯普胺、氯丙嗪中任一种,第 ld
低(<10%)	按需用药

3. 放疗所致呕吐的防治　全身放疗和上腹部放疗可用 5-羟色胺受体拮抗药联合或不联合地塞米松,其他部位的放疗则可不预防。放化疗结合的,按化疗预防性给药。

4. 中枢神经系统相关的呕吐(脑、脑膜)　皮质激素(地塞米松,4~8mg,每日 2~3 次);姑息性的放疗。

5. 腹内的肿块或肝转移引起的胃出口梗阻(squashed stomach syndrome)　如果不是各种共存疾病的禁忌,可以使用皮质激素、质子泵抑制药和胃复安治疗。

6. 其他药物治疗引起的呕吐停止一切不必要的药物治疗;检测可提供必需药物的血浓度(地高辛、苯妥英、卡马西平、三环类抗抑郁药);治疗药物因素所致的胃病(质子泵抑制药、胃复安);考虑类罂粟碱原因引起,开始类阿片药物的轮换治疗或在使用无恶心副作用的联合镇痛药与麻醉科医师/神经外科的操作下减少其需要量。

7. 代谢异常纠正高钙血症,治疗脱水。

8. 精神方面如果患者有进食障碍疾患,躯体化恐惧症,恐慌等导致恶心和呕吐,考虑精神病学咨询。在常规治疗护理的基础上通过认知干预、行为干预、饮食干预及家庭、社会支持,提高患者对化疗的正确认识,减轻紧张、恐惧和焦虑等情绪,使心身放松,小肠肌肉紧张度减低,从而缓解胃肠道反应的发生。

在排除梗阻性呕吐的原因之后,可在辨证论治的基础上或患者强烈要求的情况下运用以理气健脾、和胃降逆为主的中药进行治疗,也可以将中药的运用提早到化疗药物的运用之前,减少精神因素所导致的呕吐,并以此提高机体耐受化疗药所致的呕吐的阈值;也可选择针灸中脘、胃俞、内关、足三里的治疗。同时,在运用中药的时候,避免性味苦寒的中药,因为此类药物会加重患者呕吐的意念,适当地运用口感较好的药物对于服药的依从性也有很大的帮助。在化疗期间,服用中药,同时可以起到增敏减毒的效果。在中药的煎汁时尽可能采取浓煎的手段,因为过多的饮入量亦会激发呕吐中枢的兴奋,或采取多次频服的方法。

二、腹泻

腹泻是指排便的次数明显增多,便质变稀薄,或带有黏液、脓血或者含有未消化的食物成分。对于黏液状稀便,每日 3 次以上,或者每日的粪便总量>200g,其中粪便的含水量>80%,则可以认定为腹泻。腹泻的发病机制为胃肠道的分泌、消化、吸收和运动等功能发生障碍或紊乱,以致分泌量增加,消化不完全,吸收量减少和(或)动力加速等,最终导致粪便稀薄,可含渗液,大便次数增加而形成腹泻。正常人可以每天排便 1~2 次或每 2~3d 排便一次,粪便的性状正常。许多肿瘤患者常常出现腹泻,医学上把它称之为"肿瘤相关性腹泻"。这种腹泻通常可发生于不同类型的肿瘤患者,可以是肿瘤本身所致,也可以是各种肿瘤治疗手段所引起,这种腹泻患者不但大便的次数增加,而且性状会发生改变,呈稀便、水样便,甚至于血样、脓血样变。它严重影响着患者的生活质量和治疗效果,重者甚至可能危及生命。及早认清原因有利于早期控制腹泻的症状。

【病因】

1. 肿瘤的本身因素主要可分为以下几种类型。

(1)分泌性腹泻:常见于胃肠道激素瘤因某些因子对肠道黏膜的刺激,使肠黏膜分泌量大于吸收的液体量而导致腹泻。如①胰性霍乱系胰岛细胞瘤分泌引起分泌性腹泻的激素;②胃泌素瘤伴大量胃酸分泌,导致十二指肠内 pH 显著降低,胰脂肪酶被灭活,脂肪不能分解,消化吸收发生故障而发生腹泻;③结肠绒毛状腺瘤可分泌黏液而发生黏液性腹泻;④胰腺癌因外分泌功能显著减低,肠内脂肪不能分解,而发生脂肪下痢。

(2)渗透性腹泻:由于肠腔内有不吸收性溶质存在,肠腔内有效渗透压因而增加,致肠黏膜水分大量外渗引致腹泻。肠癌广泛切除后,接受广谱抗生素治疗后加上维生素缺乏,以及淋巴循环受阻,脂肪吸收不良均可导致渗透性腹泻。

(3)肠道运动功能紊乱性腹泻:肠道肿瘤可使肠运动减弱,引起肠袢梗阻、扩张、淤滞,导致肠内细菌过分繁殖和炎症而发生腹泻。

(4)渗出性腹泻:小肠腺癌、绒毛腺瘤患者血清蛋白、黏液、血液从肠壁浸润部位渗出到肠腔,引致腹泻。如肠道有继发感染时则腹泻更甚。

2. 肿瘤治疗引起的腹泻

(1)化疗:大多数患者术后放疗后需要进行常规化疗。很多化疗药对肠壁有毒性作用,可损伤肠道上皮细胞,引起肠壁细胞坏死及炎症,增加肠管蠕动,影响水分和营养吸收,造成吸收和分泌之间的失衡从而发生腹泻。

化疗相关性腹泻的典型临床表现有:无痛性腹泻或伴轻度腹痛;喷射性水样便;一天数次或数十次,持续 5~7d 严重者长达 2~3 个月;可出现在化疗当天或化疗后;庆大霉素、黄连素等治疗无效。

腹泻的发生程度与持续时间依赖于药物的种类、剂量和用药的次数。常见的容易引起腹泻的药物有伊立替康(CPT-11)、拓扑替康(TPT)、草酸铂、5-氟尿嘧啶、甲氨蝶呤和希罗达等。中等剂量强度的 5-FU 联合化疗方案、单药 CPT-11 和 5-FU 联合 CPT-11 方案化疗的腹泻发生率为 50%~80%,其中Ⅲ度~Ⅴ度发生率≥30%。高剂量强度化疗方案(如 5-FU 静脉推注联合高剂量四氢叶酸钙)和联合化疗方案(如 CPT-11 联合静脉推注 5-FU/四氢叶酸钙)具有更高的化疗相关腹泻发生率。尤其在 CPT-11 联合静脉推注 5-FU/四氢叶酸钙(IFL)方案治疗大肠癌时,化疗相关死亡率明显高于其他普通化疗方案。

伊立替康(CPT-11)所致的腹泻可以分为早发性和迟发性两种。早发性腹泻的发生主要与胆碱能神经的兴奋性提高有关,一般症状相对较轻,对症治疗有效。迟发性腹泻(用药 24h 后发生)是伊立替康的剂量限制性毒性反应,发生时间与给药方案有关:3 周给药方案平均为第 5d 发生,每周给药方案平均为第 11d 发生。与血液中 CPT-11 的代谢物 SN-38 峰值浓度有关,和水分、电解质吸收不佳以及高度分泌黏蛋白有关,因此,这种腹泻包括渗透、分泌和渗出三方面的机制。临床表现为腹痛、水样便甚至血便,容易发生水、电解质及酸碱平衡的紊乱,继发感染,是严重的并发症之一,临床需高度重视。

NCI 关于化疗相关性腹泻的分级见表 2-6-5。

表 2-6-5　NCI 关于化疗相关性腹泻的分级

分　　级	表　　现
1 级	大便次数每日增加<4 次,排出物量轻度增加
2 级	大便次数每日增加 4~6 次,排出物量中度增加,不影响日常生活
3 级	大便次数每日增加≥7 次,失禁,需 24h 静脉补液,需住院治疗,排出物量中度增加,影响日常生活
4 级	危及生命(如血流动力学衰竭)
5 级	死亡

(2)放疗:有些患者行肿瘤切除术后需要在腹部、盆腔、下胸部或腰部脊柱进行放疗,可直接引起肠黏膜损害,破坏肠绒毛或微绒毛上皮细胞,导致放射性肠炎,继发肠黏膜萎缩和纤维化,引起急性渗出性腹泻。

(3)抗生素相关及肠道感染性腹泻:抗生素过度使用导致肠道功能紊乱,菌群失调,致病微生物增生而引起腹泻。抗生素也可以直接引起肠黏膜损害导致腹泻。另外,肿瘤患者因化疗等原因,免疫功能受到抑制,营养不良,化疗时毒性反应导致胃肠黏膜缺血缺氧,易导致肠道细菌繁殖,移位而发生感染性腹泻。

(4)其他因素:肿瘤患者患病时间长,反复治疗,引起患者思想紧张、焦虑,导致胃肠自主神经功能紊乱也是可引起腹泻的因素。

【中医病机】 腹泻就其病机来看,应属祖国医学泄泻范畴。中医学认为引起泄泻的原因主要有感受外邪、饮食所伤、七情不和及脏腑虚弱等,但均因导致脾胃功能失常而产生泄泻。其最主要的病机为脾虚湿胜。病理性质为本虚标实,亦有以邪实为主的。肿瘤患者的腹泻大多以本虚为主,肿瘤患者由于化疗药物或放射性治疗耗伤人体正气,伤脾败胃,使脾气虚弱,运化失职,脾失健运,胃失和降,脾虚不能运湿,湿滞为其标,而脾虚为其本。故治疗应以扶正为先,一旦正气恢复,邪气自然退却。

1. 外邪夹湿,内侵困脾 六淫之邪,均能使人发生泄泻,其中以暑、湿、寒较为常见,尤其以感受湿邪致泻者为多。患者若体质虚弱,脾虚失于运化,也能导致湿滞于肠胃,从而引起便溏。

2. 情志所伤,肝脾不和 肿瘤患者多情绪低落,易烦易怒,忧思恼怒,肝气郁结,失于条达,横逆乘脾;或忧思太过,耗伤脾气,脾运失职,水谷不分,混杂而下,变为泄泻。

3. 饮食积滞,脾胃受伤 饮食过量,化为积滞;或患者本就消化不良,食积胃肠;或不注意控制饮食,恣食肥甘,滋生湿热,过食生冷,寒湿伤中;饮食不洁,化生浊邪等,病机之关键是饮食伤脾。

4. 劳倦伤脾,清阳不升 患者长期饮食失调,或劳倦久病,素体不足,均可导致脾胃虚弱,清阳不升,不能受纳水谷和运化精微,湿滞内生,清浊不分,遂成泄泻。

5. 年老虚损,命门火衰 肿瘤是一个慢性病,且以中老年人多见。久病之后,或年老体弱、阳气不足、肾阳受损、命门火衰,致釜底无火、脾失温煦、运化失权而成泄泻。

【诊断与鉴别诊断】 由于引起腹泻的病因不同,治疗亦不相同,鉴别腹泻类型及病因有助于临床对因治疗。

1. 诊断要点排便情况、粪便外观和腹痛性质:病变在直肠或乙状结肠的患者多有便意频繁和里急后重,量少,肉眼可见脓、血,有黏液,腹痛位于下腹和左下腹,排便后可稍减轻;小肠病变所引起腹泻粪便的量较多,烂或稀薄,可含脂肪,黏液少,臭,无里急后重,疼痛的部位多在脐周,多为间歇性阵发性绞痛伴肠鸣音亢进。每日大便量超过5L应考虑霍乱或内分泌肿瘤所引起的腹泻。

2. 辅助检查

(1)血常规和生化检查可了解有无贫血、白细胞增多和糖尿病以及电解质和酸碱平衡情况。

(2)新鲜粪便检查是诊断急、慢性腹泻病因的最重要步骤,常用的有大便隐血实验、涂片查白细胞、脂肪、寄生虫及虫卵、大便培养细菌等。

(3)X线钡餐、钡灌肠检查和腹部平片可显示胃肠道病变运动功能状态,胆石、胰腺或淋巴结钙化。选择性血管造影和CT对诊断消化系统肿瘤有重要价值。

(4)直肠镜乙状结肠镜和活组织检查:活检操作简便,对相应肠段的癌肿有早期诊断价值。纤维结肠镜检查和活检可观察并诊断全结肠和末端回肠病变。小肠镜可观察十二指肠和空肠近段病变并做活检,怀疑胆道和胰腺病变时行 ERCP 有重要价值。小肠黏膜活检有助于胶原性乳糜泻、热带性乳糜泻、某些寄生虫感染、crohn 病、小肠淋巴瘤等的诊断。

【治疗】

1. 常规治疗

(1)对于病因明确腹泻,应该先针对病因治疗。感染性腹泻需根据病原体治疗,以针对病原体的抗菌治疗最为理想:复方新诺明、氟哌酸、环丙氟哌酸、氟嗪酸、氧氟沙星等对菌痢、沙门菌或产毒性大肠埃希菌、螺杆菌感染有效;甲硝唑对溶组织阿米巴及梨形鞭毛虫感染有效。高渗性腹泻应停食高渗的食物或药物。胆盐重吸收障碍引起的结肠腹泻可用考来烯胺吸附胆汁酸止泻。治疗胆汁酸缺乏所致的脂肪泻,可用中链脂肪代替日常食用的长链脂肪,因前者不需经结合胆盐水解和微胶粒形成等过程而直接经门静脉系统吸收。

(2)纠正腹泻所引起的失水、电解质紊乱和酸碱平衡失调。

(3)对严重营养不良者,应给予营养支持。对弥漫性肠黏膜受损者,谷氨酰胺是黏膜修复的重要营养物质,在补充氨基酸时应注意补充谷氨酰胺。

(4)严重的非感染性腹泻可用止泻药,常用止泻药如表 2-6-6。

表 2-6-6　常用止泻药

主要作用机制	药物	剂量
收敛、吸附、保护黏膜	双八面体蒙脱石	3g,3/d
	次碳酸铋	0.2~0.9g,3/d
	氢氧化铝凝胶	10~20ml,3~4/d
	药用炭	1.5~4g,2~3/d
	鞣酸蛋白	1~2g,3/d
减少肠蠕动	复方樟脑酊 2~5ml,3/d	2~5ml,3/d
	地芬诺酯	2~5mf,3/d
	哌洛丁胺	4mg,3/d
抑制肠道过度分泌	消旋卡多曲	100mg,3/d

2. 细胞毒药物引发的腹泻的治疗　最常见的引发腹泻的细胞毒类药物是伊立替康,对于其所致的迟发性腹泻的治疗原则如下。

(1)减少肠腔内 SN-38 的浓度及其与肠上皮接触时间:抑制细菌产生 β 葡萄糖醛酸化酶:使用口服抗生素、增加肠腔 pH。

(2)吸附肠腔 SN-38:预防性口服活性炭。

(3)减少肠内容物在肠内存留时间:不提倡预防性使用止泻药。

(4)隔断 SN-38 与肠上皮细胞的接触:肠黏膜保护药。

(5)减少肠蠕动,增加水、电解质吸收:氯苯哌酰胺、复方苯乙哌啶。

（6）减少肠上皮细胞分泌水分及电解质：奥曲肽、COX。抑制药（抑制血栓烷 A2，使其刺激肠上皮细胞分泌氯原子及水分的作用下降）、Acetorphan、Racecadotril（脑啡肽抑制药）。

（7）其他：①IL-15。可以防止肠道微绒毛的缩短和破坏，减少结肠杯状细胞的数量。②沙利度胺。机制不详，最早发现对 AIDS 相关腹泻有效，可能与其消炎作用及抑制 TNF-α 的作用有关，同时可增强 CPT-11 的抗肿瘤效应。

3. 肛周湿疹　腹泻易造成肛门或肛周区灼痛及皮肤损害，甚至出现糜烂、湿疹等。故应指导患者采取定期清洗局部皮肤、便后用苍术、黄柏、五倍子煎水坐浴，每日 1 次。局部涂搽黄连软膏、鱼肝油软膏等，以保持患者肛周皮肤清洁、干燥和舒适，从而避免肛周皮肤发生糜烂和湿疹。

4. 精神情志　绝大多数患者确诊癌症后，情志失调，恐惧、急躁、焦虑，甚至绝望。再加上术后进行化疗和放疗引起的严重胃肠道反应，尤其是严重的腹泻，多会加重患者精神负担。因此，加强患者的心理护理至关重要。医生护士应进行解释、疏导和鼓励使其情绪稳定，并介绍经治的同类肿瘤病人采取的措施和已取得良好疗效的病例，以鼓励病人安心和积极地配合治疗和护理。

5. 饮食护理　恰当的饮食可使某些患者腹泻症状减轻。护理中应指导患者选择温热、柔软、易消化、高热量、高维生素、低脂肪饮食，坚持少量多餐，避免刺激性、过敏性、高渗性、产气性食物及油腻食物。忌食生冷拌菜、芝麻、核桃仁等。

【辨证施治】腹泻总的治疗原则是健脾化湿。在具体的治疗方法上，可参考李中梓在《医宗必读》中提出的著名的治泻九法，即淡渗、升提、清凉、疏利、甘缓、酸收、燥脾、温肾、固涩。

1. 根据中医的辨证施治原则，肿瘤患者腹泻大致有以下六种证型。

（1）寒湿困脾

主证：泄泻清稀，甚如水样。

次证：脘闷食少。

舌脉：苔白腻，脉濡缓。

治则：芳香化湿，解表散寒。

方药：藿香正气散、胃苓汤。

药物：藿香 20g，茯苓 10g，白芷 10g，紫苏 10g，大腹皮 10g，半夏 10g，厚朴 10g，陈皮 10g，白术 10g，苦桔梗 12g，甘草 12g，生姜 3 片，大枣 1 枚。或胃苓汤治疗。白术 12g，茯苓 15g，猪苓 12g，泽泻 9g，苍术 6g，川朴 9g，陈皮 6g，甘草 12g，桂枝 6g，大枣 5 枚，生姜 3g。

（2）湿热内蕴

主证：腹痛泄泻交作，泻下急迫，或泻而不爽，肛门灼热。

次证：大便质稀或溏，色黄褐而臭，烦热口渴，小便短赤。

舌脉：舌苔黄腻，脉濡数或滑数。

治则：清热利湿，升清降浊。

方药：葛根芩连汤或白头翁汤加味。

药物：葛根 30g，黄连 5g，黄芩 20g，炙甘草 5g。或白头翁 15g，黄柏 12g，黄连 6g，秦皮 12g。

（3）肝气乘脾

主证:腹痛即泻,泻后痛减(常因恼怒或精神紧张而发作或加重),少腹拘急,胸胁胀满窜痛。

次证:肠鸣矢气,便下黏液,情志抑郁,善太息,急躁易怒。

舌脉:舌苔薄白,舌质红或紫暗,脉弦或弦紧。

治则:抑肝扶脾。

方药:痛泻要方加减。

药物:炒白术 15g,生白芍 10g,防风 10g,炒陈皮 6g,柴胡 6g,煨木香 6g,炒枳壳 6g,制香附 6g,生甘草 10g。

(4)脾胃虚弱

主证:大便时溏时泻,夹有黏液,食少纳差,食后腹胀,脘闷不舒。

次证:腹部隐痛喜按,腹胀肠鸣,神疲懒言,肢倦乏力,面色萎黄。

舌脉:舌质淡,舌体胖有齿痕,苔白,脉细弱。

治则:健脾益气,渗湿止泻。

方药:参苓白术散。

药物:党参 15g,炒白术 12g,茯苓 10g,白芍 10g,山药 30g,炒扁豆 15g,莲子 10g,薏苡仁 15g,砂仁 6g,炒陈皮 6g,木香 10g,甘草 10g。

(5)肾虚不固

主证:黎明五更之前腹痛肠鸣泄泻,泻下完谷,泻后则安。

次证:形寒肢冷,腰膝酸软。

舌脉:舌淡苔白,脉沉细。

治则:温补脾肾,固涩止泻。

方药:四神丸加减。

药物:肉豆蔻(煨)200g,补骨脂(盐炒)400g,五味子(醋制)200g,吴茱萸(制)100g,研末为丸服。

(6)寒热错杂证

主证:胃痞畏寒,胃中灼热。

次证:畏寒肢冷,嘈杂反酸,口干口苦,心烦燥热,肠鸣便溏,遇冷症重。

舌脉:舌淡苔黄,脉沉细数。

治法:寒热并用,和中消痞。

方药:半夏泻心汤。

药物:半夏 10g,干姜 10g,黄芩 10g,黄连 3g,党参 15g,陈皮 6g,厚朴 10g,枳壳 10g,甘草 3g。

2. 其他治法。

(1)针灸治疗

取穴。急性腹泻:天枢、上巨虚、阴陵泉、水分;慢性腹泻:神阙、天枢、足三里、公孙。

配穴:寒湿者,加神阙;湿热者,加内庭;饮食停滞者,加中脘;脾胃虚弱者,加脾俞、太白;肝郁者,加太冲;肾阳不足者,加肾俞、命门。

方义:天枢为大肠募穴,可以调理肠胃气机。上巨虚为大肠下合穴,可通腑除湿导滞。阴陵泉可健脾化湿。水分利小便而实大便。灸神阙可温补元阳,固本止泻。足三里、公孙健脾益胃。

（2）耳针：选大肠、胃、脾、肝、肾、交感。每次选3~4穴，毫针针刺，中等刺激。亦可耳穴埋针或王不留行籽贴压。

（3）灸法：灸法既可补虚，又可泻实；既可温寒，又可散热；既可助阳，又可养阴，且疗效明显。常应用灸法治疗慢性腹泻的穴位有神阙、脾俞、章门、脐周四穴、长强、足三里、阴陵泉、中脘、气海、大肠俞、天枢、上巨虚等。

（4）中药敷脐治疗或中药灌肠治疗：对口服药效果不满意的可以加中药敷脐治疗或中药灌肠治疗。敷脐方以丁香、吴茱萸温中散寒，肉桂温补命门。参考方为诃子10g，肉豆蔻15g，炒艾叶10g，肉桂、吴茱萸各6g，公丁香10g，将上述药物研细末后以麻油适量调和后敷于脐上，外用麝香止痛膏粘贴固定，活血通络以透达药性，对胶布过敏者改用纱布固定，每日换药1饮。中药灌肠方参考方为败酱草30g，苦参15g，皂角刺、白芷、黄连各10g，煎水100ml保留灌肠，每日1次。常用于治疗厥脱、水肿及泻利等症。

【中西医结合治疗策略选择】西医目前常用的对于细胞毒药物（如伊立替康）引发腹泻的治疗方案如下：腹泻发生在药物使用后的24h以内，可能系胆碱能神经兴奋性增强所致，可以应用阿托品0.5mg在皮下注射治疗。

腹泻发生以后，目前推荐的抗腹泻治疗措施为：高剂量的氯苯哌酰胺（2mg，2h），这种治疗需持续到最后一次稀便结束后12h，中途不得更改剂量，氯苯哌酰胺有导致麻痹性肠梗阻的危险。故所有患者以此剂量用药一方面不得少于12h，但也不得连续使用超过48h。除抗腹泻治疗外，当腹泻合并严重的中性粒细胞减少症（粒细胞计数<500/mm³）时，应用广谱抗生素预防性治疗。除抗腹泻治疗外，当出现以下症状时应住院治疗腹泻：腹泻同时伴有发热；严重腹泻（需静脉补液）；高剂量的氯苯哌酰胺治疗48h后仍有腹泻发生。氯苯哌酰胺不应用于预防性治疗，甚至前一周期出现过迟发性腹泻的患者也不应如此。出现严重腹泻的患者，在下个周期用药应减量。

皮下注射奥曲肽治疗顽固性的2级腹泻，奥曲肽是普遍认可的治疗化疗相关性腹泻的常用药物。Barbounis等证实奥曲肽（500μg，3次/d）对氯苯哌酰胺无效的CPT-11引起的腹泻有效。对于出现复杂腹泻的病例应给予静脉补液，奥曲肽100~200μg，皮下注射，每天3次，或25~50μg/h静脉滴注。如果有剧烈的延时腹泻，奥曲肽剂量提高到500/μg，用至腹泻控制为止，同时给予抗生素治疗（氟喹诺酮）。进行大便细菌培养和白细胞计数，注意水电解质平衡。任何化疗引起的腹泻在氯苯哌酰胺治疗24~48h均应给予奥曲肽治疗，可以静脉持续给药至腹泻控制24h以后。

奥曲肽是抑制胃酸分泌药，有利于提高培菲康的稳定性。奥曲肽与培菲康共同应用时，两种药物相互促进和补充，做到标本兼治、作用持久，能够取得更加满意的治疗效果，是一种疗效满意、安全可靠的治疗方法，值得在临床中进一步推广。

排除细菌感染等原因的功能性腹泻常常可用止泻药对症治疗。

脾胃为后天之主，一旦脾土虚弱，水谷不得运化，水湿留滞。恢复脾胃功能在中医治疗腹泻中有重要意义，在西药预防和治疗腹泻的基础上，或在肿瘤的化疗过程中或化疗后，都可选用健脾利湿为主的中药联合治疗，或加以针灸止泻补虚，恢复脾胃的运化功能。其中对于半夏泻心汤及参苓白术散治疗肿瘤相关性腹泻有效的报道颇多，临床可以加以辨证应用。总之,中西医结合预防和治疗腹泻对于调整肿瘤患者体质,提高生活质量有重要帮助,可使治疗得以顺利进行。

第六节 便秘

便秘是指排便次数减少(每2~3d或更长时间排便1次,量少且干硬)常同时伴有排便困难或不尽感。一般对排便后8h所摄的食物在40h内尚未排出即为便秘。它是晚期肿瘤患者中最常见的症状,也是某些化疗药、止痛药等最常见的并发症之一。综合有关文献,晚期癌症患者23%~80%需要接受便秘治疗。便秘极易致患者出现腹胀、烦躁、焦虑、失眠等症状,容易引起肛裂、痔疮,进而引起肛周感染,严重影响肿瘤治疗的效果,大大降低了患者的生活质量。

【病因】引起便秘的原因较多,除考虑化疗药物引起的自主神经病变外,还有其他很多原因。

1. 肠道器质性病变　如肿瘤侵袭、炎症等原因引起的肠腔狭窄或梗阻,直肠内脱垂、痔疮、肛裂、肛门直肠脓肿、直肠前膨出、耻骨直肠肌肥厚、耻直分离、盆底病等。

2. 神经系统疾病　如背脊压迫、马尾综合征、肠自主神经的肿瘤侵袭、中枢性脑部疾患、脑卒中、多发硬化、脊髓损伤以及周围神经病变。

3. 内分泌或代谢性疾病　伴有其他如甲状腺功能低下、甲状旁腺疾病、糖尿病肠病、电解质紊乱(低血钾)等病变。

4. 药物因素如止吐药(5–羟色胺拮抗药、赛克力嗪)、铝抗酸剂、铁剂、镇痛药(吗啡制剂、可待因制剂、非甾体消炎药)、抗抑郁药、抗帕金森病药、止痉药(阿托品盐)、钙通道拮抗药、利尿药以及抗组胺药。

5. 神经心理障碍如抑郁或不方便或不熟悉的卫生设施时。

6. 机体素质低下　如癌症晚期、消瘦和无力型人、老年人或长期住院患者的副作用也可以引起便秘,饮食摄入少,补液不够,体虚、不能运动。

【中医病机】中医在先秦就已经有了对便秘的描述,如《素问·厥论》曰:"太阴之厥,则腹满月真胀,后不利。"《素问·举痛论》曰:"热气留于小肠,肠中痛,瘅热焦渴。则坚干不得出,故痛而闭不通矣。"宋代《圣济总录·卷第九十七·大便秘涩》指出:"大便秘涩,盖非一证,皆荣卫不调,阴阳之气相持也。若风气壅滞,肠胃干涩,是谓风秘;胃蕴客热,口糜体黄,是谓热秘;下焦虚冷,窘迫后重,是谓冷秘。或肾虚小水过多,大肠枯竭,渴而多秘者,亡津液也。或胃燥结,时作寒热者,中有宿食也。"将本病证候分类为寒、热、虚、实四大要素,而寒、热、虚、实之间,常相互转化或相互兼夹,故致本病病机复杂多变。

1. 饮食不洁　饮酒过多、过食辛辣肥甘厚味,导致肠胃积热,大便干结;过食生冷,阴寒凝滞,或药物干预,导致肠胃传导失司,造成便秘。

2. 情志失调　肿瘤患者,忧愁思虑过多,或癌痛缠身,平时久坐少动,以致气机郁滞,通降失调,致大便秘结。

3. 气血亏虚　肿瘤患者,素体虚弱,加之手术、化疗常耗伤气血,气虚则大肠传送无力,血虚则津枯肠道失润,导致大便干结,便下困难。

4. 感受外邪 肿瘤患者极易感受外邪,如外感寒邪可致阴寒内盛,凝滞胃肠,失于传导,热病(放疗)之后,肠胃燥热,耗伤津液,大肠失润,大便干燥,致排便困难。

【诊断与鉴别诊断】

1. 罗马 3 标准

(1)必须满足以下 2 条或多条:①排便费力(至少每 4 次排便中有 1 次);②排便为块状或硬便(至少每 4 次排便中有 1 次);③有排便不尽感(至少每 4 次排便中有 1 次);④有肛门直肠梗阻和(或)阻塞感(至少每 4 次排便中有 1 次);⑤需要用手操作(如手指辅助排便、盆底支撑排便)以促进排便(至少每 4 次排便中有 1 次);⑥排便少于每周 3 次。

(2)不用缓泻药几乎没有松散大便。

(3)诊断 IBS(肠易激综合征)的条件不充分。

*诊断前症状出现至少 6 个月,近 3 个月满足以上标准。

2. 便秘的检查

(1)血清电解质:尿素氮或肌酐增高提示出现脱水,可能为便秘引起,少数因补液量不足造成。血钙升高(血清白蛋白水平纠正后),表明系高钙血症引起的便秘。

(2)症状体征:患者的主诉常是排便不顺、费力,大便干结,排出的粪便呈羊粪状,有的是坚硬的粪便。有时排便时因粪块嵌塞于直肠腔内难于排出,但有少量水样粪质绕过粪块自肛门流出,形成假性腹泻。便秘患者常伴有腹痛、腹胀、恶心、食欲减退、消瘦等症状。一般无重要阳性体征发现,便秘患者体检时,常可在降结肠和乙状结肠部位触及粪块及痉挛的肠段。

(3)腹部 X 线直立平片:可以检查到便秘患者结肠和直肠里的粪便情况,如果是多液平、肠管膨胀或直肠排空则提示肠梗阻。胃肠钡餐检查可以了解钡剂通过胃肠道的时间,钡剂在正常时 12~18h 到达结肠脾区,24~72h 内应全部排出结肠,便秘则排空时间延长。

【治疗】

1. 治疗原则

(1)确保充足的食物和水分摄入。

(2)出现恶心呕吐,特别是怀疑肠梗阻的患者,应迅速处理。如果为损伤神经而致肠麻痹,则还需使用修复神经组织的药物。

(3)给予口服导泻剂,作用可持续 l~2d。

(4)直肠导泻剂对粪便嵌塞有效,但必须与口服导泻剂联用。

①对硬结干燥的粪便,前一天晚上予软化作用的灌肠剂如花生油,而后再使用刺激作用的灌肠剂如磷酸盐。②对于较软的粪便,则可直接予刺激作用的灌肠剂;发生粪便高位直肠嵌塞时,导管给予灌肠剂;低位粪便嵌塞可用手清理。

(5)进行中医的辨证施治,可以穿插于肿瘤便秘治疗的各个阶段。

2. 西医治疗 泻药按作用机制可分为以下几类。

(1)刺激性泻药:直接作用于肠黏膜,主要作用于大肠,又称大肠性轻泻药,此类药物本身或其在体内的代谢物刺激肠壁,使肠蠕动增加,从而促进粪便排出。主要包括酚酞、蓖麻油、番泻叶、大黄、比沙可啶(便塞停)等。不良反应是腹绞痛,多与剂量有关。可采用餐前小量、睡前稍大量的方法来减轻这种不适。这种腹绞痛一般并不严重,可不予处理,也可因使用止痛药而减轻。

（2）容积性泻药：不易被肠黏膜吸收，口服后大部分停留于肠道内，使肠内容物渗透压升高，同时将水分自组织中吸入肠腔，以达到肠腔内外渗透压平衡。使肠内容物容积增大，肠腔扩大后，刺激肠腔压力感受器，同时刺激局部激素（缩胆囊素）释放，引起小肠蠕动增加，内容物迅速进入大肠而排便，产生容积性泻下作用。包括镁和钠的硫酸盐、磷酸盐。长期使用容易引起腹胀等不适。

（3）膨胀性泻药：这类药物在肠内很少消化或不消化，并吸水膨胀成胶状，使肠内容物体积增大，便软且富含水分。肠腔容积增大后刺激肠壁，反射性地增加肠蠕动，缩短大肠运转时间而排便。包括多种植物及半合成纤维素。

（4）润滑性泻药：包括矿物油、甘油栓等，可起到软化粪便的作用，但长期使用可能会导致脂溶性维生素丢失，因此，使用这类药物，应避开进餐时间，并注意间断更换其他泻药。

（5）粪便软化剂：常用的有蜂蜜、麻仁润肠丸、硫酸多库酯钠（DSS）、乳果糖、聚氧乙丙烯等，其中 DSS 是一种表面活性剂，能使粪便软化，减少粪便的表面张力，从而使水分渗入粪便之中。

（6）促胃动力药：多巴胺受体拮抗药、5-HT。受体激动药。

（7）微生物制剂：主要用于纠正肠道菌群失调，改善体内微生态，促进肠蠕动从而改善便秘症状，常用的有双歧杆菌活菌制剂和双歧三联活菌制剂等。

（8）其他（钙通道阻滞药、前列腺素药物、阿片受体拮抗药）常用药物介绍。

大黄散：0.5g，口服，每日 1 次。

番泻叶：1.5~6.0g，口服，煎服。

乳果糖：30~40ml，每日 2~3 次。

开塞露：20ml，塞肛。

3. 中成药

（1）口服中成药

砂仁粉（3g），冲服。

苁蓉通便口服液：一次 1~2 支（10~20ml），每日 1 次，睡前或清晨服用。

番泻叶颗粒（冲剂）：冲服，一次 10g，每日 2 次。

麻仁丸（水蜜丸）：一次 6g，每日 1~2 次。

龙荟丸：一次 3~6g，每日 1~2 次，饭前服用。

（2）灌肠：灌肠是患者最不情愿采用的一种治疗方法，但在部分没有及时预防及治疗的便秘患者和部分长期患病的体衰、老年顽固性便秘患者，灌肠有时不可避免。应尽可能通过及时预防及治疗便秘，避免灌肠治疗成为常规，因为灌肠治疗的同时可能会导致肠壁黏液丢失，这些黏液有润滑肠壁的作用。

选用大承气汤加减为基础随证酌情增加活血化瘀药而煎成约 200ml 的汤剂灌肠。

大黄（后下）15g，芒硝（冲）10g，厚朴 20g，枳实 20g，桃仁 15g，红花 6g。

4. 其他治法

（1）灌肠通便及食指挖出粪便：采用灌肠的方法，可以使积聚在直肠、乙状结肠等低位肠段的粪便溶化而排出。可以用温肥皂水 200ml 左右或 50%硫酸镁 30ml、甘油 60ml、水 90ml

配成灌肠液或大承气汤加减配成约 200ml 的汤药灌肠。而如果粪块堆积在直肠内,则可戴上手套,用食指蘸润滑油将其挖出。

(2)食物调配:如果病情允许的情况下,多食水果、蔬菜及其他多渣食物,多食油脂丰富的食物。

(3)适当锻炼:可以自己用手从右下腹部开始,按右上腹部、上腹正中、左上腹部、左下腹部结肠的走行方向向前推进,每天 3~4 次,每次反复进行 4~5 次,以增强排便动力肌的功能。

(4)养成习惯:每天定时上厕,锻炼意志指挥肠管的蠕动。

肿瘤引起的便秘,经病因治疗效果不佳或错过、失去病因治疗的时机,可酌情应用泻药,刺激肠道分泌和减少吸收、增加肠腔内渗透压和流体静力压。常用的药物有甘油或石蜡油,每次 10~30ml 口服。硫酸镁,每次 l0~20g,口服。番泻叶,每次 3~6g;蓖麻油,每次 10~30ml 口服;大黄,每次 0.3~0.5mg 口服。还有作为粪块嵌塞的临时治疗措施,如肥皂水 75ml 加温开水至 1000ml 灌肠,甘油栓或开塞露的应用等。

【辨证施治】肿瘤患者出现便秘的原因是多方面的,病变属大肠传导时,常同时与肺、脾、胃、肝、肾等脏腑功能失调相关,胃肠积热、气机郁滞、气血亏虚、肾阴不足、内伤饮食情志、药物影响等皆可导致便秘。胃热炽盛,热传大肠,燔灼津液,故致燥屎内结;脾失健运或肝气郁结,气机运化失司,以致糟粕内滞;气血亏虚,肠失温润,气机运化无权,无力排便于外,都会引起便秘。

1. 肠胃积热

主证:大便干结,腹中胀满,口干口臭,小便短赤。

次证:面红身热,心烦不安,多汗,时欲饮冷。

舌脉:舌质红,苔黄燥或焦黄起芒刺,脉弦滑。

治则:泻热导滞,润肠通便。

方药:麻子仁丸加减。

药物:火麻仁 l5g,杏仁 9g,白芍 12g,制大黄 9g,枳实 15g,川朴 12g。

2. 气机郁滞

主证:大便干结,欲便不出,腹中胀满,胸胁胀闷。

次证:食欲不振,嗳气呃逆,肠鸣矢气,便后不畅。

舌脉:舌薄白或黄,或薄腻,脉弦滑。

治则:顺气行滞、降逆通便。

方药:六磨汤加减。

药物:乌药 12g,制大黄 6g,枳实 9g,槟榔 12g,木香 12g,降香 6g。

3. 气血亏虚

主证:虽有便意,努挣难下,便后乏力,肢倦懒言,面色苍白,汗出气短,神疲乏力,头晕目眩,心悸气短。

次证:失眠健忘,或口干心烦,潮热盗汗,耳鸣,腰膝酸软。

舌脉:舌淡胖,或舌边有齿痕,或舌质红少苔,苔薄白,脉细弱。

治则:益气养血,润肠通便。

方药:济川煎加减。

药物:肉苁蓉 15g,牛膝 15g,当归 12g,黄芪 20g,火麻仁 12g,郁李仁 12g,生地黄 20g。

4. 阳明腑实

主证:大便不通,频转矢气,脘腹拒按,按之则硬。

次证:潮热谵语,手足溅然汗出。

舌脉:舌红苔黄,脉沉实。

治则:峻下热结。

方药:大承气汤加减。

药物:生大黄 30g,川朴 24g,枳实 12g,芒硝 9g。

随证加减:肝癌者,加龙胆草、炒栀子;肺癌者,加沙参、麦冬、花粉、黄芩;大便干结者多加用火麻仁、郁李仁;腹痛明显者加厚朴、莱菔子利气止痛;七情郁结,腹满胀痛者,加柴胡、白芍、合欢皮等疏肝解郁。气虚下陷而脱肛者,加升麻、柴胡、桔梗、人参协同黄芪以益气升陷;大便燥结难下者,加杏仁、郁李仁以滑肠通便;肺癌用大补元煎(人参、炒山药、熟地黄、杜仲、枸杞子、当归、山茱萸、炙甘草)加减。血虚有热,兼见口干心烦,舌质红,苔少,脉细数者,加何首乌、玉竹、知母等清热生津养阴;潮热盗汗者,可用增液承气汤以滋阴通便;食管癌患者晚期汤水难下,伴见大便干结如球者,用五汁安中饮合五仁丸滋阴润畅通便;耳鸣、腰膝酸软者,用六味地黄汤加火麻仁、柏子仁、瓜蒌仁滋补肾阴,润肠通便。

【中西医结合治疗策略选择】 便秘患者排除神经系统疾病、电解质紊乱及机械性肠梗阻等因素,可以选用口服导泻剂、中药辨证治疗和对症治疗、直肠导泻和醮润滑油挖出。

1. 预防性措施在化疗或使用吗啡和阿片制剂之前可以采用如下预防性措施。

(1)预防服药法:刺激性泻药+软便药(番泻叶或芦荟+多库酯钠,每天晚上 2 片);增加缓泻药和软便药的剂量(番泻叶或芦荟+多库酯钠,2~3 片,2~3/d,将每 1~2d 有一次没有用力的排便作为目标),或者使用润肠通便的中药如麻子仁丸、润肠丸、增液汤、济川煎等。

(2)增加液体摄入量。

(3)如果患者有充足的液体摄入量和体力运动,增加膳食纤维量。

(4)适当地运动。

2. 一旦产生便秘评估引起便秘的原因及严重程度,排除嵌塞情况,尤其腹泻伴有便秘(在嵌塞周围溢流)排除完全性肠梗阻(体格检查,腹部 X 线检查),治疗其他原因(高钙血症、低血钾症、甲状腺功能减退、糖尿病及药物原因),边增加边观察,便塞停 10~15mg 口服,睡觉时用,每日 3 次,将每 1~2d 有一次没有用力的排便作为目标,一旦嵌塞,使用甘油栓剂±液状石蜡保留灌肠;按照指南预先给予止痛药±抗焦虑药。也可以在补液充分的情况下,酌情运用中药小承气汤、泻心汤、六磨汤、麻子仁丸等,采用 2/3 口服,1/3 灌肠的方法。而当便秘的产生是因为动力不足, 中医认为是气虚便秘时, 可以通过益气健脾的中医获得较好的疗效。同时,可针灸、按摩配合以促进肠蠕动。

3. 如果便秘持续重新评估引起便秘的原因及严重程度,检查是否有嵌塞或梗阻,考虑增加其他缓泻药,如便塞停(1 颗直肠给药,每天 1~2 次);聚乙烯乙二醇,乳果糖 30~60ml,2~3/d;山梨醇 30ml,每 2h,1 次,使用 3 次,再必要时氢氧化镁,30~60ml,1~2/d;枸橼酸镁,8 益司,1/d;用 Phosphasoda 或自来水灌肠直到澄清。考虑使用促胃肠蠕动的药物,如甲氧氯普胺,10~20mg,口服,4/d。选择中药大承气汤采用 2/3 口服,1/3 灌肠的方法。也可以在辨证的同时加生大黄 15~30g、芦荟 1~2g 或者选择番泻叶口服。

4. 再评定

（1）效果良好时：绝大多数的便秘能控制；减少患者及家庭的苦恼；可以接受有意义的控制；减轻护理人员的负担；增进友谊；提高生活质量；患者有意义的体重增加；继续治疗并观察症状和生活质量，以决定是否根据其状况更改治疗策略。

（2）效果不令人满意：加强姑息治疗力度；咨询或参考专科姑息治疗服务或临终关怀医院。通常偶然便秘和短暂便秘的患者可使用泻药，对其他所有便秘患者，应积极寻找病因，针对不同病因进行治疗，不可滥用泻药。即使是对无明显器质性疾病的单纯性便秘患者，亦不宜长期使用泻药，而是嘱咐患者养成良好的生活饮食习惯，否则会致成泻药依赖性，结肠张力增强和便秘引起的结肠疼痛增剧。

5. 应用泻药时注意服药时间　作用快的泻药，如盐类、蓖麻油等，应于清晨空腹服用。作用慢的泻药，如大黄、酚酞、苁蓉通便口服液及中药汤剂等，应于临睡前服用。矿物油影响食物中脂溶性维生素的摄入，故在睡前服用。而灌肠药的使用可以在患者便秘引起腹痛的情况下使用。

6. 老年性便秘　肿瘤患者尤其是年长者，中医多属本虚标实，寒热错杂，既不可一味补虚，又不能盲目攻伐，应当在补益的同时，佐以小量大黄或芦荟泡服，如有高血压、凝血功能较差患者，采用直肠导泻或醮润滑油挖出时需关注患者生命体征。

第七节　出血性膀胱炎

出血性膀胱炎是指膀胱内的弥漫性炎症性出血，通常是由于某些药物或者放射治疗造成的膀胱急性或慢性损伤所致，继发于细菌、真菌、寄生虫感染或肿瘤直接浸润的膀胱出血不属于此病的范畴，是肿瘤患者接受抗癌治疗过程中较常见的并发症。而临床上最常见的引起肿瘤患者出血性膀胱炎的药物是环磷酰胺，它是一种烷化剂类的细胞毒药物，具有较强的抗肿瘤和抑制免疫的作用，临床上广泛用于乳腺癌、白血病、淋巴瘤、多发性骨髓瘤、卵巢癌、难治性肾病综合征和狼疮性肾炎等多种疾病的治疗。如不采用任何预防措施，则环磷酰胺导致出血性膀胱炎的发生率为 7%~15%。症状可能在给药后迅速出现，也可能在停止给药后数月乃至数年后出现。由于此不良反应发生率较高且症状严重，应在临床药物治疗中给予足够的重视。本节所讲的出血性膀胱炎特指由抗癌药物的毒性或过敏反应所引起的，由放射治疗引起的列入放射性损伤章节。

【病因】抗肿瘤药物的毒性反应是引起肿瘤相关性出血性膀胱炎的主要原因。部分抗癌药物可直接或间接刺激膀胱黏膜上皮，引起出血性膀胱炎。这种毒性作用，不但与时间、浓度呈正相关，而且与给药途径及方法密切相关，其中包括：①静脉化疗，环磷酰胺及异环磷酰胺经静脉注射后，在体内的代谢物（如丙烯醛和 4-羟基异磷酰胺类）可损伤泌尿道及膀胱黏膜上皮。长期或短期大剂量静滴环磷酰胺也可引起膀胱纤维化。通常在静脉给药（尤其是大剂量给药）后早期发生，而口服药治疗后通常几周才发生膀胱炎。②膀胱内灌注，膀胱内灌注化疗药物或生物反应调节剂治疗膀胱表浅肿瘤可引起化学性膀胱炎。塞替哌（TSPA）灌注后的膀胱炎发生率为 2%~49%,其中 1/3 患者发生血尿;阿霉素(ADM)引起膀胱炎的发生率为 26%~50%;丝裂霉素(MMC)引起膀胱炎的发生率为 6%~33%,其中 1/3 患者出现显微镜下血尿。③骨髓移植,环磷酰胺(CTX)的骨髓移植预处理方案引起出血性膀胱炎的发生率为 2%,常与血小板减少有关。以往接受过 CTX、放疗、插尿管、细菌或病毒感染及同期用药和凝血障碍等与出血性膀胱炎的发病有关。以往用过马利兰(BUS)的患者,发病危险性也会增加。CTX 和 BUS 联合化疗引起膀胱炎的危险性相对更高。

【中医病机】　出血性膀胱炎属中医尿血范畴,在《内经》中称为溺血、溲血,如《素问·气厥论》有"胞移热于膀胱,则癃溺血",《素问·痿论》有"悲哀太甚则胞络绝,胞络绝则阳气内动,发为心下崩,数溲血也"。《金匮要略》也指出"热在下焦者则尿血",《伤寒论》有"以热在膀胱,必便血也","风邪入于少阴则尿血,尺脉微而芤亦尿血",《诸病源候论》认为"心主于血,与小肠合,若心象有热,结于小肠,故小便血也"。不论是实证还是虚证,基本上认为尿血的基本病机可以归结为火热熏灼、迫血妄行,气虚不摄、血溢脉外及瘀血阻络、血不循经三类,其病位在膀胱。

1. 饮食失节　平素饮食不节,饮酒过多及嗜好辛辣厚味,滋生湿热,侵犯营血,加之化疗药物为火毒之邪,火毒内蕴,迫血妄行,血溢水道,而成尿血,临证常见血色或鲜红或紫黯。

2. 情志内伤　肿瘤患者化疗期间往往因恐惧或毒副作用而心情郁抑、情志内伤、忧愁惊恐、扰乱心神、心经郁热,下移小肠,迫血妄行而致尿血;亦由肝胆火热之邪,结于下焦,以致热扰血分,损伤脉络,则成尿血。

3. 精亏血热　素体阳盛加之放疗之后,灼津伤阴,或者纵情思欲,房劳过度,或者失血日久,伤及阴液,或者过服助阳药物,以致肾阴亏耗,水不济火,相火妄动,灼伤脉络,故小便带血。

4. 脾胃受损　饮食不节,思虑劳倦,加之化疗药物损伤脾胃,脾失健运,中气不足,统摄无力,血不循经,渗于膀胱,发为尿血。久病及肾,肾之精气日亏,固摄无力,或者肾阳衰微,下元空虚,封藏失职,乃致血随气下,发为尿血。

5. 瘀血阻络　久病之后,由气入络,使血脉瘀阻,血行不畅,血不循经而至出血;或者过用寒凉药物,以致血凝不畅,瘀血内积留于下焦,壅阻脉络,络破血溢,渗于膀胱,发为尿血。

本病的发生多在化疗后,损伤脾胃致气血失和,湿热内聚,瘀血阻络,血络损伤而成。病延日久,或反复发作,正气损伤,邪气仍盛,故本病的病理性质总属本虚标实。一般发作期多为火热炽盛,或湿热瘀阻,终致络伤血溢,以邪实为主;慢性持续阶段多因脾肾气虚,或气血双亏,或阴亏阳伤,或因虚致瘀,以致阴络损伤,血溢于外,故辨证以正虚为主,或虚中夹实,或虚实错杂。

【诊断与鉴别诊断】　由于出血性膀胱炎与其他原因引起的尿血在病理生理机制和治疗措施上均存在显著差异,因此,必须排除其他常见的病因(例如细菌感染、肿瘤侵犯)导致的尿血后,才考虑出血性膀胱炎的可能。

1. 诊断

(1)病史与临床表现:对出血性膀胱炎的诊断关键在于明确病因,排除感染、结石、肿瘤等所致的膀胱继发性出血。因此,需要详细询问病史,包括既往患病情况及治疗用药情况。血尿是出血性膀胱炎的典型临床表现,可分为以下两类:①突发性血尿:血尿突然发生,并伴有尿频、尿急、尿痛等膀胱刺激症状,严重者又伴有贫血症状。膀胱镜检查可见膀胱容积变小,黏膜充血、水肿、溃烂或变薄,血管壁变脆,部分患者可见出血部位。②顽固性血尿:反复发作性血尿,或血尿持续,经久不愈,并常伴有尿频、尿急、尿痛等症状。有时因反复出血、膀胱内形成凝块,或阻塞输尿管口,引起急性或慢性尿潴留梗阻等。膀胱镜检查可见膀胱容积缩小,膀胱挛缩,膀胱壁弹性消失,黏膜充血水肿,溃疡坏死或血管扩张出血。

以上两类血尿患者若并发细菌感染者,其尿频、尿急及尿痛症状可阵发性加重。部分女性患者在顽固性血尿基础上,若并发细菌感染,局部黏膜即可由于缺血而糜烂、溃疡或坏死,进而并发成为膀胱阴道瘘。另有极少数患者由于膀胱大出血后血块填塞膀胱,引起尿毒症,最后可导致死亡。

(2)辅助检查:一般情况下为明确诊断,出现膀胱、尿道刺激症状的患者,均需进行以下检查。①尿液检查:可有镜下血尿,甚至肉眼血尿。②肾功能指标检查:如肌酐、尿素氮、尿酸等的检查。③膀胱镜检查:膀胱镜检查及活检是确定诊断最可靠的方法,可看到膀胱内有不同程度炎症改变,甚至可以看到出血部位,而两侧输尿管口却排出清亮的尿液。

2. 鉴别诊断

(1)泌尿系统感染(包括肾盂肾炎、膀胱炎、尿道炎等)导致的血尿常伴有尿频、尿急和尿痛,肾盂肾炎时还有发热。化验尿时,除红细胞外,还有白细胞。这类经抗感染治疗后,血尿一般就缓解了。

(2)泌尿系结石(肾、输尿管、膀胱和尿道结石)时,除血尿(多数是镜下血尿)外,更明显的是腰腹疼痛,尿道结石时,还会发生尿潴留。泌尿系结石主要靠 B 超和 X 线检查确诊。结石清除后,血尿也就消失了。

(3)泌尿系肿瘤(肾癌、肾盂癌、输尿管癌和膀胱癌等)多见于老年人,它们所致血尿的特点是:①间歇发作;②全程性(伴随排尿的全过程);③无痛性;④肉眼血尿。泌尿系肿瘤的诊断主要依靠血尿症状,结合 B 超、CT、膀胱镜和肾盂造影等检查。

【治疗】 出血性膀胱炎的治疗,首先祛除病因,停用或改用其他化疗药物,其次应积极行止血处理,根据血尿的程度可选用下列方法。

1. 清除血块这是治疗出血性膀胱炎的首要任务,若血块松软,可在病床旁进行,可插管腔大的多孔导尿管,用蒸馏水或盐水冲洗抽吸,若血块坚韧,大而多,则需放置电切镜清除血块,电凝止血,膀胱内灌注药物止血。

2. 止血药的应用

(1)局部用药:①凝血酶:1 000~4 000U 用蒸馏水或生理盐水 20~30ml 配成溶液,每 2~4h 膀胱内注射 1 次。多数患者经 2~3 次灌注后,出血即可得到控制。②硝酸银:用蒸馏水配成 0.5%~1%溶液,每 10~20min 向膀胱内灌注 1 次,有些患者需多次灌注,疗效优于六氨基己酸,能使 68%膀胱出血停止。③去甲肾上腺素:用 8mg/100ml 去甲肾上腺素冲洗膀胱可制止出血,冲洗后 2min 血压可增高,脉搏加快,但不影响治疗,不损伤黏膜。④明矾:可用 1%明矾持续点滴冲洗膀胱,达到最大效果的用量为 3~12L(平均 6L),治疗平均需要 21h,明矾不被膀胱黏膜吸收,活检证明它不损伤移行上皮,其止血的机制是使毛细血管上皮的黏着物质(Cement)硬固,因而血细胞和蛋白不会经毛细血管渗出,可减轻炎症,1%明矾 pH 约为 4.5,若增加到 7,则会发生沉淀,对铝过敏的患者不能用此药冲洗。冲洗后血清铝不会增高,也不致因而引起脑病变。

（2）全身用药：①六氨基己酸：可口服和静脉滴注，它抑制纤维蛋白溶酶原激活物质，因而可抑制纤溶，先用 5g 静脉滴注或口服，继之以 1~1.25g/h 维持，24h 最大量可达 30g，通常 8~12h 可获得最大效果，应注意的是该药可使已经存在于膀胱内的血块变得坚韧，难以自行排出或清除，有膀胱输尿管反应者不宜应用，输注此药时可致中度到严重低血压。②安络血：可口服和肌注，有增强毛细血管对损伤的抵抗力，减少毛细血管通透性，使受伤的毛细血管端回缩而止血，口服，每次 2.5~5mg，每日 2~3 次，严重出血者，每次 5~10mg，2h，1 次；肌注，每次 10mg，每日 2 次；重症则每次 10~20mg，每日 2~3 次，但癫痫及精神病患者慎用。③止血敏：肌注或静脉滴注，该药能增强血小板黏附功能，促进血小板数目增多，疗效较持久，一般用量为每次 0.25~0.75g，每日 1~2 次。④前列腺素：环磷酰胺引起的出血性膀胱炎可用前列腺素预防和治疗，PGE_2 和 PGF_2 不论是膀胱内灌注或注射均有明显疗效。方法是：PGE_2 0.75mg 溶于 200ml 生理盐水内注入膀胱，保留 4h，每日 1 次，直到出血停止，Shurafa 则用 $PGF_2$1.4mg 溶于 200ml 生理盐水中注入膀胱，取得同样好的效果。因其有稳定细胞膜和消除水肿的作用，因而能保护微血管和上皮细胞并促进愈合，但 PGF_2 所致的严重膀胱痉挛限制了它的临床应用。⑤加压素（Vasopressin）：用加压素 0.4U/min 的速度静脉滴注治疗环磷酰胺引起的膀胱大出血，曾收到明显的效果。

3. 冰水灌注或冷冻治疗　用冰水连续冲洗 24~48h，可以治疗放射性膀胱炎的出血。据报道，25 例用此法成功率 92%，冰水有收敛作用，可使血管收缩，蛋白凝固，故可止血，另外也可用冷冻探头在窥视下止血。

4. 动脉栓塞膀胱和前列腺的严重出血可用髂内动脉分支栓塞加以控制，适用于病情危重。手术止血危险性大的患者，若造影能确定出血的动脉分支，选择性栓塞该支效果非常好，但放射和药物引起的膀胱出血常为弥漫性的，要栓塞一侧或双侧髂内动脉前支，最常见的并发症是臀肌缺血引起的间歇性跛行，常立即发生，数日后可自行消失，用现代方法栓塞，因血管再通出血复发的机会较少。

5. 手术止血只限于切开膀胱清除血块，电凝或用化学药品烧灼止血，若不能达到目的，则可行双侧髂内动脉结扎，对于危重患者，不宜考虑膀胱切除、尿流改道等大手术。

6. 高压氧治疗　由于高压氧可以提高血管损伤组织的修复能力，促进肉芽组织生长，使血尿停止，膀胱黏膜及容量基本恢复正常。因此，最近有人采用高压氧来治疗因放、化疗引起的出血性膀胱炎。Bevers 报道用高压氧治疗 40 例因放射治疗引起的出血性膀胱炎患者，有效率达 100%，其方法是：在高压氧舱中 3kPa 压力下，吸入 100% 氧气，90min 为 1 次治疗，每周 5~6 次，共 20 次。

7. 外部加压器　这是一种可缠于骨盆区充气压迫止血的器械，适用于血流动力学不稳定的盆腔急性大出血，曾用来治疗难于控制的膀胱大出血。据报道，该疗法的临床治疗效果较好。

【辨证施治】尿血的病机特点为："火、虚、瘀"。火为火热熏灼，迫血妄行；或药热毒邪，下注膀胱，损伤脉络而尿血；或因情志过急，心火炽盛，移于小肠或膀胱，遂致尿血；或因久病热病，津液耗伤，以致阴虚火旺，血失所藏而尿血。虚为气虚不摄，血溢脉外。或因劳倦伤脾，脾不统血；或因久病热病后期正气亏损，气虚不摄；或因肾虚封藏失职，血从小便而出。瘀为血行不畅,血不循经,多为久病之络或离经之血。根据尿血的病机特点,而制定"治火、治虚、治血"为尿血的治疗原则。治火:实火当清热泻火,虚火当滋阴降火;治虚:要分清脾虚、肾虚,脾虚宜补脾摄血,肾虚宜补肾止血;治血:选用凉血止血、收敛止血、活血止血。

一辨血色。血液随小便而出,可以因其出血量之多少、病程之久暂而表现出血色的深、淡、鲜、黯,如出血量少者,一般尿血微红,出血量大者,尿血较深;属火盛迫血者,尿血鲜红;气血亏虚,气不摄血的,一般尿血淡红;若见尿中夹有血丝、血块者,是属于瘀血内阻之证。二辨虚实。凡起病急骤,尿色鲜红,尿道有灼热感,伴见恶寒发热、口苦咽干、舌质红、苔黄腻、脉象弦数或浮数者,包括内外感之邪所致,皆属实证;若病程日久、尿色淡红、腰膝酸软、潮热、盗汗、面红口干、或者面色萎黄、倦怠乏力、舌质淡或淡红、苔薄白、脉细数或细弱者,包括由内伤以致阴虚、气虚、脾虚、肾虚所致者,皆属虚证。

1. 下焦热盛

主证:小便黄赤灼热,尿血鲜红。

次证:心烦口渴,面赤口疮,夜寐不安。

舌脉:舌质红,脉数。

治法:清热泻火,凉血止血。

方剂:小蓟饮子加减。

2. 阴虚火旺

主证:小便短赤带血。

次证:头晕耳鸣,神疲,颧红潮热,腰膝酸软。

舌脉:舌质红,脉细数。

治法:滋阴降火,凉血止血。

方剂:知柏地黄丸加减。

3. 脾不统血

主证:久病尿血,甚或兼见齿衄、肌衄。

次证:面色不华,体倦乏力,食少,气短声低。

舌脉:舌质淡,脉细弱。

治法:补脾摄血。

方剂:归脾汤加减。

4. 肾气不固

主证:久病尿血,血色淡红。

次证:头晕耳鸣,精神困惫,腰脊酸痛。

舌脉:舌质淡,脉沉弱。

治法:补益肾气,固摄止血。

方剂:无比山药丸加减。

5. 气滞血瘀

主证:尿血暗红或夹有血块,多反复发作。

次证:腰部酸困,少腹刺痛拒按,或可触到积块,时有低热。

舌脉:舌质紫黯,或有瘀斑,苔薄白,脉沉涩。

治则：理气行滞，化瘀止血。

方剂：血府逐瘀汤合蒲黄散加减。

尿血的治疗，总的原则是止血。但引起出血的原因众多，止血方法也有多种多样。因而，治疗尿血要详细辨证，因证施治，灵活加减，不可见血单纯止涩，而应针对尿血的病因病机及损伤脏腑的不同，结合证候虚实及病情轻重而辨证论治。

【中西医结合治疗策略选择】　出血性膀胱炎是指膀胱腔内的急性或慢性弥漫性出血，是肿瘤患者在接受抗癌治疗过程中较常见的并发症。在治疗上我们应综合考虑，首先祛除病因，停止应用导致出血性膀胱炎的化疗药物，其次应积极行止血处理，包括全身和膀胱内局部用药，可予以留置导尿管并行膀胱冲洗，冲洗液采用生理盐水，并在冲洗液中加入止血药物，如凝血酶、去甲肾上腺素、甲醛溶液等。如有血凝块形成不能排除，可于膀胱镜下清除血凝块，并可根据膀胱病变及出血情况行膀胱黏膜电灼术，电灼后加用高压氧治疗效果更明显。如出血明显，时间长，尿路梗阻致肾功能损害，电灼效果不佳等，可以行膀胱部分切除术，甚至膀胱全切术。而对于尿频、尿急、尿痛等膀胱刺激症状，在祛除病因、积极抗感染、大量补液、碱化尿液、利尿及手术等处理后，一般持续几天可以消退。如患者有严重贫血，还可适当输血。必须注意的一点是，在积极治疗出血性膀胱炎时，不应忽视对原发病的治疗。

【预防】对出血性膀胱炎的预防，要注意以下几方面：①避免因尿路梗阻而引起尿潴留，减少环磷酰胺和异磷酰胺对尿道的长期刺激（如前列腺肥大、膀胱结石等）。②化疗期间，注意水化利尿及碱化尿液，由于环磷酰胺的抗利尿作用以及尿液与膀胱接触时间延长，会加重环磷酰胺性出血性膀胱炎，因此预防措施主要考虑为最适宜的利尿，24h 最少补液 2~3L，以及静脉注射呋塞米等利尿药。碱化尿液是为了避免丙烯醛在酸性环境中形成结晶，沉积在肾脏及膀胱中导致肾功能损害。③在化疗过程中，注意选用泌尿系统保护药巯乙基磺酸钠（Mesna）治疗。多数资料推荐方法为：开始化疗时给药 1 次，按 80mg/kg 计算，化疗后 4h 和 8h 各给药 1 次。④在放疗前或放疗期间应用对膀胱黏膜有保护作用的戊聚糖多硫酸钠（sodium pentosanpoly sulfate），即使在膀胱炎出现以后应用，也可减轻症状和出血。⑤避免使用对膀胱黏膜有刺激的药物。

第八节　神经系统毒性

在抗肿瘤治疗中，使用化学药物和靶向药物所引起的神经系统毒性是临床常见的药物不良反应。在以往的抗肿瘤药物的不良反应中，神经毒性的发生率较低，临床研究报告也较少。这是因为对大多数抗肿瘤药物而言，主要的剂量限制性毒性是血液毒性和消化道毒性，临床实际用药量常常未能达到可以产生神经毒性的程度，而且由于多数抗肿瘤药物呈水溶性，分子量较大，难以通过血脑屏障，使中枢神经系统受到药物的损伤较轻，不易表现出临床症状。但近年来，随着某些新药的出现和治疗方案的变化，神经毒性的发生率逐渐增多，也出现了一些新的神经系统毒性。

神经毒性主要指药物直接或其代谢产物间接对神经系统产生的毒性作用，主要表现为中枢神经障碍和周围神经障碍。临床最常见的是周围神经毒性。根据周围神经毒性的临床特点，可分为急性神经毒性和慢性累积性神经毒性两种。急性神经毒性在低累积量时即可发生，发生率为 85%~95%，常在用药几小时后发生，一般不超过 7d。常见症状为肢体末端麻木，感觉异常(蚁走感，异物感，针刺感)，伴有或不伴痛性痉挛，遇冷刺激会激发或加剧。慢性累积性神经毒性与用药剂量密切相关，表现为周围神经麻痹、缺失，上、下肢麻木持续不退，感觉共济失调，甚可影响肢体功能，中位恢复期通常为 15 周。严重者可导致中枢神经毒性，引起截瘫、脑神经损害、昏迷、抽搐等。神经毒性的标准分级见表 2-6-7。

表 2-6-7　N01-OTC 毒性标准分级——神经系统

毒性	0	1	2	3	4
周围神经	无或无变化	轻度感觉异常，腱反射减退	轻、中度感觉迟钝，中度感觉异常	重度感觉异常，伴功能障碍	
运动神经	无或无变化	自感行动能力下降，无客观指征	轻度行动能力下降，无明显功能障碍	行动能力下降，伴功能障碍	瘫痪
神志	清醒	轻度嗜睡或烦躁	中度嗜睡或烦躁	重度嗜睡，烦躁，意识模糊，方向感消失，幻觉	昏迷，中毒性精神病
小脑	正常	轻度共济失调，轮替运动障碍	震颤，辨距障碍，语言障碍	运动共济失调	脑萎缩
情绪	无变化	轻度焦虑或抑郁	中度焦虑或抑郁	重度焦虑或抑郁	自杀倾向
头痛	无	轻度	中度或一过性重度头痛	顽固性严重头痛	
便秘	无	轻度	中度	重度	肠梗阻>96h
听力	无变化	无症状，听力轻度降低	耳鸣，听力减退，不需助听器	听力减退，但助听器可改善	不可逆性耳聋
视力	无变化			视力减退	失明
皮肤	无变化	无症状性散发性斑点，丘疹，视力模糊，红斑	散发性斑点，丘疹，红斑，伴瘙痒或其他症状	全身症状的斑点或疱状丘疹	脱落性皮炎或溃疡
毒性	0	1	2	3	4
过敏	无	药源性发热≤38℃	荨麻疹，药源性发热≥38℃，轻度支气管痉挛	血清病，支气管痉挛，需治疗	过敏反应
非感染性发热	无	37.1℃~38.0℃	38.1℃~40.0℃	>40.0℃	>40.0℃，超过 24h 或高热伴血压下降

续表 2-6-7

毒性	0	1	2	3	4
局部皮肤/软组织	无	疼痛	疼痛肿胀伴炎症或静脉炎	溃疡	需整形
件里娥牲	<5.0%	5.0%~9.9%	10.o%~19.9%	≥20.0%	

该类毒性可严重影响患者的继续治疗和生存质量,因而应给予高度关注。

【病因】神经毒性的成因可分为以下三类。

1. 某些新药的出现,包括细胞毒性抗肿瘤药物,尤其是以原发性脑肿瘤为靶点的药物;以及 G-CSF、呕吐剂等药物的开发等。据报道,第三代化疗药物奥沙利铂用于治疗胃肠道肿瘤,引起慢性蓄积性神经毒性损害的发生率高达 30%。

2. 多药联合化疗、放化疗联合应用等,也在一定程度上影响了神经毒性的发生。

3. 由于治疗效果的改善,患者生存期不断延长,使一些潜伏期较长的神经毒性得以表现。

几乎所有的抗癌药物都被认为具有神经毒性, 部分能引起神经毒性作用的抗癌药物包括:奥沙利铂、长春花碱(VLB)、长春新碱(VCR)、5-氟尿嘧啶(5-FU)、阿糖胞苷、顺铂、紫杉醇、甲氨蝶呤、甲基苄肼(procarbazine –hydrochloride,natulan)、左旋-门冬酰胺酶、阿霉素、吡啶甲酰胺(pyrimethamine)、氮芥和双氯苯二氯乙烷(orthoparaprime)等。上述抗癌药物可造成中枢神经、周围神经和自主神经系统的器质性或功能性损害,症状常在停药后减轻或消失,但也可持续存在。

【中医病机】抗肿瘤药物引起的神经系统毒性,在中医中隶属"血痹"、"痿证"、"不仁"等范畴。其病因与"药毒"有关。根据其遇冷加重的临床表现,似属中医所谓"寒毒阴邪",因寒性收引,主痛,出现肌肤麻木不仁、肌肉痉挛强直或肌肉萎缩、疼痛等主要临床表现。病理因素主要是痰瘀。病因常为药毒侵犯、五脏受损致使精血不足,气虚血耗,痰瘀阻滞,肢体筋脉失养而发病。

1. 药伤脾胃,生化失源恶性肿瘤难以治愈,病情迁延,邪居日久,正气必虚,致使脾胃虚弱。在此基础上,患者服用抗肿瘤药物更易伤及脾胃,使脾土之阴失养,脾土运化之功失职,气血生化之源不足。气虚则无力推动血的运行,经脉肌肤得不到气血的温煦与濡养;血虚则经脉空虚,皮毛肌肉失养使肢体麻木不仁。也可引起肠道失养,因虚而秘出现便秘等症状。《医宗必读·痿》曰:"阳明虚则血气少,不能润养宗筋,故弛纵,宗筋纵则带脉不能收引,故足痿不用。"脾不健运亦可生痰湿,痰湿阻滞气血,使肢体麻木不仁;甚者痰湿上蒙清窍,致使神志异常。

2. 药毒侵犯,五脏受损久病耗损导致精血亏损,筋脉失养。或"久病入络",气血瘀阻,血不充络,则必然导致筋脉气血运化、营养、濡润不足。而气血虚弱日久,精血渗灌不畅,也常会导致气机温运无力,日久因虚而滞。形成虚、滞、瘀的病理特点。在虚、滞、瘀的病理基础上,药毒侵犯,寒毒阴邪壅滞血脉,经气不畅。临床可见手足麻木不仁、痿废不用等症状,亦可见肌肉疼痛、头痛等瘀血阻络、不通则痛的表现。

3. 药毒犯肝,肝失疏泄肝为藏血之脏,主筋。恶性肿瘤患者因身患绝症,情志抑郁,致使肝失疏泄,条达失司,气机不畅。药毒壅滞,进而再阻塞气机。气机不利则血运不畅,以致肝之脉络为气血所壅滞。出现情绪焦虑、抑郁、易怒等症状。肝体失养,虚风内动,肝风旁走四肢;另则肝气郁结不舒,横逆侵犯脾胃,土受木克,遂令水液运化障碍,水湿内停与瘀血蕴结,经脉运行不畅,则导致筋惕肉瞤,阵发性四肢麻木、疼痛,甚者出现抽搐等症状。

4. 化疗峻伤气血,瘀血阻滞化疗后峻伤气血,气虚失运,血虚不荣,气虚血瘀,寒凝阻络,不荣四末;而见四肢末端麻木、感觉障碍的症状。卫气虚败则遇风寒加重;血不荣筋则导致肢体功能障碍。

从病因病机看,化疗药物所致的神经毒性是以虚为主,虚实夹杂,本虚标实。药毒侵犯,化疗峻伤气血,最终导致肝、脾、肾三脏气血亏虚,功能失调,瘀血痰湿等病理产物阻络经脉,不荣四末,出现肌肤麻木不仁、感觉障碍等临床表现。初期常表现为可逆的肢端麻木,感觉异常,病情严重者可导致中枢神经毒性,引起截瘫、脑神经损害、昏迷、抽搐等。

【诊断与鉴别诊断】在排除其他已知疾病引起的神经系统疾病后,可考虑化疗药物所引起的神经系统毒性。诊断前需采集重点病史和进行体格检查。

1. 症状与病史仔细询问病史,注意神经毒性症状的出现是否在化疗药物使用期间及与化疗药物剂量的关系。询问病人是否存在以下症状:肢体末端麻木,感觉异常(蚁走感,异物感,针刺感),伴有或不伴有痛性痉挛,遇冷刺激会激发或加剧。

2. 肌电图检查 化疗药物所引起的神经系统毒性须与副肿瘤综合征、转移性病灶所导致的神经系统疾病相区别。

副肿瘤综合征由于肿瘤的产物(包括异位激素的产生)、异常的免疫反应(包括交叉免疫、自身免疫和免疫复合物沉着等)或其他不明原因,引起内分泌、神经、消化、造血、骨关节、肾脏及皮肤等系统发生病变,出现相应的临床表现。这些表现不是由原发肿瘤或转移灶所在部位直接引起的,而是通过上述途径间接引起,故称为副肿瘤综合征。主要表现为:肿瘤热、恶液质、免疫抑制、重症肌无力、肥大性骨关节病、男性乳房发育症、库欣综合征、神经肌肉痛、高钙血症、低血糖症、高血压、不明原因的贫血、血小板减少性紫癜、皮肌炎、弥散性血管内凝血、肾炎等。

【治疗】

1. 健康教育及心理支持病人首次接受会产生神经毒性的化疗药物前,对疗效及不良反应不了解或存在疑虑,表现出精神不安、对身体各方面反应过分敏感等。在治疗前应反复介绍该药的功效及不良反应的应对措施,帮助其放松及调整心态,使其配合治疗。在化疗后,指导病人及家属加强保护意识,防止受伤。穿着宜暖和,对感觉异常部位多加按摩,在肢体允许的范围内进行适量的运动,以保持和增加关节活动度,防止肌肉萎缩变形,并保持肌肉的生理长度和肌张力,改善局部循环。

2. 预防措施做好病人用药指导,化疗方案确定后,向病人及家属讲解神经毒性反应的症状,在用药前备保暖衣物、热水袋等。化疗当天病人戴手套,以免接触床档、输液架等有冷感的金属器物而加重神经毒性症状。因低温刺激可诱发咽喉痉挛,应指导病人用温开水洗漱、沐浴等。饮食宜温软,避免食用生冷水果。在化疗全过程中要不断向病人强调保暖的重要性,引导病人主动落实各项保暖措施。提醒用药护士密切注意患者,发现异常,及时处理。

3. 症状护理 对主诉肢端麻木较重,手拿物品时感觉迟钝者可控制补液速度,采取热毛巾外敷,按摩局部或局部用 50% 葡萄糖加维生素 B$_{12}$ 或 50% 的硫酸镁湿热敷,每天 3 次,每次 30min,准确掌握热敷的温度,以患者自感舒适为度,防止烫伤发生。热敷期间经常检查患处皮肤情况,倾听患者的主诉,如有红肿、皮疹、灼痛、水疱等过敏现象,应暂停热敷。奥沙利铂化疗期间化疗药物外渗,不得按常规冰敷,应局部利多卡因加地塞米松封闭后以喜疗妥外涂。对于神经毒性症状持续时间较长,热敷未能缓解者,可采取拔火罐、针灸以活血通络。

【辨证施治】 神经系统毒性,在中医学中隶属"血痹"、"痿证"、"不仁"等范畴。其发生与肝、脾、肾三脏的功能障碍有着密切的关系。药毒侵犯,肝、脾、肾三脏亏损,气虚血耗,痰瘀阻滞,肢体筋脉失养,是其基本病机。神经毒性的治疗大法主要以化痰祛瘀、补益气血为主。病机以虚为主,虚实夹杂,本虚标实。治疗时切不可过用攻伐类药物,以免更伤气血。

1. 药毒犯脾,脾胃虚弱,气血两虚

主证:四肢麻木不仁,感觉障碍。

次证:畏寒,神疲倦怠,纳呆,食后脘闷不舒,面色萎黄,自汗,头晕。

舌脉:舌淡苔白,脉细弱。

治则:调补气血,活血通络。

方剂:黄芪桂枝五物汤加减。

2. 气虚血瘀,瘀阻脉络

主证:手足麻木不仁,痿废不用。

次证:时有拘挛疼痛感,头痛,皮肤瘀斑。

舌脉:舌质紫暗或淡暗,有瘀斑,脉细涩。

治则:益气养营,活血化瘀。

方剂:补阳还五汤合圣愈汤。

3. 药毒犯脾,脾虚生湿,痰湿阻络

主证:肢体萎软、麻木。

次证:身重酸困,头重如裹,四肢倦怠,胸闷脘痞,纳呆。

舌脉:苔白腻,脉濡数。

治则:健脾除湿。

方剂:参苓白术散加减。

4. 药毒壅滞,肝失疏泄,气机不利

主证:手足麻木不仁,筋惕肉䐃。

次证:情绪焦虑、抑郁、易怒,两胁疼痛。

舌脉:苔薄白,脉弦。

治则:疏肝理气。

方剂:柴胡疏肝散加减。

5. 药毒侵犯,寒凝阻络

主证:手足麻木不仁,疼痛,遇冷加重,得温痛减。

次证:恶寒,喜热饮。

舌脉:苔薄白,脉紧。

治则:温经散寒,祛风除湿。

方剂:乌头汤加减。

【中西医结合治疗策略选择】神经系统毒性的发生机制目前尚不清楚,也没有确切的治疗药物。在化疗期间,应以预防为主。与病人及家属深入沟通,指导病人正确用药及如何避免、应对不良反应。当出现神经毒性时,首先采取热敷的方法减轻症状。也可考虑通过中药祛痰、化瘀等方法。

第九节 皮肤毒性

皮肤毒性是指外来化合物所致的皮肤毒作用,是肿瘤患者治疗中常见的副作用,其常见临床表现有:疱疹、皮肤干燥、瘙痒,疱疹一般表现为丘疹样脓疱疹,多发生在常常暴露于阳光的部位,如头面部、颈部及上胸部,腰部以下不常发生;指(趾)甲/甲周改变,通常表现为甲沟炎及开裂;毛发生长异常,表现为脱发、眼睫毛粗长、局部多毛;毛细血管共济失调,表现为毛细血管及小血管扩张;色素沉着等。皮肤毒性处理不当将降低患者的生活质量,影响病人的治疗信心,导致过早减药甚至停药,影响治疗效果。引起皮肤毒性的药物主要有:吉非替尼、厄洛替尼、西妥昔单抗、索拉菲尼等靶向药物及卡培他滨、长春瑞滨、培美曲赛等细胞毒性药物。

【病因】引起皮肤毒性的病因不外乎外因与内因两个方面。外因为肿瘤患者经分子靶向治疗或化疗等药物毒性所引起的毒副作用。内因有肝肾亏虚,七情内伤,饮食劳倦。此诸多内、外因相合,使脏腑失调,气血失和,邪毒结聚而生风、生湿、化燥、致虚、致瘀、化热、伤阴,终致为病。

【中医病机】《灵枢·顺气·一日分为四时篇》云:"夫百病之说始生者,必起于燥湿寒暑、风雨、阴阳、喜怒、饮食居处",《素问·评热病论》曰:"邪之所凑,其气必虚"。由此可见,皮肤病的病因病机虽复杂,不外乎内、外因也。外因多责之风、湿、热、虫、毒之邪侵袭。内因者,或禀赋不耐,禀阳盛之体,易受邪扰;或素体脏腑亏虚,气血不足,卫外失固;或七情内伤,饮食劳倦,营卫失和。此诸多内、外因相合,使脏腑失调,气血失和,邪毒结聚而生风、生湿、化热、化燥、致虚、伤阴,终致为病。故《灵枢·百病始生》云:"风雨寒热,不得虚,邪不能独伤人……而必因虚邪之风,与其身形,两虚相得,乃客其形"。

在与脏腑关系中,皮肤病急性发作多与肺、心、脾胃相关。肺主表,邪从皮毛而入,肺先受之;病机十九条中亦有:"诸痛痒疮,皆属于心"、"诸湿肿满,皆属于脾",肺热内传心、脾胃,"痛疽原是火毒生",热盛则疮痛,热微则疮痒,湿盛则水疱糜烂渗液,病久则气血不足,津液暗耗,归于肺、肝、肾三脏。肺虚则气不足,不能宣发精微达表,皮毛不泽;精血暗耗则肝肾亏损,发为血之余,为肾之所华,阴虚血亏,同样肌肤失于濡养,发为皮肤干燥、皲裂、脱屑、色素沉着等表现。

肿瘤患者治疗的皮肤毒性当属中医"药毒"的范畴,其病因与气血不和、脏腑失调、邪毒积聚有关。其病机与肺、肝、肾三脏受损有着密切关系。一般初病多实,久则虚实夹杂,后期正虚邪实。故气滞血瘀、本虚标实为本病病机的特点。

1. 气血不和 肿瘤患者情志抑郁,肝郁气滞,肝失疏泄,气不调畅,气机阻滞,聚而不散,病久由气滞而致血行不畅,气血失和,皮肤无以濡养,而产生皮肤毒性症状。

2. 脏腑失调 肿瘤患者体质虚弱,邪盛正衰、阴阳不合、气血津液失常,脏腑功能失调,无以滋润皮肤,而致皮肤毒性症状。

3. 邪毒结聚 肿瘤患者禀赋不耐,药毒侵犯,火毒炽盛,燔灼营血,外发皮肤,以致皮肤毒性。

【诊断与鉴别诊断】皮肤毒性最常见的是疱疹,一般表现为丘疹样脓疱疹,多发生在常常暴露于阳光的部位,如头面部、颈部及上胸部,腰部以下不常发生。疱疹可在中断治疗的情况下自动减轻或消失。有些作者把皮肤毒性的疱疹描述为痤疮或粉刺样疹,但不会出现黑头粉刺,且皮损部位常伴有瘙痒,消炎药而不是抗痤疮药物有效,并可能影响到下肢及上肢背侧。如果疱疹继发感染,可见棕褐色碎皮覆盖于炎性部位表面,伴有脓液渗出。其他皮肤毒性有皮肤干燥、瘙痒、指(趾)甲/甲周改变,通常表现为甲沟炎及开裂;毛发生长异常,表现为脱发、眼睫毛粗长、局部多毛;毛细血管共济失调,表现为毛细血管及小血管扩张;色素沉着。

分子靶向治疗及化学治疗所引起的皮肤毒性当与其他原因所引起的皮肤反应相鉴别。因其在发病机制和治疗措施上均有显著差异,故应鉴别明确,以正确处理,以免影响肿瘤患者的生存治疗及治疗效果。主要需与麻疹、猩红热等皮肤反应相鉴别:麻疹发病前先有上呼吸道卡他症状,如鼻流清涕,眼结膜充血,怕光,发热 2~3d;口腔颊黏膜可见小点状白色科氏斑(koplik 斑)。猩红热疱疹出现前全身症状明显,出现高热、头痛、咽痛等;典型症状有杨梅舌、口周苍白圈。

【治疗】分子靶向药物引起的皮肤毒性需视其严重程度予以适当干预,其原则是:首先,治疗不应削弱分子靶向药物的疗效;其次,有效且副作用小;第三,方便给药并能迅速起效。毒性处于轻度:可以不做处理,加强皮肤护理即可;若处于中度毒性:除加强皮肤护理外,局部可使用抗过敏药物,如抗组胺药或类固醇软膏,配合适当溶液外洗以保湿除痒止痛,必要时予多西环素/米诺环素等抗生素治疗,并根据情况看有无需要减量使用分子靶向药物,2 周后重新评估皮肤毒性程度。若进一步加重成为重度毒性:减少分子靶向药物的剂量,并监测皮肤毒性严重程度变化,对症治疗与中度毒性相同,另可使用甲泼尼龙。若出现严重感染甚则危及生命时,必须进行积极临床对症支持治疗。目前临床上因担心额外的药物干预会影响分子靶向药物的作用机制进而降低疗效,多不建议对轻中度皮疹进行处理。皮质激素类药物反复使用可导致皮肤损害,招致细菌及病毒感染。故连续应用不要超过 l4d,必要时可用 14d停 7d。强力霉素对肾功能影响不大,但它是强烈的光敏剂,应予注意。分子靶向药物的后期反应以皮肤干燥为主,可用含脂肪酸和神经酰胺的软膏。

化疗药引起的皮肤毒性应以预防为主,加强责任心,提高护理技能,掌握抗癌药特性,同时使用两种对血管刺激性强弱不同的抗癌药物,掌握合理的给药方法。渗漏的处理目前尚无统一的措施,有文献认为长春碱类药物局部渗漏后应使用局部热敷,赵建琴等主张渗漏后,先冷敷后热敷。全部冷敷,使局部血管收缩,减少渗出,减轻痛感和对组织细胞的损害。利多卡因可镇痛、减少化疗药物刺激引起的副作用。地塞米松具有稳定生物膜、减少炎性物质释放、提高组织的耐受性和特异性消炎作用;化疗前静脉滴注生理盐水,保护血管内膜,增加血管内膜对化疗刺激的耐受性, 化疗后加生理盐水快速静滴能冲走残留在血管内壁上的化疗药物。丁酸氢化可的松软膏能降低毛细血管通透性,抑制细胞增殖,有抗感染作用。

此外,中医药在治疗皮肤病上有独特的效果,值得我们探索。荆防四物汤出于《医宗金鉴》,原方由当归、川芎、白芍、生地黄、荆芥、防风组成,用治产后血虚发热。后世在原方基础上灵活加减,广泛用于阴虚血燥风动,肌肤皮毛失养,内毒外邪客表所致的皮肤疾患,《医宗必读》有云:"治风先治血,血行风自灭"。林丽珠教授在长年的临床实践中,认为皮肤毒性的发生与整体机能失调有关,其演变和症候特点与温病卫气营血理论相似,治疗时应着眼于整体而不应拘泥于局部,内外兼顾,标本兼治,遂以肺肾阴虚论其体质,内外合邪论其病因,根据卫气营血辨证理论分为风热型、胃热型、血热型、阴虚型,方用荆防四物汤加减,并配合自拟皮肤外洗方,常获良效。

【辨证施治】 皮肤毒性根据其临床表现当属于中医学"药毒"的范畴。中医认为,药毒的发生与肺、肝、肾三脏的功能障碍有着密切的关系:肺虚则气不足,不能宣发精微达表,皮毛不泽;精血暗耗则肝肾亏损,发为血之余,为肾之所华,阴虚血亏,同样肌肤失于濡养,发为皮肤干燥、皲裂、脱屑、色素沉着等表现。药毒的治疗主要以疏风宣肺、清热解毒或凉血解毒、渗湿解毒为主。结合肿瘤治疗,通过疏风宣肺、清热解毒或凉血解毒、渗湿解毒的方法来逐步消除皮肤毒性。皮肤毒性早期时大多属实证,而晚期时则多属虚证,在临床上往往虚实夹杂,实中有虚一直贯穿于疾病的全过程。因此,千万不要攻伐过猛,否则容易产生耗伤脏器的恶果。

1. 风热相搏

主证:周身疱疹瘙痒,疹出色红,多在上半身,分布面部、鼻旁唇口为甚,掀热作痒。

次证:恶寒、发热、头痛,口干思饮,便干溲赤。

舌脉:舌质红,苔薄黄,脉浮数有力。

治则:祛风清热除湿。

方剂:消风散加减。

2. 湿毒蕴肤

主证:皮疹为紫红斑、水疱,甚至糜烂渗出,表皮剥脱。

次证:发热,剧痒,烦躁,口干,大便燥结,小便黄赤。

舌脉:舌质红,苔黄腻,脉弦滑。

治则:清热解毒。

方剂:黄连解毒汤。

3. 毒入营血

主证:皮肤红色疹点,瘙痒热痛。

次证:口腔糜烂,口干,便秘溲赤。

舌脉:舌红苔黄,脉弦数。

治则:清热凉血解毒。

方剂:清营汤加减。

4. 气阴两虚

主证:皮疹为暗红斑,干燥脱屑,瘙痒。

次证:低热,口渴,乏力,气短,大便干,尿黄。

舌脉:舌红,少苔,脉细数。

治则:益气敛阴生津。

方剂:生脉散加减。

【中西医结合治疗策略选择】对于皮肤毒性,合理的预防措施是关键的一步。患者在皮肤干燥部位使用无乙醇成分的润肤露,尽量减少日晒时间,因为暴露于日光的皮疹可能会更加严重,并加重皮肤的色素沉着,建议使用防晒用品。有趾甲异常的患者应改变足部受力习惯,穿宽松、透气的鞋子,积极治疗足癣等,并备有或治疗前使用相关药物,以减少发生皮肤毒性的可能。患者在治疗中出现皮肤毒性时,按以下方法进行干预:①轻度毒性:一般不需要做特殊处置。局部使用氢化可的松(1%或2.5%软膏)或氯林可霉素(1%凝胶)涂于患处,每天1次。②中度毒性:使用氢化可的松(2.5%软膏)、氯林可霉素(1%凝胶)涂于患处,每天2~3次,并口服多西环素100mg,每天1~2次,或米诺环素100mg,每天1次。③重度毒性:减少药物的使用剂量。使用氢化可的松(2.5%软膏)、氯林可霉素(1%凝胶),每天1次涂于患处,并口服多西环素100mg,每天2次,或米诺环素100mg,每天2次。药物可引起手指和脚趾的甲沟炎,最常累及大拇指和踇趾。甲沟炎早期,用2%的碘酒涂搽或用热水、75%的乙醇浸泡患指,每日4~6次,每次15~20min,后外敷鱼石脂软膏或三黄散等。如已有脓液形成,则切开引流,累及甲根或甲床时则部分或全部拔甲。此外,一些化疗药物引起的皮肤毒性常用治疗方法有皮质激素,如地塞米松5~10mg静脉注射或抗组胺类药物如苯海拉明50mg每天2次口服。或行物理外敷,根据所选用的抗肿瘤药物,决定实施热敷还是冷敷。大部分抗肿瘤药物渗漏应作冷敷,可使局部血管收缩,减轻水肿或药物扩散,从而减轻局部组织的炎性反应,或者局部用75%乙醇溶液湿敷,外涂氢化可的松软膏,用冰块间接冷敷12~24h,24h后可作热敷。

肿瘤患者经常对治疗方法及疗效存在顾虑,甚至出现恐惧、忧虑、悲观心理,加上反复的治疗,药物昂贵,经济负担重。应积极主动地与患者及家属建立相互信赖的关系,耐心做好患者的思想工作,减轻患者不良心理反应,以诚恳的态度给予关心、鼓励及协助,向患者及家属解释有关治疗方案、过程,以及可能出现的反应及预防措施等,并引导患者及家属参与治疗护理计划,帮助患者树立战胜疾病的信心;经有效的心理护理及健康指导,所有患者及家属均了解药物皮肤毒性,能够配合治疗。

目前已经观察到的皮肤毒性表现包括,疱疹、皮肤干燥、瘙痒、指(趾)甲与甲周改变成为甲沟炎、毛发生长调节异常,表现为脱发、睫毛粗长或面部多毛及毛细血管扩张,表现为小血管的膨胀以及色素沉着。护理人员应掌握药物相关毒性及护理,治疗前进行宣教,使患者认识到药物相关皮肤毒性的临床表现和主要的护理方法,因此,在可能的情况下可以持续地、不间断地使用治疗药物,以获得最好治疗效果。

另外还可选择中药治疗,用清热解毒、活血化瘀、消炎止痛之中药外洗或制成膏剂涂抹,以治疗皮肤毒性。

(张　强,严红艳)

第十节　血细胞减少

一、贫血

肿瘤治疗所致的贫血是指由于抗肿瘤治疗(放疗、化疗、手术及生物靶向治疗等)引起的一类贫血,是恶性肿瘤治疗的常见并发症。贫血不仅影响患者生活质量,而且研究表明贫血是肿瘤患者的独立预后因素,尤其宫颈癌。临床表现为外周循环血中红细胞数量的减少和(或)血红蛋白的含量降低。临床统计表明,肿瘤治疗相关贫血发生率可达 30%~50%,接受放疗和化疗的患者的贫血发生率会更高。

【病因】　多种抗肿瘤治疗均可造成肿瘤治疗相关性贫血发生:

1. 化疗　化疗药物造成的贫血在临床十分常见,大多为化疗药物骨髓抑制所致贫血,不同抗肿瘤药物产生的贫血的快慢、持续时间并不相同。部分药物不影响成熟期的细胞和干细胞,只抑制增生活跃的细胞,暂时性损伤骨髓造血功能而产生贫血,代表药物有阿糖胞苷、氟尿嘧啶、顺铂、达卡巴嗪等;部分药物可引起延期毒性,重度损伤骨髓造血功能,增殖活跃细胞和干细胞均受到抑制,往往引起全血细胞减少,代表药物有丝裂霉素、多柔比星、卡铂、白消安、长春地辛等。蒽环类药物具有氧化剂效应,能使红细胞产生反应性氧化物和正铁血红蛋白引起氧化性贫血。少数化疗药物可导致溶血性贫血,丝裂霉素-氟尿嘧啶、丝裂霉素-顺铂治疗方案需特别关注溶血性贫血的发生。

2. 放疗　放疗可导致红细胞损害,其引起的贫血与放射部位、照射野范围、剂量、疗程等有关,具体机制分成两种。

(1)急性损害:发生于放射治疗以后的数小时到 3d 左右,其机制为细胞和组织的退行性变化,局部循环障碍,代偿适应性反应(包括炎症反应、吞噬清除反应、类浆细胞、网状细胞、脂肪细胞的出现以及增生)。主要可见有丝分裂细胞的减少、消失,骨髓的幼稚造血细胞的核固缩、核碎裂、核形态变化不规则、核分叶过多、核溶解及细胞溶解等现象。

(2)慢性损害:慢性放射性损害时,造血器官在初期变化不是很明显,出现 Ⅱ 度以上损害时才可见到明显的变化,红细胞较之于基线值或者正常值低 30%~50%,可见持久性的巨红细胞增多症,红细胞的数量进行性减少,血色指数增高等。

3. 手术治疗　肿瘤患者手术治疗后,尤其头颈部以及上纵隔手术、肾及肾上腺等器官肿瘤根治术、睾丸肿瘤切除术后,可因医源性内分泌功能低下引起贫血。消化道肿瘤手术后,可导致铁剂、维生素 B_{12} 及叶酸等造血原料吸收不足,产生营养性贫血。

4. 靶向治疗及生物免疫治疗　许多肿瘤的生物治疗手段均可导致贫血的发生,IL-2、LAK 细胞、TIL 细胞治疗可出现贫血,停药后恢复正常。长期应用干扰素可引起正细胞正色素性贫血,停药后数周到数月方可恢复正常。多种靶向治疗药物可导致贫血,如西妥昔单抗、利妥昔单抗、曲妥珠单抗等,多为轻度贫血,停药后可自行恢复,发生率较低,与其他化疗药物联合应用时,贫血的发生率增加。

【中医病机】贫血归属于中医学"血虚"范畴,血虚以面色苍白或萎黄,唇舌、爪甲色白无华,神疲乏力,脉细等为主要表现。恶性肿瘤患者的贫血在中医病机上与一般贫血相比有其独特之处,其病因主要责之为癌肿积聚、治疗损伤、饮食失节、情志不舒等。其病机主要与脾、肾两脏有关,肾主骨藏精生髓,精血可相互转化,肾虚则精血无以化生;脾为后天之本,为人体的气血生化之源,脾胃虚弱或后天失养或受损,气血生化乏源。癌毒、积聚、放化疗等损伤脾、肾两脏,产生血虚,故本病以虚实错杂为病机特点。

1. 癌肿积聚　恶性肿瘤患者体内多有癌肿积聚,癌肿直接损伤脾肾,耗伤气血,精血生化无权,而致血虚;另则癌肿蕴积体内,阻滞气机,气滞则无以推动血行,血液郁积,日久化生瘀血,瘀血不去,则新血不生,从而产生血虚之病。

2. 治疗损伤　肿瘤患者多接受手术、放疗、化疗等现代医学治疗,治疗过程不同程度损伤脾、肾两脏,精血多有耗损,脾肾受损而精血难以及时生化,耗损精血无以补充,日久则精血亏虚,而成血.虚之患。

3. 饮食失节　恶性肿瘤患者饮食失节,脾胃受损,失于受纳健运,水谷精微无以化生,气血化生乏源;再则饮食失节,加重热毒、湿浊等邪毒滋生,邪毒耗伤气血,损伤脾肾,精血亏虚,而产生血虚。

4. 情志不舒　患者身患肿瘤,情志太过,肝气失于疏泄,肝气郁结,木盛乘土,横逆犯脾,脾气失运,脾为后天之本,气血生化之源,脾失健运,则气血无以化生,而生血虚;加之肝气郁结,一身气机失调,精血无以散布,加重血虚之病。

恶性肿瘤相关贫血中医病因病机主要可责之为癌肿积聚之邪实消耗气血,阻碍精血化生,加之治疗损伤、饮食及情志等因素作用,而成血虚之证,邪实与本虚相互作用,以虚为本。血虚日久,脏腑百骸久失滋养,各脏腑虚损日重,正气益弱无以抗邪,癌肿日重,虚损益甚,而成恶性循环。

【诊断与鉴别诊断】贫血的病理基础是组织和器官的缺氧,可表现为皮肤苍白,面色无华,代偿性呼吸及心率加快,食欲不振,部分病人有明显的舌炎,易疲倦,乏力头晕,记忆力减退,不少患者有较严重的焦虑、抑郁、心理和行为异常,可被误诊为肿瘤脑转移或反应性神经症。临床上一般以外周循环血中红细胞数量的减少和(或)血红蛋白的含量降低为确定贫血的标准。贫血诊断根据患者的临床表现、病史及肿瘤治疗史,进一步确定需借助于辅助检查,根据血红蛋白含量、红细胞计数和血细胞比容计算的各项红细胞指数,可对贫血作出大致分类。肿瘤患者发生的贫血一般多为正细胞正色素性贫血,尽管小细胞低色素性贫血及大细胞性贫血也可发生,但相对较少见。临床贫血严重程度划分标准见表2-6-8。

表2-6-8　贫血严重程度划分标准

血红蛋白浓度 g/L	<30	30~60	60~90	90 以上
贫血严重程度	极重度	重度	中度	轻度

【治疗】

1. 祛除病因　考虑出现肿瘤治疗相关贫血时,轻中度贫血需考虑降低治疗强度,出现重度以上贫血时,应停止引起贫血的抗肿瘤治疗。由于应用某些药物导致的溶血性贫血,应立即停止所有药物。

2. 刺激红细胞生成

(1)促红细胞生成素:促红细胞生成素(EPO),既往主要用于肾性贫血,近年用于癌性贫血及骨髓抑制相关的贫血获得较好疗效。应用 EPO 须符合如下条件,红细胞比容(Hct)<30%或 Hb<90g/L 加上以下五项中的任何一项:①正在接受化疗或放疗;②骨髓受肿瘤侵犯;③骨髓异常增生综合征(MDS);④转铁蛋白饱和率<20%;⑤血清铁>100mg/ml。EPO 用法:150U/kg体重,隔日皮下注射。有效者 1 周后可见到血红蛋白升高,2 周后达到稳定水平,其疗效和肿瘤的控制是否达到缓解或缓解情况关系不甚很大。本药的副作用是血压升高、肝肾功能异常、皮疹、凝血异常以及畏寒、发热,但均少见。目前 ASCO/ASH 的治疗贫血指南中均推荐在血红蛋白水平低于 l0g/L 时可以使用 EPO,如果患者具有贫血症状,使用的水平可以提高到12g/L 的标准。这一标准的提高,可以使得临床获得更大的收益。

(2)丙酸睾酮:可刺激肾脏产生促红细胞生成素,刺激骨髓正铁血红素的合成,用法:50~100mg/d,肌内注射。前列腺癌病人忌用。因此药物为雄激素,特别是女性患者使用过程中会有男性化的副作用,目前临床已较少使用。

3. 补充造血原料 因消化道手术等抗肿瘤治疗导致造血原料摄入不足的患者,有针对性的造血原料补充可以达到治疗目的。维生素 B_{12} 最初剂量为 50~l00μg/d,肌内注射,连用2~3 周。即使有神经系统损害的患者,大剂量维生素 B_{12} 治疗也无必要。为了维持正常血细胞比容和血清维生素 B_{12} 水平,可每个月注射 100μg。对于病因暂时不能祛除者,维生素 B_{12} 治疗需要连续应用。若血清叶酸下降的患者,可口服补充叶酸 5~10mg,每日 3 次。

4. 输血 输血对于肿瘤患者具有抑制免疫的作用,围术期和化疗、放疗期则尤其如此。反复输血可能刺激肿瘤生长,故除非贫血已引起明显呼吸、循环及神经精神症状,应首先着眼于其他改善贫血的治疗。Hb<85g/L 时,应结合病人的临床表现,如极度疲劳、头晕头痛、心动过速、低血压及心脏缺血表现,可考虑输红细胞悬液。Hb<70g/L,且血容量正常时,通常也需输注红细胞,只有肿瘤病人有活动性出血,需要同时补充血容量和红细胞时,才考虑输全血。输血应注意观察,以防血容量突然增加引起严重充血性心力衰竭。

5. 中医药治疗

(1)中药汤剂口服:根据患者的四诊材料,辨证论治,以改善贫血,详见辨证施治。

(2)中成药治疗:养血合剂、益血生胶囊等促进造血的中成药可改善贫血的情况,需根据患者证候辨证与辨病结合运用中成药,以取得更好的疗效,并减少中成药不良反应发生率。

【辨证施治】贫血根据临床表现归属于中医学之"血虚"的范畴。中医学认为血虚治疗应以补养气血为主旨,恶性肿瘤患者之血虚,主要与脾肾两脏有关,治疗大法主要予补中养血,温肾益气为主,还需考虑邪实,根据病情,稍佐祛邪之品。治疗过程中需以补虚为主,然不可过于滋腻,以免恋邪之弊,可辅以攻邪,切不可攻伐太过。

1. 气虚血弱

主证:面色苍白,胸闷气促,心慌肢软,纳呆泛恶。

次证:口渴不欲饮,便溏,常有面浮肢肿,自汗。

舌脉:脉细小,舌胖或有齿印,苔薄白或白腻。

治则:益气养血。

方药:当归补血汤合补中益气汤加减。

2. 肝肾亏损

主证:面色苍白,头晕耳鸣,腰脊酸楚,心烦易怒。

次证:夜寐不安,口干欲饮。

舌脉:舌红少津,脉细涩。

治则:滋补肝肾,益气养血。

方药:当归补血汤合六味地黄丸加减。

3. 心脾两虚

主证:面色苍白或萎黄,神疲乏力,头晕目眩。

次证:心悸,气短,失眠,纳呆食少,腹胀,便溏。

舌脉:舌质淡,苔薄白,脉细弱。

治则:益气补血,健脾养心。

方剂:归脾汤加减。

4. 脾肾阳虚

主证:面色苍白,头晕目眩,畏寒肢冷。

次证:腰膝酸软,夜尿频数,倦怠乏力,下利清谷。

舌脉:舌质淡,舌体胖有齿痕,脉沉细。

治则:温补脾肾,益气养血。

方剂:右归饮合四君子汤加减。

【中西医结合治疗策略选择】

1. 预防为重　接受放、化疗的患者尤其容易发生贫血,加强化疗时的支持治疗,减少骨髓的放射剂量,可降低贫血的发生率。消化道手术后患者,发生营养性贫血的风险较高,对存在叶酸、维生素 B_{12} 吸收障碍的患者,应预防性给予补充。

2. 针对性治疗策略选择　治疗需以明确造成贫血的原因为前提,停止造成贫血的治疗手段,祛除贫血病因后,经针对性促进造血治疗,大部分贫血可逐渐好转。临床治疗中,有部分患者因贫血尚可耐受而不停止相关抗肿瘤治疗,而选择加强针对性支持治疗,令患者能顺利完成抗肿瘤治疗。输血治疗要严格符合适应证,反复输血可刺激肿瘤生长,影响预后。

3. 停止抗肿瘤治疗的时机　笔者认为,轻度贫血可给予针对贫血治疗的同时不停止相关治疗,密切关注贫血情况;出现贫血相关症状但可以耐受或中度贫血的患者,需要降低治疗强度;当出现症状不可耐受或重度以上贫血时,或急性溶血反应,应该立刻停药,并给予针对性贫血治疗。

4. 中医药治疗　中医药治疗对于轻中度贫血和慢性贫血疗效较好,中成药的运用也需要考虑患者的体质,以减少不良反应的发生。

二、骨髓抑制

(一)粒细胞减少症与粒细胞缺乏症

实体性恶性肿瘤患者在诊疗过程中由于实施了手术、化疗、放疗及核素内放射治疗等多种手段,易出现中性粒细胞减少或缺乏。外周血中性粒细胞绝对计数,在成人低于 $2.0×10^9/L$,在儿童≥10 岁低于 $1.8×10^9/L$ 或<10 岁低于 $1.5×10^9/L$ 时,称为中性粒细胞减少;严重者外

周血中性粒细胞绝对计数低于 $0.5×10^9/L$ 时,称为粒细胞缺乏症。

【病因】

1. 化疗　抗肿瘤药物对于骨髓的毒副反应主要在于抑制粒细胞的增殖,使得粒细胞的成熟发生障碍。如化疗药物中的烷化剂,其作用的主要成分为烷化基团,可以与核蛋白相结合,导致细胞染色体的破坏;抗代谢类药物,干扰核酸的正常代谢,阻断核酸的合成;抗肿瘤性抗生素可以直接作用于 DNA,从而使得 DNA 的合成受到抑制。大量抗肿瘤药物引发中性粒细胞减少与药物的依赖相关,具有可逆性。其恢复与年龄、性别、化疗周期以及骨髓抑制出现的时间等多因素相关,如骨髓抑制出现在化疗第一周期中,其持续时间较长。但部分药物,如白消安长期大量使用,可能造成不可逆性的粒细胞减少。

2. 放射治疗　放射性的电离辐射可以产生离子和自由基,使得细胞的 DNA 以及 RNA链断裂,碱基损伤,其副作用表现为抑制骨髓造血干细胞或组细胞的生长,另外射线可直接破坏骨髓,使得白细胞生长和繁殖的微环境受到破坏,从而导致粒细胞减少或缺乏。放疗所致的骨髓抑制程度与放射线治疗的剂量、照射范围、照射时间呈正相关,一般在很长的时间里难以得到缓解。

3. 生物免疫及靶向治疗　大剂量使用 IL-2 可引起白细胞短期暂时减少, 严重者还出现贫血或血小板减少,嗜酸性粒细胞可以增多,停药后恢复正常。IFN 引起骨髓抑制较为常见,对于 IFN 最敏感的是白细胞,用药数天后可出现白细胞减少,小剂量间歇使用亦可出现,随着剂量的增加而加重。IFN 引起的白细胞下降一般不会引起患者的感染增加,停药数天后可恢复。多种靶向治疗药物,如西妥昔单抗、利妥昔单抗、曲妥珠单抗等,治疗过程中可出现白细胞和粒细胞减少,多为 I 至 II 度减少,停药后可自行好转。

【中医病机】肿瘤放化疗造成的粒细胞减少症与粒细胞缺乏症一般属于中医学“虚劳”“髓劳”等范畴,本病初期以气血两虚、脾气亏损为主,日久伤及肝肾,导致肾阴虚、肾阳虚或肾阴阳两虚。本病以肝脾肾虚损为本,故常见乏力头晕,心悸失眠,腰酸,少气懒言,纳呆等,应根据症状辨明病变脏腑,以及阴阳虚衰的情况,常见气血两亏、肝肾阴虚及脾肾阳虚。

1. 饮食不节,损伤脾胃　恶性肿瘤患者由于饮食不节,或治疗消化道反应而食纳欠佳,令脾胃失养,受纳运化失司,气血生化乏源,脾气虚弱,无以散精,脏腑失养,日久则肝、脾、肾等脏虚损,发为虚劳。

2. 攻伐伤正,耗损精气　放化疗、手术等现代医学攻伐之法祛邪同时,正气亦受损伤,脾肾等脏腑受损,影响精血化生,产生虚劳之病。

3. 癌肿积聚,损伤脏腑　患者体内癌肿积聚,阻滞气机,亦可直接损伤肝、脾、肾等脏腑,气血无以生化输布,四肢百骸失于滋养,加之癌肿内生,耗伤大量气血津液,脏腑虚损益甚,渐生虚劳之病。

4. 忧思积虑,损伤五脏　患者身患肿瘤,情志忧虑,肝气失于疏泄,肝气郁结,横逆犯脾,脾气失运,脾为后天之本,气血生化之源,脾失健运,则气血无以化生,而生虚劳;加之肝气郁结,一身气机失调,精血无以散布,加重虚劳之病。

肿瘤患者出现粒细胞减少与粒细胞缺乏,绝大多数与放化疗血液毒性有关,放化疗等现代医学手段为攻伐之法,故该病病因病机主要责之为攻伐太过,加之饮食不节,情志不舒等因素,损伤脏腑气血,主要为肝脾肾虚损,发为虚劳、髓劳之病。正气虚弱,易感外邪,或因虚致瘀而成虚实夹杂之证。感受外邪后尚可按卫气营血传变或六经传变,临证时应认真辨别。

【诊断与鉴别诊断】

1. 临床表现　轻微的粒细胞减少的患者通常没有明显不适,部分可表现为乏力、头晕及低热等症状,与肿瘤本身引发的症状相比没有特异性,不容易被察觉。对于部分中性粒细胞减少较重甚至缺乏的患者,还可出现四肢酸软、食欲缺乏、恶心、呕吐、心悸、失眠、高热及反复感染,如上呼吸道、肠道、泌尿系统、皮肤以及妇科的感染。部分患者可出现因粒细胞严重缺乏导致的口腔以及消化道黏膜溃疡、感染。重者可导致败血症的发生,甚至于死亡。

2. 诊断标准　根据患者病史,白细胞及粒细胞计数并接受可造成粒细胞减少症与粒细胞缺乏症的抗肿瘤治疗,可明确诊断该病。

3. 严重程度分级　根据患者白细胞及粒细胞计数,可将病情严重程度分级如下。

0 级:白细胞和粒细胞计数正常;

Ⅰ 级:白细胞计数$(3.0\sim4.0)\times10^9/L$ 和(或)粒细胞计数$(1.5\sim2.0)\times10^9/L$;

Ⅱ 级:白细胞计数$(2.0\sim3.0)\times10^9/L$ 和(或)粒细胞计数$(1.0\sim1.5)\times10^9/L$;

Ⅲ 级:白细胞计数$(1.0\sim2.0)\times10^9/L$ 和(或)粒细胞计数$(0.5\sim1.0)\times10^9/L$;

Ⅳ 级:白细胞计数小于 $1.0\times10^9/L$ 和(或)粒细胞计数小于 $0.5\times10^9/L$。

4. 感染的诊断及评估感染的危险因素包括:中性粒细胞下降程度及持续时间,化疗后早期低淋巴细胞计数,以及化疗第 1 周期。

在粒细胞减少(特别是粒细胞缺乏)时发生的感染,由于患者的免疫力低下,发生感染时相关症状和体征常不典型,甚至缺如,感染灶常常不明确,发热可能是唯一的表现。一般来说,无其他原因可以解释的发热(>38.0℃),持续 1h 以上,应首先考虑细菌感染的可能性。

由于患者粒细胞减少,白细胞及分类对判定是否存在细菌感染意义不大,红细胞沉降率和 C 反应蛋白在感染的诊断中有一定参考意义,如同时明显升高,细菌感染的可能性大,但特异性不高。常规的体液细菌培养耗时较长,而且阳性率低。培养应反复多次进行,以提高培养的阳性率和准确率。需要注意的是,除了无污染的血液、体液或某些穿刺液(物)标本培养结果具有诊断特异性外,其他常用的如咽、痰、尿液等都是易污染标本。在肺部感染的诊断中,与普通胸片相比,胸部 CT 能更早期和更精确地发现病灶。另外,免疫功能正常人群少见的感染,如副鼻窦、颅内等,应注意筛查。

考虑为感染后,应对患者进行病情评估,以决定治疗策略。目前应用比较多的是多国癌症支持治疗学会(multinational associa-tion for supportive care in cancer,MASCC)评分(表 2-6-9),评估为低危的患者口服抗菌药物治疗的有效率为95%。

表 2-6-9　MASCC 评分体系

临床特征	评分
疾病程度:无症状或症状轻微	5
无低血压	5
无慢性阻塞性肺病	4
实体肿瘤或无真菌感染	4

续表 2-6-9

临床特征	评分
无脱水	3
疾病程度:中等程度症状	3
发病时在门诊就诊	3
年龄<60 岁	2

注:评分 >21 分为低危组;不适用于 <16 岁儿童

根据 IDSA 指南,粒细胞减少发生感染的病情评估的高危因素包括:①血流动力学不稳定;②口腔或胃肠道黏膜炎;③腹痛或直肠周围疼痛;④恶心、呕吐;⑤腹泻;⑥静脉导管部位感染;⑦神经或精神的变化;⑧胸片上有新的浸润灶、低氧血症或有 COPD 基础疾病;⑨肝功能异常(转氨酶高于正常上限的 5 倍)、肾功能异常(肌酐清除率<30ml/h);⑩中性粒细胞减少持续时间>7d。在这两种评估体系中,IDSA 对病情的评估更为细化,方便临床使用。

【治疗】

1. 预防粒细胞减少症和粒细胞缺乏症可引起严重感染,对患者的生活质量和预后产生负面影响。因此,在接受可能产生粒细胞减少和粒细胞缺乏的治疗手段前,必须有针对性地预防治疗手段。

(1)粒细胞减少及粒细胞缺乏的预防:在抗肿瘤治疗前需对患者进行较为详尽的评估,较好的评价患者的一般状况以及肝、肾功能,适当的依照患者的具体情况决定患者进行化疗药物使用剂量以及放射治疗剂量,减少医源性、可控性损害发生。化疗后早期宜及时行血常规检验,掌握病情发展动态,对低淋巴细胞者及时给予增加提高机体免疫力的措施。结合不同化疗药物对骨髓抑制的高峰时间,对重点时期、重点阶段进行血常规的检测,治疗中对于以往发生过粒细胞减少或粒细胞缺乏的患者应给予密切关注。对于粒细胞缺乏高风险患者,化疗 24~48 h 后应预防性使用 G-CSF,持续到中性粒细胞超过 l0×10^9/L。预防性应用 G-CSF 可以减低粒细胞缺乏的发生概率和严重程度,降低感染风险及感染相关死亡率,但不改变患者的无病生存和总生存。目前公认的危险因素有高龄、一般状态差、骨髓抑制强的化疗药物或高剂量化疗、既往接受较长化疗周期、疾病进展或晚期、骨髓受侵等。ESMO 治疗指南认为,预防性使用 G-CSF 的指征包括:粒细胞缺乏性发热;使用超过 20% 概率发生粒细胞缺乏性发热的化疗药物如肺癌中使用多西紫杉醇、卡铂等。对于初次化疗的患者,原则上不需要预防性使用 G-CSF,但是对于具有可能引发发热性中性粒细胞减少症高危因素的患者,还是可以考虑预防性低剂量使用,但应用中需严密监测血象并调整药物的使用剂量和频度。

(2)感染的预防:对于明确发生粒细胞减少的患者应高度重视感染的预防,在治疗中应将其放在和刺激骨髓造血等同的位置。无感染状态的粒细胞减少症的预后明显优于存在感染者。

①保护性隔离及消毒:给予患者相对洁净的医疗环境,限制进入病房人员的数量,减少患者和其他患者、陪护、医护人员之间的不必要接触,降低交叉感染概率,必要时可以给患者以及陪护者加用口罩。定时房间通风消毒,紫外灯房间照射,房间地面消毒液拖地,进出房间

鞋底经消洗液浸透的擦鞋垫处理。临床操作应该遵循无菌原则,使得患者在诊疗期间处于一个和外界相对隔离的环境,减少交叉感染。

②易感染部位的护理:对于患者容易发生感染的部位进行必要的预防性保护措施。注意口腔、鼻腔、外耳道、皮肤、会阴等区域的清洁卫生,使用1:2 000的洗必泰溶液或者1:1 000的雷凡诺尔溶液进行漱口,1:1 000的洗必泰油膏涂抹鼻前庭,75%的乙醇擦洗外耳道,1:5 000的高锰酸钾溶液清洗外阴,这些措施的实施都可以减少感染发生概率。

③预防性使用抗菌药物:对于粒细胞减少或缺乏的患者是否应用抗菌药物来预防感染,目前的认识仍存在分歧。一些研究认为,在粒细胞缺乏的早期未发热阶段使用抗菌药物可以减少发热以及感染的概率。但另一些研究则认为,虽然恶性肿瘤患者免疫功能低下,发生感染的概率增加,但使用抗菌药物,不可能预防一切可能发生的潜在感染,相反有可能导致菌群失调和耐药菌株产生,进一步诱发严重的感染。临床指南建议中性粒细胞减少的患者在开始发热时用广谱抗菌药物,反对常规预防性使用抗菌药物。而对于高危患者,预计粒细胞减少(缺乏)持续时间>7d者,可以预防性全身应用抗菌药物(包括细菌和真菌),通常采用喹诺酮类药物来预防细菌感染。

2. 抗肿瘤治疗方案的调整　对于发生了粒细胞减少或缺乏的患者,需适当的调整化疗药物的使用剂量,减少放射治疗的剂量,或者暂停放化疗的实施。

3. 集落刺激因子的使用　粒细胞集落刺激因子(granulocytecolony–stimulating factor,G–CSF)是由单核细胞、成纤维细胞和血管内皮细胞等产生的一种造血生长因子。G–CSF 能促进粒系祖细胞的增殖、分化及成熟,并促进骨髓中中性粒细胞和干祖细胞释放于外周血中,保护中性粒细胞避免凋亡,增强成熟粒细胞趋化性、吞噬作用及对病原微生物的杀伤能力。其升高白细胞的作用呈双峰形曲线,第一峰被认为是 G–CSF 动员成熟的中性粒细胞从骨髓以及血管内缘细胞边缘池进入外周血液循环中,第二峰则是刺激骨髓粒系造血祖细胞,加速其增殖、分化、成熟和释放所致,故 G–SF 至少用 5~7d 才能刺激骨髓造血。

粒细胞—巨噬细胞集落刺激因子(granulocyte–macrophagecolony–stimulatingfactor,GM–CSF)的作用与 G–CSF 相似。但是,GM–CSF 可以抑制中性粒细胞的游走能力,与使用 G–CSF 相比,促进中性粒细胞从细胞边缘池进入循环池的作用不显著。临床应用原则及注意事项,①G–CSF 在化疗所致的Ⅲ至Ⅳ度骨髓抑制患者中应用,可以明显缩短低血象持续时间,减少发热伴中性粒细胞减少的持续时间,减少患者住院天数、抗生素应用天数等指标。一般使用 5~7d。对化疗强度较大或粒细胞下降较明显的患者以 $2.5\mu g/(kg\cdot d)$ 的剂量连续用药 7 d 以上较为适宜。②尽量避免化疗前一周使用 G–CSF:因为粒细胞的成熟需要 6 d 左右的时间,而化疗前短期使用 G–CSF 促进粒细胞释放会造成粒细胞正常的假象,此时化疗会杀伤释放到外周循环池的粒细胞而机体骨髓粒细胞尚未成熟,故可能会加重骨髓抑制。③避免在放化疗期间及化疗后 24h 内使用 G–CSF:G–CSF 与放化疗同时使用可能会引发严重的不良反应。由于对造血干细胞的影响作用,同时使用的患者可能会发生明显的血小板减少,延长抗生素使用时间以及住院时间。④目前临床使用 G–CSF 的方法包括:持续静脉滴注、静脉推注和皮下注射,相对而言,皮下注射即使在使用较低剂量的时候,也可以维持较为长久、稳定的血药浓度,因此,目前推荐皮下注射使用。⑤治疗期间隔日复查血常规,用药剂量可随白细胞减少程度的加重而逐级递增。当中性粒细胞数经过低值期回升至 5×10^9/L 以上时,停止给药。

⑥对于以提高化疗药物使用剂量为目的的提高使用 G-CSF,目前不推荐。⑦在发热期间使用 G-CSF,可以轻微缩短粒细胞减少持续时间,但发热持续时间和死亡率没有差异。因此,不建议粒细胞缺乏出现发热时常规使用 G-CSF。⑧使用 G-CSF 时慎用促进白细胞释放之药物(如锂剂)。

4. 激素类药物的使用　地塞米松、泼尼松有短期提高白细胞的作用,可按常规剂量使用。小剂量糖皮质激素穴位注射对 I 至 II 度骨髓抑制有较好的效果,可减少糖皮质激素的剂量和不良反应发生风险。雌激素可促进成熟粒细胞释放和骨髓增生,为应急治疗的较好药物,提升白细胞的有效率达 88%,但有恶心、呕吐、乳房胀痛等副作用。激素类药物均不可长时间使用。

5. 抗感染治疗　化疗患者细菌感染多为体内潜在的感染复燃所致,常表现为院内感染,耐药率高,常规抗菌治疗效果差。其感染以革兰阴性菌占多数,达 50%~70%,革兰阳性球菌的比例有所上升,插管相关感染是最常见的原因。随着粒细胞减少时间的延长,混合感染增多,既可以是多种细菌混合感染,也可以出现细菌、真菌、病毒等的混合感染。

对于存在感染的患者,应根据专科特点、感染部位和病房的细菌学监测等资料来推测可能的致病菌,尽早开始经验性治疗,以控制病情、降低重症感染的死亡率。在对患者进行评估后,根据病情评估的严重程度和感染进展情况选择经验降阶梯或升阶梯治疗。高危、病情严重、进展快的患者采用降阶梯方案,静脉输注抗菌药物。降阶梯方案尽量选用广谱高效的杀菌剂,应尽可能覆盖所有可能的病原菌,至少要覆盖前 3~4 位常见病原菌,特别是铜绿假单胞菌。

常用的抗菌药物组合有以下 4 种:①氨基糖苷类+抗铜绿假单胞菌的 β-内酰胺类;②两种 β-内酰胺类如头孢拉啶+哌拉西林;③单用广谱抗菌药物如头孢他啶、头孢噻肟、头孢吡肟、碳青霉烯类等;④万古霉素+氨基糖苷类+抗铜绿假单胞菌的 β-内酰胺类抗菌药物。青霉素过敏的患者可选择环丙沙星/氨曲南+克林霉素/万古霉素。对于低危患者,可以在门诊采用口服给药。一般在原来预防用药的基础上升级,选用半合成青霉素+喹诺酮类。如果病情发展,可选用头孢菌素类静脉输注,严重的选用碳青霉烯类,联合或不联合氨基糖苷类。

选择了相应的抗菌药物之后,应根据药动学和药效学,确定合适的给药方式、剂量和疗程。初始治疗应予静脉给药,以确保疗效。治疗重症感染(如败血症)和抗菌药物不易达到的部位感染(如中枢神经系统感染等),抗菌药物剂量宜大。抗菌药物的疗程因病情不同而异,无明显病灶的细菌感染至少用至体温正常、症状消退后 72~96h。

在获知细菌培养及药敏结果后,对疗效不佳的患者应根据可靠的培养及药敏结果调整给药方案。如果经验治疗 3~5d 无效,又没有阳性的培养结果,可加用针对革兰阳性球菌的药物。再观察 48~72h,如果仍无效,根据培养结果调整抗菌药物,如仍没有阳性结果,应考虑真菌感染的可能,可经验性抗真菌治疗。由于万古霉素在荟萃分析中没有显示出增加疗效的作用,因此,一般不建议用作一线联合用药。

感染治疗失败的原因主要包括:感染部位抗菌药物浓度不够;感染部位未切开引流、有坏死组织等;非感染性发热;对抗菌药物耐药;出现混合感染等。

6. 其他升白细胞药物的使用　对于 I 至 II 度血液毒性可口服升白细胞药物,如利血生、升白胺、碳酸锂等,也可足三里穴位注射地塞米松 5mg/d。

7. 输注粒细胞 对于采用多种治疗方法而效果欠佳的粒细胞缺乏症患者,可输入粒细胞,剂量为 $1×10^{10}/(m^2·d)$,可连续输 3~5 次,常能有效地帮助患者渡过严重和无应答的骨髓抑制期。但由于目前医疗防护的改善,临床已不太进行粒细胞的输注。

8. 中成药的使用 常用的中成药包括益血生胶囊、生白合剂、贞芪扶正颗粒、升血调元汤、芪枣颗粒、地榆升白片等。

【辨证施治】粒细胞减少症与粒细胞缺乏症根据临床表现归属于中医学"虚劳""髓劳"范畴,该病治疗应以补益为基本原则,正如《素问·三部九候论》所云:"虚则补之"。治法根据症状,辨明病变脏腑及气血阴阳虚衰情况,给予相应补益之法。恶性肿瘤患者多虚中夹实或兼感外邪,当补中有泻,扶正祛邪。

1. 气虚型

主证:面色苍白,胸闷气促,心慌肢软,纳呆泛恶,口渴不欲饮,便溏。

次证:常有面浮肢肿,自汗。

舌脉;脉细小,舌胖或有齿印,苔薄白或白腻。

治则:益气和胃,温补脾肾。

方药:四君子汤加减。

2. 气虚血弱

主证:头晕目眩,神疲乏力,面色萎黄或灰滞。

次证:纳谷不香,小便频长,大便不实。

舌脉:舌淡少华,苔薄,脉细软。

治则;益气养血。

方药:当归补血汤合补中益气汤加减。

3. 阴虚内热

主证:头晕失眠,心烦口渴喜冷饮,燥热盗汗。

次证:牙龈出血,鼻衄,尿赤,便结,纳少。

舌脉:脉细小,舌红绛,苔薄或光剥。

治则:养阴生津,清热安神。

方药:育阴煎。

4. 肝肾亏损

主证:头晕耳鸣,腰脊酸楚,心烦易怒。

次证:夜寐不安,口干欲饮。

舌脉:舌红少津,脉细涩。

治则:滋补肝肾,益气养血。

方药:当归补血汤合六味地黄丸加减。

5. 脾肾阳虚

主证:腰膝酸软,形寒肢冷。

次证:面白神疲,便溏纳少。

舌脉:舌淡胖或有齿印,脉沉弱。

治则:补肾健脾,益精养血。

方药:右归丸加减。

【中西医结合治疗策略选择】

1. 注重防护粒细胞减少和缺乏的治疗重在预防,多种化疗药物可能产生严重的粒细胞减少和粒细胞缺乏,血液系统肿瘤化疗的重度骨髓抑制发生率较高,而患者的年龄,体力状态,骨髓功能状况等自身因素也需要考虑在粒细胞减少与粒细胞缺乏发生风险评估中。化疗前应评估患者骨髓抑制的风险,做好必要的预防工作。制定放射治疗方案时应充分考虑对骨髓的保护,尽量采用适形放疗计数,减少对造血组织的照射剂量强度。

2. 针对性治疗策略选择

(1)粒细胞减少与粒细胞缺乏症临床根据严重程度个体化治疗,Ⅰ至Ⅱ度骨髓抑制患者,未发生感染,症状尚可耐受者,可继续抗肿瘤治疗,同时给予口服升白细胞药物和小剂量激素治疗,中医治疗可有效恢复骨髓功能,预防并发症的发生。

(2)Ⅲ度骨髓抑制的患者需停止放化疗等抗肿瘤治疗,给予集落刺激因子、常规剂量糖皮质激素等治疗刺激骨髓造血,预防感染发生,可酌情给予预防性抗感染治疗。

(3)Ⅳ度骨髓抑制的患者需要立刻停止抗肿瘤治疗,给予较大剂量的集落刺激因子、糖皮质激素等对症治疗,尽快改善骨髓造血功能,有条件的医疗机构应将患者移入层流舱或层流罩中,并做好完善的预防感染措施,预防性使用抗生素。

(4)粒细胞减少与粒细胞缺乏症的患者易发生感染,发生感染后较一般感染发展快,较难控制,抗感染治疗应倒阶梯用药,尽快控制感染为要。

3. 停止抗肿瘤治疗的时机 发生Ⅲ度骨髓抑制的患者,应酌情降低治疗强度,或改用温和的治疗方案,出现Ⅳ度骨髓抑制的患者,应立刻停止抗肿瘤治疗,在骨髓抑制改善后,亦不推荐使用原治疗方案。

4. 中医治疗 在现代医学治疗的同时,不同程度的粒细胞减少与粒细胞缺乏症患者可给予不同的中医治疗,中医汤药治疗应辨证与辨病相结合组方。临床观察显示,针灸治疗有一定刺激骨髓造血功能的作用。

二、血小板减少

人体正常的血小板计数为$(100\sim300)\times10^9$/L,血小板减少的主要辅助性检查表现为血小板计数低于100×10^9/L,即所谓的血小板数量上的减少。在临床上,如果血小板计数低于50×10^9/L时可能有出血的倾向,对于低于20×10^9/L的患者,可表现为自发性出血,其出血的发生率将极高。肿瘤治疗相关性血小板减少多由于治疗后骨髓抑制产生,尤其是化疗或者放射治疗以后的Ⅳ度骨髓抑制患者,其血小板的计数低于10×10^9/L,甚至于更低,临床可表现为不同程度的出血性表现,部分患者即使没有经过特殊的处理,仍可以较为平安的渡过低血小板的时期,这其中可能还会有除计数以外其他因素作用的结果。

【病因】化疗、放疗等多种肿瘤治疗手段均可导致血小板减少,现具体阐述如下。

1. 化疗所致血小板减少 大多数的抗肿瘤药物均具有不同程度骨髓抑制的发生,从而抑制了骨髓的造血,尤其是巨核细胞增生降低,从而使得外周血中的血小板计数下降。应用丝裂霉素的病人可出现微血管病性溶血性贫血(MAHA),主要表现为血栓性血小板减少性紫癜(iTP)和溶血尿毒综合征(HUS)。

2. 非化疗药物所致血小板减少　肿瘤病人在诊疗过程中因并发症或伴发症的治疗需要使用许多非化疗性药物，如氯噻嗪、奎尼丁、利尿药、甲基多巴、阿司匹林、洋地黄制剂、磺胺药、抗结核药等，这些药物都可以作为半抗原与血浆中的蛋白质或者大分子物质相互结合，或者与血小板的膜结构相互结合，可作为抗原刺激机体产生抗体。与血小板结合，引起免疫性血小板减少或骨髓生成血小板减少。

3. 放疗引发的血小板减少　骨髓中巨核细胞对于全身照射的敏感性低于红细胞系和粒细胞系。但是，反复性照射会造成数量上的减少，从而减少血小板的生成。对于骨髓中巨核细胞的数量和质量的恢复往往需要一个相当长的时间。

4. 生物治疗和靶向治疗引起的血小板减少　IL-2、干扰素等生物治疗可产生造血系统抑制，出现血小板减少，极少数患者可出现免疫介导的溶血性贫血伴血小板减少。西妥昔单抗、利妥昔单抗及曲妥珠单抗等靶向治疗药物引起骨髓抑制，而发生血小板减少，程度较轻，停药后可好转。

【中医病机】血小板减少症可归属于中医学"血证"范畴，多以皮肤瘀点瘀斑、鼻衄、齿衄、咯血、吐血、便血、尿血等血不循经表现为主，肿瘤患者发生血小板减少症时临床以皮肤瘀点瘀斑为多见。该病多因酒食不节、情志过极、攻伐过度、癌肿诱发等因素致使脾虚、阴虚及血瘀等情况，令气不摄血或迫血妄行，而致血不循经，行于脉外，发为血证。血小板减少症而产生之血证与传统血证病因病机有所不同，血小板减少症所致血证以虚证为主，尤以脾虚、阴虚为甚，部分患者为瘀血阻滞而成血证，火热毒邪迫血妄行较少。临床中部分血小板减少症患者并无出血症状，此类患者病因病机还需在血证基础上结合虚劳等病考虑。

1. 酒食不节饮酒过多或过食辛辣，一则湿热蕴积，损伤肠胃，熏灼血络，化火动血，血不循经；二则损伤脾胃，脾虚失摄，统血无权，血溢脉外，亦可产生血证。

2. 情志过极肿瘤患者多有情志不舒，七情所伤，五志化火，火热内灼，气逆于上，血随气逆，溢于脉外，而致血证。

3. 攻伐过度肿瘤患者接受放化疗等现代医学攻伐治疗后，一则脾气虚损，脾不统血，气虚失摄，血溢脉外，而有出血表现；二则阴虚阳亢，虚火上炎，灼伤脉络，血行脉外，也可致血证。

4. 癌肿诱发癌肿内生，一则可使津液耗伤，阴虚火旺，火迫血行而致出血；二则由于正气损伤，气虚失摄，血溢脉外而致出血；三则久病入络，瘀血阻滞，血难归经，因而出血。

恶性肿瘤患者出现血小板减少症其中医病因病机以脾虚、阴虚等虚损为主，血瘀等邪实亦起重要作用，虚损与邪实相互作用，虚实错杂，以虚为主。

【诊断与鉴别诊断】

1. 病史　病史的询问在诊断中具有重要的意义，多数的血小板减少症患者具有明确的肿瘤病史，肿瘤进展病史，肿瘤接受化疗和（或）放射治疗的病史，这对于诊断具有积极的意义。

2. 症状　主要的临床症状表现为鼻出血、牙龈出血、咯血、呕血、便血、尿血以及月经过多等出血性表现，对于部分患者出现口腔颊黏膜的出血经常提示严重的出血发生，并且提示临床需要注意颅内出血的可能性。

3. 体征　体格检查中可以发现黏膜的出血、紫癜、瘀斑，同时可以具有肌肉和关节的肿痛，对于出现大面积片状瘀斑的患者，应注意临床上是否具有 DIC 的发生。

4. 实验室检查

(1)血小板计数:人体正常的血小板计数为$(100\sim300)\times10^9$/L,血小板减少的主要辅助性检查表现为血小板计数低于100×10^9/L,即所谓的血小板数量上的减少。血小板的减少与临床出血和出血的严重程度具有密切的关系。在临床上,一般而言,①如果血小板计数$>50\times10^9$/L时,可能不会发生出血现象;②对于血小板计数为$(50\sim30)\times10^9$/L的患者,则有出血的倾向,尤其对于创伤后的出血更加严重;③对于低于30×10^9/L的患者,可表现为自发性出血,瘀血和月经过多等,其出血的发生率将极高;④对于血小板计数10×10^9/L的患者,经常可以出现自发性的皮肤黏膜出血、内脏出血,甚至于并发脑出血危急患者的生命。但是,在实际的临床工作中,我们经常可以看见很多经过化疗或者放射治疗以后的Ⅳ度骨髓抑制患者,其血小板的计数低于10×10^9/L,甚至于更低的患者,即使没有经过特殊的处理,患者仍可以较为平安的渡过低血小板的时期,而且无出血发生以及出血倾向的现象。

(2)骨髓的细胞学检查:对于血小板减少的患者,其骨髓检查中可以看见正常的巨核细胞或者巨核细胞增多现象,这一般提示血小板的破坏增多,对于骨髓中巨核细胞减少的患者,则提示血小板的生成减少。对于血小板减少症的诊断,可以依据临床表现,结合外周血小板计数、网织红细胞、血小板形态、骨髓检查、胆红素及其他有关的生化与免疫学检查进行诊断和鉴别诊断。

【治疗】

1. 祛除血小板减少的原因　药物引起的血小板减少,应立即停止可疑药物的使用,放射治疗过程中出现严重血小板减少时,应立即停止放射治疗。

2. 预防出血　重度血小板减少的患者应避免便秘、剧咳、性交、外伤,禁用非甾体消炎止痛药物,有潜在或发生感染时应立即控制。

3. 促进血小板生成　许多药物有升血小板作用,可使大部分肿瘤患者轻至中度的血小板减少恢复正常。目前临床上使用的药物主要有以下十种。

(1)雄激素:雄性激素可以促进造血细胞的分化和增殖,恢复骨髓的造血功能。治疗上,其疗效依照病例的选择、给药时间、所用的制剂以及剂量的不同可以产生不同的治疗效果。临床上常用的制剂包括丙酸睾酮:50~100mg/d,肌内注射,1/d,此种治疗的雄性化较为明显;去氢甲基睾丸酮:15mg/d,口服;司坦唑醇:2~4mg/d,口服,3/d;苯丙酸诺龙:20~25mg/d,肌内注射;甲睾酮:5~25mg/d,口服。

(2)士的宁及一叶萩碱:此药物均为脊髓兴奋性药物,通过对骨髓的兴奋可以刺激骨髓的神经,改善骨髓的微环境,刺激干细胞的分化和增殖。硝酸士的宁的使用为1~4mg/d,肌内注射;一叶萩碱的使用为8~14mg/d,肌内注射。

(3)山莨菪碱以及阿托品:具有改善骨髓微环境的血管系统,调节骨髓的微环境,促进造血的作用。山莨菪碱的使用:5~10mg/d,肌内注射,1~2/d,或者10mg/d,静脉滴注;阿托品0.3~0.5mg/d,肌内注射,8/d。

(4)酚磺乙胺:可以促进血小板循环量的增加,并可以增强血小板的功能。250~500mg,2~3/d,肌内注射,或者2000~3000mg/d,2/d,静脉滴注。

(5)白细胞介素1(IL-1):IL-1具有α、β两种类型,两种的生物学行为相似。在对IL-1的实验性应用中发现,高剂量使用IL-1可以明显缩短血小板减少期,而且,研究中还发现了白细胞介素 6(IL-6)的含量也得到提高。一般 IL-1α 的使用剂量推荐 1~10ug/m²,连续应用 4~7d。

(6)白细胞介素 3(IL-3):体外研究发现,IL-3 可以诱导巨噬细胞的增殖,增加血小板,也具有较弱的升高白细胞的作用。有研究提示,IL-3 与 GM-CSF 联合应用效果较好,在给予 IL-3 以后再应用 GM-CSF,可以明显减少血小板减少持续时间。

(7)白细胞介素 6(IL-6):可促进化疗、放疗造血功能损伤的恢复,其升血小板效应近年颇受关注。在 I 期临床试验中,IL-610μg/kg 和 30μg/kg 皮下注射组,30μg/kg、10μg/kg 静脉输注组,均可以看见血小板明显升高。已有资料表明,IL-6 的造血生长因子活性可表现在如下几方面:①促进多能造血干细胞的增殖分化;②促进 GM-CSF 的效应;③促进巨核细胞增殖分化并加速血小板再生;④促进 B 细胞分化为浆细胞;⑤促进 T 细胞分化,此外 IL-6 对放疗、化疗有相互协同作用,在体外试验中能抑制人乳腺癌、结肠癌、黑色素瘤等癌细胞的增殖。

(8)白细胞介素 11(IL-11):体外研究表明,IL-11 可以通过 IL-3 而诱导巨噬细胞克隆的形成。化疗后连续使用 IL-11 共计 7~14d,可以保证血小板的持续稳定状态或减少血小板减少持续时间。

(9)促血小板生成素(TPO):体外研究表明,TPO 可以促进巨噬细胞的分化和成熟,并且与 IL-3 具有协同作用,是作用于巨核细胞系统增殖分化以及血小板特异性调节因子。一般在使用后第 4d 就可以发现外周血中血小板计数增加,用药第 6d 就可以提高血小板计数 4 倍以上。TPO 的血药浓度与血小板的计数具有一定的关系,血小板减少的时候,TPO 浓度增加,而当血小板恢复正常后,TPO 水平也趋向正常。

(10)用于白细胞减少症的药物一般都可用于血小板减少的治疗。

4. 单采血小板输注　如出血严重,或血小板计数低于 20×10⁹/L 时,应及时静脉输注浓缩血小板,一般一次输入 6~12U,以保证血小板数超过 20×10⁹/L。其他止血药,如酚磺乙胺、维生素 K₁、维生素 C、氨甲苯酸等可以酌情选用,但不是必须使用。

【辨证施治】恶性肿瘤患者出现血小板减少症根据临床表现归属于中医之"血证"范畴。血小板减少症所致血证以脾虚、阴虚等虚证为主,可见瘀血等邪实夹杂,治疗以滋阴降火、补脾益气、活血止血为法。有血瘀之像的患者,虽有血小板减少,仍应给予适量活血止血之品治疗,化瘀切不可太过,以免加重出血。对于部分无出血情况的血小板减少患者,因该部分患者有较高的出血倾向,并多有虚劳之象,应按血证辨证施治为主,兼顾治疗虚劳之病,以奏全功。

1. 阴虚火旺

主证:肌肤出现红紫或青紫斑点,时作时止。

次证:手足心热,潮热盗汗,两颧赤红,口干烦躁,常伴齿衄、鼻衄等。

舌脉:舌质红,少苔,脉细数。

治则:滋阴降火,宁络止血。

方药:茜根散加减。

2. 气虚血瘀

主证:肌肤出现深色紫斑,面积较大,肌肤甲错,神疲乏力。

次证:头痛,胸胁刺痛。

舌脉:舌淡紫,边有瘀斑,苔薄,脉沉涩或沉弦。

治则:益气活血止血。

方药:补阳还五汤加减。

3. 气不摄血

主证:肌肤紫斑反复出现,经久不愈,神疲乏力。

次证:食欲不振,面色苍白或萎黄,头晕目眩。

舌脉:舌质淡,苔白,脉弱。

治则:补脾益气摄血。

方药:归脾汤加减。

【中西医结合治疗策略选择】

1. 重视预防治疗

(1)接受化疗的患者,需评估血小板减少的风险,密切关注治疗过程和治疗后的血小板变化。制定放射治疗方案时应充分考虑对骨髓的保护,尽量采用适形放疗技术,减少对造血组织的照射剂量强度。

(2)血小板计数小于 $50×10^9$/L 时,出血风险较高,需嘱患者避免跌扑损伤,尤其是注意对头颅、呼吸道和消化道损伤的保护。

(3)血小板低于 $20×10^9$/L 的患者,可以发生内脏的自发性出血,针对性治疗不可忽视。

2. 针对性治疗选择策略血小板减少症的治疗以刺激血小板生成治疗为主,一般止血药物对于血小板减少患者的出血疗效一般,并非必须使用。对于重症患者若符合适应证,应给予输注单采血小板。

3. 中医药治疗具有一定的刺激骨髓造血的效果,可促进骨髓中巨核细胞增殖,改善血小板减少情况,临床发现许多血小板减少患者存在瘀血情况,从因瘀而致出血的角度治疗血小板减少,值得进一步研究。

(严红艳)

第十一节　脱发

脱发是化疗常见的副作用之一,化疗后脱发的发生率仅次于呕吐和恶心,排在化疗毒副作用的第 3 位,给患者心理上带来很大的痛苦,从而降低了患者对化疗的依从性,因此,化疗后脱发的防治成为肿瘤治疗中亟待解决的问题之一。

【病因】黄种人的头发约在 10 万根。其中近 90%的头发处于活跃生长状态。化疗引起脱发的原因是化疗药缺少选择性抑制肿瘤的作用,在杀伤肿瘤细胞的同时,对增殖旺盛的正常细胞产生影响,从而导致主导毛发生长的毛囊细胞凋亡,使生长期毛囊提前进入退行期。所以,毛发脱落不仅仅发生在头部,也可以发生在身体的任何部位,包括脸部、胳膊及腿部、腋下及阴毛。脱发的程度与用药剂量、种类及用药途径、治疗周期的重复频率等因素有关。联合几种药物化疗比单用一种药物治疗引起的脱发更严重。

最常引起脱发的药物有阿霉素、表阿霉素、柔红霉素、环磷酰胺、异环磷酰胺、氮芥、甲氨蝶呤、依托泊苷、替尼泊苷、5-氟尿嘧啶、长春花碱、长春花碱酰胺、丝裂霉素等,这些药物常可引起部分头发或全部头发脱落。其次有顺铂、长春新碱、放线菌素 D、博来霉素、硫嘌呤等药物,可引起少量或部分头发脱落(其他说法:①多数抗癌药都能引起程度不等的脱发,其中以蒽环类、异环磷酰胺、足叶乙苷、长春瑞滨、紫杉醇等药最严重。②能引起脱发的药物有环磷酰胺、紫杉醇、5-氟尿嘧啶、柔红霉素、顺铂、阿糖胞苷、鬼臼毒素等)。

【中医病机】发为血之余,为肾之外荣。肾为癸水主藏精,肝为乙木主藏血,精血相生,乙癸同源,共为毛发生长之必需物质。精血充足,则发有所养,毛发生长而润泽;若肝肾不足则发失所养,发枯而脱。正如《诸病源候论》之所谓"血气盛,发则光润;若虚则血不能养发,故发无润泽也";《外科正宗》云:"血虚不能随气荣养肌肤,故毛发根空,脱落成片"。"肾主骨生髓",髓能生血,脾乃气血生化之源,毛发的荣润亦赖脾气化生输送精微。肿瘤患者由于久病正虚,精血不足,加之化疗后正气更加亏损,气血生化不足,运行不畅,无力将营养物质输送至头顶,头皮毛囊得不到营养,渐渐萎缩而引起脱发。因此,肾、肝、脾与头发有密切的联系。化疗后脱发的病机可概括为肝肾亏虚、脾胃虚弱、气血不足。

还有人提出,化疗药物引起脱发、恶心呕吐、口腔溃疡等反应属火热上攻之证,所以化疗药的立即毒性可视为热毒之邪,邪毒瘀于发根,迫血妄行,血热风动,风动则发落。

【诊断与鉴别诊断】化疗后脱发一般多发生在用药后 2~5 周,而化疗引起的脱发一般是可逆的,停药后 1~2 个月毛发开始再生(其他说法:①脱发通常在用药后 1~2 周发生,在 2 个月内达到最严重程度。②人体化疗后脱发大约出现在开始化疗的 2~4 周,一般都会在休止化疗 6~8 周会重新长出。③而毛发的再生出现在化疗结束后 3~6 个月)。依据 WHO 抗癌药物急性和亚急性毒性分级标准,脱发可分为:0 度为没有脱发;Ⅰ度为轻度脱发;Ⅱ度为中度斑块脱发;Ⅲ度为完全脱发,但为可逆性;Ⅳ度为不可逆性完全脱发。

另外,临床还有很多疾病可以引起脱发,主要有斑秃,包括普秃、全秃,中医称为油风;男性型脱发、女性弥漫性脱发、早秃,中医称为蛀发癣、发蛀脱发;以及其他药物引起的生长期脱发,产后、重病后、手术后发生的脱发等。化疗引起的脱发因有明确的病因,可与其他类型的脱发作鉴别。

【治疗】严重的脱发可使患者的心理负担过重,甚至拒绝进一步治疗,所以对化疗后脱发的干预是肿瘤治疗过程亟待解决的问题之一。化疗药物引起的大片脱发可导致抗癌治疗最严重的心理不良反应。

1. 头部冷疗 头皮冷却是用头盔状的冰袋和在帽子或头盔中循环冷空气或冷液体减少头皮血液循环,从而依次减少毛囊环流、温度依赖的细胞内药物吸收和毛囊内的代谢,减轻化疗药对头皮基底层生发细胞的毒性反应。但在降温处理过程中应注意:①严格测试和掌握冰帽内温度;②严格掌握戴冰帽的时间;③冰帽内冰块不宜过大。

2. 止血带法 头皮的血液供应即额动脉、眶上动脉、颞浅动脉、耳后动脉、枕动脉,皆自发迹周围向颅顶部辐射状排列,这些血管较表浅,易被阻滞,且头皮血管与颅内血管的交通很少,所以,沿发际扎止血带后即可使头皮的血液供应暂时性地部分或全部阻断,使化疗药物不能直接作用于头皮毛囊。而多数致脱发的化疗药物的半衰期都很短,有的进入体内后在血中迅速消失,所以当化疗结束松开止血带时血中的药物浓度已很低甚至完全消失,可大大减少药物对毛囊的损伤,故止血带法可起到预防化疗后脱发的作用。

3. 综合护理　心理干预可减轻患者对化疗的恐惧心理,宣教化疗期间头发的护理方法可减少各种刺激脱发的物理因素,而配合膳食干预能提高患者机体免疫力。综合护理干预能有效防治化疗致脱发,且此方法简单易行,不增加患者的经济负担。

(1)心理疏导:由于脱发可影响患者的形象,而引起焦虑和情绪波动,甚至拒绝再化疗。化疗前应向患者解释,对脱发有思想准备,并消除恐惧心理。化疗引起的脱发一般是可逆的,停药后 1~2 个月毛发开始再生,且往往比以前更黑、更有光泽,所以要教会患者调节自我心态,正确对待,保持对治疗的顺应性、积极性。

(2)自我护理:在化疗期间保护头皮及头发应注意以下几点:①不要使用刺激性的香皂或洗发膏洗发,可使用含蛋白质的软性洗发剂洗头时水温不要太高。②使用柔软的发梳,不要使用尖利的发梳,选用宽齿梳较好。③在吹干头发时温度不要过高,自然风干较好,不要染发或烫发。④化疗前,剪短头发,头发易理顺,且短发显得粗壮及茂密。⑤可戴假发、帽子矫正外形。

(3)膳食干预:一些保健饮食有益于头发保护,如含有丰富维生素和矿物质、较少的脂肪和糖类、有足量碱性蛋白质的食物和天然饮料。因此可选用的食物有瘦肉、鱼、家禽肉、鸡蛋或肝,新鲜的水果和蔬菜(尤其绿色蔬菜)、谷类、豆类及坚果,并应每天喝 6~8 杯水。应当少吃的食品有:油炸食品、全脂牛奶、奶油及奶油制品、巧克力、过量的酒和咖啡。精制的糖和盐都要适可而止。

【辨证施治】

1. 汤剂

(1)肝肾亏虚、气血两虚。

治法:滋补肝肾、益气养血。

方药:首乌饮。

药物:制何首乌 30g,枸杞子 15g,菟丝子 15g,墨旱莲 15g,女贞子 15g,桑椹 10g,黑芝麻 15g,黄芪 10g,人参 5g,黄精 15g,当归 10g,丹参 10g。

(2)肝肾亏虚、血虚生风。

治法:滋补肝肾、养血祛风。

方药:天麻首乌片。

药物:天麻、白芷、何首乌、熟地黄、丹参、川芎、当归、制蒺藜、桑叶、墨旱莲、女贞子、白芍、黄精、甘草。口服,一次 6 片,每日 3 次。

(3)火毒血热、肝肾亏虚。

治法:凉血解毒,序贯滋肾养血。

方药:化疗前第 1d 至化疗结束后第 2d 服凉血解毒中药:生地黄 30g,赤芍 20g,牡丹皮 20g,鳖甲 30g,连翘 30g,葛根 30g,蛇蜕 6g,桔梗 15g,泽泻 10g,姜半夏 10g,竹叶 10g,薄荷 6g,甘草 10g。

化疗结束后第 3d 至下次化疗前第一天改服滋肾养血中药:制首乌 40g,菟丝子 30g,熟地黄 30g,白芍 20g,黄芪 20g,当归 15g,地龙 10g,石菖蒲 10g,女贞子 15g,旱莲草 15g,川续断 10g,牛膝 10g,甘草 10g。

2. 其他治法对化疗患者予中药煎剂外涂,使药物渗透至发根毛囊部位,使生发细胞得到充足的养分,对抗化疗药物对头发毛囊部位的损伤,以预防或减轻化疗致脱发。且外治法不存在口服中药难咽、恶心、呕吐等现象,患者易于接受,临床应用简单、方便。可自制中医洗剂,药物包括:何首乌、黄精、肉苁蓉、当归、白芍、丁香、熟地黄、黑芝麻、鸡血藤、太子参、皂角刺、菟丝子、生姜汁。平时还可在服用六味地黄丸、首乌片、乌鸡白凤丸等补肾药的同时,服用补肾养血的食疗方慢慢调养。食疗方如二海黑豆酒、龟板酒、核桃芝麻粥、首乌山药羊肉汤、首乌鸡蛋汤、芝麻红糖粥。

【中西医结合治疗策略选择】对化疗后脱发的防治,传统经典的方法是头部冷疗法或头皮止血带法,两者均可防止化疗药物循环至毛囊,减少化疗药物对毛囊的损伤作用。已有许多临床评价证明头皮冷却可避免或减少某些化疗措施引起的脱发,但其长期无害性仍需进一步研究证实。而止血带法因易引起患者不适反应,现已较少应用。还有学者担心以上两种方法会因降低头皮、头颅和脑的血药浓度而引起肿瘤转移。预防化疗脱发的西药研究现刚刚起步,在动物模型中已评价一些药物治疗措施并出现有希望的结果,已经有多种新制剂申请专利,但与临床应用尚有一定差距。综合护理、中药预防因其有效性、安全性受到临床医师和患者的青睐。对于初次化疗的患者,尤其是较年轻的女性患者,讲解脱发的可逆性及预防脱发的护理措施具有重要的意义。临床实践中,中药对化疗增效减毒的作用日益突出,中药防治化疗后脱发取得较满意疗效,且在安全性分析方面也显示中药在达到防治化疗后脱发目的的同时,不会增加甚至会降低化疗的其他毒副作用。在治则上,普遍达成的共识是,化疗期间以凉血解毒为主,化疗结束后注重滋肝肾、养气血。今后仍应深入研究这些措施的临床疗效,以期得到中西医联合防治化疗后脱发的最佳方案。

第十二节　药物外渗与静脉炎

化疗药物治疗肿瘤挽救和延长了无数肿瘤患者的生命,但也带来了令人担忧的问题,即化疗药物外渗。化疗药物外渗是指化疗药物在输注过程中,渗出或渗浸到皮下组织中。其可由一系列原因引起,如输注药物、患者血管、医护操作等,其中药物因素最常见,如阿霉素、长春瑞滨。外周静脉化疗药物外渗的发生率国内报道 0.1%~6.0%,国外报道 5%。化疗药物注入静脉可引起化学性静脉炎,表现为沿注射静脉走向出现条索状红线,血管压痛,后期血管变硬,色素沉着。如果处理不当,可能会引起渗漏部位红、肿、疼痛,周围组织坏死,严重者可造成肌腱坏死、肢体丧失功能。在影响肿瘤患者生活质量的同时对化疗药物的进一步输注带来了困难。

【病因】化疗药物外渗及静脉炎的发生主要是由于化疗药物本身的刺激性及病人血管质量较差。许多化疗药物可对组织产生化学性刺激(刺激剂),引起化学性炎症,有的药物还可使组织形成水疱(发泡剂),刺激剂常见为卡莫司汀、依托泊苷、替尼泊苷、达卡巴嗪等;常见发泡剂为长春花碱类如诺维本,葸环类如阿霉素及吡南阿霉素、丝裂霉素、放线菌素 D、氮芥等药物。具体发生的原因是由于该药为高渗性溶液,致使其易渗入皮下间隙,导致局部浓度过高(而且水溶液呈酸性,直接对血管有一定刺激),pH 改变引起静脉或毛细血管痉挛,局部供血减少,导致组织缺血、缺氧,从而导致外渗及静脉炎的发生。

【药物外渗的预防及处理】

1. 预防化疗药物外渗及静脉炎对患者来说增添了额外的痛苦与花费,尤其是诺维本外渗后产生的副作用大,易影响医患关系,引发医疗纠纷。因此,应重视防患于未然。

(1)适当宣教:向病人及家属介绍静脉化疗的特点,药物的作用及副作用,输注过程中应注意的事项,以缓解病人的紧张情绪及恐惧心理,使病人在最佳的心理状态下接受治疗,提高患者化疗期间的自护能力。化疗当天向患者交代清楚哪一袋液体是强刺激性药,哪一袋是一般刺激性药物,切勿自行调节输液速度。在输注强刺激性药物时尽量减少去卫生间、就餐等躯体移动及注射输液肢体的活动,避免注射针头移位,输液的肢体在化疗时严防针头脱出或移位。此外,护士在给药前,心理易产生焦虑情绪,对操作产生不利影响,故应正确面对困难,消除心理障碍,以减少不良反应。

(2)合理选择血管:血管质量的好坏是影响静脉炎发生率的因素之一。要制定静脉使用计划,左右静脉交替使用,一般情况下应首选弹性好、管腔大、回流顺畅的血管。下肢静脉易于栓塞,除上腔静脉压迫外不宜用下肢静脉用药,应避免手背及关节附近部位给药。多程化疗后的患者采用锁骨下静脉留置针推注,乳癌根治术后患者严禁在患侧上肢静脉给药。

(3)合理使用药物:正确掌握化疗药物的给药方法、浓度和输入速度。正确给药方法:不能用有化疗药液的针头直接穿刺血管或拔针,应先注入生理盐水确认有回血、无渗漏后再注入化疗药,输注期间应密切观察回血情况、局部有无疼痛等,注入后用等渗液冲洗,使输液管中的残余药液全部注入。联合用药时,应先了解药物刺激性的大小,原则上应先注入非发泡剂,如均为发泡剂,应先注入低浓度的,两种化疗药物之间用等渗液(生理盐水或5%葡萄糖液)快速冲洗。在外周血管输注发泡剂时可用三通装置,一路注入发泡剂,一路快速注入等渗液,护士必须在床边密切监护直至药物安全输入体内。化疗药物浓度不宜过高,给药速度不宜过快,20ml药液至少需3min以上,或者用每分钟5ml的速度注入,避免血管在短时间内受到强烈刺激而出现损害。应避免联合使用华蟾素等对血管刺激性大的药物,以免加重血管损伤。

(4)化疗药物最佳的用药途径是深静脉置管。其优点是刺激性小,可最大限度避免化疗药物外渗的发生。缺点是存在一定的危险性,操作较静脉穿刺复杂,对护士的操作技术要求较高。

2. 治疗

(1)发现化疗药物渗出后,应立即停止输液,用空针抽吸出残留在针头或疑有外渗部位的药物。拔掉针头,抬高患肢,以利于减轻肿胀和疼痛。可用生理盐水5ml+利多卡因5mg环形封闭,使药物稀释并冷敷。地塞米松可阻止致炎、致痛、致敏物质的释放,减轻炎症扩散,有促进组织修复的作用(糖尿病患者慎用)。利多卡因有局部麻醉止痛作用。

(2)拮抗药的应用:氮芥、丝裂霉素、更生霉素外渗后,可用10%硫代硫酸钠皮下注射。VP-16、VM-26外渗后,可用透明质酸酶局部注射。碳酸氢钠可用于阿霉素和长春碱类易起化学沉淀作用的药物外渗时,需加地塞米松消炎。氮芥可应用硫代硫酸钠4ml加入注射用水6ml浸润注射于外渗部位。

(3)对于药物外渗及静脉炎,应根据渗出药液的性质分别进行处理,常用方法有:湿热敷、局部理疗、清凉膏外敷、50%硫酸镁局部湿热敷等。

(4)如上述处理无效,组织已发生坏死,则应将坏死组织广泛切除,进行清创换药,以避免增加感染机会。可选用德湿舒敷料湿敷溃疡部位,因水凝胶类敷料有吸水性和安抚伤口作用,使保湿伤口愈合速度快,疼痛减轻。严重者需进行植皮。

【静脉炎的预防及处理】

1. 严格执行无菌技术操作原则;加强基本功训练,静脉穿刺力争一次成功。避开静脉瓣。

2. 一般情况下,严禁在瘫痪的肢体行静脉穿刺和补液。输液最好选用上肢静脉,因下肢静脉血流缓慢而易产生血栓和炎症。

3. 如输入过酸或过碱、高渗液体、高浓度、刺激性强的药液(如抗癌药物等)时必须选用中心静脉置管输入。

4. 静脉炎的发生与药物浓度是呈正比的,所以要尽可能稀释药物的浓度,并按输液要求注意输液速度。

5. 严格掌握药物配伍禁忌。

6. 营养不良、免疫力低下的病人,应加强营养,增强机体对血管壁创伤的修复能力和对局部炎症的抗炎能力。

7. 尽量避免选择下肢静脉置留置针,如特殊情况或病情需要在下肢静脉穿刺,输液时可抬高下肢20°~30°,以加快血液回流。

8. 按规定做好静脉导管留置期间的护理。一旦发生静脉炎,停止在患肢静脉输液并将患肢抬高、制动。根据情况局部进行处理。

【中西医结合治疗策略选择】化疗药物具有很强的细胞毒作用,再加上病人治疗周期长,抗癌药物的反复应用与长期静脉穿刺,一旦发生药物外渗,临床上常伴有不同程度的毒副反应及组织、脏器的损伤,轻者可引起局部红肿、疼痛,重者可损伤神经肌腱,甚至造成组织坏死。因此,保护病人的血管,保证化疗的顺利进行就显得相当重要。在处理药物外渗及静脉炎时,防重于治。血管的合理选择和熟练的穿刺技术是预防其发生的关键。总之,对于化疗药物外渗及静脉炎的防治,要求我们有高度的责任心和熟练的业务技能,掌握化疗药物的特点,在应用过程中细心观察,只要及早发现、及时处理,就可做到减轻或预防不良反应的发生。

(李文萍,张　强)

第七章　分子靶向治疗在妇科肿瘤的应用

手术、放疗和化疗是妇科恶性肿瘤治疗的重要方法,但在治疗肿瘤的同时,不可避免的损伤了正常组织,甚至产生严重并发症。近年来靶向治疗因其具有高效、低毒的优点,已逐渐成为肿瘤治疗的方向和热点,2002 年的美国临床肿瘤学会上提出,21 世纪的肿瘤治疗将是靶向治疗时代。本章就分子靶向治疗在妇科肿瘤治疗的现状及应用前景作一介绍。

第一节　酪氨酸激酶抑制药

一、表皮生长因子受体抑制药

酪氨酸激酶抑制药中较早应用于临床的是表皮生长因子受体（epidermal growth factor receptor,EGFR）抑制药,EGFR 由 1186 个氨基酸残基构成,分子量为 170kD,为跨膜糖蛋白。EGFR 由胞外区、跨膜区和胞内区三部分组成,表达于各类上皮、间质及神经源性组织,研究证实其在各类实体瘤中具有高表达。转化生长因子(TGF-a)和表皮生长因子(EGF)是 EGFR 的配体,这些配体与 EGFR 结合后激活该细胞内的酪氨酸激酶,最终使其 C-末端特异酪氨酸残基磷酸化, 从而为细胞内信号传导分子提供结合位点, 启动 Ras-ERK、PI3K 及 JAKs/STATs 等多条信号传导途径,这些信号的激活最终将促进肿瘤细胞的生长增殖和血管生成,增加肿瘤细胞的侵袭力, 抑制肿瘤细胞的凋亡。同时,Ras-ERK 通路激活后会进一步促进 TGF-a 的转录表达,进而使 EGFR 及其下游信号通路持续激活,形成肿瘤细胞的正反馈自分泌环。由于 EGFR 的这些特性,研究者认为 EGFR 抑制药或其单克隆抗体具有较好的肿瘤治疗前景。目前已经有商品化的 EGFR 抑制药应用于临床,是研究较成熟、在肿瘤治疗领域较为广泛应用的一类药物。以下主要介绍 3 种药物,EGFR 单克隆抗体在其后的章节中予以介绍。

1. 吉非替尼(gefitinib,ZD1839,易瑞沙）是一种口服的苯胺喹啉化合物,属于小分子受体酪氨酸激酶抑制药,通过抑制 EGFR 的酪氨酸激酶的活性阻断信号传导,从而抑制细胞增殖及血管生成。体外试验显示, 吉非替尼在卵巢癌细胞中能完全抑制 TGF-a 诱导的 EGFR 磷酸化和刺激生长作用,在小鼠模型中该药与放化疗联合应用时有协调作用。目前,吉非替尼已被美国 FDA 批准应用于非小细胞肺癌的治疗, 并逐步将其应用于多种实体瘤的治疗中。一项 GOG(美国妇科肿瘤组)进行的吉非替尼治疗复发或持续性卵巢癌的 II 期临床研究显示,在 EGFR 阳性患者的治疗缓解率为 9%,认为吉非替尼的疗效可能与 EGFR 突变情况有一定相关性。在 AGO 卵巢癌研究组的 II 期临床研究中,对铂类或紫杉醇耐药的患者联合给予吉非替尼和他莫昔芬,结果无一例缓解,因此认为对于卵巢癌,吉非替尼的治疗作用可能十分有限。在对非小细胞肺癌的研究中显示, 吉非替尼的疗效与 EFGR 突变相关, 存在 18~21 外显子突变的患者治疗效果较好,但在卵巢癌中此类突变较少仅为 3.6%,所以吉非替尼可能不适合卵巢癌的治疗。应用吉非替尼治疗宫颈癌的相关研究较少, 一项多中心的 II 期临床研究显示,吉非替尼单药应用治疗宫颈癌,能使 20% 的患者病情稳定,无病例缓解,因此该药在妇科肿瘤中仅用于证实对标准治疗耐药的复发或转移的宫颈癌患者。

2. 厄洛替尼(erlotinib,tarceva,OSI–774)是一种 EGFR 酪氨酸激酶 ATP 竞争性抑制药。目前已被 FDA 批准应用于非小细胞肺癌的治疗,并批准与吉西他滨联合用药治疗转移性胰腺癌。Gordon 等在 2005 年的厄洛替尼单药治疗复发及铂类耐药卵巢癌(n=34)的 II 期临床研究显示,免疫组化提示 HER1/EGFR 阳性的患者 PR5.8%(2/34),SD42%(14/34),提示厄洛替尼在治疗难治性卵巢癌方面可能具有一定作用。目前正在进行相关的 I 期临床试验,目的在于了解多西紫杉醇和卡铂化疗后使用厄洛替尼维持治疗在卵巢癌治疗中的价值。应用厄洛替尼联合标准方化疗治疗晚期宫颈癌的一项 I 期试验显示, 治疗最大可耐受剂量为 150mg,患者具有良好的耐受性。Dai 等将厄洛替尼作用于顺铂耐药的宫颈癌细胞株 ME180,结果显示厄洛替尼能增强抗肿瘤活性, 可作为先期多联合治疗耐药性晚期宫颈癌的二线治疗。使用厄洛替尼治疗其他妇科恶性肿瘤仅见少量个案报道。Olawaiye 等使用厄洛替尼治疗 2 例外阴癌,1 例为 75 岁浸润性中分化鳞状细胞外阴癌 III 期患者, 另 1 例为 IV 期外阴低分化鳞癌合并下腹壁合右腹股沟区脓肿患者,采用 150mg/d 厄洛替尼治疗,2 周后肿瘤直径明显缩小,症状缓解。研究者认为可能与外阴癌患者常高表达 EGFR 有关,这为临床治疗晚期外阴癌提供了新思路。

3. 拉帕替尼(lapatinib,GW572016)是一种口服的小分子 EGFR/HER-2 双受体酪氨酸激酶抑制药,能可逆性结合于 EGFR/HER-2 酪氨酸激酶区的 ATP 结合位点,抑制受体激酶区的自身磷酸化,从而阻断下游的 MAPK 和 PI13KAKT 通路。由于拉帕替尼选择性作用于受体的胞内区,因此对于缺少胞外区的 EGFR/HER-2 仍具有抑制作用。拉帕替尼与 2007 年 5 月通过美国 FDA 的审批,用于经蒽环类、紫杉醇类和曲妥珠单抗治疗的转移性或侵袭性的 HER-2 过表达的乳腺癌患者。目前,GOG 正在进行该药治疗晚期卵巢癌的 II 期临床研究。

二、其他酪氨酸激酶抑制药

1. 伊马替尼(imatinib,gleevec)是一类酪氨酸激酶抑制药,特异性阻断 Bcr–Ab1,血小板源性生长因子受体(PDGFR)和干细胞因子(c–Kit),通过阻止酪氨酸激酶受体自身磷酸化,影响细胞信号的传导。从而影响肿瘤细胞的增殖,分化与凋亡。伊马替尼的出现对分子靶向药物发展史具有里程碑性的意义,因为该药首次实现了根据特定靶点设计药物,并在临床上取得了显著成效,目前伊马替尼已被 FDA 批准应用于治疗慢性粒细胞性白血病和胃肠道间质肿瘤。PDGFR 属于受体性酪氨酸激酶, PDGFR 及其受体在卵巢癌的发生、发展中起重要作用,并且体外实验表明 PDGFR 在卵巢癌中过度表达,因此理论上伊马替尼对 PDGFR 阳性的卵巢癌细胞具有治疗效果,但临床试验令人失望。在 GOG 的 期临床试验中,表达 Kit 和 PDGFR 的卵巢癌患者,单药使用伊马替尼并不能观察到有效缓解,认为伊马替尼主要在联合用药时可以发挥化疗增敏作用。理论上,伊马替尼,顺铂,紫杉醇在诱导肿瘤细胞凋亡的过程中存在相同的靶点,它们均可上调 caspase-3 的表达而促进肿瘤细胞凋亡,临床上联合应用伊马替尼与顺铂、紫杉醇应可以降低顺铂,紫杉醇的用药量,减少副作用,减缓耐药的产生,从而提高患者的生存率和生存质量。有关伊马替尼在宫颈癌治疗中的应用,目前仍处于临床前研究,进行肿瘤化学敏感性分析,试验选择新鲜分离的宫颈癌肿瘤细胞,分别检测其对 8 种药物(卡铂,顺铂,拓扑替康,紫杉醇,其他酪氨酸激酶抑制药伊马替尼和吉非替尼,两种单科隆抗体西妥昔单抗及曲妥珠单抗)的敏感性,结果显示伊马替尼敏感性较高,66.6%(10/15),且对 FIGO 各期肿瘤均有疗效,仅次于紫杉醇(93.8%),该试验表明,伊马替尼有可能成为宫颈癌治疗的有效药物之一。

2. 瓦他拉尼(vatalanib,PTK787/ZK222584)是一种对目前已知所有的 VEGFR 酪氨酸激酶均有抑制作用的一类小分子抑制药,通过与 VEGFR 上的三磷酸腺苷结合位点竞争性结合,抑制 VEGF 介导的信号传导通路,阻断新生血管的形成而抑制肿瘤生长。瓦他拉尼能特异性地作用于 VEGFR-2,也能作用于 VEGFR-1 和 VEGFR-3,还可有效拮抗其他受体酪氨酸激酶家族成员如 c-kit 及血小板衍生生长因子 B 受体、c-Fms 激酶的活性。在细胞和动物试验中,治疗浓度范围内的瓦他拉尼可抑制 VEGF 诱导的 VEGFR-2 自身磷酸化、内皮细胞增殖、迁移及存活,而对无 VEGFR 表达细胞的增殖不起作用,表明瓦他拉尼具有高度特异性。在注射人类肿瘤细胞或移植人类肿瘤建立的动物模型中,瓦他拉尼可抑制肿瘤细胞诱导的血管形成,抑制肿瘤在动物体内的生长。目前,瓦他拉尼正在进行 2 个大型国际多中心、随机、双盲、安慰剂对照的 II 期临床试验,与 FOLFOX-4(奥沙利铂、亚叶酸钙、氟尿嘧啶)联合用于转移性结直肠腺癌患者的一线、二线治疗,初步结果显示,瓦他拉尼可改善疾病无进展生存时间。目前,应用瓦他拉尼治疗妇科恶性肿瘤还处于临床前研究阶段,但已发现瓦他拉尼能有效抑制 VEGF/VPF 高表达的卵巢癌移植瘤小鼠的腹水形成和肿瘤生长,延长小鼠的生存时间。

3. 舒尼替尼(sunitinib,sutent) 一种小分子的吲哚酮化合物,具有广谱的抗肿瘤活性。舒尼替尼对于多个受体的酪氨酸激酶活性有抑制作用,包括 VEGFR1,2,3;PDGFRα 及 β,KIT,FLT3 和 RET。2006 年 FDA 批准舒尼替尼用于治疗转移性肾细胞癌和不能耐受或伊马替尼治疗失败的转移性胃肠道间质瘤患者。目前正在进行一项应用舒尼替尼治疗晚期和转移性宫颈癌的 II 期临床试验显示治疗效果并不满意,19 例(84%)病情稳定,中位生存时间 4.4 个月(2.3~17 个月),中位进展时间为治疗结束后 3.5 个月(2.7~7 个月),治疗过程中有 4 例发生肠瘘,瘘管形成率偏高和单药抗肿瘤活性欠佳使其在妇科恶性肿瘤治疗中的应用价值需要进一步研究。

第二节 抗体介导的靶向治疗

一、针对 CA125 的单克隆抗体

CA125 存在于胚胎发育的体腔上皮细胞中,出生后消失,但在一些妇科恶性肿瘤细胞中又重新出现,因此临床上用于皮性卵巢癌的诊断及监测。

奥马珠单抗（oregomab,MAb B43.13）:通过结合 CA125 形成免疫复合物，引起针对 CA125 的独特性免疫应答。在小鼠移植瘤模型实验中,应用奥马珠单抗治疗后,可以推迟或阻止肿瘤的发生,并可缩小已形成肿瘤的体积,显著延缓肿瘤生长并延长小鼠的生存时间。Ehlen 等对 13 例复发性卵巢癌患者应用奥马珠单抗单药进行 II 期治疗临床研究,结果 58% 的患者出现抗体或针对奥马珠单抗和 CA125 特异性 T 细胞的免疫反应,3 例无进展生存时间>2 年,4 例 CA125 水平下降,所以患者均可耐受治疗,无特殊不良反应。Braly 等观察了奥马珠单抗联合紫杉醇+顺铂治疗晚期卵巢癌的效果,结果显示化疗同时应用奥马珠单抗可增强免疫反应,提示奥马珠单抗可用于晚期卵巢癌患者一线治疗后的巩固治疗。但在最新的多中心、随机、双盲、安慰剂对照研究中心显示,单用奥马珠单抗的中位复发时间与安慰剂组相比无统计学意义,奥马珠单抗对晚期卵巢癌患者一线化疗后的维持治疗无显著疗效。尽管临床疗效并不理想,但奥马珠单抗作为靶向 CA125 的单克隆抗体联合一线治疗方案,仍有可能成为将来治疗卵巢癌的适宜选择。

二、针对 HER-2 的单克隆抗体

HER-2 是类似于表皮生长因子受体(EGFR)的跨膜酪氨酸激酶受体,目前多数研究显示,HER-2 高表达与卵巢癌的预后不良有关。

1. 曲妥珠单抗(trastuzumab,herceptin,赫赛汀)是一种人缘化的 HER-2 单克隆抗体,能够与 HER-2 的胞外结构域结合,抑制 HER-2 高表达的肿瘤生长,并有增强细胞毒药物抗肿瘤活性的作用。1998 年曲妥珠单抗被 FDA 首次批准用于治疗 HER2/neu 过度表达的晚期转移性乳腺癌。在卵巢癌小鼠模型中使用曲妥珠单抗,能通过抑制细胞丝裂原活化激酶信号传导通路和 AKT 的磷酸化,抑制卵巢癌细胞的增殖,延长生存期。15%—30% 的卵巢癌患者存在 HER2/neu 蛋白的过表达，研究认为,HER2/neu 蛋白过表达增加了卵巢癌患者肿瘤进展和死亡的危险,因此,通过限制过度表达的 HER-2 的异常功能来改善 HER-2 阳性的妇科恶性肿瘤患者的病程已成为一种新的治疗策略。目前比较公认的是曲妥珠单抗在 HER-2 阳性的乳腺癌治疗上的临床效果,III 期临床结果证实,对过表达 HER-2/neu 的转移性乳腺癌,曲妥珠单抗单药治疗的有效率达 15%~20%,与化疗药物(多柔比星,紫杉醇,环磷酰胺等)联合应用时,可以明显提高疗效。然而,GOG 在 II 期临床试验中发现,存在 HER2/neu 蛋白过度表达的复发性、难治性卵巢癌及原发性腹膜癌患者对曲妥珠单抗的实际反应率只有 7.3%低于同期试验中乳腺癌的反应率,中位疾病无进展生存期为 2 个月,研究者认为,HER-2 在卵巢癌和原发性腹膜癌过度表达的频率低和病人对治疗的反应率低限制了曲妥株单抗治疗卵巢

癌的临床应用。Bellone 等选择了 18 例 HER-2/neu 表达阳性的宫颈癌细胞株,10 例原发早期宫颈癌活检组织及 2 例复发位点组织建立的原代细胞系, 检测癌细胞对曲妥株单抗介导的抗体依赖的细胞毒性(ADCC)及抗增值作用,结果发现 HER-2/neu 阳性的原代细胞系均对曲妥珠单抗介导的 ADCC 高度敏感,细胞增殖被显著抑制,并且曲妥珠单抗介导的 ADCC 能够被低剂量的 IL-2 增强。

2. 帕妥珠单抗(pertuzumab)是一种重组人源化的单克隆抗体,与 HER-2 受体胞外结构域Ⅱ区结合,抑制二聚体的形成,抑制细胞信号传导通路和肿瘤生长、进展相关的细胞进程。在Ⅰ期临床试验中证实,帕妥珠单抗对难治性、复发性和转移性实体瘤的安全性及耐受性较高。在多中心平衡对照 II 期临床试验中,选取 123 例对铂类耐药的卵巢癌患者使用帕妥珠单抗进行治疗, 结果显示,123 例患者 5 例出现部分临床反应,8 例疾病稳定 6 个月以上,10 例 CA125 下降 50%以上,中位无进展生存期 6.6 周,因此研究认为帕妥珠单抗对多重治疗失败的卵巢癌患者具有很好的耐受性,总反应率为 4.3%。在 2007 年美国 ASCO 会议上,MA-khija 等报道了对 160 例铂耐药性复发卵巢癌患者应用帕妥珠单抗联合吉西他滨与单药吉西他滨治疗的随机对照研究结果,总存活率两组无差异,但在肿瘤表达 HER-2 与 HER-3 比率高的患者中用帕妥珠单抗者有显著的生存优势。

三、针对 EGFR 的单克隆抗体

EGFR(ErbB1,HER1)在许多上皮来源的肿瘤中过表达,如非小细胞肺癌、乳腺癌、宫颈癌、膀胱癌、卵巢癌等,其在肿瘤细胞中的过表达和突变,常与肿瘤细胞生长失控和恶性程度增高相关。

1. 西妥昔单抗(cetuximab,IMC-C225,erbitux)是一种 IgG1 单克隆抗体,为人和鼠的表皮生长因子受体(EGFR)单克隆抗体的嵌合体。其作用机制为西妥昔单抗与 ErbB1 胞外配体集合区结合,从而阻止其与配体 EGF 和 TGF-α 等结合,进而阻止下游信号的激活,抑制肿瘤细胞增殖生长,达到抗癌的目的。2003 年 12 月和 2004 年 2 月份分别被瑞士和美国 FDA 批准为晚期直、结肠癌三线用药。为评价西妥昔单抗联合卡铂对复发性、铂类敏感的卵巢癌及原发性腹膜癌的有效性和安全性,Secord 等进行了 II 期临床试验, 选取 28 例 EGFR 阳性患者,给予西妥昔单抗首剂 400mg/m²,后 250mg/m²,每周 1 次,联合卡铂 AUC6,每 3 周 1 次。试验结果显示 9 例出现临床反应,8 例疾病稳定,中位疾病进展期为 9.4 个月以上,严重不良事件包括皮肤毒性,血小板减少,超敏反应,大部分患者出现痤疮样丘疹,少数出现严重超敏反应, 因此研究认为西妥昔单抗联合卡铂在治疗复发性铂类敏感的卵巢癌以及原发性腹膜癌中疗效有限。Aglmjaman 等报道了西妥昔单抗联合紫杉醇(P),卡铂(C)一线治疗晚期卵巢癌、腹膜癌和输卵管癌的 II 期临床试验结果, 西妥昔单抗在第 1 疗程第 1 天的剂量为 400mg/m²,之后 250mg/m²,每周 1 次;紫杉醇 175mg/m²,卡铂 AUC6,每 3 周 1 次。共 17 例患者完成了 6 个疗程的治疗,15 例可评价疗效。结果显示,10 例满意减瘤者均获临床完全缓解(cCR),4 例不满意减瘤者中 3 例(75%)或 cCR。3 级毒性反应有中性粒细胞减少性发热、腹泻和超敏反应。研究者认为,西妥昔单抗联合 PC 的方案耐受性较好。Meira 等研究了西妥昔单抗联合放化疗对不同 EGFR 表达水平的宫颈癌细胞的作用, 发现西妥昔单抗联合顺铂化疗和放疗对于宫颈癌 A431,Caski 和 C33A 细胞(分别为 EGFR 高、中、低表达)具有很强的细

胞毒性,西妥昔单抗能够显著降低 A431,Caski 和 C33A 细胞 MAPK 和 AKT 的磷酸化水平,并与曲妥珠单抗等其他 EGFR、HER2 或 MAPK 抑制药具有协同作用。

2. matuzamab(EMD72000)是能与 EGFR 特异结合、阻断 EGFR 活性的人源化 IgG2 单克隆抗体。Matuzamab 和西妥昔单抗一样与胞外区结合,但不是同一个位点,matuzamab 不能完全竞争 EGF 与 ErbB1 的结合,但可以抑制其发生构象活化,因此理论上将两者联合应用会产生更好的临床疗效。在 Seiden 等报道的一项 II 期临床研究中,使用 matuzamab 单药治疗 37 例 EGFR 阳性的复发性卵巢癌或原发性腹膜癌患者, 结果显示没有病例得到有效的缓解,仅 7 例病情稳定超过 3 个月。因此 matuzamab 在卵巢癌的治疗作用还有待进一步研究和评估。

第三节　抑制血管生成的靶向治疗

肿瘤血管形成是肿瘤成长、侵袭和转移的重要条件之一,一直以来研究者普遍认为血管生成在肿瘤从良性向恶性的转变,癌转移灶的发展和破裂中都起着重要作用,涉及肿瘤从形成到转移的全过程,其汇总血管内皮生长因子(VEGF)具有关键作用。VEGF 与血管内皮细胞上酪氨酸激酶受体的细胞外结合域结合后,激活受体细胞内酪氨酸残基发生磷酸化,进而激活不同信号传导,发挥一系列生物学效应。另外,VEGF 可通过诱导纤溶酶原激活物,纤溶酶原激活物受体及抑制因子的合成与释放,促进血管细胞外基质的降解,或通过低氧诱导因子的作用诱导一氧化氮产生,进一步激活 VEGF 表达,促进血管扩张和血流增加。所有参与 VEGF 信号通路的因子均有可能成为抗血管生物作用的靶点, 另一类则靶向于 VEGF 通路中其他信号传递分子。

一、直接靶向 VEGF 的血管生成抑制药

1. 贝伐单抗(bevacizumab,avastin)是一组重组人源化抗 VEGF 单克隆抗体,由 93%人 IgG 骨架和 7%的鼠源区域结合而成,能高亲和性地结合于 VEGF 所有亚型,阻止 VEGF 与 VEGFR 的结合,阻断 VEGF 信号通路,从而抑制肿瘤新生血管的形成和生长。贝伐单抗是目前引用最为广泛的血管生成抑制剂,2004 年 2 月被 FDA 批准用于转移性大肠癌的一线治疗。Burger 等进行的一项 II 期临床研究,评价了贝伐单抗单药对顽固性或复发性卵巢癌以及原发性腹膜癌的有效性和安全性,研究结果非常乐观,有 13 例(21%)临床缓解,中位缓解期为 10 个月,6 个月无进展生存率为 40.3%,因此研究者认为贝伐单抗可用于治疗上皮性卵巢癌或原发性腹膜癌的二线或三线治疗。贝伐单抗联合传统化疗药物治疗复发性或顽固性卵巢癌具有良好的临床应用前景,Garcia 等应用贝伐单抗联合环磷酰胺治疗 70 例复发性卵巢癌,结果显示,6 个月无进展生存率为 56%,部分缓解率为 24%,中位无进展生存期 7.2 个月,中位生存期 16.9 个月,研究认为贝伐单抗联合环磷酰胺可有效治疗复发性卵巢癌。Hurt 等对 55 例复发性卵巢癌联合应用紫杉醇和贝伐单抗进行治疗,结果显示,中位无进展生存期 7 个月,中位总生存期 12 个月,总反应 60%,其中完全缓解 25%,部分缓解 35%,完全缓解和部分缓解的中位无进展生存期分别为 14 个月和 5 个月,研究认为紫杉醇联合贝伐单抗

治疗复发性卵巢癌反应率高,患者耐受性好。基于这些乐观的结果,目前正在进行该药的Ⅲ期临床试验,2010ASCO已报到初步结果,能明显延长无进展生存期。Monk等进行了一组Ⅱ期临床试验,选取复发性宫颈癌,每3周应用贝伐单抗(15mg/kg)治疗一次,直至疾病进展或患者难以忍受毒性反应,结果显示,5例(10.9%)部分缓解,11例(23.9%)无进展生存期≥6个月,中位有效持续时间为6.21个月,中位总生存期7.29个月,研究认为贝伐单抗治疗复发性宫颈鳞癌有效,患者耐受性较好,目前正在开展Ⅲ期临床试验。

2. aflibercept(VEGF-trap),属于可溶性VEGFR药物,具有VEGFR细胞外结构域相似的结构,能与VEGF结合,进而阻断VEGF信号传导通路。该药由VEGFR1,VEGFR2与稳定,故可在较长时间内阻断VEGF信号通路。在一项随机、双盲、多中心试验中选取55名化疗失败并伴有腹水的晚期卵巢癌患者,治疗组患者每2周静脉注射aflibercept,连用6个月,并以用药开始后至首次需要穿刺抽取腹水的时间作为评价药效的指标。结果,治疗组患者的平均首次穿刺时间为55d,而安慰剂组为23d,研究认为,aflibercept对恶性腹水有较好的疗效,可应用于晚期卵巢癌伴恶性腹水患者的姑息治疗。

二、作用于VEGF通路中其他信号传递分子的血管生成抑制药

1. 坦诺司他(BAY12-9566) 是一种具有体内抗血管生成和抑制肿瘤转移特性的联苯基质金属蛋白酶抑制药(MMPI)。体外试验表明,金属蛋白酶在肿瘤的侵袭和肿瘤血管生成中均有作用。加拿大国立肿瘤中心临床研究组在Ⅲ期随机临床对照试验中,对接受了铂类或紫杉醇治疗后缓解的243例晚期卵巢癌患者应用坦诺司他,结果发现虽然坦诺司他耐受性较好,但统计学显示,坦诺司他组与安慰剂组的总生存时间和无进展生存时间并无显著差异。

2. 沙利度胺(thalidomide) 是一种众所周知的致畸药物,已于1961年退出市场,近来发现具有广泛抑制TNF-a,bFGF,VEGF的作用,从而具有抗肿瘤血管生成的活性。Gordinier等对复发性卵巢癌和原发性腹膜癌患者给予口服沙利度胺治疗,发现53%患者的CA125水平下降超过50%,而接受单药静脉化疗者CA125水平下降仅为13%。一项用托泊替康联合沙利度胺和单用托泊替康治疗复发性卵巢上皮性肿瘤患者的前瞻性随机研究发现,与对照组22%的缓解率相比,联合治疗可达到50%的缓解率,但总生存率无变化。

3. 来那度胺(CC-5013) 是一种新的4-氨基戊二线雅安沙利度胺类似物,药效比沙利度胺更强,却没有反应停的神经毒性和致畸作用,经临床前研究证实具有抗肿瘤效应。评估来那度胺在各种晚期恶性肿瘤包括患者中连续低剂量使用的效果,发现仅在18例肾细胞肾癌患者中,有3例出现部分反应,其他3例病情稳定持续6个月,虽然在其他肿瘤中没有发现客观效应,但患者在睡眠和食欲方面显著改善。在治疗过程中测量了血液和尿液中的碱性成纤维细胞生长因子、肿瘤坏死因子和VEGF的浓度,发现疾病进展与这些因子水平的升高有关。目前已开始了来那度胺在复发和卵巢癌患者中的Ⅰ及Ⅱ期临床研究。

第四节 信号传导通路抑制药

一、RAS/RAF/MAP 通路抑制药

1. Tipifarnib（R115777，Zarnestra）R115777 是一种小分子的法尼基转移酶抑制药，对 RAS 信号传导通路和 PBK-AKT 信号传导通路均有抑制作用。Ras 蛋白在胞质内合成，翻译后与类脂结合并转移到质膜，定位到细胞膜的内表面，参与跨膜信号传导，突变后引起细胞持续增生、抑制凋亡。约 30% 的人类肿瘤中发现了 Ras 基因突变，因此 Ras 信号传导过程是一个理想的治疗靶点。Ras 蛋白的细胞膜定位和发挥功能依赖于法尼基转移酶的催化作用，法尼基转移酶抑制药（FTIs）对多种实体瘤和血液系统恶性肿瘤有效。Warnberg 等在乳腺癌卵巢癌细胞系和小鼠移植瘤模型中观察到，R115777 能通过抑制 RAS 信号传导通路抑制癌细胞移植肿瘤的生长，但其确切机制和临床应用效果还有待进一步研究。

2. 索拉菲尼（sorafeib，BAY43-9006）是目前应用最成功的 Raf 激酶抑制药，2005 年经美国 FDA 批准作为晚期肾癌的一线药物上市。MAPK 通路与细胞的增殖与凋亡密切相关，对肿瘤的生长增值起至关重要的作用。Raf-MEK-ERK 通路，即 ERK1/2 通路，是 MAPK 通路中最早被发现的经典的亚通路。它在细胞分裂、存活、丝裂原以及肿瘤侵袭能力方面具有重要的调节作用，主要参与各种生长因子、细胞因子、丝裂原以及激素受体活化后的信号传导，参与多种肿瘤的生存和增值。Raf 激酶特异性地磷酸化并激活 MAPK 激酶（MEK1/2），而 MEK1/2 进一步激活 ERK1/2，ERK1/2 一旦被活化，细胞质中的一部分转位至细胞核，通过核转录因子的磷酸化作用来调节基因表达，细胞膜、细胞核、细胞骨架及内膜系统的多种功能都受其影响。由此可见，以 ERK 通路为靶点阻断其激活，对肿瘤的治疗具有重要意义。

索拉菲尼是 RAS 信号传导通路中重要的成员 RAF 激酶的选择性抑制药，与 ATP 竞争目标激酶的 ATP 位点，目前发现其对许多其他激酶也有选择性抑制作用，是一种新型的口服多靶点激酶抑制药。在索拉菲尼单药治疗晚期肾透明细胞癌的多中心大样本随机对照研究中发现，索拉菲尼能延长晚期肾透明细胞癌患者的无进展生存时间，但同时也增加了毒性。在一项 II 期临床试验中，索拉菲尼联合吉西他滨治疗二线化疗失败的转移性或难治性卵巢癌患者 26 例，结果显示，1 例肿瘤缩小达 PR，5 例 CA125 下降达 PR，有效率为 33%，10 例稳定，中位无进展生存为 7.6 个月，研究认为索拉菲尼联合吉西他滨治疗卵巢癌疗效好，耐受性好。

3. TLK286 是一种新型小分子谷胱甘肽前体类似物，作用于 JNK 通路，干扰 JNK 与 GSTp 蛋白的相互作用，进而在 MAPK 信号途径中起调节作用。TLK286 的临床 I 期研究已经完成。临床 II 期有 4 项关于铂类耐药卵巢癌的阳性报道，其中 2 项报道显示 TLK286 单独应用在耐铂类的卵巢癌中具有良好活性；另 2 项报道显示 TLK286 与铂类或者多柔比星脂质体联用，能逆转耐铂类卵巢癌的耐药性。TLK286 在耐铂类药物卵巢癌的临床 III 期研究正在进行中。

二、PKC 通路抑制药

蛋白激酶 C(protein kinase C,PKC)是细胞内信号转导中的关键部分,参与细胞信息传递、分泌、离子通道调节、细胞增殖、分化、凋亡及癌变等一系列过程,同时 PKC 也是肿瘤细胞活化的重要信号分子,参与肿瘤发生、发展的调控。近年来,随着 PKC 家庭成员不断增加,PKC 各亚型与肿瘤关系的研究取得了很多突破性进展。根据对 Ca^{2+},DAG 的依赖性,将其分为经典型 PKC(conventional PKCs,cPKCs)、新型 PKC(nove1PKCs,nPKCs)及非典型 PKC(atypical PKCs,aPKCs)三大类。国内外多项研究表明 PKC 抑制药有望成为一种新的抗肿瘤药物,许多 PKC 抑制药不仅对多种肿瘤细胞具有明显的抑制作用,能诱导细胞肿瘤的分化,促进肿瘤细胞凋亡,增强细胞毒作用,而且还有下调多药耐药基因的表达从而逆转化疗耐药的作用。目前寻找 PKC 抑制药,特别是发现有亚型特异性的 PKC 抑制药已引起国内外学者的广泛关注。

1. affinitak(ISIS 3521,aprinocarsen)是含有 20 个碱基的反义寡核苷酸,可与 PKC-αmRNA 结合而阻断 mRNA 的翻译过程,抑制 PKC-α 蛋白的合成,Advani 等在 II 期临床研究中将 36 例晚期卵巢癌患者分为铂类敏感组和铂类耐药组,分别给予单药 affinitak 治疗,结果显示,仅耐药组中 1 例患者出现血清 CA125 水平下降且病情稳定达 8 个月外,其余均无明显缓解,其在妇科恶性肿瘤患者中的应用尚待进一步研究。

2. 苔藓抑素(bryostatin-I)是从海洋动物苔藓虫中分离得到的,其在体内外对多种肿瘤均具有抗肿瘤作用,目前研究认为苔藓抑素的抗肿瘤作用主要与 PKC 相关。肿瘤细胞短暂接触苔藓抑素后导致 PKC 的激活及自身磷酸化,并有胞质转位至胞膜或核膜。苔藓抑素与佛波醇酯在 PKC 上的结合位点相同,后者与 PKC 的结合促进肿瘤细胞生长,苔藓抑素与 PKC 的亲和力强于佛波醇酯,因此可作为佛波醇酯的竞争性拮抗药抑制佛波醇酯的促生长作用。苔藓抑素与 PKC 长时间结合导致细胞内 PKC 的枯竭,这可能与泛黄蛋白酶体降解途径有关。苔藓抑素通过 PKC 的作用,对肿瘤细胞的生长、分化、侵袭、转移、凋亡等起着调节作用。在 GOG 的随机临床研究中,苔藓抑素单药分两个剂量组应用于 45 例复发的铂敏感的卵巢上皮性癌和原发性腹膜癌患者,结果显示仅 1 例持续缓解,9 例病情稳定。因此,研究认为苔藓抑素单药对卵巢癌上皮性癌的作用有限。苔藓抑素与其他化疗药物联合用药治疗妇科恶性肿瘤是否能取得较好的协同作用还有待进一步的试验研究。

第五节　针对细胞周期及凋亡途径的靶向治疗

一、针对细胞周期的靶向治疗

研究发现,几乎所有的肿瘤都与细胞周期调控机制紊乱所导致的细胞生长失控、分化受阻、凋亡异常有关,而细胞周期蛋白依赖激酶(cyclin-dependent kinases,CDKs)的过度活化则是重要原因。CDKs 是一类重要的丝氨酸/苏氨酸蛋白激酶,与细胞周期蛋白(cyclin)结合后被激活,可催化底物磷酸化,驱动细胞周期各时相进程,依序完成 DNA 合成和有丝分裂,引起细胞生成和增殖。同时,CDKs 也能与 CDKs 抑制因子(CDI)结合发挥负调节作用,抑制细胞周期进程,组织细胞分裂。因此,CDKs 抑制药在细胞周期中的作用及其在癌症治疗方面的作用已被广泛研究。

flavopiridol(alvocidib,HMR1275)是一种从植物中提取的黄酮类生物碱半合成小分子衍生物,是经典的非选择性 CDKs 抑制药。Flavopiridol 能通过抑制 CDK,降解 cyclinD1 并下调其转录,抑制血管生成和诱导凋亡发挥抗肿瘤作用;也可能通过抑制 DNA 亚致死性损伤的修复和使细胞周期重分布,增强卵巢癌细胞系 OCA2I 对放射治疗的敏感性。在美国和欧盟,该药用于慢性淋巴性白血病适应症的研究正处于 III 期临床研究阶段。

二、针对凋亡途径的靶向治疗

肿瘤从本质上来说是基因相关性疾病,凋亡调节基因日渐成为研究的热点,众多学者针对凋亡的发生机制、凋亡通路、凋亡调节基因开展了大量研究。凋亡抑制蛋白(inhibitor of apop-tosis protein,IAP)是近年新发现的具有较强凋亡抑制作用的蛋白质家族,首先在杆状细菌的体内发现,这些杆状细菌可以使宿主细胞免于凋亡。迄今为止,人们已经发现 5 种凋亡抑制蛋白:神经凋亡抑制蛋白(neuronal apoptpsis inhibitory protein,NAIP)、X 连锁凋亡抑制蛋白 (X-linked inhibitor of apoptosis protein,XIAP)、人类凋亡抑制蛋白-1(human inhibitor of apoptosisprotein-1,HIAP-1),人类凋亡抑制蛋白-2(human inhibitor of apoptosis protein-2,HIAP-1)、存活素(survivin)。细胞凋亡主要经由两个途径:死亡受体途径和线粒体途径。这两种途径都可以被凋亡抑制蛋白所抑制,其中 XIAP 起着十分关键的作用。

1. penoxodiol　该药能通过激活 caspase 系统,抑制 XIAP,阻断 FLICE 抑制蛋白(FLIP),同时激活内源性和外源性凋亡途径诱导肿瘤细胞凋亡。Kamsteeg 等发现在耐药的卵巢癌细胞系和从患者腹水中获得的卵巢癌细胞中,phenoxodiol 都能有效地诱导细胞凋亡。但 phenoxodiol 在临床中的应用前景还需要进一步的研究和评估。

2. CDDO-Me　是一种合成的三萜系化合物，能显著抑制对紫杉醇耐药的卵巢癌细胞株分泌 IL-6，显著降低 IL-6 或制霉素 M 诱导的 STAT3 核转运，降低卵巢癌和乳腺癌细胞株 STAT3,Jak 水平和 src 磷酸化，推测 CDDO-Me 可能抑制抗凋亡 STAT3 靶基因 Bcl-X(L)、survivin 和 Mcl,阻断 IL-6STAT3 及 src 途径中多种激酶信号,从而发挥促肿瘤细胞凋亡和逆转肿瘤耐药的作用。

3. silibinin(水飞蓟素)已证实可提高多种抗肿瘤药物敏感性。有学者研究发现 silibinin 可提高 A2780/taxol 细胞对紫杉醇的敏感性，增加紫杉醇诱导的细胞凋亡并将细胞阻滞在 G2/M 期,同时下调 survivin 和 P-糖蛋白水平,显著降低 A2780/taxol 的侵袭性。提示 silibinin 联合紫杉醇可作为对紫杉醇耐药肿瘤的化疗方案。其临床疗效需要进一步研究。

目前分子靶向治疗还处于不断研发、不断突破的阶段,仍有诸多问题有待解决。①缺乏分子靶向核心:由于肿瘤信号传导途径存在复杂性和多态性,目前仍有难确定通路中的核心靶点。②存在抗体的异质性:由于在制备分子靶向治疗药物时多采用鼠源性抗体,因此,在将药物用于人体后,患者体内人抗鼠抗体反应会使其失效,造成临床效果欠佳。③肿瘤细胞的耐药性:由于肿瘤细胞易发生突变,肿瘤信号传导的代偿性所引起的耐药性。④不良反应及毒性反应时有发生。⑤难以精确把握给药时机。⑥难以明确如何将分子靶向药物与其他治疗方法联合用药等。分子靶向治疗使妇科肿瘤的治疗更具个体化,更加简便可行,为解决细胞毒药物的多药耐药性提供了新的途径,并可能成为突破肿瘤治疗困境的有效途径,对其不断地探索、研究必将对妇科肿瘤的治疗产生深远的影响。

（赵凤菊,张　强）

附　录

1. WHO 实体肿瘤疗效判定标准

完全缓解(CR):所有病变完全消失并持续 4 周以上。

● 完全临床缓解

● 完全病理缓解(手术病理证实)

部分缓解(PR):肿瘤病灶最大垂直两径乘积缩小 ≥50%,并持续 4 周以上。

● 部分临床缓解

● 部分病理缓解(手术病理证实)

稳定(SD):肿瘤缩小 <25% 或增大 <25%。

进展(PD):肿瘤病灶最大垂直两径乘积 ≥25%,或出现新病灶。

总缓解(有效)率:完全缓解(CR)+部分缓解(PR)

2. 卵巢癌治疗的疗效评定标准

(1)手术切净肿物,临床已无实体瘤观察指标

可观察下列的指标,判断疗效

● CA125 下降的情况

● 复发率

● 复发的时间

● 无瘤生存时间

● 1 年和 2 年的生存率

● 总生存期:治疗开始至死亡或末次随诊的时间。

(2)临床有实体瘤观察指标,可按 WHO 实体肿瘤疗效判定标准判断疗效,同时还要注意:

● 肿瘤标记物变化的情况

● 肿瘤进展的时间

● 肿瘤无进展间期

● 1 年和 2 年的生存率

● 总生存期:治疗开始至死亡或末次随诊的时间。

3. 卵巢癌复发的迹象和证据

● CA125 持续升高

● 体检发现肿块

● 影像学检查发现肿块

● 出现胸腹水

● 不明原因肠梗阻

一般认为,只要患者存在上述中的 2 项,临床就应该考虑卵巢癌复发。最好能获得病理学诊断的支持。

4. 患者生活状态评分

(1)肿瘤病人活动状态(P.S)评定标准

卡劳夫斯基(Karnofsky)

100　一切正常,无不适或病征

90　进行正常活动,有轻微病征

80　勉强可进行正常活动,有一些症状或体征

70　生活可自理,但不能维持正常活动或积极工作

60　正常偶需帮助,但能照顾大部分私人的需要

50　需要颇多的帮助及经常的医疗护理

40　失去活动能力,需要特别照顾和帮助

30　严重失去活动力,要住院,但暂未有死亡威胁

20　病重,需住院及积极支持治疗

10　垂危

0　死亡

GOG	ECGO		Karnofsky　活动的水平和级别
0	0	9~100	活动自如,正常起居生活不受任何限制
1	1	70~80	可以走动,但强活动受限
2	2	50~60	可以自理,但不能工作,下床后 50%的时间可以行走
3	3	30~40	自理受限,50%的时间在床上或椅子上,需要特别护理
4	4	10~20	完全残废,不能自理
5	5	0	死亡

(2)GOG 和 ECGO 评分

5. 化疗毒副作用评判标准

见下页抗癌药物急性及亚急性毒性反应分度标准表。

	0 度	I 度	II 度	III 度	IV 度
血红蛋白(g/100ml)	>11.0	10.9~9.5	9.4~8.0	7.9~6.5	<6.5
白细胞(g/100ml)	>4.0	3.9~3	2.9~2.0	1.9~1.0	<1.0
粒细胞(g/100ml)	>2.0	1.9~1.5	1.4~1.0	0.9~0.5	<0.5
血小板(g/100ml)	>100	99~75	74~50	49~25	<25
出血	无	瘀点	轻度出血	严重出血	出血致衰竭
胃肠道					
胆红素	<1.25×N*	1.26~2.5×N	2.6~5×N	5.1~10×N	>10×N
SGOT/SGPT	<1.25×N	1.26~2.5×N	2.6~5×N	5.1~10×N	>10×N
碱性磷酸酶	<1.25×N	1.26~2.5×N	2.6~5×N	5.1~10×N	>10×N
口腔	无	红斑、疼痛	红斑、溃疡、可进食	溃疡、只进流食	不能进食
恶心、呕吐	无	恶心	暂时性呕吐	呕吐、需治疗	难控制的呕吐
腹泻	无	短暂性(<2 天)	能耐受(>2 天)	不能耐受,需治疗	血性腹泻
肾、膀胱					
尿素氮、血尿素	<1.25×N	1.26~2.5×N	2.6~5×N	5.1~10×N	>10×N
肌酐	<1.25×N	1.26~2.5×N	2.6~5×N	5.1~10×N	>10×N
蛋白尿	无	1+,<0.3g/100ml	2~3+,0.3~1g/100ml	4+>1g100ml	肾病综合征
血尿	无	镜下血尿	严重血尿	严重血尿+血块	泌尿道梗阻
肺	无	症状轻微	活动后呼吸困难	休息时呼吸困难	需完全卧床
发热(药物所致)	无	低于 38℃	38℃~40℃	高于 40℃	发烧性低血压
过敏	无	水肿	支气管痉挛，无需治疗	支气管痉挛,需治疗	过敏反应
皮肤	无	红斑	干性脱皮,水疱	湿性脱皮,溃疡	剥脱性皮炎,坏死,

抗癌药物急性及亚急性毒性反应分度标准（WHO）

	0 度	I 度	II 度	III 度	IV 度
			瘙痒		需手术
脱发	无	轻度脱发	中度,斑状脱发	完全脱发,可再生	脱发,不能再生
感染(特殊部位)	无	轻度感染	中度感染	重度感染	重度感染伴低血压
心脏					
节律	正常	窦性心动过速,休息时心率>100 次/分	单灶 PVC,房性心律失常	多灶性 PVC	室性心律失常
心功能	正常	无症状,但有异常心脏征象	短暂的心功不足,但无需治疗	有症状,心功能不足,治疗有效	有症状,心功能不足,治疗无效
心包炎	无	有心包积液,无症状	有症状,但无需抽水	心包填塞,需抽水	心包填塞,需手术
神经系统					
神志	清醒	短暂时间嗜睡	嗜睡,时间不到清醒的 50%	嗜睡时间多于清醒的 50%	昏迷
周围神经	正常	感觉异常及/或腱反射减退	严重感觉异常及/或轻度无力	不能耐受的感觉异常及/或显著运动障碍	
便秘	无	轻度	中度	腹胀	腹胀
疼痛	无	轻	中度	严重	难控制

**N:指正常上限。

6. 常用化疗药物及主要毒副作用

各种化疗药物均对生长活跃的组织有毒性作用，都有不同程度的骨髓抑制及消化道反应,常用化疗药物主要毒副作用下表中仅指其需要特别注意的副作用。

7. 常用的化疗计算公式

常用化疗药物主要毒副作用

药物	缩写代号	主要副作用
环磷酰胺	CTX	骨髓移植　出血性膀胱炎
异环磷酰胺	IFO	出血性膀胱炎　骨髓移植
顺铂	DDP	肾脏毒性　消化道反应 耳毒性　经毒性
卡铂	Carbo	骨髓抑制
米托蒽醌	Mx	心脏毒性　骨髓抑制

续表

药物	缩写代号	主要副作用
氨甲喋呤	MTX	口腔溃疡
阿糖胞苷	Ara-c	肝损害
阿霉素	ADM	心脏毒性　血管刺激 渗到皮下可致皮肤坏死
博来霉素	BLM	肺纤维化
平阳霉素		
泰素(紫杉醇)	Taxol	过敏　骨髓抑制　周围神经炎
长春新碱	VCR	神经毒性、外渗　(周围神经炎)
5-佛脲嘧啶	5-fu	腹泻便血
鬼臼毒素(足叶乙甙)	VP-16	骨髓抑制

*24 小时尿肌酐清除率的计算方法:

$$Ccr = \frac{尿肌酐浓度(mg/dl) \times 24h\ 尿量(ml)}{血浆肌酐浓度(mg/dl) \times 1440ml}$$

正常值:100±10ml/min

简化算法:

$$Ccr = \frac{尿肌酐浓度(mg/dl) \times 24h\ 尿量(L) \times 0.7}{血肌酐浓度(mg/dl)}$$

参考文献

1. 殷蔚伯.肿瘤放射治疗学.4 版.北京:中国协和医科大学出版社

2. 沈铿.妇科肿瘤临床决策.北京:人民卫生出版社,2007.10

3. 孙建衡.妇科恶性肿瘤的近距离放射治疗.北京:中国协和医科大学出版社,2004.12

4. 连利娟.林巧稚妇科肿瘤学 4 版.北京:人民卫生出版社,2006.12

5. 申文江,徐国镇.放射肿瘤学新进展.北京:中国医药科技出版社,2001.3

6. (美)克利福德著;冯平柏译.实用肿瘤调强放射治疗.南京:江苏科学技术出版社,2006.10

7. 郭勇.恶性肿瘤并发症治疗.北京:人民军医出版社,2011.6